ANTIBIOTIKA

Darmzerstörer Nr. 1

Christine Reichel

Ich widme dieses Buch allen Menschen, die eigenverantwortlich handeln um eine optimale Gesundheit und Lebensqualität zu erreichen.

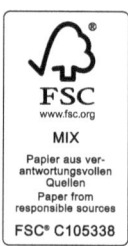

IMPRESSUM

© 2019 by Christine Reichel

Illustrationen & Buchcover: Christine Reichel

Herstellung und Verlag: BoD - Books on Demand, Norderstedt

1. Auflage: August 2019

Bibliografische Information der Deutschen Nationalbibliothek:

Die Deutsche Nationalbibliothek verzeichnet diese Publikation in der Deutschen Nationalbibliografie; detaillierte bibliografische Daten sind im Internet über http://dnb.dnb.de abrufbar.

ISBN: 9783749471669

Haftungsausschluss:

Inhaltsverzeichnis

DANKSAGUNG

Danke an meinen Mann Klaus. Danke, dass du an mich glaubst - mir Kraft, Liebe, Geduld, Geborgenheit und immer wieder neue, wertvolle Denkanstöße in meinem Leben gibst. Und, dass Du mich immer dabei unterstützt meine Träume zu verwirklichen!

Tausend Dank an meinen Sohn Toni. Danke, dass du mir jeden Tag unendlich viel Liebe und Freude schenkst. Du bist mein Held!

Vielen lieben Dank an alle super Therapeuten, ehrlichen Wissenschaftler, Ärzte und Journalisten, die täglich bestmögliche Arbeit vollbringen, damit wir wieder zu mehr Lebenswillen, Freude, Liebe und Gesundheit gelangen. Besonderer Dank geht raus an: Leo Koehof(†), Dr. med. Dietrich Klinghardt, Ariane Zappe, Andreas Ludwig Kalcker, Kerri Rivera, Dr. med. Petra Bracht, Dr. Dr. Karl J. Probst, Dr. med. Antje Oswald, Dr. Leonard Coldwell, Dr. med. Ernst Walter Henrich, Barbara Rauh-Pretzl, Matthias Cebula, Carlo Weichert, Giulia Enders, Tamara Lebedewa, Andreas Moritz, Dr. Lane Lenard, Dr. Jonathan V. Wright, Dr. Joachim Mutter, Dr. Friedrich Graf , Dr. med. Manfred von Ungern-Sternberg, Dr. med. Johann Loibner (†), Robert Franz, Rolf Kron, Dr. Suzanne Humphries und viele weitere Gesundheitsexperten. Danke für all das, was ich durch euch lernen und erfahren durfte. Danke für Euer Recherchieren, Wissen und bestmögliches der heutigen Zeit angepasstes Therapieren.

Danke liebste Ulli, dass Du fleißige, geduldige Korrekturarbeit für mich geleistet hast.

Danke an meine Eltern, Geschwister und meine Schwiegermama. Ich habe euch sehr lieb.

Herzlichen Dank an meine lieben Freunde. Danke, dass ihr immer für mich da seid, egal ob es mir gut oder schlecht geht. Es ist schön, euch an meiner Seite zu haben.

Danke an jeden einzelnen Leser meines Buches. Danke, dass Sie mir dieses Vertrauen entgegenbringen. Das Leben ist wunderbar! Wachsen Sie über sich hinaus und genießen Sie es TAG für TAG!

Der Mensch

Er opfert seine Gesundheit, um Geld zu verdienen.
Dann opfert er sein Geld, um seine Gesundheit zurück zu bekommen.
Er ist so auf die Zukunft fixiert, dass er die Gegenwart nicht genießen kann.
Das Ergebnis ist, dass er weder die Zukunft noch die Gegenwart lebt.
Er lebt so als würde er nie sterben und er stirbt so, als hätte er nie gelebt.

Dalai Lama

Vorwort der Autorin

Dieses Buch habe ich für alle eigenverantwortlichen, gesundheitsorientierten Menschen geschrieben, die ausführliche Informationen über das Thema Antibiotika sowie effektive Behandlungsmöglichkeiten bei Beschwerden des Magen-Darm-Traktes suchen.

Antibiotika waren einst bei schwerwiegenden Infektionen ein sehr hilfreiches, lebensrettendes Arzneimittel und sind es heute teilweise immer noch. Allerdings ist das Problem der heutigen Zeit, dass Antibiotika viel zu oft zum Einsatz kommen. Bereits bei banalen Infekten, wo man sie nicht bräuchte oder bei viralen Erkrankungen, gegen die sie sowieso keine Wirkung entfalten können. Was daraus folgt, sind mehr und mehr aufkommende resistente Keime, die dann mit keinem weiteren Antibiotikum mehr zu bekämpfen sind. Resistent bedeutet, dass ein Krankheitserreger gegenüber einem Medikament unempfindlich ist. Schon bald lernen die Mikroorganismen auf die Bedrohung durch ein Antibiotikum zu reagieren und bilden resistente Keime. Seit Mitte der 1980er Jahre sinkt die Wirksamkeit der Antibiotika deutlich. Sind Bakterien gegen alle Arten von Antibiotika resistent, spricht man hierbei von „multiresistenten" Keimen.

MRSA ist so weit verbreitet wie nie zuvor! MRSA nennt man ein multiresistentes Bakterium der Art Staphylococcus aureus, das heißt, einen Krankheitserreger, der mit vielen gängigen Antibiotikaklassen nicht behandelt werden kann. Tausende von Menschen müssen jährlich ihr Leben lassen, weil die konventionelle Medizin keine Mittel zur Verfügung stellt, die diese Menschen am Leben erhalten könnten. Wenn Sie dieses Buch lesen werden Sie nämlich erfahren, dass es solch lebensrettenden Mittel gibt! Warum diese nicht schon längst weitverbreitet sind, könnte daran liegen, dass die Pharmaindustrie keine hochwirksamen Medikamente möchte. Denn das würde einerseits bedeuten, dass Dauerkunden wegfallen und andererseits würden die horrenden Gewinnspannen der Pharmaindustrie beträchtlich nach unten sinken.

Ich möchte Ihnen und ihren Kindern mit diesem Buch wertvolle Informationen weitergeben. Sie sollen geniale Mittel unserer heutigen Zeit kennenlernen, die besser wirken als Antibiotika und zudem keine heftigen Nebenwirkungen auslösen. Des Weiteren liegt mir am Herzen, dass Sie erfahren sollen, wie Antibiotika auf unseren Organismus wirken. Denn schon mit wenigen Antibiotikaeinnahmen können Sie sich Ihr mikrobiologisches System - allen voran Ihren Darm – massiv ruinieren und sich folglich dadurch erst recht weitere Krankheiten züchten. Das große Problem dabei: Sehr oft werden diese Krankheitsbilder, weder vom Arzt noch vom Patienten selbst, mit den vorherigen Antibiotikaeinnahmen in Verbindung gebracht. Was stattdessen häufig folgt, sind weitere und weitere Antibiotikagaben und die Kacke gerät erst so richtig ins dampfen.

Erfahren Sie nun gespannt in diesem Buch, welch super Mittel Ihnen zur Verfügung stehen, um schädliche Mikroorganismen effizient zu bekämpfen, ohne dabei Ihren Darm zu schädigen. Erfahren Sie außerdem, wie Sie Ihr Darmmilieu stärken können und wie immens wichtig unser Darm mit dessen Darmmikrobiom für unser Krankheitsgeschehen bzw. unser gesundheitliches Wohlbefinden ist.

Markieren Sie sich Informationen aus diesem Buch, die für Sie besonders wichtig sind, am besten mit Klebezetteln oder mit Textmarker. Am Ende des Buches finden Sie auch nochmals eine Kurzübersicht von Behandlungsmöglichkeiten zu allen hier aufgeführten Krankheitsbildern.

Viel Freude beim Lesen und alles Liebe,

Tine

1. Kapitel

Die Entdeckung des Penicillins.
Arten und Wirkmechanismen der Antibiotika.

Die Entdeckung des Penicillins

Das Penicillin war das erste Antibiotikum. Es bildet eine Untergruppe der Antibiotika, aus dem im Laufe der Jahre viele weitere hervorgingen.

Der Wirkstoff Penicillin wurde von dem Bakteriologen Alexander Fleming 1928 durch Zufall entdeckt. Er beschäftigte sich am St. Mary's Hospital in London mit einer bestimmten Bakterienart, den Staphylokokken. Vor den Sommerferien hatte er auf einer Bakteriennährstoffplatte eine Staphylokokkenkolonie angelegt. Als er zurückkehrte stellte er fest, dass auf der Platte ein Schimmelpilz gewachsen war (Penicillium notatum), allerdings in der Umgebung des Pilzes kein Bakterienwachstum stattgefunden hatte.

Der Schimmelpilz bzw. dessen Wirkstoff, der bakterienabtötende Eigenschaften aufwies, erhielt von Alexander Fleming die Bezeichnung Penicillin. Er kam jedoch nicht auf die Idee, den Wirkstoff als Medikament zu verwenden.[1]

Erst zehn Jahre später kamen die Wissenschaftler Ernst B. Chain, Howard Florey und Norman Heatley erneut auf Flemings Entdeckung zurück, da sie Stoffe untersuchten, die Bakterien schädigten. Sie analysierten das Penicillin und schafften es, den Wirkstoff zu isolieren. Schließlich wurde 1941 der erste Patient mit Penicillin behandelt. Leider war das Penicillin schnell alle und der Mann verstarb trotzdem. So suchte man nach Methoden, mehr Penicillin herstellen zu können, was folglich auch gelang.

Norman Heatley und Howard Florey flogen in die Vereinigten Staaten, machten dort Werbung für das Penicillin und erregten große Aufmerksamkeit. Die Forschung an dem Antibiotikum verlagerte sich nun in die USA, da dort dringend wirksame Medikamente für Soldaten benötigt wurden. Die Forschung schritt rapide voran und man fand Möglichkeiten, Penicillin, das bisher nur sehr mühsam herzustellen war, schneller und in großen Mengen zu produzieren.

Ab 1942 begann die industrielle Herstellung des Penicillins, welches zuerst überwiegend für verwundete Soldaten benutzt wurde. Ab 1944 war die Produktion dann so groß, dass auch die zivile Bevölkerung mit Penicillin behandelt werden konnte und so war das Medikament bald in jeder Apotheke erhältlich. 1945 erhielten Alexander Fleming,

Howard Florey und Ernst Chain für ihre Entdeckung den Nobelpreis.[2]

Der Einsatz der Antibiotika WAR eine wichtige medizinische Errungenschaft, da diese Millionen von Menschen das Leben rettete. Mittlerweile verlieren Antibiotika jedoch aufgrund von Multiresistenzen zunehmend ihre Wirkung. Und bereits Alexander Fleming warnte während seiner Nobelpreisrede 1945 vor einem inflationären Gebrauch von Penicillin: *„Es besteht die Gefahr, dass die Mikroben lernen, resistent gegen Penicillin zu werden. Und wenn die Mikrobe einmal resistent ist, bleibt sie auch für lange Zeit resistent."*[3]

Die Arten und Wirkmechanismen der Antibiotika

In der heutigen Zeit gibt es viele verschiedene Verabreichungsformen und Abwandlungen des ursprünglichen Medikamentes. Ursprünglich sind Antibiotika natürlich gebildete, niedermolekulare Stoffwechselprodukte von Pilzen. Bereits in winziger Konzentration können sie Mikroorganismen in ihrem Wachstum hemmen oder gar töten.

Die heutigen Antibiotika beruhen aber auch auf Substanzen, wie sie in der Natur nicht vorkommen. Sie werden teilsynthetisch, vollsynthetisch oder genetisch hergestellt.[4] Synthetische Antibiotika sind künstlich hergestellte Medikamente und werden daher auch als „Chemotherapeutika" bezeichnet. Mit Mitteln die „gegen" den Krebs verabreicht werden haben die antibiotischen Chemotherapeutika nichts zu tun. Sie fallen nur unter diese Bezeichnung, da sie genauso giftig und schädlich sind.

Die ersten chemisch entwickelten Antibiotika wurden in den 40er Jahren des letzten Jahrhunderts eingesetzt. Seit 1950 wurden die ersten bekannten Antibiotika chemisch so abgeändert, dass neue Medikamente, sogenannte „halbsynthetische Antibiotika" daraus entstanden. Heutzutage werden Antibiotika aus wirtschaftlichem Interesse meist nur noch vollsynthetisch produziert.[5]

Der Begriff Antibiotika stammt aus dem altgriechischen und bedeutet übersetzt: GEGEN DAS LEBEN!

Das Wirkspektrum jedes Antibiotikums ist unterschiedlich, da der Aufbau und der Stoffwechsel der jeweiligen Bakterien unterschiedlich ist. Somit kann ein Antibiotikum gegen einen gewissen Erreger wirksam sein, gegen einen anderen wiederum nicht. In der Medizin unterscheidet man daher zwischen „Schmalspektrum-Antibiotika" und „Breitspektrum-Antibiotika". Schmalspektrum-Antibiotika wirken nur gegen eine geringe Zahl von Bakterienstämmen, hingegen sind Breitspektrum-Antibiotika gegen eine Vielzahl von unterschiedlichen Bakterienarten effektiv. Werden Schmalspektrum-Antibiotika gezielt eingesetzt, können diese genauso wirksam sein wie Breitspektrum-Antibiotika.

Folgende, unterschiedliche Antibiotika gibt es:[6]
Primär bakterizide Antibiotika: hier werden die Bakterien ebenso in Ruhephasen, auch wenn sie sich nicht teilen, abgetötet. Unter anderem gehören hierzu die Aminoglykoside (z.B. Gentamycin, Streptomycin, Neomycin) und die Gyrasehemmer (z.B. Ciprofloxacin).

Sekundär bakterizide Antibiotika: diese Antibiotika können Bakterien nur während der Zellteilung töten. Hierzu gehören die Beta-Lactame-Antibiotika (Penicilline, Monobactame, Carbapenem, Cephalosporine) und die Glykopeptid-Antibiotika (Vancomycin, Teicoplanin, Televancin).

Bakteriostatische Antibiotika: hierbei werden die Bakterien an ihrer Vermehrung gehindert. Dies sind zum Beispiel Makrolide, Sulfonamide, Chloramphenicol, Tetrazykline, Trimethoprim.[7]

2. Kapitel

Viel zu viele nutzlose und schädliche Antibiotikaeinnahmen. Welche natürlichen Antibiotika stehen mir zur Verfügung?

Mit jeder weiteren Einnahme von Antibiotika, zerstören wir uns unsere gesunde, bakterielle Abwehr mehr und mehr

Antibiotika greifen nicht nur schädliche Bakterien an, sondern in allen Bereichen des Körpers auch unsere nützlichen Bakterien, welche vor der Antibiotikagabe dicht an dicht auf der Schleimhaut des Darms, des Rachens, der Scheide, der Lunge und der Haut saßen.

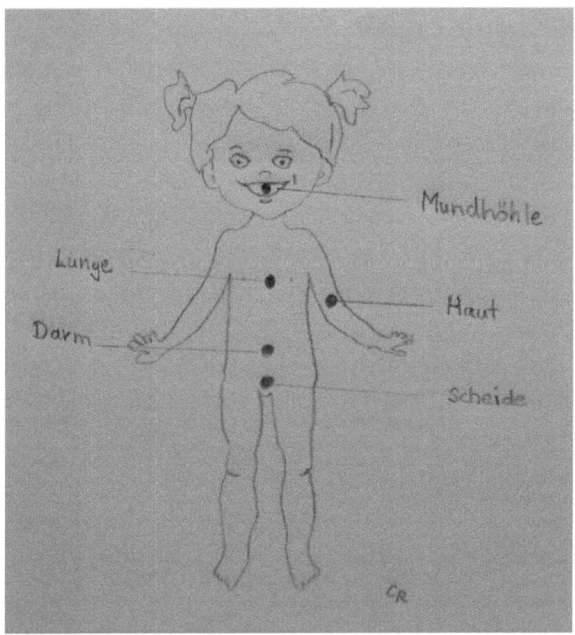

Abbildung: Überwiegende Ansiedlung von Bakterien

Diese gesunden Bakterien hatten hier selbst die Aufgabe wie ein natürlicher Antibiotikaschutz gegen eintreffende schädliche Bakterien zu wirken. Doch dieser natürliche Antibiotikaschutz fehlt nun. Die Schleimhäute sind geradezu schutzlos geworden und mit jeder Antibiotikagabe wird der Schutz weniger und weniger. Dort wo eine physiologische, gesunde Flora war, siedeln immer mehr Pilze, Parasiten und mutierte, krankmachende Bakterienstämme - inklusive deren toxischen Ausscheidungen - an.

Folglich können leicht erneut Infektion durch andere Erreger entstehen. Und sehr häufig werden daraufhin wieder Antbiotika verabreicht. Es kommt ein Teufelskreislauf ins rollen, der immer schlimmer wird. Es wird nicht der wahre Hintergrund begutachtet, sondern wieder einmal nur das Symptomenspiel.

Für unser Immunsystem bedeutet dies eine ungeheure Belastung und letzten Endes eine massive Schwächung im gesamten Körper. Unser Immunsystem muss mit all seiner Schlagkraft auf der Ebene des Darmsystems aktiv sein, um hier die Summe aller Gifte abzufangen und zu eliminieren. Diese Vervielfachung von giftstreuenden Bakterien, Pilzen und Parasiten aus dem Darmsystem können zu einem Zusammenbruch unseres Immunsystems führen. Die Symbiose des Körpers gerät in eine Dysbiose.

Von einem ehemals segensreichen, eliminierenden Mittel von Seuchen- und Infektionskrankheiten, haben wir heute das Drama des Antibiotikums. Es ist ein ungewollter Wegbereiter für sämtliche Folgeerkrankungen im heutigen Menschen. Folgeerkrankungen, die meist nicht mit den vorherigen Antibiotikaeinnahmen in Verbindung gebracht werden. Es entsteht ein Teufelskreislauf, welcher viele Patienten wegen gesundheitlicher Beschwerden jahrelang hilflos von Behandler zu Behandler treibt.

Anstatt eines Symptomdenkens brauchen wir unbedingt ein Systemdenken!

Alle Systeme des Körpers arbeiten normalerweise auf einem gegenseitigen Schutz und Nutz zusammen. Die Mikrobiologie arbeitet zwingend mit dem Verdauungssystem, dem Stoffwechselsystem und dem Immunsystem zusammen. All diese Systeme werden durch unser Nerven- und Hormonsystem ergänzt. Außerdem haben wir auch noch unsere Psyche, unsere Ernährung und unseren Lebensstil, welche ebenfalls auf alle anderen Systeme des Körpers Einfluss nehmen. Anstatt eines Symptomdenkens benötigen wir unbedingt ein Systemdenken! Denn wird ein System in der Systemverkettung gestört, werden automatisch, zwangsläufig, alle anderen Systeme mitgestört.

Antibiotika wirken ausschließlich gegen Bakterien – nicht gegen Viren!
Antibiotika helfen nicht bei viralen Infekten. Weder bei viral bedingten Krankheiten der Bronchien, der Luftröhre, der Lungenflügel oder sonstigen viralen Problemen. Auch bereits bestehende virale Symptome können mit Antibiotika nicht gelindert werden.[1]

Das liegt daran, dass Bakterien und Viren sehr unterschiedlich sind. BAKTERIEN werden bis zu 0,002 mm groß, haben einen eigenen Stoffwechsel und können auf künstlichen Nährböden gezüchtet werden. VIREN dagegen sind ungefähr hundert Mal kleiner als Bakterien und können nicht selbstständig existieren; sie sind auf sogenannte Wirtszellen angewiesen.

Antibiotika greifen unter anderem an der Zellwand oder dem Stoffwechsel der Bakterien an – gegen Viren dagegen, die sich in den menschlichen Zellen einnisten, können sie nichts ausrichten. Wichtig ist dieses Wissen vor allem im Zusammenhang mit Erkältungskrankheiten: Diese werden überwiegend durch Viren verursacht – und dann helfen auch keine Antibiotika.[2]

Dennoch werden bei viralen Infekten, unverständlicherweise, immer und immer wieder Antibiotika verschrieben.[3]

Antibiotika helfen nicht bei viralen Infekten!

Kinder, die unter Keuchhusten leiden und mit Antibiotika behandelt werden, zeigen im Genesungsvorgang einen genau gegenteiligen Effekt, denn die Krankheit wird dadurch nur noch um weitere Tage hinausgezögert. Einige Studien dazu, wiesen diese Ergebnisse auf: Kinder, die mit Antibiotika behandelt wurden, hatten 6 bis 11 Tage länger Husten, und der krampfartige Husten hielt 4 bis 13 Tage länger an als bei unbehandelten Patienten.[4]

Eine Arbeit von Barnett und Jeffrey untersuchte das Antibiotika-Verschreibungsverhalten von amerikanischen Ärzten, im Zeitraum von 1996 – 2010, in Bezug auf eine akute Bronchitis bei Erwachsenen. Tendenz der Antibiotika-Verschreibungen: steigend![5]

Für Deutschland ergab eine Umfrage im Auftrag der Krankenkasse DAK-Gesundheit, dass 25 Prozent der Befragten bei einer Bronchitis, 20 Prozent bei einer Erkältung und 15 Prozent bei Husten ein Antibiotikum erhalten.[6]

WARUM? Dies könnte unter anderem an diesen Faktoren liegen:
1. Ärzte wissen nicht, dass Antibiotika gegen virale Erkrankungen nichts nützen.
2. Dem Patienten wird einfach ein medizinisches Produkt verordnet, um ihn zu beruhigen.
3. Man hat Angst, dass aus einer Virus-Infektion in Folge eine Bakterielle-Infektion entspringen könnte. 4. Gelbliches oder grünliches Sputum wird als Beweis für einen bakteriellen Infekt hergenommen.

Anmerkung zum 3. Punkt: Für den Behandelnden, sowie für den Patienten mag es oft einleuchtend sein, dass Antibiotika gegen virale Infekte nichts bringen. Dennoch befürchtet man, dass eine Folgeinfektion durch Bakterien auftreten könne und verordnet daher „sicherheitshalber" Antibiotikum.

Aufs erste scheint diese Entscheidung nachvollziehbar, denn bei einem eingeschränkten Immunsystem fehlen gewisse Kapazitäten, wenn noch weitere Infektionen dazu kommen. Jedoch kann solch eine „prophylaktische" Antibiotika-Gabe, die in einen sowieso schon geschwächten Organismus einwirkt, mehr Schaden anrichten, anstatt zu helfen.

Anmerkung zum 4. Punkt: Gelbliches oder grünliches Sputum liefert KEINEN Beweis für einen bakteriellen Infekt! Dennoch werden Patienten mit purulentem (gelb-grünlichen) Auswurf signifikant häufiger Antibiotika verschrieben als Patienten ohne relevante Sputumproduktion. Auch ganz unabhängig von der Farbe des Sputums, lässt sich keine Assoziation zur Schwere der Symptome vorfinden.[7]

In einer Untersuchung, in der britische Forscher anhand von 3402 erkrankten Personen dieses Sputum-Verschreibungsverhalten der Hausärzte feststellten, zeigte sich außerdem, dass eine Antibiotikatherapie keinen Vorteil in der Genesung brachte. Bei allen Patienten kam es nach sieben Tagen zu einer deutlichen Besserung. Egal, ob mit Antibiotika, oder ohne. Auch bei Patienten, die purulenten Auswurf hatten, als schwer erkrankt eingeschätzt wurden oder bei denen sogar beides zutraf, war kein Vorteil bei einer Antibiotikagabe zu finden.

Ist das Sputum verfärbt, heißt dies noch lange nicht, dass hier Bakterien vorhanden sind, und somit stellt dies **keine** Indikation für eine Antibiotikaverordnung dar. Eine Verfärbung des Sputums entsteht bei Atemwegsinfektionen, meist durch die Freisetzung von Myeloperoxidasen (ein Enzym) aus neutrophilen Granulozyten. Diese gesteigerte Myeloperoxidasen-Freisetzung kann allerdings auch durch virale Atemwegsinfektionen ausgelöst werden.[8]

Viel zu viele (nutzlose) Antibiotikaeinnahmen

Antibiotika zählen heute zu den weltweit am häufigst verschriebenen Medikamenten. Mit dreizehn Prozent Marktanteil bilden sie den größten Einzelbereich, nach der gesamten Erfassung unseres Arzneimittelverbrauchs.[9]

Antibiotika gehören in vielen Kliniken und Arztpraxen zu den wichtigsten Mitteln überhaupt, weil sie dort als DAS „Allheilmittel" propagiert werden. Viel zu leichtsinnig verschreiben Ärzte Antibiotika, aber auch auf Druck mancher Patienten futtern die Deutschen davon rund 300 Tonnen pro Jahr, was so viel wie etwa 363 Millionen Tagesdosen entspricht!

Unverantwortliche Verschreibungen, falsche Anwendungen und viel zu häufige Einnahmen haben dazu geführt, dass viele Erreger bereits resistent sind.

Schon in den 80er Jahren wurde in den USA festgestellt, dass die Hälfte der Antibiotika-Verschreibungen:[10]
1. gar nicht notwendig waren.
2. als falsche Antibiotika verschrieben wurden.
3. falsch dosiert verordnet wurden.

Heutzutage werden Antibiotika häufig gegen Krankheiten verschrieben, gegen die sie gar nicht wirken. Das sind wie bereits erwähnt, besonders virale Erkrankungen. Erkältungen und Infektionen machen die meisten Krankheiten aus, mit denen wir konfrontiert werden. Sinusinfektionen (= Nasennebenhöhlen-Infektionen), die zu den häufigsten Atemwegserkrankungen weltweit gehören, beruhen in der Mehrzahl auf einer Virus-Infektion und werden oft mit Antibiotika behandelt. Die Behandlungsleitlinie der Deutschen Gesellschaft für Hals-Nasen-Ohren-Heilkunde schreibt bei Rhinosinusitiden (= Entzündung der Nasennebenhöhlen + der Nasenschleimhaut):

„Die überwiegende Mehrzahl der akuten Rhinosinusitiden ist viral bedingt, so dass eine Antibiotikabehandlung nicht indiziert ist."[11]

Myrtol und Cineol gegen virale Sinusitiden (Nasennebenhöhlenentzündungen) und andere Atemwegserkrankungen

Die Deutsche Gesellschaft für Hals-Nasen-Ohren-Heilkunde empfiehlt bei viraler Sinusitis die pflanzlichen Heilmittel Myrtol und Cineol. Eine doppelblinde, randomisierte Multicenterstudie ergab über die Wirkung von Myrtol eine erhebliche Überlegenheit gegenüber einem Placebomittel.[12]

Myrtol ist ein ätherisches Öl, welches in der Lage ist wie ein natürliches Antibiotikum zu wirken, ohne dass es so heftige Nebenwirkungen wie ein Antibiotikum entfaltet. Es erzeugt einen schleimlösenden und schleimhautabschwellenden Effekt. Dadurch kommt es zu einer besseren Belüftung der Nasennebenhöhlen und zu einem gesteigerten Abfluss, des sich dort möglicherweise schon angestauten Sekrets.[13, 14]

Cineol ist der Hauptwirkstoff des Eukalyptusöls. Cineol findet in Reinform bereits seit langem Einsatz in der Therapie von entzündlichen Atemwegserkrankungen und Erkältungen. Seine Wirksamkeit und Sicherheit bei der Behandlung von Bronchitis und Sinusitis sind in umfangreichen klinischen Studien nach aktuellem Standard belegt und weist geradezu ein ideales Wirkspektrum auf:[15,16]

- Es wirkt sekretolytisch, d.h. es fördert die Verflüssigung von zähem Schleim.
- Es wirkt zusätzlich sekretomotorisch. Die Tätigkeit der Zilien (freibewegliche Zellfortsätze, die im Flimmerepithel der Lunge sind) wird angeregt und somit kommt es zu einem leichteren Abtransport des Sekrets.

- Es wirkt bronchospasmolytisch, d.h. es wirkt in den Bronchien krampflösend. Dieser Effekt wurde in einer kontrollierten Studie an Asthmapatienten bewiesen. Es wirkt antibakteriell. Da es nach oraler Anwendung unter anderem über die Lungen ausgeschieden wird, kommt es in direkten Kontakt mit den Keimen auf den Schleimhäuten der Atemwege. Somit ist auch von einem klinisch relevanten Wirkaspekt auszugehen.
- Es hemmt entzündliche Vorgänge, was ein Bekämpfen der Ursachen der Schleimhautreaktion – Ödembildung und Hypersekretion (vermehrte Schleimbildung) – ermöglicht. Dieser Effekt ist nicht nur im pharmakologischen Modell nachgewiesen, sondern auch an Patienten mit entzündlichen Atemwegsbeschwerden wie Asthma.

Die Deutsche Apotheker Zeitung schreibt:[17]
Kaum ein medizinisch genutzter Naturstoff verfügt über eine ähnlich gute klinisch-pharmakologische Datenlage wie Cineol. Cineol ist unter anderem zugelassen zur Behandlung der akuten Bronchitis und Sinusitis. Aufgrund des breiten Wirkspektrums, der klinisch mehrfach belegten Wirksamkeit und der sehr guten Verträglichkeit erhielt Cineol als bisher einziges rezeptfreies Arzneimittel die Indikationserweiterung zur Zusatztherapie chronisch entzündlicher Atemwegserkrankungen. Hierzu gehören COPD (chronisch obstruktive Lungenerkrankung) und Asthma.

Auch Mittelohrentzündungen werden schulmedizinisch fast immer versucht mit Antibiotika zu beseitigen. Eine akute Mittelohrentzündung heilt jedoch meistens innerhalb von wenigen Tagen von selbst aus und sollte auch nicht mit heftigen Mitteln wie etwa Ibuprofen oder Antibiotika behandelt werden. Hauptsächlich werden Mittelohrentzündungen durch Erkältungskrankheiten, also viral bedingter Ursache, hervorgerufen und Antibiotika sind hierbei dann sowieso nutzlos.

„Bei einer akuten Mittelohrentzündung ist der Krankheitsverlauf mit und ohne Antibiotika sehr ähnlich",[18] so Prof. Ferdinand Gerlach, Präsident der Deutschen Gesellschaft für Allgemeinmedizin und Familienmedizin (DEGAM)

Effektive und nicht schädliche Mittel bei einer Mittelohrentzündung:

Zwiebelsäckchen

Eine lange Tradition hat bei einer Mittelohrentzündung zurecht der Zwiebelwickel. Dieser wirkt entzündungshemmend und schmerzstillend. Damit die Zwiebel nicht „beißt", kann sie kurz mit heißem Wasser überbrüht werden. Eine Zwiebel wird klein gehackt, in ein Tuch gewickelt und auf das Ohr gelegt. Nach ein bis zwei Stunden wird der Wickel abgenommen oder erneuert. Mit einer alten Mütze oder einem Kopftuch können Sie den Wickel fixieren. Das Ganze sollten Sie mehrmals täglich wiederholen. So unterstützen Sie den Heilungsprozess bei einer Mittelohrentzündung.

Homöopathie

Die Homöopathie bietet einige Mittel, die zur Linderung der unangenehmen Ohrenschmerzen und begleitenden Symptomen wie Schwerhörigkeit oder Ohrensausen beitragen können. Eines von folgenden Mitteln, kann zur Hilfe kommen:

Aconitum

Plötzliche Ohrenschmerzen, häufig nach Einwirkung von Kälte oder kaltem Wind. Hohes Fieber. Nächtliche Verschlimmerung. Rotes Gesicht, das beim Aufsetzen blass wird. Unruhe und große Angst.

Apis

Trommelfell, Gehörgang und Ohrmuschel entzündet, gerötet und stark geschwollen. Stechende Schmerzen. Verschlimmerung durch Wärme, Berührung, Schlucken. Besserung durch Kälte oder frische Luft. Typischerweise rechtsseitige Beschwerden. Durstlosigkeit. Nervöse Unruhe.

Belladonna

Hohes Fieber mit heißem Kopf und kalten Extremitäten. Gerötetes Gesicht. Erweiterte Pupillen, lichtempfindliche Augen. Typischerweise rechtsseitige Beschwerden. Ohrenschmerzen verschlimmern sich durch Berührung, Erschütterung (zum Beispiel beim Gehen), Luftzug, nachmittags oder vor Mitternacht. Heftige Gemütserregung mit Wutanfällen.

Bryonia

Insbesondere bei Gehörgangsentzündung angezeigt. Meist stechender Schmerz. Verschlimmerung durch die geringste Bewegung, Wärme, Berührung. Besserung durch Ruhe, Liegen auf der schmerzhaften Seite. Großer Durst. Reizbarkeit.

Chamomilla

Ausgeprägte Empfindlichkeit gegen Schmerzen. Verschlimmerung der Schmerzen durch kalte Luft. Reizbarkeit mit Zornausbrüchen, die durch die Schmerzen ausgelöst werden können. Will ständig herumgetragen werden. Einseitige Wangenröte.

Ferrum phosphoricum

Frühes Stadium der Erkrankung, wenn nur wenige Hinweise auf ein anderes Arzneimittel vorhanden sind. Meist nur mäßiges Fieber. Nasenbluten. Erbrechen. Gesicht abwechselnd blass und rot.

Mercurius solubilis

Starke Schweißneigung, vor allem nachts. Speichelfluss und übler Mundgeruch, Zahneindrücke auf der Zunge. Zittrige Schwäche. Verschlimmerung nachts, durch Hitze, Kälte, Zugluft, Schwitzen. Besserung durch Ruhe.

Pulsatilla

Das Kind ist weinerlich, verlangt nach Zuwendung und möchte in den Arm genommen werden. Besserung in frischer Luft, verträgt keine Wärme. Trockener Mund, aber durstlos. Typischerweise sind die Schmerzen linksseitig. Die Schmerzen treten in Intervallen auf. Milde, dickflüssige, gelbe Eiterung. Die Ohrmuscheln sind rot und heiß.

Dies ist nur ein kleiner Auszug an homöopathischen Mitteln, die bei einer Mittelohrentzündung in Betracht kommen können.[19] Um das passende Mittel für Sie oder Ihr Kind ausfindig zu machen, empfiehlt sich ein homöopathischer Experte.

Was kann ich bei einer Erkältung Sinnvolles zu mir nehmen?
Und welch pflanzlichen Antibiotika gibt es?
Wir können unser Abwehrsystem unterstützen indem wir unserem Körper an den richtigen Stellen ein basisches Milieu präsentieren und auf hervorragende, natürliche Heilmittel zurückgreifen. Im Gegensatz zu Antibiotika - die wie der Name schon sagt - GEGEN das Leben sind, sollten wir uns zurück zur Natur, mit deren probiotischen (FÜR das Leben) Heileffekten zurückbesinnen.

Neben Cineol und Myrtol gibt es viele weitere natürliche Antibiotika bzw. Probiotika. Alle Pflanzen in der Natur produzieren Stoffe, um sich gegen Viren, pathogene Bakterien und Pilze zu schützen. Im Vergleich zu synthetischen Antibiotika wirken pflanzliche Stoffe daher auch nicht nur gegen Bakterien, sondern auch gegen Viren, Pilze und teilweise andere Mikroben.

Des Öfteren haben Wissenschaftler versucht, einzelne Hauptwirkstoffe aus einer Pflanze zu extrahieren, um dann zu sehen wie gut dieser Pflanzenstoff bei einer bestimmten Krankheit wirkt. Das ist jedoch ein erfolgloses Experiment, denn antibiotische Pflanzen beinhalten teilweise mehr als Hunderte von verschiedenen Wirkstoffen, die nur in ihrer Gesamtheit eine effektive Heilkraft entfalten können.

Synthetische Antibiotika zerstören sämtliche Bakterien ohne Rücksicht darauf zu nehmen, ob diese nun schaden oder nützen. Es wird einfach wild drauf losgeballert. Anders verhält es sich da bei den natürlichen Antibiotika. Pflanzen bedienen sich ihrer antibiotischen Wirkstoffe, um die Organismen zum Schutze des eigenen Fortbestandes zu hemmen. Das nennt man „Antibiose". Niemals würden sie eigene Organismen zerstören, die sie für das eigene Überleben noch benötigen. Pflanzen dienen nicht nur zur Stärkung unseres Immunsystems, sondern regen auch die Bildung von neuem Gewebe an, fördern die Wundheilung, entgiften den Körper und das Bindegewebe und versorgen unseren Organismus mit Mineralstoffen, Vitaminen und Spurenelementen. Kurz gesagt: Sie schenken uns eine Menge Energie.

Natürliche pflanzliche Antibiotika würde ich bei leichten bis mittelschweren Infektionen anwenden. Bei schweren Infektionen würde ich (zusätzlich) zu Chlordioxid greifen. Was

Chlordioxid ist, erfahren Sie später noch ausführlicher.

Hier ist eines meiner pflanzlichen Lieblingsprobiotika:
Es ist ein natürliches hochwirkungsvolles Probiotikum, dass Sie selbst herstellen können.[20]

ZUTATEN
- 700ml Apfelessig (bio und naturtrüb)
- ¼ Tasse fein gehackter Knoblauch
- ¼ Tasse fein gehackte Zwiebel
- ¼ Tasse geriebener Ingwer
- 2 frische, scharfe Peperoni/Chili
- 2 Esslöffel geriebener Meerrettich
- 2 Esslöffel gemahlener Kurkuma
- 2 Esslöffel Honig

Während der Zubereitung besser Handschuhe tragen, da die Zutaten sehr scharf sind und sich diese nur schwer von den Händen entfernen lassen.

ZUBEREITUNG
- Alle Zutaten – bis auf den Essig – in eine Schüssel geben und gut durchmischen
- Die Mischung in ein Einmachglas füllen, bis gut die Hälfte des Glases gefüllt ist
- Nun das Einmachglas bis obenhin mit dem Apfelessig auffüllen
- Glas schließen und schütteln
- Stellen Sie das Glas für zwei Wochen an einen kühlen und trockenen Ort. Allerdings sollten Sie es mehrmals am Tag schütteln. Die Wirkstoffe aus Knoblauch, Ingwer und Co gehen in dieser Zeit in den Essig über.
- Nach zwei Wochen die Essigmischung in eine Flasche eingießen. Den Mix am Besten in ein Tuch geben und so gut es geht ausdrücken, damit so viel Flüssigkeit wie möglich übrigbleibt.

Der übrig gebliebene Kräutermix kann weiter zum Kochen verwendet werden. Mit etwas Öl haben Sie auch ein prima Dressing. Die Flüssigkeit ist Ihr neues, selbstgemachtes natürliches Antibiotikum. Der Trunk hält sich erfahrungsgemäß im Kühlschrank für mehrere Wochen.

Einnahme: Man kann die Mischung gurgeln oder schlucken. Aber, Achtung: scharfe, effektive Mischung!
Nach der Einnahme können Sie eine Zitrone oder Orange in den Mund nehmen, um die Schärfe im Mund zu lindern. Die hausgemachte Probiotikamischung bitte nicht mit Wasser verdünnen. Der Effekt wird sonst vermindert.

Dosierung: Zur Immunstärkung und bei Erkältungen 1 Esslöffel täglich davon. Die Dosis kann dann langsam jeden Tag etwas erhöht werden, bis die maximale Menge eines Schnapsglases (2 cl) erreicht ist. Bei ernsthaften Erkrankungen oder langwierigen Infektionen: 1 Esslöffel der Probiotika-Mischung fünf bis sechs Mal am Tag nehmen.

Auch Kinder (bitte geringere Dosen geben) und Schwangere können diese Mischung einnehmen. Dennoch bitte ich hier, die genaue Einnahme mit Ihrem Therapeuten oder Arzt zu besprechen!

Das Geheimnis dieser genialen Wirkkraft liegt in der Kombination ALLER Zutaten!

Die wirkungsvollen Inhaltsstoffe dieses natürlichen Antibiotikums/Probiotikums sind:

Knoblauch: Knoblauch wird gerne als ein Mittel gegen bakterielle Infekte empfohlen. Teilweise ist er dagegen auch hilfreich, allerdings nicht so stark wie angenommen. Der Bestsellerautor und Heilkräuterexperte Stephen H. Buhner schreibt in seinem Buch „Pflanzliche Antibiotika", dass er bei der Anwendung von Knoblauch - trotz seines Rufs als antibakterielles Mittel - keine derart starken Wirkungen zur Behandlung von resistenten Bakterien beobachten konnte. Vielmehr eignet sich der Knoblauch, mit all seinen wundersamen Bestandteilen, bei **viralen** Infekten. Besonders bei viralen Atemwegsinfekten kann Knoblauch sehr nützlich sein, da er auf das Lungengewebe einen reinigenden Prozess ausübt.[21] Auch gegen parasitäre Belastungen wirkt Knoblauch sehr gut! *Vorsicht beim Kauf von Knoblauch aus China! Dieser wird dort zumeist mit Chemikalien behandelt und gebleicht![22]*

Zwiebeln: Sie sind Verwandte des Knoblauchs und haben auch eine starke Anti-entzündliche Wirkungsweise. Sie sind sehr hilfreich bei Husten und Erkältungskrankheiten. Bei dieser Probiotikamischung verstärken sie zusätzlich die Wirkung des Knoblauchs.

Meerrettich: Ist besonders vorteilhaft für die Atemwege, die Nasennebenhöhlen und die Lungen. Verstopfte Neben- und Stirnhöhlen werden gereinigt, sowie die Blutzirkulation verbessert.

Ingwer und Chili: Sie hemmen Entzündungen, lindern Schmerzen und stimulieren enorm den Kreislauf.

Kurkuma: Dieses Gewürz bekämpft Infekte, reduziert Entzündungen, hemmt die Krebsentwicklung, lindert Gelenkschmerzen, beugt Demenz vor und bringt auch als Antidepressiva super Ergebnisse hervor.[23]

Apfelessig: wurde zu Heilzwecken bereits von Hippokrates (Vater der Medizin) verwendet. Apfelessig ist reich an Pektin, ein Ballaststoff, der zum Beispiel hohen Blutdruck reguliert. Zudem unterstützt Apfelessig den Mineralstoffhaushalt und somit die Knochengesundheit. Zwar liefert Apfelessig nur wenig Calcium – aber er hilft dem Körper dabei, dass Calcium aus der Nahrung besser zu resorbieren. Apfelessig ist sehr kaliumreich, d.h. er verleiht dem Haar wieder Glanz und den Nägeln Festigkeit. Überdies hinaus hilft Apfelessig die Verdauung anzuregen und den Körper zu entgiften.

Die Apfelsäure im Apfelessig wirkt stark gegen Pilze und bakterielle Infektionen. Auch Harnsäurekristalle werden von der Apfelsäure, rund um die Gelenke herum, aufgelöst. D.h. es komm zu einer Linderung von Gelenkschmerzen.

Weitere hocheffektive Nährstoffe, die bei viralen sowie bakteriellen Infektionen sehr hilfreich sind:

Zimt

Zimt ist ein starker Entzündungshemmer. Er enthält besonders die Vitamine A, K und C; zudem Mineralien wie Zink, Kalium, Magnesium und Mangan. Die Wirkung von Zimt ist schon seit langer Zeit bekannt. Im 19. Jahrhundert war die Todesrate bei Cholera sehr hoch. Sämtliche Betroffene, die während einer Choleraepidemie Zimt zu sich nahmen, überlebten. Aus den Jahren 1907 und 1917 gehen aus Berichten von Ärzten hervor, dass sie Zimt jahrelang erfolgreich bei Patienten mit viraler Grippe und Kopfgrippe anwendeten. Des Weiteren wirkt Zimt desinfizierend und ist daher z.B. gut gegen Zahnfleischentzündungen geeignet. Auch ist er wirksam gegen Pilze, wie den Candida albicans und Bakterien wie das Kolibakterium und den Helicobacter pylori. Zimt hilft Menstruationsschmerzen zu lindern, die Verdauung anzuregen, den Blutzuckerspiegel zu senken und das Blut zu verdünnen.

Zimt mit Honig als Tee eignet sich effektiv und lecker bei Erkältungen und Halsschmerzen.[24]

Bereits im Jahre 1919 sagte Dr. Drummond, dass **Zimtöl** ein wirksames Präventionsmittel gegen die Masern sei bzw., dass es den Verlauf der Masern beträchtlich abmildern könne: *„Wenn ich auf einen Fall von Masern in einer Familie treffe, dann ordne ich eine Zimtkur für alle ungeschützten Mitglieder dieser Familie an. In der Mehrzahl der Fälle wurden die so behandelten Personen vor der Krankheit geschützt, oder sie trat in einer sehr milden Form auf."*[25]

Allerhöchster Wahrscheinlichkeit nach beruht die gute Wirkung von Zimt bei einer Masernerkrankung darauf, dass er besonders Vitamin A-haltig ist.

Die Weltgesundheitsorganisation (WHO) empfiehlt zur Behandlung der Masern hochdosiertes Vitamin A - auch in Entwicklungsländern und insbesondere zur Behandlung von schweren Fällen: *"Der positive Effekt von zwei Dosen Vitamin A bei der Behandlung der Masern ist wohl bekannt. Die aktuelle Politik der WHO sieht die*

*Verabreichung von zwei Dosen Vitamin A bei allen akuten Masernfällen vor. Hochdosiert sofort bei der Diagnostizierung, Wiederholung einen Tag später. Die Dosis ist abhängig vom Alter: **50.000 I.E. < 6 Monate, 100.000 I.E. 6-11 Monate, 200.000 I.E. ab 12 Monaten.** Bei Zeichen von Vitamin A Mangel nochmals 4 bis 6 Wochen später. Auch in Ländern, in denen die Masern normalerweise nicht schwer verlaufen, sollte Vitamin A allen schweren Masernfällen gegeben werden."* [26]

Studien weisen auf einen Zusammenhang zwischen einem Mangel an Vitamin A und schweren Masernverläufen hin.[27]
In Bezug auf die Masernkomplikation Lungenentzündung verweist die WHO ebenso ausdrücklich auf den schützenden Effekt von hochdosiertem Vitamin A![28]

Trotz dieser Tatsachen und der wissenschaftlichen Empfehlung der WHO, lassen sich bei keinem unserer Gesundheitsbehörden, wie dem Paul-Ehrlich-Institut (PEI) oder dem Robert-Koch-Institut (RKI), eine entsprechende Behandlungstherapie mit Vitamin A bei einer Masernerkrankung, finden.[29]

Es wundert also nicht, dass hungernde Kinder ein wesentlich höheres Komplikationsrisiko bei Masern und auch anderen Kinderkrankheiten aufzeigen, als gesunde und vitalstoffreich ernährte Kinder.

Sollte Ihr Kind an Masern erkranken, so ist es also durchaus hilfreich, Vitamin A - z.B. in Form von Zimtkapseln - zu verabreichen, um Komplikationen zu vermeiden sowie den Heilungsverlauf zu beschleunigen.

Honig, Manuka-Honig und Propolis
Honigbienen haben eine Vorliebe für medizinisch wirksame Pflanzen: Vitex (z.B. Mönchspfeffer/Vitex agnus-castus), Jojoba (Simmondsia chinensis), Holunder (Sambucus), Leinkraut (Linaria), Balsamwurzel (Balsamorhiza), Sonnenhut (Echinacea), Baldrian (Valeriana), Löwenzahn (Taraxacum) und wilde Geranien (Geranium). Im Prinzip bevorzugen sie jedes medizinische Kraut. Daher befindet sich in jedem Wildblumenhonig ein Nektar aus zahlreichen medizinisch hochwirksamen Pflanzen.

33

Zusätzlich werden die im Nektar präsenten medizinischen Pflanzenwirkstoffe im Magen der Biene mit deren Verdauungsenzymen verändert, was zu einer Bildung neuer effektiver Komponenten führt, ehe sie ihn wieder „ausspuckt".

Oft wird Honig bloß als hartnäckige Kohlenhydratquelle (wie weißer Zucker) eingestuft. Er enthält aber auch eine komplexe Mischung aus Enzymen, antibiotischen und antimikrobiellen Wirkstoffen, Proteinen, Kohlenhydraten, Hormonen und Spurenelementen (Niacin, Vitamin A, Vitamin C, Vitamin D, Vitamin E, Vitamin K, B-Vitamine, Eisen, Phosphor, Calcium, Magnesium, Schwefel, Jod, Kupfer, Mangan, Kalium, Natrium, Betacarotin). Auch weist Honig hohe Konzentrationen von Wasserstoffperoxid auf. Wasserstoffperoxid ist entgiftend und entzündungshemmend und reichert den Körper mit Sauerstoff an.[30]

Honig gehört zu den natürlichen Antibiotika. Doch ist er nicht nur **antibakteriell**, sondern auch **antiviral** und kann damit auch schon bei aufziehendem Schnupfen eingesetzt werden und vorbeugend gegen weitere Erkältungssymptome wie Halsschmerzen oder Husten wirken.

In jeder Region lässt sich ein lokaler Imker finden, der wertvollen Wildblumenhonig verkauft. Auch sind Honige in vielen Supermärkten zu erwerben. Jedoch ist hier darauf zu achten, dass dieser ein naturreines Produkt ist. Viele Hersteller entfernen sämtliche wirkungsvolle Pollen aus dem Honig und vermengen ihn mit ungesundem Maissirup (Isoglukose). Bei allen Honigprodukten, die auf Bauernmärkten sowie in Bioläden verfügbar sind, handelt es sich hingegen in der Regel um naturbelassenen reinen Honig. Guter Honig sollte immer ein wenig Pollen enthalten, was ihn leicht trüb erscheinen lässt.

Hat man einen guten Honig, so wirkt dieser stark antibiotisch gegen alle bekannten Formen resistenter Bakterien bei Haut- und Wundinfektionen. Honig hilft z.B. gegen Lippenherpes. Meistens bleibt eine Herpesblase 7 - 12 Tage. Es juckt, brennt und krustet an der Lippe. Durch seine antibakterielle Wirkung beschleunigt Honig den Heilungsprozess. Studien konnten belegen, dass der Herpes mit Hilfe von Honig schon nach 3 - 5 Tagen verschwand und deutlich positiver zu beeinflussen war als mit der im Allgemeinen oft eingesetzten Acyclovircreme.[31,32]

Allgemein wirkt Honig sehr vielfältig: schleimlösend, abführend, pilzhemmend, tonisierend, antiviral, antientzündlich, immunstärkend und antiallergisch. Honig fördert die Abheilung von Wunden, Magengeschwüren und hilft bei bakterieller Gastritis und Zahnfleischentzündung, schützt vor Zahnbelag, erleichtert die Wundtoilette, weicht entzündetes Gewebe auf, wirkt als Wundschutz und stimuliert die Haut- und Muskelregeneration. Darüber hinaus ist Honig in Bezug auf bakterielle Biofilme hochaktiv. Besonders das Propolis des Honigs hat eine ausgeprägte antibiotische, antivirale und pilzhemmende Wirkung.

Propolis

Propolis gilt als eines der stärksten natürlichen Antibiotika. Es ist reich an Flavonoiden (u.a. Chyrin, Pinocembrin, Prenylflavonoid, Galgangin) und Phenolen (u.a. Zimtsäure, Polysaccharide), die stark entzündungshemmende Eigenschaften aufweisen.[33]

Dieses von den Bienen produzierte Harz und Pollenbalsam, das Propolis, hält Viren, Pilze und Bakterien aus dem Stock fern. Die Bienen sammeln das Harz aus Nadelhölzern oder von Baumknospen und verstauen es in ihren Pollenkörbchen („Pollenhöschen"). Im Stock vermischen sie es mit Wachs und Blütenpollen und desinfizieren mit dieser Mischung die Innenräume ihres Stocks und stopfen damit Löcher, Spalten und Öffnungen.

Schon 460 – 377 vor Christus wies der Grieche Hippokrates auf die Wirkkraft von Propolis für Geschwüre auf der Haut und des Magen-Darm-Traktes hin. Auch Aristoteles (384 – 322 v. Chr.) schätzte die heilenden Eigenschaften des Propolis, besonders bei Quetschungen, Hautkrankheiten und eitrigen Wunden. Die Inkas setzten Propolis bei fiebrigen Infektionen ein. Die römischen Militärärzte verwendeten es als Wunddesinfektionsmittel, und noch im 2. Weltkrieg wurde es dafür auch in Russland verwendet.

Mit den medizinisch vielfältigen Besonderheiten des Propolis - die von Schleimhautentzündungen und Hauterkrankungen bis zur Stärkung des Immunsystem reichen - beschäftigen sich heute Wissenschaftler auf der ganzen Welt.[34]

Besonders für Kinder kann ich bei so gut wie jeder Erkrankung Honig oder Propolis empfehlen, da diese neben ihrem weitgefächerten Wirkspektrum auch noch angenehm schmecken und dadurch problemlos von Kindern konsumiert werden.

Manuka-Honig

Er wirkt stark antiseptisch, stark antientzündlich und stark wundheilend. Manuka-Honig stammt aus dem Blüten-Nektar des neuseeländischen Manuka-Strauches (Südseemyrte, Neuseelandmyrte) und übertrifft die Heilkraft aller anderen Honige nochmals um ein Vielfaches. Schon seit Jahrhunderten wird er von den Ureinwohnern Neuseelands sowohl innerlich als äußerlich zu medizinischen Zwecken eingesetzt. Sie streichen ihn auf Wunden als Desinfektionsmittel und nehmen ihn bei Erkältungskrankheiten, sowie Magen- und Darmbeschwerden sehr erfolgreich ein.

Wissenschaftler können aufweisen, dass sich Manuka-Honig äußerst effektiv in der Bekämpfung von Escherichia E. Coli und Helicobacter pylori Bakterien bewährt. Diese sind dafür bekannt Magen-Darm-Probleme, unter anderem Magenschleimhautentzündungen und Magengeschwüre, zu verursachen. Darüber hinaus ist Manuka-Honig imstande, antibiotikaresistente Stämme des Eiterbakteriums Staphylococcus aureus zu **bekämpfen**.[35] Dieser Staphylococcus aureus kann bei geschwächtem Immunsystem, z.B. Hautinfektionen (in Form von Eiterpusteln) hervorrufen. Ebenso ist dieses Bakterium bei Wundinfektionen, Bronchitis, Lungenentzündungen, Nasennebenhöhlenentzündungen und Mittelohrentzündungen vorzufinden. Manuka bringt gegen all dieses wunderbare Ergebnisse hervor.[36]

Ein durchschnittlicher Honig ist in der Lage, TROTZ 10-facher Verdünnung, das Wachstum von antibiotikaresistentem Staphylococcus aureus zu hemmen! Ein Manuka-Honig schafft dies sogar noch bei einer 54-fachen Verdünnung![37]

Des Weiteren zeigt Manuka beeindruckende antimykotische Wirkung gegen: Flechten, Candida albicans, Fußpilz und vieles weitere mehr.

Da Manuka-Honig - wie alle Honige – süß, zuckrig und klebrig ist, gilt Honig als großer Zahnfeind. Nicht so Manuka-Honig. Eine wissenschaftliche Studie zeigte, dass Manuka-Honig die Zähne fast identisch gut vor Zahnbelag schützen kann wie die chemische Chlorhexidinlösung, die häufig in Anti-Karies-Mundspülungen enthalten ist.[38]

Manuka-Honig ist wesentlich teurer als gewöhnlicher Hongig. Aber man sollte sich überlegen, ob man nicht lieber etwas mehr Geld in etwas Gesundes und Natürliches steckt, dass übrigens auch noch hervorragend schmeckt, als sich ein Antibiotikum oder einen Hustensaft verschreiben zu lassen, die Nebenwirkungen mit sich bringen. Sie haben die Wahl, ANTIBIOTIKUM versus PROBIOTIKUM! Ihre Kinder werden diesen Honig mit Sicherheit bevorzugen!

Auf was sollten Sie beim Kauf von Manuka-Honig achten? Es gibt, wie bei fast jedem Produkt, unterschiedliche Qualitäten. Diese können aber leicht vom Verbraucher erkannt werden. Die wirkungsvolle Aktivität des Manuka-Honigs wird bei der Abfüllung in Deutschland mit dem sog. MGO-Gehalt angegeben. Dieser steht für Methylglyoxal – der Hauptwirkstoff des Manukas. Der MGO-Wert muss von einem renommierten und unabhängigen Honiglabor analysiert worden sein. In Neuseeland wird die Honigqualität mit UMF (Unique Manuka Factor) angegeben. Allerdings müssen diese dann wirklich in Neuseeland abgefüllt worden sein. Die neuseeländischen Imker müssen für eine UMF-Angabe sogar eine Lizenzgebühr bezahlen.

Hier die ungefähren Bezugswerte zwischen UMF und MGO:

UMF 10 = MGO 100
UMF 15 = MGO 250
UMF 20 = MGO 400
UMF 25 = MGO 550

Ein Manuka-Honig von 400 MGO (UMF 20) hat bereits Spitzenqualität! Ein Teelöffel mit UMF 20 enthält ca. 15,6 mg Methylglyoxal, wodurch zytostatisch und antibakteriell wirksame Konzentrationen erreicht werden.

Manuka-Honig hemmt das Wachstum verschiedener pathogener Bakterien. Insbesondere: **Escherichia coli, Staphylococcus aureus, Bacillus subtilis, Pseudomonas aeruginosa, Helicobacter pylori** (vollständige Hemmung durch nur eine 5 %ige Lösung von Manuka-Honig) und **Dermatophyten Trichophyton mentagrophyte**.[39]

Mittlerweile setzten einige Kliniken Manuka-Honig erfolgreich in der Wundversorgung ein. Der sogenannte **Medihoney™** ist seit 2004 CE-zertifiziert und wird von der Medihoney Ltd. in Berkshire, UK hergestellt und durch den ApoFit Arzneimittelvertrieb GmbH europaweit vertrieben. Durch die Auszeichnung mit dem CE Siegel, ist der Honig zugelassen für die medizinische Wundversorgung und erfüllt die notwendigen Kriterien an Reinheit, Wirkung und biologischer Sicherheit. Beim medizinischen Honig handelt es sich um einen Honigblend rund um Manuka-Honig, der zusätzlich mit Gammastrahlen bestrahlt wird und so keimfrei gemacht wird. (Keime werden in den meisten Fällen mit Hitze abgetötet, beim Honig hätte das einen Qualitätsmangel zur Folge. Also werden eventuelle Erreger, die sich im Honig tummeln, mit Gammastrahlen eliminiert, was aus einem „normalen" Manuka-Honig ein medizinisches Produkt macht.)[40] Allein für den Medihoney™ gibt es mehr als 250 Studien und Publikationen, unabhängig von all den anderen Studien, die es zu Manuka-Honig gibt.[41]

Seit einigen Jahren verwenden die Bonner Kinderärzte Medihoney in der Wundpflege. Der Erfolg ist erstaunlich: *"Abgestorbenes Gewebe wird schneller abgestoßen, und die Wunde heilt schneller"*, betont Kai Sofka, Wundpflegespezialist an der Uni-Kinderklinik. *"Außerdem bereitet der Verbandswechsel weniger Schmerzen, weil sich die Umschläge leicht entfernen lassen, ohne die neu gebildeten Hautschichten zu verletzen."* Normalerweise riechen manche Wunden unangenehm - eine enorme Belastung für den Patienten. Der Honig hilft auch hier, indem er geruchsmindernd wirkt. *"Selbst Wunden, die über Jahre partout nicht heilen wollten, lassen sich nach unserer Erfahrung mit Medihoney in den Griff bekommen - und das oft innerhalb weniger Wochen"*, so Sofka.[42]

Da Medihoney als Hauptbestandteil Manuka-Honig beinhaltet, konnte auch mit Medihoney bewiesen werden, dass dieser multiresistente Keime bekämpfen kann. Es war genauso wirkungsvoll wie das Antibiotikum Mupirocin. Doch im Vergleich zum Antibiotikum entwickelten die Bakterien im Laufe der Behandlung keinerlei Resistenzen gegen das Naturprodukt.

Die Zistrose - Cistus incanus

Bei der immergrünen Pflanze Cistus Incanus (engl. Rock Rose) handelt es sich um eine Heilpflanze, welche der Gattung der Zistrosen angehört. Im Volksmund wird die Cistus Incanus Pflanze auch als "graubehaarte Zistrose" bezeichnet. Diese ist seit jeher als uraltes Heilmittel aus der Pflanzenwelt bekannt und kann auf eine lange Tradition der Anwendung zurückblicken. Bereits die Götter der Antike sollen von der herausragenden Kraft der Zistrose gewusst haben.[43]

Die Einheimischen der griechischen Halbinsel Chalkidiki haben schon vor langer Zeit diese Pflanze gesammelt und zu Tee verarbeitet. In der griechischen Volksmedizin wurde Cistus außerdem bei Juckreiz und zur Desinfektion von Wunden angewandt. Leider ist diese Tradition im letzten Jahrhundert stark zurückgegangen. Erst durch die genauere Untersuchung der Pflanze hinsichtlich ihrer gesundheitlichen Wirkung durch Dr. Pandalis wurde die Pflanze wieder bekannter. Heute wird sie wegen ihrer vielseitigen positiven Effekte auf die Gesundheit wieder international gehandelt. Dem war bereits im 4. Jahrhundert vor Christus so, als das wertvolle Harz der Blume bis nach Ägypten und in den heutigen Sudan verkauft wurde.[44]

Auf der griechischen Halbinsel Chalkidiki oder auf Korsika kann man sofort einen aromatisch-harzigen Duft wahrnehmen, der für diese Gebiete so typisch ist. Dieser Duft stammt von der graublättrigen Zistrose, deren Strauch ein bis maximal eineinhalb Meter Höhe erreicht. Die Cistus-Pflanze gedeiht bevorzugt auf unberührten Böden und liebt Wärme und Licht. Sie ist sehr hitzebeständig, sodass sie sich den oft herrschenden Waldbränden in den Verbreitungsgebieten widersetzen kann. Verblüffend in ihrer Anpassungsfähigkeit, klappt die Wunderblume bei allzu großer Trockenheit einfach ihre Blätter ein und wartet geduldig auf den nächsten Regen. Die Blütezeit der Pflanze (rosa blühend) erstreckt sich in der Regel von April bis Juni.[45]

Die Möglichkeiten der Anwendungen und die Wirkungsweisen der Zistrose (Cistus incanus) sind sehr vielfältig. Daher rückte die Pflanze vor allem im Jahr 1999 in den zentralen Fokus der Öffentlichkeit. In diesem Jahr zeichnete eine internationale Expertenjury "Cistus incanus ssp. tauricus" als "Pflanze Europas 1999" aus.

Ihre wirksamsten Stoffe sind das darin enthaltene Harz sowie die polymeren Polyphenole, die zu den sekundären Pflanzenstoffen zählen. In der Naturheilkunde werden Polyphenole wegen ihrer positiven gesundheitlichen Wirkung auch als „Phytamine" bezeichnet. Die Zistrose ist eine der polyphenolhaltigsten, essbaren Pflanzen in Europa überhaupt. Ihre Menge übertrifft den Gehalt von Rotwein, Zwiebeln und Heidelbeeren. Eine hohe Konzentration an Polyphenolen ist für einen heilenden Effekt sehr wichtig, da der Körper die Polyphenole nur mäßig absorbieren kann. Das Harz in den Blättern der Zistrose wirkt gegen Bakterien, Viren, Pilze und freie Radikale.

Folgende Heilwirkung besitzt die Zistrose:[46]
- antibakteriell
- antiviral
- pilzhemmend (fungizid)
- entzündungshemmend
- schleimlösend
- tonisierend
- Immunsystem stärkend
- neutralisiert freie Radikale
- wirkt unterstützend in der biologischen Aktivität von Vitamin C

Die Zistrose hilft bei folgenden Beschwerden:
- Grippe, Infekte, Erkältungen
- Husten
- Herz-Kreislauf-Erkrankungen
- Allergien
- Hautproblemen (Akne, Neurodermitis, Schuppenflechte, etc.)
- Geschwüre

- Zahnfleischentzündungen
- Dekubitus (Wundliegen)
- Mundgeruch
- Aufgrund der entkrampfenden Wirkung wirkt Zistrosen-Tee ausgezeichnet gegen Durchfall, Magenschleimhautentzündung und Darmkrämpfe (z.B. bei Menstruationsbeschwerden)

Zubereitung als Tee:
Zur Stärkung der Abwehrkräfte eignet es sich über den Tag verteilt 1 Liter Cistus-Tee zu trinken. Dazu 3-4 Esslöffel Cistus Bio-Teekraut mit 1 Liter kochendem Wasser aufgießen und - je nach Geschmack - 5 bis 10 Minuten ziehen lassen. Noch wirkungsvoller wird Ihr Tee, wenn Sie noch etwas Ingwer und (Manuka-)Honig hinzugeben.

An der Hautoberfläche wirken Umschläge, Bäder oder schlichtes Betupfen mit dem Cistus-Tee juckreizlindernd und antientzündlich. Nicht nur als Kraut, sondern auch als Salbe können Sie die Cistus-Incanus-Pflanze erwerben.

In einer Anwendungsbeobachtung (2005) von Professor Dr. Dr. med. Wiese wurden 18 Patienten, die unter einem atopischen Ekzem litten, eine Cistus Salbe vier Wochen lang, mindestens zweimal täglich auf die betroffenen Hautareale aufgetragen. Bereits nach einer Anwendungsdauer von zwei bis vier Wochen hatte die Salbe einen positiven Effekt auf alle Symptome des atopischen Ekzems. Eine klare Verbesserung des Hautbildes zeigte sich bei über 60 Prozent. Eine Zusatzbehandlung mit Kortison fand während dieser Zeit nicht statt.

In einer offenen Studie von Professor Dr. Wiese (1996) wurden 95 Patienten mit ausgeprägter Neurodermitis, die trotz medikamentöser Dauertherapie sowie Maßnahmen wie UVA-Bestrahlung keinen befriedigenden Hautzustand erreichten, zusätzlich äußerlich und innerlich mit Cystus Sud behandelt und untersucht. Bei rund zwei Drittel der Patienten kam es zu einer sehr guten, bis befriedigenden und meist auch recht schnellen Verbesserung des Hautbildes.[47]

Dass die Zistrose auch gut für das Immunsystem ist, fand der Bad Iburger Arzt Dr. Vinzenz Nowak in Laboruntersuchungen heraus. Schon ein Tässchen Cistus täglich, kurbelt die Abwehrkräfte deutlich an.

> Neben dem hohen Gehalt an Polyphenolen, liefert Ihnen die Zistrose viel Vitamin E und Vitamin C.

Dr. Frank Petereit stellte im Rahmen seiner Doktorarbeit an der Universität Münster fest: „Cistus incanus ssp. tauricus" hilft gegen viele Pilzkrankheiten wie den gefährlichen Darm- und Scheiden-Pilz Candida-albicans. Auch andere schädliche Mikroorganismen wie Kolibakterien und Helicobacter, Auslöser der Magenschleimhaut-Entzündung, dämmt die Zistrose ein.[48]

Hochdosiertes Vitamin D

Edgar Hope-Simpson sprach 1981 als erster Wissenschaftler die Vermutung aus, dass eine Häufung von grippalen Infekten im Winter nichts mit Kälte, sondern hauptsächlich viel mit mangelndem Sonnenlicht zu tun hat. Es zeigt sich, dass das Vitamin D, welches durch Sonnenlicht produziert wird, einen sehr tiefgreifenden Einfluss auf unsere Immunabwehr hat. Bei Kontakt mit Zellwänden von Bakterien bilden unsere Abwehrzellen nicht nur Vitamin D-Rezeptoren, sondern sie produzieren auch dasjenige Enzym, das Vitamin D in die biologisch aktive Form 1,25-D (Vitamin-D3) umwandelt. Dieses aktivierte Vitamin D3 regt nun die Immunzellen an, die die körpereigenen „Antibiotika" Kathelicidin und Defensin produzieren, die gegen Viren, Bakterien und Pilze wirken. Unter anderem liegt bei der Neurodermitis und Schuppenflechte eine Störung bei der Herstellung der Funktionsfähigkeit von Kathelicidin zugrunde. Für diese Patienten kann es äußerst hilfreich sein, Ihre Hautbeschwerden durch Vitamin D zu lindern oder gar damit zu heilen.[49,50]

Vitamin D bringt weitere Zellen in Gang, die für unsere Immunabwehr unverzichtbar sind: die Killerzellen und die Fresszellen (Makrophagen).

Leiden Sie oder Ihr Kind häufig unter Bronchitis oder Lungenentzündung – überprüfen Sie unbedingt den Vitamin D-Spiegel. Sehr, sehr häufig lässt sich bei Menschen mit einer Bronchitis oder einer Lungenentzündung ein richtig mieser Vitamin D-Wert vorfinden.

Auch gegen Tuberkulose (TBC) hilft Sonnenlicht bzw. hochdosierte Vitamin D-Einnahmen per Nahrungsergänzungsmittel! Aktiviertes Vitamin D3 tötet besonders effektiv das Mycobacterium tuberculosis ab. Forscher der Oxford Universität machten hierzu eine zusammenfassende Auswertung einiger Beobachtungsstudien zu Vitamin D und Tuberkulose. Das Ergebnis: Je besser der Vitamin D-Status, desto geringer das TBC-Risiko.[51]

Ich selbst nehme über die sonnenarmen Wintermonate Vitamin D als Nahrungsergänzung, hochdosiert zu mir. Jeden oder jeden zweiten Tag substituiere ich zwischen 20.000 – 40.000 i.E. (internationale Einheiten). Ich möchte hier in diesem Buch keine Einnahmedosis empfehlen, es ist lediglich meine persönliche Einnahmezufuhr. Denn Achtung, es sei darauf hingewiesen: ein gesteigertes Wohlbefinden könnte hervortreten!

Zu einer oralen Vitamin D-Einnahme sollten Sie zusätzlich etwas Öl bzw. fettige Nahrung zu sich nehmen, da Vitamin D ein fettlösliches Vitamin ist. Auch in Verbindung mit Vitamin K2 und Magnesium kann es besser vom Körper aufgenommen werden.

Die offiziellen empfohlenen Vitamin D-Einnahmen liegen deutlich unter der von mir eingenommenen Zufuhr. Die deutsche Gesellschaft für Ernährung empfiehlt mickrige 20 µg/Tag. Dies entspricht gerade einmal 800 i.E.[52]

Eine Studie (aus dem Jahr 2011) von Wissenschaftlern der Universität Kalifornien, der medizinischen Fakultät der Universität San Diego und der medizinischen Fakultät der Creighton-Universität in Omaha ergab, dass Erwachsene täglich 4.000 bis 8.000 i.E. zu sich nehmen sollten, um seinen Körper darin zu unterstützen Krebs, Diabetes oder Multiple Sklerose zu verhindern.[53] 90% der 3.667 Probanden wiesen unzureichende Vitamin D-Werte auf, um derartige Erkrankungen zu vermeiden. Ihre Vitamin-D-Spiegel lagen deutlich unterhalb der öffentlichen Empfehlung, die an sich schon viel zu niedrig ist.

In der Orthomolekularen Medizin wird daher vielfach dafür plädiert, den Normwertbereich bei 60 ng/ml beginnen zu lassen und einen Blutspiegel von bis zu 150 ng/ml Vitamin D als optimale Versorgung mit dem so wichtigen Vitamin anzusehen.

Die tägliche Einnahme von 10.000 i.E. Vitamin D (250 µg) löste bei der eben genannten Studie keinerlei toxischen Wirkungen aus. Ich selbst habe mich in einem „Eigenversuch" mit extrem hohen Mengen an Vitamin D zugedröhnt, sodass ich Werte von 230 ng/ml aufwies. Mir ging es hervorragend![54]

Halten wir uns im Sommer 10-20 Minuten ungeschützt (ohne Sonnencreme) in der Sonne auf, produziert unser Körper bereits zwischen 10.000 und 20.000 i.E. Vitamin D - ohne, dass es zu Problemen oder giftigen Nebenwirkungen kommt! Im Sommer haben die Menschen, die sich regelmäßig im Freien aufhalten, kaum eine Erkältung oder einen grippalen Infekt, weil sie durch das Sonnenlicht davor bewahrt werden. Ab dem Herbst, wenn die Sonnenkraft nachlässt, beginnen die Erkältungswellen. In den Wintermonaten ist bei den meisten Menschen, die keinerlei Vitamin D substituieren, ein Vitamin D-Blutwert von nahezu 0, nachzuweisen. Selbst im Sommer haben viele Menschen einen zu mangelhaften Vitamin D-Status, da sie sich permanent mit Sonnenschmutzmitteln eincremen.

Sonnencreme mit einem Lichtschutzfaktor von 8 behindert die Vitamin D3-Produktion um mehr als 97 %![55]

Gegen allerlei Krankheiten trägt Vitamin D dazu bei, diese zu lindern, zu beseitigen oder gar nicht erst auftreten zu lassen. Z.B. Krebs, Multiple Sklerose, Diabetes Typ 1, Bluthochdruck, Asthma, Osteoporose, Rachitits („Knochenerweichung"), Tuberkulose, Depressionen, diverse Hauterkrankungen, Herzerkrankungen, Rheuma, Müdigkeit, Fettleibigkeit, Autoimmunerkrankungen, etc.[56]

Viele Lungenentzündungen – die ja fast nur im Winter auftreten – hängen unmittelbar mit einem mangelhaften Vitamin D-Status zusammen.[57]

Grundsätzlich könnten viele grippale Infekte durch einen ausreichend hohen Vitamin D-Pegel verhindert werden oder auch bei bestehender Grippe/Erkältung die Symptome deutlich abmildern.

Bettlägerige Menschen (sei es zuhause, in Altenheimen oder Krankenhäusern); Menschen, die kaum in die Natur gehen und Menschen, die nur mit gänzlich bedecktem Körper nach draußen gehen, sind besonders risikogefährdet. Sie sollten unbedingt Vitamin D substituieren und - wenn gesundheitlich möglich – im Sommer wieder vermehrt anfangen, die Natur mit all Ihrer Schönheit zu genießen und zu empfangen. Der Mensch geht ohne Sonnenlicht ein, und kaum einer Pflanze wäre es möglich ohne Sonnenlicht zu erblühen und zu gedeihen. All das leckere Obst und Gemüse könnten wir nicht aus dem Garten genießen, wenn diese Pflanzen keine Sonne bekämen oder wir sie davor schützen. Wir sollten die Sonne daher dankbar annehmen und sie nicht als eine Art Feind betrachten, die uns angeblich böses möchte.

Wenn Sie sich gesund ernähren, Ihren Körper Stück für Stück an die Sonne gewöhnen und kein exzessives Sonnenbaden betreiben, werden Sie keinen Sonnenbrand bekommen. Seit vielen Jahren creme ich mich im Sommer nicht ein und hatte noch nie einen Sonnenbrand. Ich liebe die Sonne über alles und bin Gott zutiefst dafür dankbar.

Eine der wirksamsten lebensspendenden Substanzen auf diesem Planeten ist das Chlorophyll. Chlorophyll ist sozusagen grünes Sonnenlicht! Chlorophyll ist das Farbpigment, das den Pflanzen ihre grüne Farbe verleiht und ihnen ermöglicht, Photosynthese zu betreiben. Bei der Photosynthese werden Kohlendioxid, Wasser und Lichtenergie, mithilfe des Blattgrüns von einer Pflanze in Sauerstoff und Glukose umgewandelt. Sie wächst dadurch, bildet Blüten und schliesslich Früchte. Je dunkler und intensiver das Obst oder Gemüse im Grünton strahlt, desto mehr Chlorophyll steckt darin und umso höher ist sein gesundheitlicher Nutzen. Diese sogenannte Lichtnahrung schützt uns vor krankheitserregenden Bakterien, Pilzen und Parasiten.

Vitamin C

Aus den 1930er-Jahren gibt es wissenschaftliche Untersuchungen, die aufzeigen, dass Vitamin C keine Wirkung auf eine Diphtherie (bakterielle Infektion) habe. Allerdings wurden hier nur minimale Dosen verabreicht. Dr. Klenner verordnete hingegen seinen Patienten ausreichend hohe Mengen an Vitamin C und stellte fest, dass die Überlebensrate bei jenen, denen er das Vitamin verabreicht hatte, höher war:

„Die Diphtherie kann bei vielen Patienten durch intravenöse oder intramuskuläre Verabreichung häufiger und massiver Dosen von Hexuronsäure (Vitamin C) geheilt werden. Beim oral verabreichten synthetischen Mittel gab es kaum Reaktionen, selbst wenn alle zwei Stunden 1000 bis 2000 Milligramm verabreicht wurden. Die Heilung von Diphtherie erfolgt in etwa der Hälfte der Zeit, die es erfordert, um die Membrane zu entfernen (…) Diese Membrane wird durch Lyse (Auflösung) entfernt, die durch das Vitamin C bewirkt wird (…) Diese Form der Therapie hat den Vorteil, dass die Gefahr einer Reaktion auf das Serum ausgeschaltet wird. Der einzige Nachteil der Therapie mit Ascorbinsäure besteht darin, dass mehrere Injektionen durchgeführt werden müssen.“[58]

Dr. King bestätigte ebenso, dass Vitamin C einen starken Einfluss auf den Ausprägungsgrad von Diphtherie hat. Er erkannte dies anhand von Meerschweinchen und Menschen, die nicht ihr eigenes Vitamin C erzeugen können. Aus der Studie ging eindeutig hervor, dass es einen breiten Toleranzbereich von Vitamin C-Mangel gibt, ohne dass es zu Krankheiten wie Skorbut kommt, wo jedoch die physiologischen Prozesse nicht optimal funktionieren und das Tier anfälliger gegenüber bakteriellen Toxinen wird.[59]

1953 bewies Dr. Klenner, dass Vitamin C auch stark gegen die Masern wirksam ist:
An jungen Mädchen wurde bei einem Versuch festgestellt, dass eine orale Einnahme von 1000 Milligramm Vitamin C alle vier Stunden seine positive Wirkung erzielte. Wurden alle zwei Stunden 1000 Milligramm verabreicht, verschwand die Infektion innerhalb von 48 Stunden.[60]

Insbesondere bei Atemwegserkrankungen wie z.B. Keuchhusten verbraucht der Körper höhere Mengen an Vitamin C und durch ausreichend hohe Dosen kann schnell Besserung oder Heilung eintreten.[61]

Anstatt das Immunsystem mit angemessener Hygiene und Vitaminen zur Vorbeugung und Behandlung gegen Krankheiten zu bestärken, wirbt die konventionelle Medizin hauptsächlich mit ungesunden Impfungen und Antibiotika.

In der Schweiz wurde eine Analyse über die Entwicklung der Todesraten aufgrund ansteckender Krankheiten seit Beginn der Aufzeichnungen dokumentiert: *„Die Todesraten aufgrund von Tuberkulose, Diphtherie, Scharlach, Keuchhusten, Masern, Typhus, Kindbettfieber und Magen-Darm-Grippe bei Kindern waren lange VOR der Einführung der Impfungen und Antibiotika STARK zurückgegangen. Der Rückgang war höchstwahrscheinlich auf verschiedene Faktoren zurückzuführen, die mit dem ständigen Anstieg des Lebensstandards, sowie mit den qualitativen und quantitativen Verbesserungen der Ernährung, den besseren sanitären Einrichtungen und der persönlichen Hygiene, der besseren Wohn- und Arbeitsbedingungen und der verbesserten Bildung zusammenhingen."*[62]

Wer bei einer Erkältung eine zusätzliche Dosis Vitamin C einnimmt, kann die Krankheitsdauer und die Ausprägung der Symptome senken. Wissenschaftler aus China fassten in einer aktuellen Metaanalyse aus dem Jahr 2018 alle placebokontrollierten Interventionsstudien (= experimentelle kontrollierte Studie) zusammen, die eine Wirkung von Vitamin C auf Erkältungen untersucht hatten. Eine Metaanalyse ist ein statistisches Verfahren, bei der alle einzelnen verfügbaren Studienergebnisse, welche dieselbe Fragestellung in einem wissenschaftlichen Forschungsgebiet verfolgen, zusammenfasst und auswertet. Die Ergebnisse und Aussagen einzelner Studien, die oft zu kontroversen Diskussionen führen, werden somit über eine Metaanalyse relativiert. Bei dieser Metaanalyse bezüglich Vitamin C lagen den Wissenschaftlern insgesamt 9 Studien vor, aus denen sie ein positives Fazit entnehmen konnten: Die Einnahme von zusätzlichem Vitamin C kann eindeutig die Dauer von Erkältungen reduzieren und Symptome wie Brustschmerzen, Fieber und Schüttelfrost lindern.[63]

Anmerkung: Wenn Sie sich Vitamin C mit einem Ultraschallgerät liposomal herstellen, benötigen Sie keinerlei Arztbesuche, um sich Vitamin C hochdosiert verabreichen zu lassen!

Es gibt keine bessere Bioverfügbarkeit von Vitamin C als die **oral-liposomale** Aufnahmeform. Denn in dieser liposomalen Form gelangt Ihr Vitamin C unbeschadet durch den Magen und direkt in den Dünndarm. Durch die spezielle Struktur des Liposoms durchdringt das Vitamin C den Dünndarm und wird sofort an die Blutbahn abgegeben, dort wo es für die Zellen erreichbar und verfügbar ist. Die Bioverfügbarkeit liegt liposomal bei 85-90%.

Die orale Zufuhr per Tabletten, Kapseln oder Brausetabletten liegt hingegen nur bei maximal 19-20%. Intravenös kann zwar auch eine Bioverfügbarkeit von ca. 90% erreicht werden, allerdings ist die Verabreichungsform nicht sonderlich angenehm, da Sie mit einer Nadel gepikst werden und die Kosten, sowie der zeitliche Besuchsaufwand beim Arzt fallen hier intensiver aus, als bei der liposomalen Selbstherstellung.[64]

Was sind Liposomen?
Liposomen sind sehr kleine Teilchen, die einen wasser- oder fettlöslichen Wirkstoff in einer doppelschichtigen Hülle einkapseln. Durch diese Struktur wird eine nahezu vollständige Aufnahme des jeweiligen Stoffes in den menschlichen Stoffwechsel möglich. Die Verdauungsprozesse, die für den jeweiligen Nährstoff zerstörerisch wirken, lassen sich hierdurch komplett umgehen und der Nährstoff kann seine Wirkung im Körper uneingeschränkt entfalten. So liegt die Bioverfügbarkeit von liposomalem Vitamin C bei bis zu 90 Prozent, die von in Brausetabletten enthaltenem Vitamin C gerade einmal bei maximal 20 Prozent. Liposomales Vitamin C können Sie fertig kaufen oder aber noch besser, selbst herstellen.[65]

Liposomales Vitamin C selbst herstellen.
Für ca. 6 Gramm reines, liposomales Vitamin C benötigen Sie:

-   Eine natürliche Vitamin C-Quelle in der Form eines Pulvers. Sehr gut eignet sich dazu **Acerolakirsch-Pulver**. Achten Sie auf ein wertvolles Produkt, dass keine künstlichen Zusatzstoffe beinhaltet. Wenn möglich, auch kein Maltodextrin. Nehmen Sie davon 30 Gramm. Gute Acerolaprokukte enthalten auf ein Gramm des Pulvers ca. 0,2 Gramm Vitamin C. Bei 30 Gramm entspricht das 6 Gramm reines Vitamin C.

- **Lecithin-Pulver**: das Lecithin benötigen Sie, um damit das Vitamin C einzukapseln. Ich verwende dazu gerne Sonnenblumen-Lecithin. Auch hiervon 30 Gramm entnehmen.
- 400 – 500 ml Wasser: es sollte, wenn möglich, destilliert oder gefiltert sein.
- Ein **Ultraschallgerät**. Ein solches, dass auch zur Brillen- und Schmuckreinigung verwendet wird. Es sollte jedoch ein Fassungsvermögen von mindestens 400 ml haben.
- Einen **Mixer** oder **Mixstab**
- Einen **Holzlöffel**

Zubereitung:
- Die 30 Gramm Lecithin werden mit 200 ml Wasser für 1 Minute auf der niedrigsten Stufe im Mixer gemixt. Gerne können Sie auch einen Mixstab benutzen. Wichtig: Schalten Sie die niedrigste Stufe ein, damit die Flüssigkeit nicht zu warm wird und somit keine wichtigen Nährstoffe verloren gehen.
- Die 30 Gramm des Acerola-Pulvers ebenfalls mit 200 ml Wasser für 1 Minute mixen.
- Nun werden beide Flüssigkeiten zusammen in den Mixer geschüttet und dort nochmals für ungefähr eine Minute durchgerührt.
- Geben Sie jetzt die komplette Flüssigkeit in Ihr Ultraschallgerät und stellen Sie Ihren Timer auf 3 Minuten. Rühren Sie das Ganze nach den 3 Minuten gut mit einem Holzkochlöffel durch (kein Metalllöffel, denn dieser irritiert die Liposomen). Lassen Sie das Ultraschallgerät mit der Flüssigkeit insgesamt 5-Mal á 3 Minuten laufen. Nach den 3 Minuten immer kurz umrühren.
- Ihr liposomales Vitamin C ist fertig! Jetzt, die Flüssigkeit nur noch in ein Glasgefäß umfüllen.

Im Kühlschrank ist es für ca. 1-2 Wochen haltbar. Der Geschmack ist leicht säuerlich.

Anmerkung: Setzt sich Ihr Lipo-Vitamin C im Glasgefäß nicht nach unten ab, so können Sie davon ausgehen, dass es optimal eingekapselt wurde und Ihnen somit in bestmöglicher Aufnahmeform zur Verfügung steht. Bei einem hohen Verkapselungsgrad dürfte sich auch kein bzw. kaum Schaum bilden.

Das liposomale Vitamin C ist ein hervorragendes Mittel gegen Erkältungen, grippale Infekte, Krebs, Helicobacter pylori, Diphterie, Masern, (Keuch-)Husten, Fieber, u.v.m.

Grapefruitkernextrakt gegen Pilze, Viren und pathogene Bakterien
Die Grapefruit ist eine sehr gesunde Frucht, da sie zum einen hohe Anteile an Vitamin C aufweist. Überragende Eigenschaften und grandiose Wirkung lassen sich zum anderen in den Kernen der Grapefruit finden. Die Grapefruitkerne beherbergen eine Vielzahl an hochwirksamen Bioflavonoiden sowie Glykosiden, welche eine stark wachstumshemmende Wirkung auf Pilze, Viren und Bakterien haben.

Zu den enthaltenen Bioflavonoiden und Glykosiden zählen unter anderem die Folgenden: Rutin, Poncirin, Querecetin, Hesperidin, Naringin, Kämpherol, Limonin, Naringin, Rhoifolin, Nobiletin, Neohesperidin, Isosakuranetin, Apigeninrutinosid und viele mehr.

Die Wirkung des Grapefruitkernextraktes beruht auf der einzigartigen Zusammensetzung der eben genannten Stoffe. Dieser positive Effekt konnte bisher bei mehr als 800 verschiedenen Bakterien und Virenarten nachgewiesen werden. Aber auch mehr als 100 verschiedene Pilzarten können vom Grapefruitkernextrakt eliminiert werden. Aus diesem Grund ist der Grapefruitkernextrakt aus der Naturheilkunde nicht mehr wegzudenken.

Die Anwendungsgebiete für Grapefruitkernextrakt sind:[66]

- Erkältungen und grippale Infekte
- Candida Albicans und andere Pilzinfektionen
- Bronchitis
- Asthma
- Allergien und Heuschnupfen
- Schuppenflechte
- Neurodermitis
- Ekzeme
- Fußpilz
- Halsschmerzen

- Insektenstiche
- Warzen

3. Kapitel

Mikrobiom Mensch

Was ist eine Infektion und wie entsteht sie?

Breiten sich Krankheitserreger wie Viren, pathogene Bakterien, Pilze, Protozoen (einzellige Parasiten) oder Würmer (vielzellige Parasiten) übermäßig im Körper aus, kommt es zu einer Art Infektion. Entzündungsreaktionen, die Schmerzen, Fieber, Abgeschlagenheit und andere Beschwerden hervorrufen, sind die Folge.

Ein gesunder Körper weist ein harmonisches Zusammenspiel von guten Mikroorganismen auf und wehrt krankmachende Erreger problemlos ab, ohne dass es zu Krankheitssymptomen kommt. Sind unsere Abwehrkräfte geschwächt (durch z.B. Stress) oder unsere natürliche Bakterienflora geschädigt, können sich leicht pathogene Keime einnisten und vermehren.

Krankheitserreger können über die Haut oder Schleimhäute (Tröpfcheninfektion), über den Magen-Darm-Trakt (z.B. durch die orale Aufnahme von vergammelten Essen) oder über eine Wunde in den Körper eindringen. All diese genannten Übertragungswege von Krankheitserregern können sich aber wie gesagt nur dann in uns ausbreiten und Schaden anrichten, wenn wir geschwächte Abwehrkräfte oder eine geschädigte Bakterienflora aufweisen (durch z.B. Stress, schlechte Ernährung, Umwelttoxine, zu viele Antibiotika, Impfungen, etc.).

Bei guter Immunlage ist es dem Körper möglich, gegen tausende von Keimen (auch Krebserreger!), mit denen wir täglich konfrontiert werden, standzuhalten.

Die Zusammensetzung unseres Mikrobioms entscheidet darüber, ob wir krank werden oder nicht!

Mit Mikrobiom bezeichnet man alle auf und in einem Organismus beheimateten Mikroorganismen. Den Menschen besiedeln Bakterien, Viren*, Pilze und Parasiten. All

---

* Es ist umstritten, ob Viren zu den Mikroorgansimen gehören. Viren werden zwar meist nicht als Lebewesen angesehen und somit auch nicht als Mikroorganismen, aber gelegentlich werden sie trotzdem zu den Mikroorganismen dazu gezählt.

diese Mikroorganismen, die in unserem Darm, auf der Haut und den Schleimhäuten, etwa in Mund, Rachen, Nase und Genitalien leben, bilden das sogenannte Mikrobiom. Manche Wissenschaftler bezeichnen das Mikrobiom mittlerweile sogar als eine Art „Super-Organ".

In unserem Körper befinden sich um ein Vielfaches mehr Mikroorganismen als Zellen. Genauer gesagt besitzen wir ca. 10 Mal mehr Mikroorganismen als Zellen. Den größten Teil unserer Mikroorganismen machen unsere Bakterien aus. Warum wir zumindest für terrestrische Wesen trotzdem wie ein Mensch aussehen? Ganz einfach: Weil unsere körpereigenen Zellen viel größer sind als ein Bakterium.

Ganz besonders unser Mikrobiom des Darms ist sehr entscheidend ob wir krank werden oder nicht. Denn von allen Mikroorgansimen, die in uns herumwuseln, halten sich 99 Prozent im Darm auf. Das heißt nicht, dass die anderen 1 Prozent im restlichen Körper wenige sind, es ist nur so, dass im Darm einfach unglaublich viele Bakterien vorhanden sind.

Das Darm-Mikrobiom bringt rund 1,5 Kilo auf die Waage - pro Mensch. In einem Milliliter Darminhalt befinden sich rund eine Billion Bakterien (1.000.000.000.000!) und in einem Gramm Kot befinden sich mehr Bakterien als Menschen auf der ganzen Erde. Klingt unglaublich – ist aber so![1]

99 Prozent unserer Mikroorganismen befinden sich in unserem Darm!

Allen voran der Darm ist sehr entscheidend dafür, wie gesund oder krank wir uns fühlen. Je nachdem wie dieser „bewohnt" ist. Ungefähr zwei Drittel unseres Abwehrsystems befinden sich in unserem Darm. Die größte Entgiftung findet nicht, wie häufig angenommen über die Leber statt, sondern über unseren Darm! Das Immunsystem ist nämlich dort ansässig, wo es am meisten gebraucht wird, dort wo am meisten Kranheitserreger und Gifte in den Körper gelangen. Und das ist nun einmal der Darm.

Darm ist klar, aber wer ist diese Flora dazu?

In der Darmflora befinden sich eine Vielzahl von verschiedenen Bakteriengattungen. Bei einem gesunden Menschen mittleren Alters besteht dieses Flora-Ökosystem, aus sage und schreibe 100 Billionen Bakterien. 100 Billionen Bakterien, die sich insgesamt aus 1000 verschiedenen Bakterienarten ergeben. Die komplette Bakterienflora im Darmtrakt eines erwachsenen Menschen beträgt zwischen 1 und 2 Kilogramm.

Auf die im Darm ansässigen Immunzellen nimmt die Darmflora direkt Einfluss und hilft so, übermäßige Entzündungsreaktionen zu unterdrücken. Die Darmflora säuert außerdem durch die bei der Spaltung der Ballaststoffe anfallende Milchsäure, den Darminhalt an und bringt dadurch hochgiftiges Ammoniak zur Ausscheidung, welches durch Eiweißfäulnis im Darm, aber auch bei Eiweißabbau in der Leber entsteht. Zugleich verdrängt die Darmflora auch noch krankmachende Erreger, wie zum Beispiel Fäulnisbakterien und Hefepilze.[2]

Viele Menschen denken bei dem Wort Bakterium an etwas Schlechtes, dabei besteht der Mensch aus weitaus mehr als schlechten Bakterien, die meist nur einen winzigen Bruchteil gegenüber allen anderen guten Bakterien ausmachen. Wir müssen anfangen, den Menschen als ein riesiges ÖKO-System zu begreifen.

Wir füttern unsere Darmbakterien, aber was viele nicht wissen - sie füttern uns auch zurück. Denn sie sind in der Lage aufgenommene Nahrungsmittel, die wir überhaupt nicht aufspalten können, zu verarbeiten. Diese bearbeiteten Überreste teilen sie dann mit uns. Bakterien essen also mit uns, aber sie nehmen uns nichts davon weg. Daher finden wir im Dünndarm nur wenige Bakterienstämme, weil wir hier selbst unsere Nahrung aufspalten und aufnehmen können.

Die meisten Bakterien leben dort, wo das Verdauen schon fast vorüber ist und nur noch die unverdauten Reste hindurch gelangen. Also weg vom Dünndarm und hin in Richtung Dickdarm und Darmausgang. Hier versammeln sich unzählige Darmbakterien auf der Darmschleimhaut und sorgen dafür, dass die restliche unverdaute Nahrung zerkleinert wird und uns zusätzliche Energie und Nährstoffe liefert. Dass ist doch eine sehr coole Sache!

Während im Dünndarm schon die zweite oder dritte Nahrung aufgenommen werden kann, benötigt der Dickdarm für die letzten Reste aus dem Essen bis zu 16 Stunden. Das hat den Vorteil, dass wichtige Nährstoffe aufgenommen werden können, die sonst in höherer Geschwindigkeit verloren gehen würden. So wird es möglich, dass wir die Extraportion an energiereichen Fettsäuren Vitamin K, Vitamin B1, Vitamin B2 und Vitamin B12 erhalten.

Der Stellenwert eines gesunden Darmes mit einer gesunden Darmflora ist nicht hoch genug einzuschätzen. Eine gesunde Darmflora, mit all ihren freundlichen Bakterien ist wie ein Organ für uns, die uns ein Leben erst möglich machen. Die besten Nahrungsmittel der Welt, mit ihren darin enthaltenen lebensspendenden Nährstoffen, können erst dann von unserem Körper aufgenommen werden, wenn unser Verdauungstrakt einwandfrei funktioniert und eine optimale Aufschlüsselung dieser Nährstoffe gewährleistet.

Im Durchschnitt verdoppeln sich die Darmbakterien alle 20 bis 60 Minuten. Darmbakterien haben eine kurze Lebensdauer und sterben daher täglich millionenfach ab, dadurch werden ihre Lebensstoffe frei:[3]

- Die Bakterien bestehen zum größten Teil aus Eiweiß, enthalten zudem aktive Enzyme, hoch ungesättigte Fettsäuren und viele Vitamine (v.a. Vitamin K und B12)
- Sie unterstützen unsere Verdauung
- Sie versorgen unsere Darmepithelschicht mit Energiequellen
- Sie verbessern unsere Ausdauer-Leistungsfähigkeit
- Sie stärken unser Immunsystem
- Sie bilden täglich aus pflanzlichen Ballaststoffen rohes, hochwertiges Eiweiß mit allen lebenswichtigen Aminosäuren
- Sie produzieren kurzkettige Fettsäuren (hauptsächlich Butter-, Propion- und Essigsäure)
  → Anregung der Darmperistaltik und Beförderung in Richtung Enddarm

Unsere Darmbakterien sind weitaus wichtiger, als sich vielleicht vermuten ließ. Sie sollten nicht durch Antibiotika zerstört werden.

Als ich anfing mich mit Krankheiten zu befassen, war ich der Auffassung, dass die meisten Krankheiten auf Mangelernährung basieren. Teilweise ist dem so. Aber vielmehr kam ich im Laufe meiner Recherchen zu der Erkenntnis und Überzeugung, dass die Hauptbedrohung für unseren Organismus hauptsächlich aus einem mikrobiellen Ungleichgewicht des Darms hervorgeht, welches durch Medikamente, allerlei anderer Umweltgifte und ganz besonders Antibiotika, verursacht wird. Dieses mikrobielle Ungleichgewicht hat wiederum zur Folge, dass wichtige Nährstoffe nicht entsprechend verwertet und aufbereitet werden können. Somit entsteht zwar eine Mangelernährung, ursächlich aber ausgelöst durch eine schlechte mikrobielle Besiedelung des Darms.

Der routinemäßige Einsatz von Antibiotika zerstört das normale Gleichgewicht, unserer im Darm ansiedelnden Bakterien, von einer Symbiose, hin zu einer Dysbiose, einer krankhaften Veränderung, mit all den nun gedeihenden pathogenen Keimen und Pilzen, die sich entsprechend in Unwohlsein und in Erkrankungen äußern. Nicht nur der übermäßige medizinische Gebrauch von Antibiotika, sondern auch die Verwendung von Antibiotika bei Nutztieren und Feldfrüchten, welches wir über die Nahrung aufnehmen, verändert unser menschliches Mikrobiom.

Der Gebrauch von Breitband-Antibiotika dezimiert unsere nützlichen Bakterien um ein vielfältiges. Umso mehr vermehren sich hingegen schädliche Pilze wie Candida albicans, die normalerweise harmlose Pilze sind, da ein gut funktionierendes Darmmilieu in Symbiose mit diesen Pilzen lebt. Hat man allerdings einen aggressiv gewordenen Pilz in sich, gehen damit auch das Leaky-Gut-Syndrom („durchlässiger Darm"), Allergien, Entzündungen, Nahrungsmittelunverträglichkeiten, Verdauungsstörungen, Leberschäden und vieles mehr, einher. Des Weiteren öffnet dieses geschwächte Immunsystem Parasiten, Viren und pathogenen Bakterien Tür und Tor.

Pilze sondern Mykotoxine (Pilzgifte) und das Fusselalkohol Acetaldehyd ab. Acetaldeyhd blockiert den oxidativen-Energiemetabolismus in den Mitochondrien der Zellen, behindert den Abbau von Fettsäuren und führt zu einem Zustand von Energielosigkeit,

Übergewicht, Depressionen und weiteren geistig-seelischen Ungleichgewichten. Pilze verursachen einen Energiemangel in der Leber, da sie die Produktion von Häm beeinträchtigen. Häm ist nicht nur der sauerstoffbindende Farbstoff in roten Blutkörperchen, sondern wird für alle metabolischen Oxidationen benötigt, wie z.B. für die Energieproduktion in allen Zellen. All diese Faktoren sind verborgene Ursachen unserer modernen Krankheiten.

Sie sehen, es ist ein Fass ohne Boden, welch negative Kettenreaktion durch die Einnahme von Antibiotika in Gang gesetzt wird. Eine Kettenreaktion die dem Patienten, wie auch dem Arzt zumeist nicht bewusst ist. Erkennen wir dieses Ungleichgewicht, welches durch Pilze und auch andere pathogene Mikroben ausgelöst wird, können wir zu effektiven Heilmitteln und dauerhafter Gesundheit gelangen.

Dr. Alfred Nissle (nach dem ein für uns wichtiger E. coli-Stamm des Dickdarms benannt wurde, E. coli-Stamm Nissle) sagte, dass insbesondere der naturgemäße, stabile Aufbau, gerade der Säuglings- und kindlichen Darmflora, Grundvoraussetzung für die spätere Gesundheit bzw. Krankheit sein wird.[4]

Sämtliche Studien zeigen, dass atopische entzündliche Erkrankungen und Autoimmunerkrankungen mit Darm-Mikrobiotischen-Dysbiosen in Verbindung gebracht werden. Besonders dann, wenn die Einnahme von Antibiotika im Säuglingsalter bzw. der frühen Kindheit erfolgten.[5]

Die Atopie (griechisch „Ortlosigkeit") beschreibt in der Medizin eine Neigung dazu, mit Überempfindlichkeitsreaktionen, nämlich mit allergischen Reaktionen des Soforttyps (Typ-I-Allergie), auf den Kontakt mit ansonsten harmlosen Substanzen aus der Umwelt zu reagieren. Atopie bezeichnet also eine körperliche Bereitschaft zu einer krankhaft erhöhten Bildung von Immunglobulin-E-Antikörpern (IgE). In mehreren prospektiven Studien wurden Allergien und Asthma mit einer frühzeitigen Einnahme von Antibiotika assoziiert.[6]

Darüber hinaus wurde in Erfahrung gebracht, dass das Risiko von allergischen Erkrankungen erhöht ist, wenn während der Schwangerschaft Antibiotika eingenommen werden.[7]

Eine ausgereifte Darmflora benötigt bei kleinen Kindern ca. drei Jahre lang. Das heißt, wenn in dieser Zeit auf Antibiotika zurückgegriffen wird, erholt sich die Darmflora nach Antibiotikaanwendungen wesentlich schlechter.

Durch die häufigen Einnahmen von Antibiotika verstößt die Schulmedizin grob fahrlässig gegen die Regeln der Behandlungskunst, weil Sie die Darmflora bzw. einen Wiederaufbau des Darms nicht ernst nimmt. Wenn Ärzte schon massig Antibiotika verschreiben, so sollten sie wenigstens anschließend ihren Patienten mitteilen können, wie diese ihren Darm wieder in Ordnung bringen können. Denn ohne unsere zahlreichen Darmbakterien wäre weder eine Verdauung mit Ausscheidung des Speisebreis und der darin angereicherten Giftstoffe, noch eine effiziente Krankheitsabwehr möglich. Der Mensch wäre schlussendlich nicht lebensfähig.

Unserem Darm, mit all seinen wichtigen sowie unwichtigen Mitbewohnern, wird leider noch immer viel zu wenig Beachtung geschenkt. Daher tue ich es, mit diesem Buch!

Nicht zu unterschätzen – unser Wurmfortsatz („Blinddarm")

Seit längerer Zeit weiß man, dass das Immunsystem im Wurmfortsatz hoch aktiv ist. Denn hier befinden sich eine große Anzahl an Lymphknoten, sowie eine Menge hilfreicher Bakterien. Er dient für den Dickdarm, z.B. im Falle einer Durchfallerkrankung - von unten aus - als eine Art schützender Pförtner, der weggeräumte Darmbewohner, anschließend mit seinen nützlichen Bakterien wieder neu besiedelt.[8]

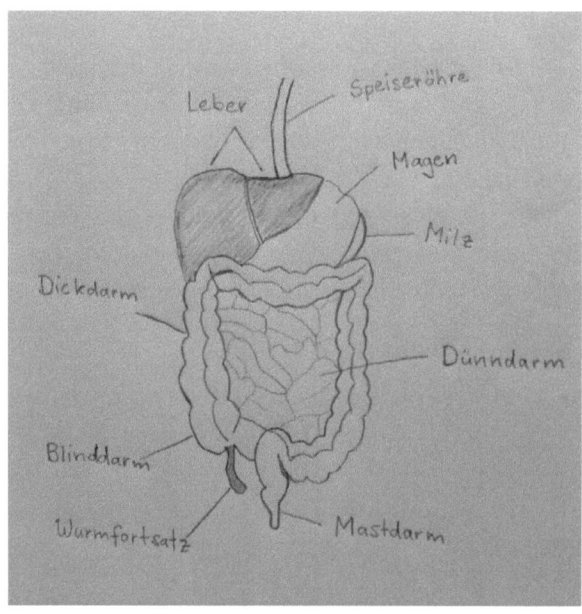

Abb.: Nicht der Blinddarm ist häufig entzündet, sondern der Wurmfortsatz

Eine Wurmfortsatzentzündung (Appendizitis), die fälschlicherweise meist Blinddarmentzündung genannt wird, ist die häufigste Erkrankung im Bauchraum bei Kindern zwischen 10 und 15 Jahren. Meist entwickelt sich die Entzündung, weil der Wurmfortsatz mit Kotsteinen verstopft ist; das Darmsekret aus dem Wurmfortsatz kann dann nicht mehr in den Blinddarm abfließen. Auch kann ein Darminfekt dahinterstecken; zu viele Keime lassen den Wurmfortsatz entzünden und mit seinen Lymphknoten stark anschwellen. Dies verursacht Fieber und Schmerzen.

Dadurch, dass sich jede Entzündung des Wurmfortsatzes verschlimmern kann und auch zu einem „Blinddarmdurchbruch" führen kann, tendieren Ärzte dazu, den Wurmfortsatz im Zweifel lieber zu entfernen. Blinddarmdurchbruch heißt, es reißt der Wurmfortsatz. Die Keime aus dem Wurmfortsatz können in die Bauchhöhle gelangen und dort heftige Infektionen auslösen.

Wie stark die Entzündung des Wurmfortsatzes ist, lässt sich vor einer „Blinddarm-OP" nicht wirklich erkennen. 10 bis 40 Prozent aller „Blinddarm-Operationen" erweisen sich im Nachhinein als unnötig. Um diese Rate an unnötigen Operationen zu senken, gibt es seit Jahren den Ansatz, unkomplizierte Entzündungen zunächst mit Antibiotika zu behandeln.

„Dass eine Entzündung unkompliziert ist, kann man in der Regel nur im CT (Computertomographie) erkennen.", erklärt Hans-Joachim Meyer, Generalsekretär der Deutschen Gesellschaft für Chirurgie. „Außerdem müssten die Patienten, auch wenn sie ein Antibiotikum erhalten, zunächst stationär beobachtet werden. Ein großer Aufwand dafür, dass am Ende bis zu 30 Prozent der Betroffenen doch noch operiert werden."[9]

Nicht nur massenhaft (oft sinnlose) Wurmfortsatz-Operationen werden jährlich vollzogen, sondern auch eine Menge sinnloser Mandeloperationen. In Deutschland gehören Mandeloperationen zu den häufigsten Operationen überhaupt. Bei ungefähr jedem 150. stationärem operativem Eingriff handelt es sich um eine Mandel-OP.[10]

Eine Entfernung der Mandeln ist nicht ungefährlich und führt nicht immer zum erhofften Erfolg. Wann eine Mandel-OP in Erwägung gezogen wird, wird besonders davon abhängig gemacht, wie viele Antibiotika in den letzten zwölf Monaten bereits vom Patienten eingenommen worden sind. Wie sich daran erkennen lässt, haben Antibiotika anscheinend keinen wirklich positiven Einfluss bei Mandelentzündungen. Immerhin hätten wir ja sonst nicht all diese vielen Operationen.

Die allermeisten Mandel- und Wurmfortsatz-Operationen wären nicht nötig, wenn wir ein ausgeglichenes ökololgisches System im Körper vorzuweisen hätten. Und überhaupt, es macht es doch durchaus wenig Sinn, wichtige Immunabwehrsysteme wie die Mandeln oder einen Wurmfortsatz zu entfernen. In beiden befinden sich unzählige Lymphknoten, die nur deshalb dick anschwellen und sich entzünden, weil sie unter Höchstleistungen Abfall und giftige Produkte beseitigen müssen. Genau aus diesem Grund haben wir sie – damit sie den Dreck aus unserem Körper sammeln und über die Nieren heraus schwemmen. Doch wie auch bei der Krebserkrankung werden diese für uns wichtigen Entgifter einfach herausgeschnitten, anstatt zu hinterfragen, warum diese besonders jetzt so viel arbeiten müssen?!

Ich möchte nicht alle Mandel- und Blinddarmoperationen völlig boykottieren, aber ich möchte, dass Sie verstehen, dass die Mandeln, der Wurmfortsatz, wie auch unsere ganzen Lymphknoten, wertvolle Dienstleister für uns sind und nicht der primäre, ursächliche Krankheitsgrund.

Wie Sie soeben lesen konnten, sind Wurmfortsatzentzündungen häufig das Ergebnis von existierenden Kotsteinen. Das heißt, der Stuhl verdickt sich zu einem Kotstein, wenn er wegen einer zu geringen Darmperistaltik zu langsam durch den Darm umherwandert und ihm daraufhin zu viel Flüssigkeit entzogen wird. Folge: Chronische Verstopfungs-Menschen![11]

Ursachen für Kotsteine sind Flüssigkeitsmangel, schlechte ballaststoffarme Ernährung und Medikamente (z.B. Abführmittel), die die Darmperistaltik einschläfern lassen. Diese Probleme gilt es zu beheben. Wenn Kinder Bauchschmerzen haben, liegt sehr oft eine Dehydration vor.

Liegt die Ursache von Kotsteinen - und somit Wurmfortsatzentzündung – in einem schlechten Lebensstil, können diese durch eine Änderung der Ernährungs- und Lebensweise wieder aufgehoben werden. Da solch eine Änderung jedoch nicht so schnell wirkt, kann es gut sein, dass der Wurmfortsatz bei einer akuten Wurmfortsatzentzündung mit dieser Maßnahme nicht mehr gerettet werden kann und folglich operiert werden muss.

Ohne jegliche Behandlung kann sich eine Blinddarmreizung manchmal sehr schnell wieder zurückbilden. Seien Sie anschließend aber nicht naiv und sagen: „Ach, es ging doch von ganz alleine wieder weg!"

Hat sich eine „Blinddarmreizung", ohne ärztlichen Eingriff wieder verflüchtigt, geschah dies jedoch nicht „von alleine". Es ist das Ergebnis schwerster Arbeit Ihres Immunsystems und man sollte seinem Körper für dessen Arbeit Wertschätzung entgegenbringen, indem man sich ordentlich ernährt und man somit auch zukünftig keinen Anlass für eine Blinddarmreizung bietet. Hat man nur eine leichte Blinddarmentzündung, können auch Einläufe helfen, um mögliche Kotsteine zu lösen und heraus zu spülen. Aber auch dies ist nur eine kurzfristige Notfall-Lösung.

Möchte man seinen Lebensstil nicht ändern, und muss sich tatsächlich eines Tages den Wurmfortsatz operativ entfernen lassen, dem sei gesagt, dass die Entfernung des Wurmfortsatzes das Risiko einer späteren Eileiterschwangerschaft erhöhen kann. Auch die Gefahr für eine Verengung des Darms oder gar einen Darmverschluss mit nachfolgenden Verdauungsbeschwerden können entstehen.

Aus dem Jahr 2007 ergab eine skandinavische Studie, dass besonders im ersten Halbjahr nach der Blinddarmentfernung, ein höheres Risiko für Morbus Crohn besteht.[12] Eine andere Untersuchung aus dem Jahr 2009 veröffentlichte, dass auch das Darmkrebsrisiko bei Menschen ohne Blinddarm höher ist.[13]

Demnach sei gesagt, gehen Sie wohlbedacht mit Ihrem Lebensstil um, so bleiben ihnen nebenwirkungsreiche Antibiotika und Operationen, mit deren weiteren möglichen Folgeerkrankungen erspart. Denn all unsere Organe, auch wenn sie noch so klein und nutzlos erscheinen, erfüllen allesamt eine wichtige Funktion für uns.

Die Besiedelung des Darms bei der Geburt

Als Baby in der Gebärmutter ist man in der Regel völlig keimfrei, denn in der Gebärmutter ist es steril. Niemand berührt es neun Monate lang, außer die Mutter. Die mütterliche Lunge und Darm filtern alles vor, ehe es zum Baby gelangt. Das Baby isst und atmet durch das Blut der Mutter, was durch ihr Immunsystem keimfrei gehalten wird.

Sobald die Fruchtblase undicht wird, geht die Mikrobenbesiedelung los. Bestand das Baby eben noch zu 100 Prozent aus menschlichen Zellen, wird es nun von Kleinstlebewesen bewohnt, sodass es nur noch zu zehn Prozent aus Zellen und dafür zu 90 Prozent aus Mikroben besteht. Entscheidend dabei ist der Geburtsvorgang, bei dem das Neugeborene mit der Vaginalschleimhaut der Mutter in Kontakt kommt und die ersten Bakterien aufnimmt. Im Geburtskanal werden wir mit einem Mantel aus vielen nützlichen Bakterien umgeben, der sich schützend um uns schmiegt. Gut die Hälfte dieser schutzummantelnden Bakterien sind die lebensnotwendigen Lactobazillen (Milchsäurebakterien).

Stillt die Mutter ihr Baby nach der Geburt, spendet sie damit ihrem kleinsten nicht nur gute Nährstoffe und Antikörper, sondern auch wichtige Darmflorakeime, wie beispielsweise die Bifidobakterien, die zu einem schlagkräftigeren Immunsystem und zu einer besseren Stoffwechsellage beitragen. Später sind es zusätzlich andere Quellen aus der Umwelt, in denen die Mikroorganismen für unsere Darmflora stecken – in erster Linie die Nahrung.

Obwohl sich Bakterienstämme rasant erneuern (manche benötigen nur knapp 20 Minuten), vergehen dennoch ungefähr drei Jahre, bis sich eine optimal ausgereifte Darmflora angepasst hat.

Kaiserschnittkinder kommen in ihren ersten Lebensmonaten überwiegend mit der Haut anderer Menschen in Kontakt. Ihre Darmflora müssen sie sich mühevoller zusammenbauen, da sie noch nicht so gut besiedelt ist, wie bei einem natürlichen Geburtsverlauf, die sich zwingend aus den spezifischen Keimen der Mutter zusammensetzt. Sie sind mit weniger guten Bakterienstämmen ausgestattet und haben daher ein höheres Risiko für Neurodermitis, Asthma und Allergien. Auch das Risiko auf Krankenhauskeime ist bei Kaiserschnittbabys deutlich höher. Dreiviertel aller Neugeborenen, die sich Krankenhauskeime einfangen, sind Kaiserschnittbabys.

Einer amerikanischen Studie zufolge kann die Substitution von Lactobazillen, das Allergierisiko bei diesen Kindern wieder senken. Daher wäre es durchaus sinnvoll, Kinder, die per Kaiserschnitt auf die Welt kommen, anschließend mit guten Probiotikastämmen zu füttern.

Eine Kaiserschnittgeburt ist also alles andere als gut für die optimale Entwicklung unseres Kindes. Daher, wenn nicht unbedingt notwendig, bringen Sie Ihr Kind normal auf die Welt.[14]

Stillen hält die schädlichen Keime in Schach
Wenn die Besiedlung des Darms mit mütterlichen Bakterien mittels eines natürlichen Geburtsvorganges nicht möglich war, hilft noch eins: Stillen, Stillen, Stillen.

„Beim Stillen kann man das Gleichgewicht zwischen guten und schlechten Bakterien hin zu den guten verschieben und so zum Beispiel das Risiko der Gluten-Unverträglichkeit verringern." In der Muttermilch sind Antikörper, die schädliche Bakterien in Schach halten und die Ansiedlung nützlicher fördern, wie Lactobazillen und Bifidobakterien. *„Wenn ein Kind im ersten Lebensjahr zu wenige dieser (Bifidobakterien) im Darm hat, ist die Wahrscheinlichkeit höher, übergewichtig zu werden, als wenn es viele hat."*[15]

Allerdings kann auch bei der Mutter die Darmflora gestört sein und sie kann ihr Kind nicht über die Muttermilch mit den nötigen Bakterien versorgen. Rettung in der Not sind WÄHREND der Schwangerschaft Probiotika, die die Mutter einnehmen sollte. Noch besser wäre es jedoch, schon VOR der Geburt seinen Darm ordentlich zu sanieren! Wie Sie das tun können, erfahren Sie im weiteren Buchverlauf.

Bifidobakterien und Lactobazillen: unsere wichtigsten Bakterienhelfer
Milchsäurebakterien, auch Laktobazillen genannt, kommen natürlicherweise im menschlichen Darm vor (hauptsächlich im Dünndarm) und schützen uns dort vor einer Ausbreitung gefährlicher Krankheitserreger. Ebenso hemmen sie in der weiblichen Scheide das Wachstum von schädlichen Keimen. Dazu bilden sie nicht nur spezifische Hemmstoffe (Bacteriozine), mit denen sie andere, ähnliche Bakterien an der Ausbreitung hindern. Sie bewältigen zudem durch die Bildung der Milchsäure ein so saures Milieu, das es vielen anderen Mikroorgansimen unmöglich macht, sich dort anzusiedeln. Die meisten Milchsäurebakterien produzieren darüber hinaus weitere Substanzen, wie etwa Wasserstoffperoxid, die ebenfalls schädlich für andere Bakterien und Pilze sind.

Neben den Lactobazillen sind die Bifidobakterien unsere wichtigsten Bakterienhelfer im Darm. Die Bifidobakterien sammeln sich überwiegend im Dickdarm an. Forscher haben bereits vor mehr als zwanzig Jahren erkannt, dass Bifidobakterien zu den wichtigsten Bestandteilen der Darmflora gehören. Bei erwachsenen Menschen beträgt ihr Anteil an der gesamten Darmflora etwa 25 Prozent, während er bei Neugeborenen sogar bis zu 95 Prozent erreicht!

Sowohl die Bifidos als auch die Lactos produzieren L(+)-Milchsäure, welche von den Zellen der Dickdarmschleimhaut aufgenommen und für den eigenen Energiestoffwechsel verbraucht wird. Eine gesunde Dickdarmschleimhaut hängt somit auch immer von der Besiedelung der Bidfido- und Lactobazillenflora im Dünndarm ab (Symbioseprinzip). Die Milchsäure der Bifido- und Lactobazillen verhindert (wenn diese in entsprechender Größenordnung vorhanden sind) die Ausbreitung von krankmachenden Keimen wie z.B. pathogene E.coli, Salmonellen, Shigellen, Yersinien, Camphylobacter, Clostridien, usw.

Für die Gesunderhaltung der Darmschleimhaut benötigen wir besonders eine ballaststoffreiche Ernährung. Diese ballaststoffhaltigen Nahrungsmittel werden von den Mikroorganismen mikromolekular zerkleinert und verarbeitet. Als Endprodukt entstehen kurzkettige Fettsäuren, welche von den Darmwandzellen, neben der L(+)-Milchsäure, aufgenommen und für den eigenen Energiestoffwechsel - und somit für die Gesundheit der Darmzellen - unbedingt benötigt werden.

Weitere Endprodukte des mikrobiellen Stoffwechsels, also deren Ausscheidungen, sind: Gase wie Kohlendioxyd, Methan und Wasserstoff. Diese wiederum sorgen für Darmbewegungen und die nötigen Ausscheidungen. Somit ist gewährleistet, dass besonders Abfallstoffe des menschlichen Körpers und krankmachende Fäulnis- und Gaserreger baldmöglichst den Organismus verlassen können.

Antibiotikum vernichtet die Bakterienbösewichte, vernichtet aber auch die guten Bakterien

Die Scharlachinfektion gehört mit zu der am häufigst auftretenden Kinderkrankheit, im Kindergarten- und Vorschulalter, kann aber ebenso Erwachsene betreffen. Scharlach ist eine akute exanthemische Infektionskrankheit, die durch Bakterien namens ß-hämolysierenden Streptokokken der Gruppe A ausgelöst wird. Hauptsächlich sind der Hals und der Rachenraum befallen. Es ist möglich an einer Scharlachinfektion öfter zu erkranken. Warum das so ist, betrachten wir gleich noch genauer.

Tritt eine Scharlacherkrankung auf, werden bereits bei den ersten Krankheitssymptomen schnellstmöglich Antibiotika verabreicht, um die bestehenden Krankheiterreger abzutöten. Hört sich alles schön und gut an. Immerhin zerstören Antibiotika die Scharlacherreger - und das ist gut so. Denn die Zerfallsprodukte (Endotoxine) der Scharlacherreger sind sehr beängstigend. Unter Umständen können sich diese an den Herzklappen im Herzmuskel, in den Nieren, in den Gelenken oder in der Hirnhaut einlagern und dies wiederum könnte dann zu den sehr gefürchteten Scharlachfolgeerkrankungen, wie Endomyokarditis (Entzündung der innersten Herzwand und des Herzmuskels), Nierenentzündung, Arthritis, Enzephalitis (Gehirnentzündung), führen. Und genau aus diesem Grund verordnet der Arzt hier gutgemeinterweise so frühzeitig wie möglich Antibiotikum, um die Erreger schon im Anfangsstadium der Erkrankung zu dezimieren. Gegen das auftretende Fieber gibt es dazu meist noch fiebersenkende Mittel.

Bis unser Immunsystem gegen die Erreger schützende Immunglobuline (Antikörper) entwickelt hat, vergehen normalerweise 7-10 Tage. Bis dahin muss unser Immunsystem mit seinen kleinen und großen Fresszellen (Makrophagen) gegen die Erreger ankämpfen. Zusätzlich produziert der Körper, mit einem seiner wichtigsten Waffen, Fieber.

Werden Fiebersenker, sowie besonders frühzeitig Antibiotika verabreicht, kann das den Heilungsprozess stören und kurze Zeit später eine erneute (Scharlach)Infektion hervorrufen. Durch den Antibiotikaeinsatz wird unser Immunsystem am Aufbau seiner schützenden Immunglobuline gehindert. Mit Hilfe von Antibiotika werden die Erreger abgetötet und die Entzündung beendet. Das Kind scheint wieder gesund zu sein und geht wieder in den Kindergarten.

Aber hoppla, das Kind ist nicht lange im Kindergarten und erkrankt erneut an Scharlach. Wie kann das jetzt wieder sein? Es war doch scheinbar alles gut. Nein, war es nicht. Das Antibiotikum hat es hier nicht geschafft, alle Scharlacherreger abzutöten. Die überlebenden Bakterien breiten sich nun wieder Stück für Stück aus. Vor allem häufig auch deshalb, weil das Kind noch von der vorherigen Scharlacherkrankung mit seinem Immunsystem geschwächt ist. Die nötigen Abwehrkräfte und Antikörper fehlen und das Kind erkrankt aufs Neue an Scharlach. Vom Onkel Doktor gibt es daraufhin eine erneute Gabe Antibiotika. Und so kann es passieren, dass manche Kinder bis zu fünfmal nacheinander Scharlach und immer wieder Antibiotikum bekommen.

Es gibt aber auch andere Fälle, wo das Immunsystem innerhalb kürzester Zeit, trotz einmaliger Antibiotikaeinnahme, die entsprechenden Immunglobuline bildet. Und es ist auch möglich, dass das Kind bereits bei einer anderen Infektion die schützenden Antikörper gegen ß-hämolysierende Streptokokken hergestellt hat, die damals jedoch nicht deutlich als Scharlach erkannt wurde. Sind diese Antikörper einmal im Körper, bekommt das Kind nicht mehr das vollständige Krankheitsbild des Scharlachs. Der gleiche Erreger kann jetzt, wenn überhaupt noch, eitrige Mandelentzündungen hervorrufen. Allerdings nicht mehr das komplette Krankheitsbild des Scharlachs, da ja die passenden Immunglobuline zur Verfügung stehen. Wie stark die Mandelentzündung beim Betroffenen auftritt, ist von der Abwehrkraft des Immunsystems abhängig.

4. Kapitel

Über Kinderkrankheiten, die Homöopathie und Fieber.

Welche Behandlungsalternative gibt es bei Scharlach gegenüber einem Antibiotikum?

1. Dem Körper Ruhe und Zeit geben damit unser Immunsystem die Abwehrschlacht gegen die Krankheitserreger aufnehmen kann. B-Zellen, wie auch T-Killerzellen wollen ausgebildet werden, was eine Zeit von etwa 7-10 Tage benötigt. Das Immunsystem lernt nicht blitzschnell und braucht diese Zeit, um das Bakterium oder Virus mit all seinen Macken erst einmal zu identifizieren. Fliegt genau in dieser Lernphase ein Schwall voll Antibiotikum herbei, führt es zum Abbruch dieses wichtigen Lernvorgangs unseres Immunsystems im Kampf gegen den Feind.

Unsere Thymusdrüse, die sich im mittleren Bereich des Brustkorbes direkt hinter dem Brustbein befindet, lässt die T-Zellen ausreifen. Die Thymusdrüse ist ein wichtiger Teil des lymphatischen Systems und gehört damit zu unserem Immunsystem. Schon den alten Griechen war bekannt, dass die Thymusdrüse die „Lebensenergie" steuert. Das griechische Wort „thymos" bedeutet nämlich Lebensenergie. Ungefähr bis zur Geschlechtsreife bildet sich die Thymusdrüse aus. In diesen Jahren ist der Thymus für unser Immunsystem von großer Bedeutung, denn in diesen jungen Jahren stellt er für seine Abwehrzellen eine Art Schule dar, in der sie zu vollständigen „Körperpolizisten" ausgebildet werden. Danach beginnt die Thymusdrüse wieder zu schrumpfen und ihr lymphatisches Gewebe wird durch Fett- und Bindegewebe ersetzt. All das, was das kindliche Immunsystem bis zu einem Alter der Geschlechtsreife nicht gelernt hat, lernt es in der Zukunft nun auch nicht mehr bzw. nur unvollständig. Meistens hat der Mensch dann aber noch mindestens 50-60 Lebensjahre vor sich. Die Jugendlichen und Erwachsenen sind später oft infektanfällig, gehen zum Arzt und bekommen wieder Antibiotika vom Arzt verordnet.

2. Kinderkrankheiten wie Scharlach sind hervorragend mit der Homöopathie zu behandeln. Durch das natürliche durchleben und behandeln der Krankheit kommt es zu keinen Folgeerkrankungen und stattdessen zu einem Entwicklungsschub.

Alle Mittel in der Homöopathie müssen auf das Individuum entsprechend angepasst werden! Und genau aus diesem Grund halte ich nichts von homöopathischen, prophylaktischen Nosoden.* Es gibt allerdings EIN Mittel, dass sich unter vielen erfahrenen Homöopathen in der Prophylaxe gegen Scharlach als sehr bewährt erwiesen hat. BELLADONNA!

Auch ist es das meist indizierte Hauptmittel bei Scharlacherkrankungen. Jedoch sei unbedingt nochmals darauf hingewiesen, dass Belladonna in der Prophylaxe und auch bei der Behandlung gegen Scharlach hilfreich sein KANN, aber nicht immer das Mittel der Wahl sein MUSS. Besonders nach bereits erfolgten Antibiotikaeinnahmen „gegen" die Scharlacherkrankung wird oft ein anderes passendes Mittel - sowie weitere Behandlungsmaßnahmen - benötigt!

Daher: Homöopathische Einnahmen bitte nur nach Absprache mit Ihrem Arzt oder Heilpraktiker!

3. Wenn ihr Kind Fieber hat, dann unterdrücken Sie diesen wichtigen Reinigungsprozess nicht, indem Sie fiebersenkende Mittel verabreichen! Fieber ist ein gesunder Reinigungsprozess für den Körper. Genaueres zu Fieber können Sie gleich noch lesen.

4. Gegebenenfalls können Sie einen schweren Scharlachverlauf, im Heilungsprozess, zusätzlich mit Chlordioxid unterstützen.

---

*Das Wort Nosode leitet sich von dem griechischen Begriff „Nosos" (Krankheit) ab. Nosoden sind homöopathische Arzneimittel, die aus den Erregern oder Ausscheidungen infektiöser Krankheiten gewonnen werden.

Sind Kinderkrankheiten ein Segen oder ein Fluch? Und was macht die Homöopathie?

Man konnte und kann beobachten, dass Kinderkrankheiten eine Chance für den kindlichen Organismus darstellen. Eine körpereigene, robuste Immunität kann aufgebaut werden, wobei ererbte körperliche Insuffizienzen überwunden werden können. Nach Überwindung der Krankheit – v.a. auch mit Fieber verbunden – fühlen sich die Kinder besser als vor der Krankheit. Sie haben für ihre geistige - körperliche Entwicklung diese Krankheit als Zeit des Zur-Ruhe-Kommen-Dürfens gebraucht. Wenn man Ihnen die nötige Zeit gibt!

Wenn unser Körper nicht geimpft ist, kann unser Organismus mit seinem Immunsystem genial auf die jeweilige Kinderkrankheit reagieren und sich von all dem Müll befreien, den er nicht benötigt. Denn dazu sind Kinderkrankheiten da! Nicht jedes Kind durchläuft jede Kinderkrankheit. Eine Anfälligkeit für Kinderkrankheiten haben wir durch speziell angeborene Schwächen („Diathese"), die wir von Vater und Mutter mitbekommen haben. Aus Sicht der Homöopathen spricht man hierbei von den sogenannten Miasmen, wobei diese miasmatischen Krankheitsanfälligkeiten nicht nur vererbt, sondern auch erworben werden können.[1]

Der Begriff Miasma kommt aus dem Griechischen und bedeutet "Befleckung bzw. Verunreinigung". Früher sprach man von einem Miasma, wenn es einen äußerlichen Grund für Erkrankungen zu geben schien, den die Menschen damals aber nicht wirklich zuordnen konnten. Dabei konnte es sich um Ansteckungen oder aber auch um Vergiftungen (Gase, die am Fuße von Vulkanen aus den Erdspalten kamen, o.ä.) handeln. Viren und Bakterien kannte man damals noch nicht, also sprach man von „Befleckung" bzw. von „Miasmen". Obwohl den heutigen Homöopathen der derzeitige wissenschaftliche Stand der Medizin bekannt ist, sprechen diese weiterhin von „Miasmen", wenn sie bestimmte Phänomene meinen, die in der homöopathischen Praxis beobachtet werden.

Bestimmte Phänomene heißt, sie können erkennen, dass es Abweichungen vom Gesunden gibt, die durch bestimmte Hinweise erkennbar sind. Geht man diesen Hinweisen nach und analysiert sie, wird der Krankheitsverlauf plötzlich logisch und der Therapeut findet leichter zu heilenden homöopathischen Arzneien.

Hier ein Beispiel für ein erworbenes Miasma:
Bei einer 35-jährigen Patienten stand eine Magenspiegelung an, weil sie über Monate Magenprobleme hatte. Die Anamnese ergab: Mit 18 Jahren Eierstockentzündung. Bis 26 Jahre immer wieder Vaginalpilze. Mit 28 Jahren Genitalwarzen entfernt.

Die Krankheiten, die sie bisher hatte, weisen darauf hin, dass die Patientin vor deren Auftreten wahrscheinlich eine Infektion hatte, die den Stein ins Rollen brachte und dazu führte, dass sie immer wieder im Genitalbereich erkrankte. Die Infektion zusammen mit dem Verlauf der Probleme (höchstwahrscheinlich auch durch einige Antibiotikagaben), die danach kamen, werden als erworbenes **Miasma Sykose** bezeichnet.

Die Entfernung der Genitalwarzen führte schließlich dazu, dass die Problematik nun nicht mehr auf der Haut war, sondern von diesem Zeitpunkt an Magenprobleme auslöste.[2]

Dass Krankheiten von einer Körperregion in eine andere „verschoben" werden können, wird von Homöopathen schon lange beobachtet. Allgemein bekannt ist z.B., dass Neurodermitis, die mit cortisonhaltigen Cremes behandelt wird, häufig in ein Asthma übergeht. Diese Beobachtungen müssen noch wissenschaftlich erklärt werden, dass sie aber zu beobachten sind steht außer Frage.

Wenn man einen Fall, wie den der 35-jährigen, mit Magenproblemen hat und die Geschichte kennt, kann man nun unter Kenntnis des Miasmas und zusätzlich der Auswertung der bestehenden auffälligen Symptome, eine homöopathische Arznei finden, die den Patienten heilen kann.

Heute werden in der Homöopathie hauptsächlich 6 verschiedene Miasmen unterschieden:[3] Psora, Sykose, Syphiline, Tuberkulinie, Cancerinie, Vakzinose

Cancerinie bedeutet eine Belastung mit einem Krebsmiasma. Diese Patienten haben ein deutlich höheres Risiko an Krebs zu erkranken. Perfektionismus, fehlende Identität, Harmoniesucht, es jedem recht machen wollen, können Ausdruck für dieses Miasma sein. Körperliche Symptome sind z.B. viele Hautmerkmale, wie Leberflecken und/oder Warzen.

Typische Zeichen für ein **tuberkulinisches Miasma** sind: chronische Mandel- und Mittelohrentzündungen, chronische Atemwegserkrankungen, Ruhelosigkeit und hyperaktiver Bewegungsdrang, die zu Schwäche und Erschöpfung führen.

Ein **sykotisches Miasma** bedeutet, Krankheiten entstehen langsam und begleiten den Betroffenen oft jahrelang. Anfangs äußert sich das Miasma mit festsitzendem Schleim, zähen Ausflüssen und Entzündungen im Genitalbereich. Dann können Warzen, Myome, Zysten aber auch Rheuma oder psychische Probleme auftreten. Typische Erscheinungsformen der Sykose sind außerdem Pilzerkrankungen, Tumore und Entzündungen mit gelbgrünen Absonderungen. Werden diese Äußerungen unterdrückt, auch durch Operationen, oder der Mensch wird geimpft dann kann sich dieses Miasma vertiefen und schwerwiegendere Erkrankungen hervorrufen.[4]

Das **syphilitische Miasma** zerstört sowohl die Lebenskraft als auch den Körper. Die Krankheiten treten plötzlich und unvorhergesehen auf, schreiten rasch voran, sind aggressiv und destruktiv. Die Zerstörung äußert sich in Gedanken, in körperlicher Aggressivität und Gewalttätigkeit, auch sich selbst gegenüber. Selbstmord oder Suchtverhalten gehören auch dazu. Besonders beim syphilitischen Miasma können Unterdrückungen und Eingriffe fatale Folgen haben. Die Lebenskraft gerät aus dem Gleichgewicht, die Erkrankung schreitet dramatisch fort oder eine „neue" Krankheit entwickelt sich in innerhalb kürzester Zeit.

Das **Miasma Psora** kommt aus dem Griechischen und bedeutet Juckreiz. Die Grundschwäche dieses Miasmas ist die Basis für alle weiteren Miasmen. Es treten nur funktionale Störungen ohne organische Veränderungen auf, die dem Betroffenen zwar lästig sind, aber noch keine ernsthafte Bedrohung darstellen. Die Psora ist gekennzeichnet durch Hauterkrankungen (mit Juckreiz und Kratzen) und nervöser Überempfindlichkeit. Emotionale Auslöser und psychische Probleme führen zu Hautausschlägen und Absonderungen wie Schweiß und Durchfall. Werden diese Entlastungen des psorischen Miasmas unterdrückt, aktiviert man dieses und weitere Krankheiten, die auf einer tieferen psorischen Ebene entstehen können. Es können sich auch Erkrankungen anderer Miasmen entwickeln, da die Psora den Weg geebnet hat.

Der miasmatische Begriff **Vakzinose** bezeichnet unter Homöopathen alle Schäden und Folgen, die durch eine Impfung entstanden sind. Genau wie die gutgemeinten Antibiotika, können auch Impfungen ein oft unsichtbarer Wegbereiter für viele Folgeerkrankungen sein. Die Menschen, die sich nicht ausgiebig mit dem Thema Impfen befasst haben und sich und ihre Kinder impfen lassen, werden die Erkrankung meist nicht dem Impfstoff zuordnen, da sie der Annahme sind, dass das Impfen trotz aller toxischen Substanzen zu einer besseren Gesundheit beiträgt. Ihnen ist nicht klar, dass Immunität und Gesundheit so nicht funktionieren kann. Lassen Sie sich unbedingt vor einer Impfung von Ihrem Arzt einen Beipackzettel geben, auf dem Sie über die möglichen Nebenwirkungen informiert werden. Dort werden Sie auch Folgeschäden wie ADHS, plötzlicher Kindstod, epileptische Anfälle und Autismus vorfinden. Diese stehen dort sicher nicht nur zum Spaß. Traurigerweise durfte ich mittlerweile viele Menschen mit genau diesen Impffolgeschäden kennenlernen.

Absolute Gesundheit ist homöopathisch gesehen, gleichbedeutend mit „frei von Miasmen".

In Bezug auf Impfungen bedeutet dies also, dass der Körper, je nach Anzahl der Impfungen, mehr und mehr miasmatisch belastet wird. Eine Destruktivität ist demnach vorprogrammiert. Vor gut 50 Jahren war die Neurodermitis fast noch ein Fremdwort, heute hingegen ist sie schon in aller Munde, und das sehr häufig schon von den ersten Lebensmonaten an.

Eine erfolgreiche homöopathische Behandlung chronischer Erkrankungen – hin zu absoluter Gesundheit – ist nur unter Berücksichtigung dieser Miasmen zu erreichen.

In Bezug auf Kinderkrankheiten heißt dies wiederum, dass diese einen miasmatischen Selbstheilungsversuch darstellen. Sie stellen ein Korrektiv dar, wie alle anderen Krankheiten übrigens auch. Und zu jedem Krankheitsgeschehen gibt es immer eine eigene Logik. Daher macht nicht jedes Kind, jede Kinderkrankheit durch. Das Kind durchläuft mit seinem Organismus DIE Krankheit, die es für seine persönliche Entwicklung benötigt! Und hierbei handelt es sich nicht nur um die organische Entwicklung, sondern auch um die geistige Reife. Das Kind spricht zum Beispiel auf einmal ganze Sätze, wo es zuvor nur ein oder zwei Wörter von sich gab; oder es kann so Laufen, dass es nicht mehr ständig stolpert.

Masern-Partys können aus diesem Grund nicht funktionieren, denn nicht jedes Kind kann und wird sich „anstecken". Das bestätigen besonders viele Mütter aus vorherigen Generationen, die ihre Kinder alle in ein Bett gesteckt haben, damit alle die Krankheit in einem Aufwasch durchmachen sollten.

Der Kinderarzt Dr. Kummer beobachtete: *"Nach durchgemachter Krankheit (Masern) kann man feststellen: Die Kinder laufen besser, sprechen flüssiger und bekommen geschicktere Finger; ihr Blick wird klarer, sie machen einen deutlichen Entwicklungsschritt."[5]* Dr. Kummer konnte dies in seiner Praxis an fast 500 Kindern nachweisen.

Mit jeder Kinderkrankheit findet ein Reifungsprozess statt, der für die menschliche Entwicklung notwendig ist. Dieser Entwicklungsprozess kann aber nur dann ablaufen, wenn die Krankheit in Ruhe gelassen wird. Eine Behandlung mit Fiebersenkern, Antibiotika, Cortison oder anderen unterdrückenden Mitteln ist strengstens zu unterlassen, weil der Körper dadurch in seiner ausleitenden Funktion enorm behindert wird. Und nicht der Ausschlag ist die Krankheit; sie zeigt sich nur durch ihn, da dieser für den Reinigungsprozess absolut notwendig ist. So gut wie alle Kinderkrankheiten sind exanthemische Krankheiten. Krankheiten, die sich über die Haut entgiften. Daher die hervortretenden Hautausschläge.

Wird dieser Entgiftungsprozess unterdrückt - das Ventil geschlossen - dringen die auszuscheidenden Toxine wieder nach innen und verursachen dort – je nach Schwachstelle des Organismus – die uns immer wieder vor Augen gehaltenen, gefürchteten Krankheitskomplikationen. Dies ist auch eine der Ursachen, die dazu führen kann, dass eine mit Cortison behandelte Neurodermitis, eine Asthma-Erkrankung auslösen kann.

Grundsätzlich gesehen besteht demnach die Möglichkeit, dass eine Kinderkrankheit die Gesundheit eines Kindes verbessern oder aber auch verschlechtern kann. Die ererbten und/oder erworbenen Miasmen, sowie die derzeitige Behandlung der akuten Kinderkrankheit spielen dabei die zentrale Rolle, ob es aus der Erkrankung gesünder hervorgeht, oder nicht.

Klassifizierung der Kinderkrankheiten hinsichtlich der Miasmen:[6]

sykotisch:	Mumps, Windpocken
syphilitisch:	Scharlach, Diphtherie
tuberkulinisch:	Keuchhusten, Masern, Röteln

Reicht die Kraft des kindlichen Organismus nicht aus, um einen bereinigten, verbesserten Gesundheitszustand herzustellen, kann es passieren, dass schwerwiegende Folgekrankheiten wie z. B. Lungen-, Nieren- oder Hirnhautentzündungen auftreten. Wird der frühkindliche Organismus in seiner Selbstregulationsfähigkeit durch Impfungen, häufige Antibiotikagaben, Cortisontherapien, Fiebersenker, nicht ausreichender Schonung, usw., stark beeinträchtigt, kann es zu diesen sogenannten Komplikationen kommen.

Ein sehr auffallendes Zeichen, welches auf eine mangelnde Selbstregulationsfähigkeit deutet, ist, dass die meisten Kinder (und auch Erwachsenen) heutzutage, während einer Krankheitsphase, kein vernünftiges Fieber erzeugen können. Temperaturen um die 38°C sind zum „Normalo" geworden, was jedoch – rein biologisch gesehen – als Alarmsignal zu werten ist. Physiologisch normal wären Werte von ca. 40°C, also kurz, heftig und bereinigend, um Krankheiten mit deren Erregern zu überwältigen - und nicht langanhaltend, schleppend und anstrengend.

Leider reagieren viele Menschen schon panisch bei einem Temperaturanstieg um die 38°C. Sie werfen sich und ihren kleinsten Fiebersenker ein. Dabei ist durch Laborversuche allgemein bekannt, dass Bakterien sehr empfindsam sind und nur bis zu einer Temperatur von 37,5°C gezüchtet werden können. Das Fieber verhindert demzufolge eine Ausbreitung von pathogenen Keimen und hilft uns zu einem besseren Heilungsverlauf.

Die Rolle und mögliche Entstehung des Fiebers

Fieber trägt vor allem dazu bei, dass wir uns vom „Dreck" unseres Körpers befreien können. Abbauprozessen im Organismus stehen Aufbauprozessen gegenüber, die über Blut und Lymphe zu den Organen transportiert werden. Die unnötige Energie muss ausgeschieden werden, damit wieder reine Energie für den Aufbau verwendet werden kann. Wir haben hierbei die Erbenergie, die Nahrungsenergie, die kosmische (Atem- und Umweltenergie) Energie und die Partnerenergie (d.h. seelische und geistige Einflüsse). Alles was auf den Organismus einwirkt muss abgebaut und verarbeitet werden. Bei Irritation und Fehlfunktion der Abbauprozesse können die Schlackenstoffe nicht ausgeschieden werden und werden so als unbrauchbare Energie im Bindegewebe des Organismus als Mülldeponie abgelagert.

Diese Irritationen des Abbauprozesses sind z.B. folgende:

- erbliche Belastungen   - seelische Konflikte   - Fehlernährung
- Aufregungen/Stress   - mechanische Ursachen   - Toxine

Kurzfristig können diese Störungsfaktoren kaum eine Belastung für den menschlichen Körper darstellen. Längerfristig gesehen allerdings gravierend.

Eine längerfristige Folge kann sich eben auch in einer fieberhaften Reaktion zeigen. Die Kerntemperatur des Körpers steigt an. Bakterien können nur bis 37,5° im Brutschrank gezüchtet werden. Wenn die Temperatur darüber hinaus (also über 37,5°) ansteigt, verhindert das Fieber eine Ausbreitung von pathogenen Keimen. Fieber stellt also eine positive Folge/Reaktion auf eine negative Ursache dar. Wenn man jetzt auch noch das homöopathische Simile verordnet – nach der Totalität der Symptome – so wird bei fieberhaften Erkrankungen nicht nur das Fieber allein gelöscht, sondern dann löst sich auch das Mülldepot in den Zellen allmählich wieder auf, das Immunsystem wird gestärkt und die blockierte Energie kann wieder fließen.

Mit dieser aktiven Überwindung der akuten fieberhaften Krankheit wurde nicht nur die augenblickliche Krise überwunden, gleichzeitig ist auch ein Loslassen und Abgeben verdrängter Affekte erfolgt.[7]

Auch hier sehen wir wieder wie perfekt unser Körper funktioniert und reagiert. DAHER bitte KEINE medikamentösen und KEINE physikalischen Fiebersenker verabreichen. Denn durch die Antipyrese können sich die Bakterien durch die Blut-Liquor-Schranke ausbreiten. Das heißt die Bakterien gelangen durch die physiologische Barriere zwischen dem Blutkreislauf und dem Liquorsystem.

Kinder können sehr hohes Fieber entwickeln. KEIN GRUND ZUR PANIK! Fieber ist GUT, denn der Körper scheidet dadurch seine Körpergifte aus. Und IMMER entscheidender als das Fieber an sich, sind die Symptome des Kindes dabei: Isst und trinkt das Kind ausreichend? Wie ist das Verhalten des Kindes im fiebrigen Zustand?

Erwachsene können nicht so hohes Fieber wie Kinder erzeugen! Daher stellen Kinderkrankheiten, die im Erwachsenenalter auftreten, eine erhöhte Gefahr dar. Das heißt, es fällt dem Körper wesentlich schwerer Reinigungsprozesse durchzuführen und Abfallprodukte zu beseitigen.

Tritt Fieber auf, erzeugt es in den meisten Köpfen der Menschheit ein ängstliches Verhalten. Vor allem dann, wenn unsere eigenen Kinder davon betroffen sind.

Die verankerte Befürchtung bei Fieber ist: wird Fieber nicht rechtzeitig gesenkt, könnte der Kranke Schaden nehmen. Zu dieser Aussage gibt es jedoch keinerlei wissenschaftlichen Beweise.[8]

Dennoch folgt als reflexhafte, uns eingetrichterte Reaktion darauf: medikamentöse Fiebersenkung! Z. B. durch die Gabe von Ibuprofen oder Paracetamol (Hemmstoffe der Cyclooxygenasen). Senkt ein Wirkstoff dieser beiden nicht ausreichend genug das Fieber, werden seit einigen Jahren zunehmend beide Wirkstoffe zusammen verabreicht.[9] Dies sind allerdings sehr heftig wirkende Stoffe, bei denen vor allem die Wirkungsweise des Paracetamols bis heute noch nicht ausreichend verstanden ist.[10]

> **Fieber verhilft zum Überleben, es gehört zum Teil einer komplexen Antwort des Organismus auf abzuwehrende Infektionen.[11]**

Die Frage, ab welcher Temperatur man Fieber senken sollte, ist mehr als relativ, da die Entscheidung zu einer Fiebersenkung NICHT vom Zustand des Thermometers abhängig gemacht werden darf, sondern vom Zustand des Kindes.

Selbst wenn hohes Fieber eine gefährliche Krankheit anzeigt, heißt es noch lange nicht, dass die Krankheit durch unterdrücktes Fieber ungefährlicher wird. Es folgt eher das Gegenteil. Der Fieberprozess sorgt dafür, dass sämtliche abwehrende Entzündungsmodulatoren freigesetzt werden: v.a. Granulozyten, Makrophagen und Lymphozyten.

Fieber ist ein physiologisch aktiv vom Körper herbeigeführter Zustand, der als geregelte und BEGRENZTE Temperaturerhöhung, meistens infolge einer Infektion einhergeht.

Exogene Pyrogene (vom griech. Pyros = Feuer) führen bei Fieber zur Ausschüttung von Zytokinen wie Interleukin-1, Tumor-Nekrose-Faktor-alpha, Interleukin-6 und/oder Interferone. Diese induzieren unter anderem eine vermehrte Bildung von Cyclooxygenase-2 (vorerst Aktivierung in den Makrophagen, später in den Endothelzellen des Hypothalamus), welche die Bildung von Prostaglandine-E2 beschleunigt.[12]

Das Prostaglandin-E2 wiederum hemmt über den Prostaglandinrezeptor EP3 wärmesensitive Nervenzellen im Temperaturzentrum des vorderen Hypothalamus. Und durch diese Hemmung von wärme-abgebenden Prozessen entstehen vegetative Reaktionen wie beim Frieren: Zentralisierung des Blutes (kalte Extremitäten), vermehrte Stoffwechselleistung, Frieren bis hin zum Schüttelfrost, wärmesuchendes Verhalten usw. → Fieberentstehung.[13]

Regulatorische-Gleichgewichts-Herstellung:
Je höher das Fieber steigt, desto stärker wirken aber GLEICHZEITIG verstärkte endogene, antipyretische Mechanismen auf diversen physiologischen Ebenen: Zytokine, Rezeptoren, Neurotransmitter, Hormone, Nervenaktivitäten.[14]

Diese unterbrechen den Fieberanstieg. Es entsteht ein neues Wärmefließgleichgewicht auf höherem Niveau: Die Hände und Füße werden wieder warm, das Kind „glüht" oder schwitzt und die Wärme fließt wieder ab.

Fieber steigt nicht unbegrenzt hoch an!
Bei sonst gesunden Kindern kann Fieber schnell und häufig Werte zwischen 40°C und 41°C erreichen. Diese Temperaturen sind ungefährlich, da der Körper regulierend eingreift.

Temperaturen über 41°C kommen selten vor, sind je nach Umständen kritischer, werden aber in der Regel auch folgenlos überstanden. Erst Temperaturen von über 42°C wären gefährlich. Aber KEINE Panik. Diese 42°C werden im Rahmen einer infektiösen Fiebererkrankung NIE erreicht. Hier liegen andere Ursachen vor, z. B. ein Hitzeschlag. Diese müssen anders behandelt werden, zudem ärztlich sehr zeitnah! Der individuelle höchste Fieberanstieg liegt zwischen 40°C - 41°C (- 42°C).[15]

Hinweis: Bevor man als Eltern ständig die Gradzahl am Fieberthermometer überprüft, wäre es sinnvoller zu BEOBACHTEN, ob der Körper ihres Kindes die Wärme gerade zentralisiert (steigendes Fieber) oder peripherisiert (bleibendes oder sinkendes Fieber).

Werden Beine und Füße allmählich wieder warm, geht auch die Temperatur wieder langsam nach unten.

Daher wirkt eine äußere Kühlung auch nur dann, wenn der Körper peripher (Beine und Füße) warm ist. Macht man also Wadenwickel bei warmen Füßen, zeigt dies immer Erfolg, weil die Temperatur bei warmen Füßen sowieso schon am Sinken ist. Mit Wadenwickeln verläuft der Temperaturabstieg nur noch etwas schneller. Besser wäre allerdings ein gepflegter, erholsamer Schlaf zur Genesung und eine angepasste Decke anstelle eines ständigen Wadenwickelstresses.[16]

Bei starkem Schwitzen können Sie ihr Kind gegebenenfalls kurz körperwarm abwaschen. Sie sollten ihm auf jeden Fall frische, trockene Kleidung anziehen.

Ein auffieberndes, frierendes Kind äußerlich zu kühlen, ist absolut kontraindiziert! Stellen Sie sich vor, Sie haben starken Schüttelfrost und plötzlich kommt jemand mit einem kalten Lappen. Brrrr! Eine Wärmeregulation kann so nicht erfolgen. Es kommt zu vermehrtem Stress und (noch mehr) Schüttelfrost. Ein frierendes Kind gehört ins warme Bettchen. Tritt mit der Zeit periphere Wärme ein, gilt es die Bettdecke dem Wohlbefinden nach entsprechend anzupassen.

Wird ein antipyretisches Medikament verabreicht, kommt es zu einer zügigeren Wärmeabgabe. Jedoch nur so lange, wie die Wirkung des Medikaments anhält. Häufig kommt es danach wieder zu einem sehr ausgeprägten Frieren, da ja auch noch die Fieberursache fortbesteht. Durch die Gabe eines Antipyretikums wird die physiologisch gegebene Abwehrfunktion eingeschränkt. Außerdem ersetzt diese bequeme, erkaufte medikamentöse Antipyrese keine sachgemäße Pflege eines fiebernden Kindes. Zu oft kann es nämlich passieren, dass die „gedopten" Kinder in den frühen Morgenstunden gesund wirken, in den Kindergarten geschickt werden und mittags wieder mit Schüttelfrost abgeholt werden.

Anmerkung: Sollten Sie nach einer fieberhaften Impfreaktion Paracetamol geben, werden die Antikörpertiter signifikant niedriger ausfallen.[17]

Eine medikamentöse Fiebersenkung hilft nicht gegen Fieberkrämpfe!

Fieberkrämpfe bei Kindern (ca. 2-5% aller 0,5 - 5-jährigen) sind kein schönes Erlebnis – insbesondere für die Eltern. Spontan kommt die Panik hoch, dass ihr Kinder evtl. gar sterben wird. Aus Angst davor senken die betroffenen Eltern minimale Fieberreaktionen schon ab 38,5°C, um ein Fieberkrampfrezidiv zu vermeiden.

Eine medikamentöse Fiebersenkung lässt Fieberkrämpfe NICHT vermeiden!

Selbst wenn unkomplizierte Fieberkrämpfe schlimm aussehen, sind sie dennoch langfristig harmlose Ereignisse. Sie sollten allerdings nicht länger als 15 Minuten andauern. Bei den allermeisten ist dies aber auch nicht der Fall und die Krämpfe haben eine Dauer von 2-3 Minuten.[18]

Hohes Fieber schadet dem Organismus NICHT!

Durch Fieber werden keine Zellproteine denaturiert, da Fieber nicht unbegrenzt hoch ansteigt (max. bis 42°C). Die Zelle schützt ihre Proteine durch eine Hitzeschockantwort. Diese ist evolutionär und kommt bei allen Lebewesen bis hin zu den Bakterien vor.[19] Es bilden sich Hitzeschockproteine, die unter anderem dazu beitragen, dass die Zellen unter Stressbedingungen überlebensfähig bleiben. Die Hitzeschockantwort beginnt bei einer Überwärmung über 4°C, also zwischen 40 – 41°C. Diese Schwelle wird durch fieberinduzierende Zytokine gesenkt. Insofern bedeutet dies, das Eiweiß besonders bei Fieber nicht gerinnt.[20]

Sämtliche Studien beweisen, dass NICHT-unterdrücktes Fieber sehr wirksam gegen vorhandene Infektionskrankheiten arbeitet

Für die meisten Infekte – vom einfachen Schnupfen bis hin zur lebensgefährlichen Sepsis – zeigt sich, dass fiebersenkende Maßnahmen den Krankheitsverlauf meistens komplikationsreicher machen und verlängern können. Dies konnte anhand klinischer Studien und in (tier-)experimentellen Versuchsreihen für virale, bakterielle und parasitäre Erkrankungen demonstriert werden. Einige Beispiele sind in der nachfolgenden Tabelle aufgeführt:[21]

Abb. Tabelle: Fieber wirkt positiv auf den Heilungsverlauf

Spezies	Infektion	Antipyrese	Ergebnis	Referenz
Mensch	Patienten mit Fieber auf einer Trauma-Intensivstation	Randomisierte Studie: Aggressive Antipyrese ab 38,5 °C oder fiebern lassen bis 40 °C	Studienabbruch wegen erhöhter Mortalität in der Antipyresegruppe	Schulman et al., 2005
Maus	Experimentelle Lungenentzündung mit Pneumokokken	Acetylsalicylsäure	Schlechteres Überleben und schlechtere Infektabwehr in der Lunge unter Acetylsalicylsäure	Esposito et al., 1984
Mensch	Studie an Kindern von 1-12 Jahren mit Windpocken	Paracetamol oder Placebo	Längere Krankheitsdauer unter Paracetamol	Doran et al., 1989
Mensch	Unkomplizierte Malaria	Paracetamol	Parasiten bestehen länger im Blut	Brandts et al., 1997
Maus	Experimentelle Peritonitis (Bauchfell-entzündung) mit Klebsiellen (Bakterien)	Körpertemperatur 37,5°C oder 39.7°C durch verschieden warme Umgebung	Bei wärmerer Körpertemperatur besseres Überleben der Mäuse und verbesserte Bakterienabwehr	Jiang et al., 2000
Mensch	Experimentelle Rhinitis mit Rhinovirus	Acetylsalicylsäure, Paracetamol, Ibuprofen	stärkere Nasenschwellung, längere Virusausscheidung, unterdrückte Antikörperbildung bei Acetylsalicylsäure und Paracetamol	Graham et al., 1990
Maus, Huhn	Experimentelle Influenza (Metaanalyse)	Acetylsalicylsäure, Paracetamol, Diclofenac	Leicht erhöhte Grippesterblichkeit unter Antipyrese	Eyers et al., 2010

Fieberreaktionen tragen zum Überleben infizierter Spezies bei. Auch auf Intensivstationen sieht man bei kritischen fieberhaften Erkrankungen zunehmend von einer routinemäßigen Antipyrese ab. In einer randomisierten Studie dazu, verschlechterte eine symptomatische Fiebersenkung (mit dem Ziel die Temperatur unter 38,5 – 39,5°C zu halten) die Lebensprognose so stark, dass die Studie nach einer ersten Zwischenanalyse aus ethischen Gründen abgebrochen werden musste, da durch Fiebersenker zu viele Todesfälle auftraten.[22]

Die Temperaturen bei Intensivpatienten unter 40°C zu senken, wird gegebenenfalls nur dann in Erwägung gezogen, wenn dies individuelle Gründe sinnvoll erscheinen lassen.[23]

ABER auch hier gilt: Es schadet eher die Krankheit, die das Fieber verursacht. Darum gilt es die Krankheit zeitgerecht und URSÄCHLICH zu behandeln! Denn denken Sie daran: durch gesenktes Fieber wird eine Krankheit nicht ungefährlicher. Zudem verhindern Fiebersenker keine Fieberkrämpfe.

Sie brauchen KEINE Angst entwickeln, wenn Ihr sonst gesundes Kind plötzlich Temperaturen bis knapp über 41°C ausbrütet. Fieber stellt einen Reinigungsprozess des Körpers dar. Das Temperaturregulationszentrum lässt Fieber nicht unbegrenzt hoch ansteigen – allerhöchstens 42°C – wenn man mit der Temperaturregulation pflegerisch mitgeht. Auch können selbst bei solch hohen Temperaturen (bis 42°C) keine Eiweiße gerinnen, da die Hitzeschockantwort einsetzt.

Wenn Sie dennoch meinen, Fieber medikamentös senken zu müssen, dann machen Sie diese Entscheidung bitte anhand der vorliegenden Symptome fix und nicht an der Gradzahl Ihres Thermometers. Denken Sie aber auch daran, dass es ernstzunehmende Hinweise (s. Tabelle) dafür gibt, dass sich eine fiebersenkende Therapie ungünstig auf den weiteren Krankheitsverlauf auswirken kann.

Viele Eltern schleppen ihr krankes, fieberndes Kind zum Arzt. Möchten Sie sich bei Fieber zum Arzt quälen? Oder lieber ohne Stress zu Hause im Bett verweilen? Gesünder wäre es, da die Ruhe den Genesungsverlauf positiver beeinflusst als der aufwendige

Besuch zum Doktor. Außerdem tummeln sich in Arztpraxen eine Menge ungesunder Keime, die einem geschwächten Immunsystem bestimmt nicht guttun.

Achten Sie bei Ihrem fiebernden Kind darauf, dass es:
- ausreichend isst und trinkt
  (bei starkem Schwitzen eine Prise Himalayasalz zur Mineralienzufuhr ins Trinkwasser geben)
- zur Temperaturregulation passend gekleidet wird
- viel Schlaf und Ruhe bekommt
- trockene Kleidung trägt
- gegebenenfalls homöopathisch behandelt wird

5. Kapitel

Wie der Darm unser Gehirn beeinflusst.

Eine Korrelation zu Depressionen, Autismus und Morbus Parkinson.

Wie der Darm unser Gehirn beeinflusst!

Aus den vorherigen Seiten konnten Sie bereits entnehmen, dass unser Darm mit all seinen Mitbewohnern weitaus mehr für uns leistet als eine große oder kleinere Scheißerei, die aus unserem Allerwertesten flutscht. Neben einem für uns ganz wichtigen Immunorgan und Nährstofflieferanten, kommuniziert der Darm auch mit unserem Gehirn.

> Nicht nur unser Gehirn beeinflusst über den Nervus vagus (zehnten Hirnnerv) die Darmtätigkeit,
> sondern die „Hirn-Darm-Achse" funktioniert auch in die andere Richtung.

In Versuchen konnte gezeigt werden, dass der Nervus vagus als direkte Verbindung zwischen den Mikroorganismen im Darm und dem zentralen Nervensystem funktioniert. Hier konstituiert sich aktuell der Begriff „Mikrobiom-Darm-Hirn-Achse" heraus.

Auch das enterische Nervensystem (ENS), ein Geflecht von Nervenzellen, welches die Darmwand durchzieht, ist essentiell an der Mikrobiom-Kommunikation beteiligt. Im ENS und an anderen Stellen im Körper werden von Darmmikroorganismen synthetisierte Neurotransmitter wahrgenommen und können so z.B. mit dem Nervus vagus und nachgeschalteten Strukturen wie dem Gehirn kommunizieren und Informationen weitergeben.

Eine weitere Kommunikationsmöglichkeit zwischen Darm und Gehirn besteht durch Hormone, wie z.B. GABA, Neuropeptide Y und Dopamin, sowie durch Produkte, die von Darmbakterien produziert werden. Hierzu zählen beispielsweise kurzkettige Fettsäuren und Tryptophan. Durch die Erweiterung der Darm-Hirn-Achse um das Mikrobiom werden die Mikroorganismen, die mit dem zentralen Nervensystem (ZNS) kommunizieren, inzwischen auch als „Psychobiom" bezeichnet.

Eine 2011 publizierte Studie einer irischen Forschungsgruppe um John Cyran zeigt, dass die Darmbakterien über den Vagus-Nerv direkt Informationen an das Gehirn senden können. Die eine Hälfte der Mäuse wurde mit einem Probiotikum, Lactobazillus rhamnosus JB-1, gefüttert, die andere Hälfte bekam keine Probiotika.[1]

Dadurch wurde der Nervenbotenstoff GABA (gamma-Amino-Buttersäure) in verschiedenen Gehirnarealen positiv beeinflusst und die Mäuse schwammen nicht nur länger und hoffnungsvoller umher, in ihrem Blut ließen sich auch deutlich weniger Stresshormone nachweisen. Auch in Gedächtnis- und Lerntests schnitten diese mit Proibiotika-Gedopten Mäuse besser ab als ihre anderen Artgenossen. Als später die Wissenschaftler den Nervus vagus durchtrennten, gab es keinen Unterschied mehr zwischen diesen beiden Mäusegruppen.

Erst seit den letzten Jahren wird mehr in diesem wichtigen Bereich, zwischen Darm-Kopf, Kopf-Darm geforscht. So wurde im Jahre 2013 die erste menschliche Studie über die Auswirkung einer guten Darmpflege auf das menschliche Gehirn veröffentlicht.[2] Auch hier waren die Ergebnisse sehr eindeutig. Nachdem weibliche Versuchspersonen über vier Wochen hinweg, regelmäßig eine spezielle probiotische Mixtur zu sich nahmen, reagierten bei ihnen bestimmte Hirnregionen weniger stark auf negative Reize, im Vergleich zur Kontrollgruppe, die sich wie immer ernährt hatten. Eine aktuellere Studie[3] aus dem Jahre 2017 untermauert nochmals den positiven Zusammenhang zwischen der Gabe von Probiotika und einer folglich deutlichen Linderung von depressiven Symptomen beim Menschen.

Das Nervensystem im Magen-Darm-Trakt besitzt vier- bis fünfmal mehr Nervenzellen als unser Rückenmark. In unserem Darmnervensystem sitzt unser Gefühlshirn („Bauchhirn"), welches so verbunden ist, dass es bis hin zum rationalen Kopfhirn reicht.

Nicht von irgendwoher sagt man daher: „Mein Bauchgefühl sagt mir......!"

Es gibt kein anderes Organ, dass so geschützt und isoliert ist, wie unser Gehirn. Es sitzt im knöchernen Schädel, ist umhüllt von einer dicken Gehirnhaut und filtert jeden Tropfen Blut nochmals durch, ehe es in die Hirnbereiche eindringen darf. Damit das Gehirn also genau weiß, wie es im Körper zugeht, benötigt es die Informationen aus dem Darmnervensystem, um sich ein Abbild davon machen zu können. Im Gegensatz zum isolierten Gehirn befindet sich unser Darm mitten im Getümmel. Es kennt alle unsere Moleküle der letzten Mahlzeit, schnappt sich benötigte Hormone aus unserem Blut, und weiß genau über die Immunzellen und Bakterien des Darms Bescheid. Der Darm gibt hochwichtige Informationen an unser Gehirn weiter, von all denen es sonst keine Ahnung hätte.

Im enterischen Nervensystem (= Darmnervensystem) spielen sich genau die gleichen molekularen Vorgänge ab, wie man sie im Kopfhirn für Denken, Fühlen und Erinnern benötigt. Ebenso die Neurotransmitter Serotonin und Dopamin oder endogene Opioide werden nicht nur im Schädel, sondern ebenso im Nervensystem des Gastrointestinaltrakts hergestellt. Das Kopfhirn und das enterische Nervensystem kommunizieren am laufenden Band miteinander. Bildlich kann man sich das Gehirn wie einen Monitor vorstellen, der über dem Nervensystem im Verdauungstrakt schwebt und registriert, was dieses meldet.[4]

Unser Darm ist eine riesige Matrix, der über eine riesige Fläche mit einem riesigen Nervengeflecht verfügt! Es ist das größte sensorische Organ des menschlichen Körpers! Es ist durchaus an der Zeit ihm mehr Aufmerksamkeit - sei es in der Forschung als auch in der Behandlung - zu widmen. Bei angeblichen Krankheiten des Gehirns, muss hinterfragt werden, ob nicht der Darm eine wesentliche Rolle dazu beiträgt. Das Nerven-Netzwerk des Darms wird daher auch gerne Darmhirn bzw. Bauchhirn genannt.

Stress: wie arbeiten hier Darm und Gehirn zusammen?
Haben wir in unserem Gehirn ein größeres Problem wie z.B. Ärger, Wut, Zeitdruck, dann möchte unser Kopf dieses Problem lösen. Dazu benötigt es Energie. Diese Energie leiht sich das Gehirn hauptsächlich aus dem Darm. Über sogenannte sympathische Nervenfasern (für Kampf und Flucht) bekommt unser Darm mitgeteilt, dass soeben eine Notfallsituation vorliegt und er kollergialerweise selbst Energie einsparen muss. Dadurch wird im Darm die Verdauung herabgesetzt, weniger Schleimstoffe hergestellt, sowie die komplette Durchblutung im Darm reduziert. Liegt permanent solch eine Stresssituation vor und der Darm muss dauerhaft diese Probleme ausbaden, leidet er irgendwann selbst unter Problemen, die dann auch wieder zum Gehirn geschickt werden, damit dieses versteht, dass es nicht ständig so weitergehen kann: Appetitlosigkeit, Unwohlsein, Durchfall oder Verstopfung sind die Folgen.

Langandauernde Stressphasen sind lediglich geliehene Energie aus unserem Darm und somit auf die Dauer nicht gesund. Eine schlechte Durchblutung; ein immer dünner werdender Schleimschutzmantel, der die Darmwände schwächt und überlastete Immunzellen, die ständig Signalstoffe ausschütten, sind die Folge. Unter diesen schlecht durchblutenden Bedingungen des Darms, ist die Chance signifikant höher, dass pathogene Keime und Mikroben überleben. Sie können sich in solch einem Zustand leichter eine Erkältung zuziehen und im schlimmeren Fall das Krebswachstum ankurbeln.

Wenn negatives vom Darm zum Hirn wandert, ist positives bestimmt auch möglich!
Genau, so ist es! Die Liebe geht ja bekanntlich auch durch den Magen – genauer genommen bis hin zum Darm. Die Schmetterlinge im Bauch flattern uns schließlich auch im Hirn herum. Unser Bauch entscheidet nicht nur bei bestimmten Gefühlen oder Entscheidungen mit, sondern scheint auch unser Verhalten zu beeinflussen, ob wir mutig oder schüchtern und ängstlich sind.

Der Wissenschaftler Steven Collins untersuchte mit seinem Team das Verhalten von Mäusen mit verschiedenen Bakterienstämmen. Mäuse mit dem BALB/c-Stamm sind ängstlicher und schüchterner als ihre Artgenossen mit dem NIH-SWISS-Stamm, die mutiger und erkundungsfreudiger sind. Die Forscher gaben allen Tieren drei verschiedene Antibiotika, die im Darm alle Bakterien zunichtemachten. Danach injizierten sie den Tieren die entsprechenden Darmbakterien des jeweils anderen Stammes. Und siehe da, das Verhalten der Mäuse zeigte sich auf einmal genau andersherum. Ihre Rollen wurden vertauscht – die BALB/c-Mäuse wurden mutiger, und die HIH-SWISS-Mäuse ängstlicher und schüchterner.[5]

Den besten Beweis bezüglich unseres Verhaltens zwischen Darm und Gehirn liefert für mich Andreas Kalcker und Kerri Rivera. Durch die entsprechende Entgiftung und Darmsanierung wurden über 200 autistische Kinder wieder komplett gesund. Auch Dr. Dietrich Klinghardt weist sehr gute Heilerfolge bei der Behandlung von autistischen Kindern auf. Das allerwichtigste bei Autisten ist eine optimale Entgiftung!

Freude, Wut, Unsicherheit, Wohlbefinden, Schüchternheit oder Angriffslust, kommen nicht nur einzig und allein aus unserem Kopf. Wir sollten die Schuld nicht nur in unserem Gehirn oder bei Ereignissen in unserem Leben suchen. Unser ICH ist mehr als nur unser Gehirn; wir bestehen aus Körper-Geist-Seele, und wir sind Geschöpfe aus Armen, Beinen, Geschlechtsorganen, Lungen, Nieren, Leber, Herz und Darm. Wir müssen systemdenkend anstatt symptomdenkend handeln!

Depressionen und Psychopharmaka

Wenn Sie mit Depressionen zum Arzt gehen, dauert es meist nicht lange und schwupps, verschreibt er Ihnen synthetische Antidepressiva. Herr und Frau Doktor tun dies aus folgendem Grund: Die Nervenzellen unseres Gehirns verwenden verschiedene Botenstoffe, um Reize weiterzuleiten. Bei einer Depression ist das Gleichgewicht von bestimmten Botenstoffen verändert. Vor allem liegt ein Mangel an Serotonin vor. Die Nervenverbindungen sind in ihrer Funktion gehemmt und Symptome wie Antriebslosigkeit, schlechte Laune, Schlaflosigkeit, usw. machen sich breit. Antidepressiva sollen die Verfügbarkeit der Botenstoffe im Gehirn wieder verbessern. Verschiedene Wirkstoffe erreichen dies auf unterschiedliche Weise.

Schulmedizinisch wird therapiert mit:

Monoaminooxidase-Hemmer

Antidepressiva, wie Monoaminooxidase-Hemmer (MAO-Hemmer) werden schon seit langer Zeit verschrieben. Die Hauptwirkung dieser synthetischen Chemikalien beruht auf der Hemmung des Enzyms, denen diese Mittel ihren Namen zu verdanken haben: *Monoaminooxidase.*

Die Hemmung dieses Enzyms führt zu einem verlangsamten Abbau verschiedener Neurotransmitter, die da wären: Dopamin, Noradrenalin, Adrenalin, Tyramin, Tryptamin und 5-Hydroxy-Tryptamin, besser bekannt als Serotonin. Im Gehirnstoffwechsel stehen somit länger Neurotransmitter zur Signalübertragung zur Verfügung.

Kurz gesagt: Die Monoaminooxidase-Aktivität führt zu einem höheren Neurotransmitterspiegel, was sich u.a. bei Depressionen als sehr positiv zeigt. Doch nicht nur bei der Behandlung von Depressionen, auch bei der Behandlung von der Parkinson-Krankheit und verschiedenen anderen Krankheiten finden diese Monoaminooxidasen in der konventionellen Medizin ihren Einsatz.

Solange die MAO-Hemmer eingenommen werden, bessern sich die Depressionen oder Parkinson-Symptome, weil eben die Botenstoffe Serotonin und Dopamin in höheren Konzentrationen im Gehirn vorliegen. Setzt man diese wieder ab, fangen die Krankheitssymptome wieder an. Das riesen Problem bei der Sache: Bei MAO-Hemmern handelt es sich um synthetische Moleküle, die dem menschlichen Körper völlig fremd sind. Und genau dies ist der Grund, warum es durch diese Medikamente zu vielen, heftigen unerwünschten Nebenwirkungen kommt.

Wegen der potenziell tödlichen Nahrungsmittel- und Medikamentenwechselwirkungen werden die Monoaminooxidasen-Hemmer nicht mehr ganz so häufig eingesetzt und eher als letzte Therapiemöglichkeit angewandt. Z.B. wenn andere Antidepressiva-Klassen (z.B. selektive Serotonin-Wiederaufnahme-Hemmer und trizyklische Antidepressiva) gescheitert sind.

Tri- und Tetrazyklische Antidepressiva

Tri- und tetrazyklische Antidepressiva sind eine Gruppe von Antidepressiva, die in der Schulmedizin hauptsächlich zur Behandlung von Depressionen, aber auch bei weiteren Erkrankungen wie zum Beispiel Angststörungen, Schlafstörungen und chronischen Schmerzen eingesetzt werden. Der Name tri- bzw. tetrazyklisch bezieht sich auf den Aufbau der Molekülstruktur dieser Arzneimittel, die sich durch drei bzw. vier angeordnete Atomringe auszeichnen. Wie fast alle Antidepressiva wirken auch die tri- und tetrazyklischen Antidepressiva, indem sie im Gehirn in den Stoffwechsel und die Konzentrationen der Botenstoffe zwischen den Nervenzellen eingreifen.

Zu den trizyklischen Antidepressiva gehören u.a. diese Wirkstoffe: Amitriptylin (Saroten®), Clomipramin (Anafranil®), Doxepin (Sinquan®), Opipramol (Insidon®), Trimipramin (Surmontil®).

Zu den tetrazyklische Antidepressiva gehören: Maprotilin (Maprotil®), Mianserin (Mianserin-Mepha®, Tolvon®) und Mirtazapin (Mirtazapin®).

Einige Antidepressiva müssen seit Juni 2009 einheitliche Warnhinweise zum erhöhten Risiko für suizidales Verhalten bei jungen Erwachsenen tragen. Die betroffenen Wirkstoffe sind: Amitriptylin, Clomipramin, Dosulepin, Doxepin, Imipramin, Lofepramin, Nortriptylin, Trimipramin, Mianserin, Trazodon, Phenelzin, Isocarboxazid, Tranylcypromin, Moclobemid, Citalopram, Escitalopram, Fluoxetin, Fluvoxamin, Paroxetin, Sertralin, Duloxetin, Mirtazapin, Reboxetin, Venlafaxin, Maprotilin sowie Bupropion.

Folgende Warnhinweise müssen seither in der Produktinformation mit aufgeführt werden:[6]
*„Depressive Erkrankungen sind mit einem erhöhten Risiko für die Auslösung von Suizidgedanken, selbstschädigendem Verhalten und Suizid (Suizid-bezogene Ereignisse) verbunden. Dieses erhöhte Risiko besteht, bis es zu einer signifikanten Linderung der Symptome kommt. Da diese nicht unbedingt schon während der ersten Behandlungswochen auftritt, sollten die Patienten daher bis zum Eintritt einer Besserung engmaschig überwacht werden. **Die bisherige klinische Erfahrung zeigt, dass das Suizidrisiko zu Beginn einer Behandlung ansteigen kann.***

Bei Patienten mit suizidalem Verhalten in der Anamnese oder solchen, die vor der Therapie ausgeprägte Suizidabsichten hatten, ist das Risiko für die Auslösung von Suizidgedanken oder –versuchen erhöht. Sie sollten daher während der Behandlung besonders sorgfältig überwacht werden. Eine Meta-Analyse von Placebo-kontrollierten klinischen Studien zur Anwendung von Antidepressiva bei Erwachsenen mit psychiatrischen Störungen zeigte für Patienten unter 25 Jahren, die Antidepressiva einnahmen, ein erhöhtes Risiko für suizidales Verhalten im Vergleich zum Placebo.

Die Arzneimitteltherapie sollte mit einer engmaschigen Überwachung der Patienten, vor allem der Patienten mit hohem Suizidrisiko, insbesondere zu Beginn der Behandlung und nach Dosisanpassungen einhergehen. Patienten (und deren Betreuer) sind auf die Notwendigkeit einer Überwachung hinsichtlich jeder klinischen Verschlechterung, des Auftretens von suizidalem Verhalten oder Suizidgedanken und ungewöhnlicher Verhaltensänderungen hinzuweisen. Sie sollten unverzüglich medizinischen Rat einholen, wenn derartige Symptome auftreten."

> Besonders in der Altersgruppe der bis zu 25-Jährigen besteht ein erhöhtes Risiko für das Auftreten von Suizidgedanken oder selbstschädigendem Verhalten! Vor allem zu TherapieBEGINN!

Mmmmhhh…. Das sind schon seltsame Mittel, die eigentlich die Stimmung heben sollen und stattdessen zum Tode führen. Nicht wenige Antidepressiva sind aufgrund heftigster Nebenwirkungen wieder vom Markt genommen worden. Und traurigerweise sind immer noch viel zu viele hardcore-wirkende Mittel davon auf dem Markt. Unter anderem das Mittel Prozac. Es enthält den Wirkstoff Fluoxetin und zählt zur Klasse der „selektiven Serotonin-Wiederaufnahmehemmer".

Selektive Serotonin-Wiederaufnahmehemmer (SSRI)
Selektive Serotonin-Wiederaufnahmehemmer haben die Funktion, eine Wiederaufnahme des Neurotransmitters Serotonin durch die Nervenzellen zu unterdrücken, die ihn produziert und ausgeschüttet haben. Daraufhin verweilen die Serotoninmoleküle für einen längeren Zeitraum im synaptischen Spalt. Somit wird die „empfangende" Nervenzelle untypisch lange mit Serotonin gefüttert und der Patient fühlt sich in dieser Zeit in einer gesteigerten Stimmungslage. Alles schön und gut, hätten da nicht auch diese Mittel extrem viele und heftigste Nebenwirkungen.

Fluoxetin ist einer der bekanntesten eingesetzten Wirkstoffe in der Gruppe der SSRI. 1987 wurde Fluoxetin in den USA unter dem Handelsnamen *Prozac* und 1990 in Deutschland als *Fluctin* in den Markt eingeführt. Doch noch bevor das Medikament im Dezember 1987 seine Zulassung in den USA erhielt, führte das Pharmaunternehmen Eli Lilly in Schweden und Deutschland, im Jahr 1984, Studien durch.

Das damalige Bundesgesundheitsministerium lehnte den Zulassungsantrag ab und schrieb:[7] *„Das Medikament erscheint vollkommen ungeeignet für die Behandlung von Depressionen"*

Fluctin wurde im Rahmen von Zulassungsstudien an 1427 depressiven Patienten in 46 deutschen Studien getestet. Davon wurden 25 Studien aufgrund zu starker Nebenwirkungen (bei bis zu 90 Prozent der Patienten!) abgebrochen. 16 Suizidversuche wurden beobachtet, wovon zwei vollendet wurden!

Die Studienautoren schrieben, dass die Suizidabsichten eindeutig durch das Medikament verstärkt wurden, da suizidal-gefährdete Patienten bereits vor der Studie ausgeschlossen waren. Der abschließende Satz der Studie lautete: *„In Anbetracht des Nutzens und des Risikos halten wir dieses Präparat für völlig ungeeignet für die Behandlung von Depressionen."*

Doch was passierte? Sechs Jahre später erhielt das Medikament - in **unveränderter** Form - seine Zulassung in Deutschland. Unglaublich! (Lesen Sie sich die letzten fünf Sätze bitte nochmals genau durch.)

In den frühen 80er Jahren hatte John Virapen, der damalige Leiter von Eli Lilly in Schweden, 10.000 Dollar für die Zulassung von Fluctin gezahlt. Er zahlte das Geld an den Psychiater, der die Empfehlung für die Zulassungsbehörde schreiben sollte. Eine Mitarbeiterin von Lilly "half" dem Psychiater dann die Studienergebnisse zu beschönigen, dafür waren einige statistische Eingriffe notwendig. Obwohl der Name des Psychiaters mittlerweile bekannt ist, wurde dieser Psychiater nicht wegen Bestechlichkeit verurteilt. John Virapen erklärte später in seinem Buch `Nebenwirkung Tod`, dass auch in Deutschland "unorthodoxe" Lobbymethoden angewendet wurden, damit das Medikament im Jahr 1990 schließlich seine Zulassung erhalten konnte.[8]

Die Wissenschaft von Antidepressiva nach dem Jahr 2000

Nach der Jahrtausendwende zeigten Autoren, dass die wissenschaftliche Welt irregeführt wurde, weil von den Zulassungsstudien der SSRI nur die positiven Berichte veröffentlicht wurden, wodurch ein trügerisches Bild entstanden ist.[9]

Dr. Erick H. Turner fand heraus, dass die Wirksamkeit der SSRI auf den angewandten Berechnungsmethoden beruht und nicht auf deren klinischen Wirksamkeit.[10]

Der Psychologie Professor Irving Kirsch zeigte in ausführlichen Studien - über einen Zeitraum von mehr als 10 Jahren - dass stets Tricks angewendet wurden, um zu zeigen, dass Antidepressiva besser wirken als Placebos.[11]

Mögen Antidepressiva wirken oder nicht. Das ist gar nicht der entscheidende Punkt! Denn in Anbetracht der brutalen Nebenwirkungen, die diese Mittel hervorrufen, sollten all diese Mittel schleunigst vom Markt verschwinden. Es ist absolut nicht tragbar, dass in Psychatrien und Arztpraxen weiterhin solch nebenwirkungsstarke Medikamente zum Einsatz kommen. Wir benötigen ein Umdenken, eine kritische Reflektion!

Der physiologische Ablauf der Neurotransmitter

Der Ausdruck Neurotransmitter ist abgeleitet aus dem Altgriechischen Neuron „Sehne, Nerv" und aus dem Lateinischen transmittere „hinüberschicken, übertragen". Neurotransmitter sind Botenstoffe, die an den Synapsen die Erregung von einer Nervenzelle auf die andere Nervenzelle übertragen.

Der größte Teil der Neurotransmitter wird von Nervenzellen, aus ihrem Ausgangsstoff, den Aminosäuren hergestellt. Beispielsweise wird die essentielle Aminosäure Phenylalanin, sowie die nicht-essentielle Aminosäure Tyrosin von den Nervenzellen zu Dopamin, Adrenalin und Noradrenalin umgewandelt. Der Neurotransmitter Serotonin wird aus den Aminosäuren Tryptophan und 5-Hydroxytryptophan (5-HTP) produziert. Nach ihrer Synthese werden die Neurotransmitter so lange in den Nervenzellen – von denen sie produziert wurden – gespeichert, bis Sie zum Einsatz kommen.

Kommt es schließlich zur Verwendung der Neurotransmitter, sieht dies wie folgt aus:

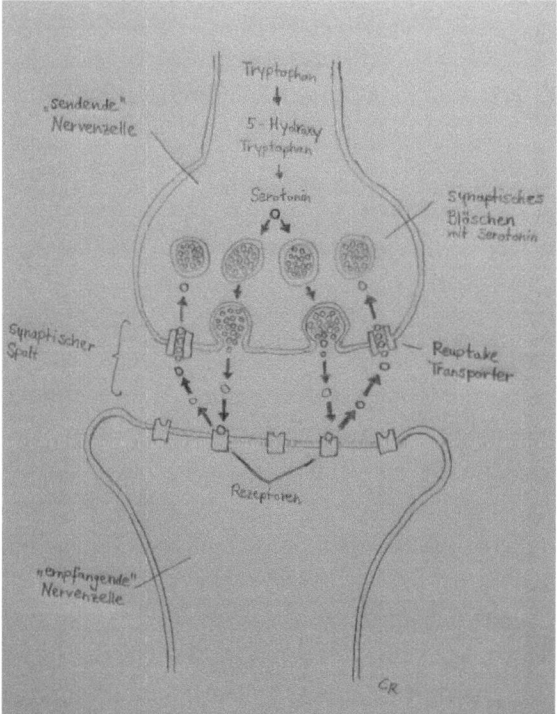

Abb.: Neurotransmitter-Ausschüttung in den synaptischen Spalt.

Der entsprechende Botenstoff (beispielsweise Serotonin) wird in den synaptischen Spalt ausgeschüttet. Dieser Spalt befindet sich zwischen der „sendenden" Nervenzelle und der benachbarten „empfangenden" Nervenzelle. *Alle Nervenzellen können sowohl „senden" als auch empfangen".*

Wird nun ein Botenstoff abgesondert, lösen die empfangenden Nervenzellen ein Aktionspotenzial aus. Der Botenstoff Serotonin wird dabei nicht von der Nervenzelle geschluckt, sondern haftet sich an die äußere Zellmembran der empfangenden Nervenzelle.

Je nach Gebrauch wird meist nur ein geringer Prozentsatz der freigesetzten Neurotransmittermoleküle benötigt. Die Mehrheit davon wird wieder von der Nervenzelle, die sie produziert hat, aufgenommen und abgespeichert, um für den nächsten Bedarf gewappnet zu sein. Die Wiederaufnahme des Botenstoffs in die Synapse der Nervenzelle wird als *Reuptake Transporter* bezeichnet.

Die Pathologie der Depressionen

Bei einer Depression liegt so gut wie immer ein Mangel des Hormons Serotonin vor.

Durch MAO-Hemmer, SSRI, tri- und tetrazyklische Antidepressiva erhöht sich die Konzentration im synaptischen Spalt künstlich. Somit stehen Serotonin und Noradrenalin vermehrt zur Weiterleitung zwischen den Nervenzellen zur Verfügung, was sich günstig auf die Depression auswirkt. Diese synthetisch hergestellten Produkte haben jedoch heftigste Nebenwirkungen. Wir sollten uns daher überlegen, wie wir es schaffen, einen natürlichen Weg mit vergleichbarer (oder noch besserer) Wirkung herzustellen, ohne dabei auf patentierte, künstliche Moleküle zurückgreifen zu müssen.

In unserem Darm befinden sich deutlich mehr Serotoninrezeptoren als in unserem Gehirn. Tatsächlich werden nämlich über 90 Prozent des körpereigenen Serotonins vom Darmnervensystem produziert. Insofern ist es nicht verwunderlich, dass der Darm zum Glücklichsein eine entscheidende Rolle beiträgt!

So gut wie jeder depressive Mensch weist Beschwerden des Magen-Darm-Traktes auf!

Menschen leiden plötzlich an Depressionen, wobei ihnen ihr Leben ganz gut erscheint. Sie rennen zum Psychiater, nehmen heftige Psychomittel ein, werden folglich möglicherweise tatsächlich noch zum Psycho, obwohl das eigentliche Problem in ihrem kaputten Darm liegt.

Depressionen werden sehr häufig durch Magen-Darm-Beschwerden hervorgerufen. Depressionen können aber auch durch Vitamin D-Mangel, die Antibaby-Pille oder Traumata ausgelöst werden sowie eine nicht-Verwirklichung des eigenen Seins! Haben Sie z.B. einen Beruf, den Sie nicht mögen oder einen Partner, der Sie in den Wahnsinn treibt, dann können Sie ebenso krank und depressiv werden. Wenn Sie nicht das tun, was Sie lieben und immer gegen Ihren eigenen Instinkt vorgehen, wird sich ihr Körper, früher oder später, in Form von psychischen und physischen Krankheiten bei Ihnen melden.

Der gesunde Weg aus der Depression
Der gesunde, einfache Lösungsweg ist: Wir müssen dafür sorgen, dass die Nervenzellen ausreichend Neurotransmitter wie Serotonin produzieren und diese über einen längeren Zeitraum und in größerer Menge in den synaptischen Spalt ausschütten können. Besser als nebenwirkungsreiche Medikamente einzunehmen, wäre es, die Grundsubstanzen in unserem Organismus zu verbessern. Also über den Ausgangsstoff Tryptophan, das Glückshormon Serotonin herzustellen oder noch besser, den ganzen Darm einmal ordentlich zu sanieren.

Es gilt folgendes zu unternehmen:
1. Alle essentiellen Aminosäuren über die Nahrung aufzunehmen, damit der Körper daraus eine Vielzahl an anderen wichtigen Aminosäuren herstellen kann und somit auch die meisten Neurotransmitter. Die Aminosäuren, die wir unserem Körper über die Nahrung zufüttern müssen, sind: Phenylalanin, Valin, Threonin, Tryptophan, Isoleucin, Methionin, Leucin, Lysin.

Trypthophan befindet sich besonders in diesen Lebensmitteln: Cashewkerne, Sojabohnen, Erdnüsse, Linsen, Bohnen, Haselnüsse, Walnüsse, Mandeln, Haferflocken, Hirse, Buchweizen, Kichererbsen.[12]

Eine individuell abgestimmte Mischung aller mangelnden essentiellen Aminosäuren sollte gegebenenfalls täglich eingenommen werden. Neben einer mangelhaften Aufnahme wichtiger Aminosäuren und Vitaminen besteht meist noch sehr viel häufiger ein Problem des Magen-Darm-Traktes. Es bleibt daher unumgänglich, dass Sie sich sobald wie möglich Ihren Magen-Darm-Trakt sanieren. Denn ist dieser im Eimer, dann können Sie noch so viele gute Nährstoffe aus der Nahrung und per Nahrungsergänzung aufnehmen, aber Ihr Körper wird diese nicht optimal verwerten können.

2. Einen gesunden Magen-Darm-Trakt wiederherstellen, damit diese Aminosäuren sowie auch andere lebenswichtige essentielle Nährstoffe (Vitamine, Mineralstoffe, Fettsäuren) optimal aufgenommen und verarbeitet werden können.

Depressionen entstehen fast ausschließlich im Darm und nicht im Kopf. Durch Dysbiosen im Darm können unsere Bakterien kein Trypthophan herstellen. Das A und O gegen Depressionen sollte Darmsanierung lauten! Noch viel zu wenig Beachtung widmet man dabei einer überheblichen Belastung von Parasiten. Parasiten klauen uns nicht nur wichtige Nährstoffe, sondern können einen Menschen – neben mindestens hunderten von Beschwerden - ferngesteuert, antriebslos und depressiv machen.[13] Eine Parasitenkur wäre das allererste was ich selbst bei einer Depression tun würde!

Sollten Sie einen „löchrigen" Darm (ein Leaky-Gut-Syndrom) haben, dann kann elementarer/anorganischer Schwefel sehr hilfreich sein. Sie wissen nicht, ob Sie einen „offenen Darm" aufweisen? So nehmen Sie ebenso elementaren Schwefel zu sich. Sollten Sie während der Einnahme viel pupsen und stinken wie ein kleines Ferkel, so wissen Sie, dass Ihr Darm nicht in Ordnung ist. Nehmen Sie den Schwefel so lange ein, bis diese Stinkerei aufhört. Zur Schwefelkur sollten Sie zusätzlich Chlorellaalgen oder Zeolith einzunehmen, um die zirkulierenden Gifte zu binden.

Hervorragend zur Entgiftung sind auch Einläufe. Schon früher verwendete man bei Menschen mit psychischen Problemen (Schizophrenie oder bipolaren Störungen) Kaffeeeinläufe und diese Menschen wurden wieder gesund bzw. fühlten sich wesentlich besser. Kaffeeeinläufe sind richtig gute Leberentgifter.

Über Einläufe, Parasiten sowie die Behandlung mit elementarem Schwefel wird im weiteren Buchverlauf noch genauer berichtet.

3. Ein ausreichend hoher Spiegel an Magensäure kann gegen Depressionen helfen, denn dadurch können unsere Nährstoffe erst effizient aufgenommen werden.

Proteine werden im Magen optimal verdaut, indem sie mithilfe des Enzyms Pepsin zu Aminosäuren und Peptiden (= zwei oder mehr verbundene Aminosäuren) abgebaut werden. Dazu benötigt es unbedingt einen Magen-pH-Wert von 1 bis 2. Dieser pH-Wert wird mittels einer ausreichenden Menge von Magensäure erreicht. Die Verdauung von Proteinen funktioniert optimal, wenn der pH-Wert unter 2,5 liegt. Studienergebnisse erbrachten bei einem normalen pH-Wert (unter 2,5), dass 75 Prozent der Proteine hydrolysiert wurden. War der pH-Wert höher als 5, wurden nur 25 Prozent der Proteine aufgespalten.[14]

Ist der Magensäurespiegel niedrig, ist demzufolge auch die Pepsin-Konzentration niedrig und die aufgenommenen Proteine können nicht mehr in ihre Bestandteile, die Aminosäuren und Peptide (zwei oder mehr verbundene Aminosäuren), aufgespalten werden. Es resultiert ein Mangel an vielen essentiellen Aminosäuren, wie beispielsweise Phenylalanin und Tryptophan, aber auch an der nicht-essentiellen Aminosäure Tyrosin.

Symptome wie chronische Depressionen, Ängstlichkeit und Schlaflosigkeit machen sich bemerkbar. Steigern können Sie die Magensäureproduktion, indem Sie viele Bitterstoffe konsumieren. Bittere Salate und Kräuter, oder vor den Mahlzeiten etwas Essig oder eine Enziantinktur einnehmen. Bei starkem Magensäuremangel empfiehlt es sich HCL-Betain einzunehmen.

> Lassen Sie sich bei Depressionen von Ihrem Arzt bzw. Heilpraktiker
> immer zuerst auf ihre Darmbeschaffenheit untersuchen!

Der Glücksbotenstoff Serotonin

Der Neurotransmitter Serotonin ist besonders an der Regulation unserer Emotionen beteiligt. Er sendet uns gute Laune und wird daher auch als unser Glückshormon bezeichnet. Serotonin wirkt: stimmungsaufhellend, entspannend, schlafregulierend, appetitregulierend, antidepressiv. Es fördert die kognitive Leistung, bremst Heißhungerattacken auf Kohlenhydrate und erhöht die Schmerzschwelle.

Bei der Depression dominiert unverändert die Gabe von Antidepressiva und psychotherapeutischen Ansätzen. Noch viel zu wenig wird der Tryptophanmetabolismus und der Stoffwechselweg zum Serotonin in der Diagnostik und Therapie berücksichtigt. Fast alle Neurotransmitter bestehen mehrheitlich aus Aminosäuren. Stehen dem Körper diese essentiellen Aminosäuren zur Verfügung, kann er sich, wenn sein Magen-Darm-Trakt tadellos funktioniert, die entsprechend benötigten Neurotransmitter herstellen und auch hergeben. Im Vergleich zu synthetischen Arzneimitteln hat das den Vorteil, dass es praktisch keine Nebenwirkungen gibt.

Machen Sie sich die biochemischen Realitäten Ihres Körpers bewusst. Begreifen Sie in diesem Falle die Stoffwechselvorgänge des Nervensystems und machen Sie sich die normal ablaufenden Prozesse zunutze.

> **Serotonin wird zu 95 Prozent im Darm von Bakterien**
> **und aus der Aminosäure Tryptophan gebildet.**[15]

Vielleicht kennen Sie das Bedürfnis nach Schokolade, wenn es Ihnen psychisch nicht gut geht? Ihnen reicht dann nicht ein Stückchen Schokolade aus, um ihr Gefühl nach Schokolade zu sättigen, sondern verdrücken gleich eine ganze Tafel. Dass liegt daran, dass Schokolade relativ viel von der Aminosäure Tryptophan enthält. Diese wiederum gelangt in Ihr Gehirn und löst dort in Ihrem Belohnungszentrum ein besseres Befinden aus. In sämtlichen Büchern über Biochemie, lässt sich finden, wie solche Stoffwechselvorgänge ablaufen. Wie wird also unser Serotonin im Körper gebildet?

Die Ausgangssubstanz dieser Stoffwechselleistung ist das Tryptophan – eine Aminosäure, die wir über die Nahrung aufnehmen, die aber andererseits auch durch die Darmbakterien gebildet wird. Tryptophan wird zu einer Zwischenstufe, dem 5-Hydroxy-Tryptophan, verstoffwechselt. Damit dieser Stoffwechselvorgang vollzogen werden kann, benötigen wir als Co-Faktoren unsere Vitamine. In diesem Falle Niacin (= Vitamin B3) und die Folsäure. Das 5-Hydroxy-Tryptophan wird anschließend weiter verstoffwechselt zu Serotonin. Als Hilfs-Vitamin benötigt es dazu das Vitamin B6.[16]

| L-Trypthophan |

↓ (Niacin, Folsäure)

| 5-Hydroxy-Tryptophan |

↓ (Vitamin B6)

| Serotonin |

↓ (Zink, Magnesium, Vitamin B6 und Vitamin B12)

| Melatonin |

Serotonin hat auch eine schlaffördernde Wirkung. Die meisten depressiven Menschen leiden unter Schlafstörungen. Dies liegt daran, dass das Serotonin weiter verstoffwechselt wird zu Melatonin. Melatonin ist unser Schlafhormon, es reguliert den Schlaf-Wach-Rhythmus. Bei Dunkelheit wird dieses Hormon ausgeschüttet, am helligen Tage, wird es hauptsächlich über die Netzhaut aufgenommen.

Die Verfügbarkeit des Glücksbotenstoffes Serotonin ist stark abhängig von der Aminosäure Tryptophan! Denn erst aus dieser Aminosäure kann Serotonin hergestellt werden. Zahlreiche Studien zeigen, dass eine Reduktion des Tryptophanspiegels im Blutplasma eine Depression hervorrufen kann.[17]

Wir benötigen also eine ausreichende Menge an Tryptophan sowie einen gesunden Magen-Darm-Trakt, dass daraus unser Glückshormon Serotonin gebildet werden kann.[18]

Tryptophan-Störfaktoren (und folglich Serotoninmangel) sind:

- **Eine Fructoseintoleranz.** Nachweislich liegen die Tryptophanspiegel bei Fructoseintoleranten deutlich niedriger als bei Gesunden. Auch haben diese Patienten nachweislich eine deutlich höhere Depressionsneigung. Das liegt daran, dass die im Darm angeschwemmte (nicht resorbierte) Fruktose, das mit der Nahrung aufgenommene Tryptophan bindet (es entsteht ein Fruktose-Tryptophan-Komplex) und dadurch nicht mehr der Serotonin-Synthese zur Verfügung steht.[19]
- **Ein Leaky-Gut-Syndrom.** Ein „durchlässiger" Darm führt dazu, das grosse Fremdmoleküle (z.B. ungenügend aufgespaltene Nahrungsbestandteile) in den Körper gelangen können und so eine entzündliche Immunantwort auslösen. Die daran beteiligten proinflammatorischen Zytokine gelten als Mitauslöser von Depressionen.
- **Eine bakterielle Dysbiose des Darms.** Eine veränderte Darmflora löst Entzündungsprozesse aus und dies wiederum sorgt dafür, dass die Bakterien kein Tryptophan verstoffwechseln können.
- **Die Antibaby-Pille!**
- **Pestizide wie Glyphosat.** Glyphosat hemmt den bakteriellen Stoffwechsel, der notwendig ist zum Aufbau der Aminosäure Tryptophan
- **Alkohol, Kaffee, Zigaretten.**
- **Mangel an Vitamin B3 (Niacin), Vitamin B6 und Folsäure.** Fehlen diese Co-Faktoren kann Tryptophan nicht zu Serotonin verstoffwechselt werden.
- **Ein Mangel an Magensäure.** Die aufgenommenen Nährstoffe können nicht ideal aufgespalten und aufgenommen werden. Eine unzureichende Verdauung von Eiweißen kann zu einem Mangel an essentiellen Aminosäuren führen, wodurch Depressionen, Schlafstörungen und viele weitere Beschwerden entstehen können.

> ➜ **Kein Tryptophan = Kein Serotonin!**

Es liegt nun in Ihrer Hand, ob Sie anfangen Ihren Darm zu pflegen und dauerhaft gesunden möchten oder ob Sie sich heftige Antidepressiva vom Onkel Doktor einwerfen und alle möglich auftretenden Nebenwirkungen dazu in Kauf nehmen.

Bedenken Sie bitte immer die Zusammenhänge zwischen Darm und Gehirn. Es ist total verständlich, dass eine Depression eine Begleiterkrankung vieler Darmerkrankungen ist. Menschen mit einem Reizdarmsyndrom (Bauchschmerzen, Wechsel zwischen Durchfall und Verstopfung), Morbus Crohn oder Colitis ulcerosa leiden überdurchschnittlich oft unter Angstzuständen und Depressionen.

Bei einem Experiment wurde Testpersonen ein kleiner Ballon innerhalb des Darms aufgeblasen, während per Hirnscan die Hirnaktivität gemessen wurde. Bei Probanden, die kein Beschwerdebild des Darms aufwiesen, zeigte sich ein normales Hirnbild, ohne Auffälligkeiten. Bei den Patienten mit einem Reizdarm-Syndrom hingegen, löste das Ausdehnen des Ballons eine gesteigerte Aktivität im emotionalen Bereich des Gehirns aus, in dem sonst unangenehme Gefühle verarbeitet werden. Diese Patienten fühlten sich schlecht, ohne dass Sie tatsächlich etwas Schlimmes getan hatten. Wie viele solcher Menschen gibt es da draußen, die sich wie ein Psycho fühlen, obwohl sie tatsächlich keinerlei psychische Probleme haben?!

Wollen Sie also etwas für Ihr heiteres Gemüt tun, so vernachlässigen Sie nicht Ihren Darm!

In einer 2011 veröffentlichten Studie wiesen Forscher nach, dass die 30-tägige Gabe einer Kombination aus Lactobacillus helveticus und Bifidobacterium longum an gesunden Freiwilligen zu einer deutlichen Reduktion von Ängstlichkeit und depressiver Symptomatik führte.[20]

In einer anderen 2011 publizierten Studie wurden Mäuse mit probiotischen Lactobazillen (Lactobacillus rhamnosus) gefüttert. Die so behandelten Tiere zeigten signifikant weniger Anzeichen von Stress und Ängstlichkeit als die unbehandelte Kontrollgruppe.[21]

Auch die Wirkung des Bakteriums Bifidobacterium infantis, zeigte auf die psychische Befindlichkeit von Reizdarmpatienten gute Resultate.[22]

Längst sind noch nicht alle probiotischen Stämme auf ihr psychotropes Potential untersucht worden. Vermutlich haben aber noch viele weitere Bakterien Wirkungen auf unsere Psyche und unsere Stimmung.

Symptome eines Serotoninmangels
Da es keine Möglichkeit gibt, den Serotoninspiegel im Hirn zu messen, stehen auch keine verlässlichen Methoden zur Verfügung, einen Serotoninmangel quantitativ zu bestimmen. Der Serotoninspiegel im Blut lässt sich hingegen messen. Dieser lässt jedoch keine Rückschlüsse zum Serotoningehalt im Gehirn zu. Anstelle von Blut- oder Urintests sind Aussagen über das individuelle Befinden bessere Indikatoren für einen (un)ausgeglichenen Serotoninhaushalt im Gehirn.

Depressionen sind das am Weitläufigsten bekannte Anzeichen für einen niedrigen Serotoninspiegel, aber längst nicht das einzige. Zahlreiche andere Störungen stehen ebenfalls mit einem Serotoninmangel in Verbindung:[23]
-   Angstzustände und Panikattacken
-   Konzentrationsschwierigkeiten
-   Essstörungen
-   Zwangsstörungen (z.B. Waschzwang, Kontrollzwang, Sauberkeitszwang)
-   jahreszeitlich bedingte Depression (aufgrund eines Mangels an Sonnenlicht/Vitamin D3)
-   soziale Phobien

Doch nicht alle Symptome sind so offensichtlich. Ein zu geringer Serotoninspiegel kann auch mit eher vagen Symptomen einhergehen, zum Beispiel:
-   Gereiztheit
-   ungewöhnliche Schmerzempfindlichkeit
-   Heißhunger auf Kohlenhydrate (Zuckersucht) und Esssüchte
-   Verstopfung
-   Verdauungsprobleme

- sich überfordert fühlen
- Schlafstörungen
- Freudlosigkeit
- geringes Selbstbewusstsein
- Migräneanfälle
- mangelhafte kognitive Leistung
- Tinnitus

Hormonelle Verhütungsmittel wie Hormonplaster oder die Antibaby-Pille rufen vermehrt Depressionen hervor

Studien zeigen auf, dass hormonelle Verhütungsmittel wie Hormonpflaster oder die Pille vermehrt Depressionen hervorrufen. Dies macht unter anderem eine dänische Studie von 2016 sehr deutlich. Forscher der Universität Kopenhagen werteten die Daten von mehr als einer Million dänischer Mädchen und Frauen zwischen 15 und 34 Jahren, über eine mittlere Zeitdauer von sechs Jahren, aus. Mehr als die Hälfte der Frauen (fast 56 Prozent) hatten in dieser Zeit hormonelle Verhütungsmittel benutzt.

Die Forscher stellten fest, dass Frauen unter hormoneller Verhütung deutlich häufiger erstmals Antidepressiva verschrieben bekamen als die Nichtanwenderinnen: Bei der Einnahme von Kombi-Präparaten um 23 Prozent und von Gestagen-Pillen um 34 Prozent häufiger. Bei der Verhütung mit Norelgestromin-Pflastern sogar doppelt so oft. Außerdem benötigten Frauen, die hormonell verhüteten, öfter eine stationäre Behandlung aufgrund von Depressionen.

Vor allem in der ersten Zeit der Anwendung traten Depressionen besonders oft auf. In den ersten sechs Monaten wurden die Frauen am häufigsten erstmals wegen einer Depression behandelt. Das Risiko war gegenüber Nicht-Anwenderinnen um 40 Prozent erhöht. **Bei Mädchen zwischen 15 und 19 Jahren, die eine Kombipille einnahmen, sogar um 80 Prozent.**[24]

Neben auftretenden Depressionen kann durch die Pille und andere hormonelle Verhütungsmittel auch oftmals die Lust auf Sex verloren gehen. Na, wozu nimmt man dann so etwas überhaupt ein? Ihr Mann würde sich sicher freuen, wenn Sie solch einen Lustkiller lieber absetzen und schließlich mehr Sex und mehr Zufriedenheit ausstrahlen. Verhüten können Sie ja beispielsweise per Präservativ. Und nicht zu vergessen: die Pille macht dick. Ich mag dicke Menschen. Aber viele mögen sich so selbst nicht. „Schatzi, jetzt habe ich schon wieder zugenommen. Schatzi, ich kann essen was ich will, aber ich nehme einfach nicht ab! Schatzi, ich bin unzufrieden und kann mich selbst nicht leiden."

Als Mann darf man sich dann ständig solches oder ähnliches Gejammer anhören. Sehr nervig. Wie wäre es also damit, die Pille oder andere Hormon-Verhüter abzusetzen? Mehr Vitalität, besserer und mehr Sex, mehr unnötige Pfunde verlieren und eine harmonischere Beziehung wären die Folge. Klingt doch sehr einladend!

Woran liegt es denn, dass die Antibaby-Pille Depressionen auslösen kann?
Die Pille sorgt dafür, dass der Körper stark an Vitamin B6 verarmt. Doch dadurch ist es auch schlecht möglich Serotonin herzustellen. Im Stoffwechselprozess benötigt die Vorstufe von Serotonin, das 5-Hydroxy-Tryptophan, Vitamin B6.

Nehmen diese Frauen Vitamin B6 ein, laufen ihre Stoffwechselvorgänge wieder halbwegs rund. Noch besser ist es allerdings die Pille nicht zu nehmen und wie schon geschrieben, z.B. lieber per Präservativ zu verhüten. Denn neben dem möglichen Auftreten von Lustlosigkeit und Dickwerden kann die Pille noch ganz andere, richtig massive Probleme auslösen: Lungenembolien, Schlaganfälle und Thrombosen. An die tausend Frauen in Deutschland erleiden solch lebensbedrohliche Nebenwirkungen. Auf der Homepage von www.risiko-pille.de können Sie lesen: „Erfolgsbilanz" neuer Antibabypillen: 28 tote Frauen in Deutschland, 190 tote Frauen in den USA und zahlreich Geschädigte weltweit durch drospirenonhaltige Pillen.

Durch die Pillen der neueren Generationen, also der 3. und 4., erleiden Frauen laut zahlreichen Studien zufolge, mindestens doppelt so oft Thrombosen als unter anderen Pillen. Trotzdem werden diese Pillen weiterhin verschrieben. Sex sells!

All diese Risiken werden gerne heruntergespielt und oft auch nicht in den Zusammenhang mit hormonellen Verhütungsmitteln gebracht. Denn leider wird darauf vertraut, dass neue Medikamente sicherer seien. Sind sie aber NICHT. Hinzu kommt eine nicht ordnungsgemäße Aufklärung der Frauenärzte.

Und genau daher steht diese wichtige Information HIER in diesem Buch. Fangen Sie an wachsam zu werden und recherchieren Sie nach, ehe Sie solche Hormone schlucken. Und das Ganze ist nicht nur ein Frauenthema. Gemeinsam mit Ihrem Partner sollten Sie sich darüber informieren. Wenn der Mann schon seinen Spaß beim Vögeln hat, so soll er sich auch im Klaren darüber sein, welcher Gefahr sich seine Frau aussetzt, wenn Sie zu hormonellen Verhütungsmitteln greift.

Johanniskraut gegen Depressionen?
Die Wirkung von Johanniskraut gegen Depression ist durch etliche, wissenschaftliche Studien und Erfahrungen nachgewiesen.[25]

Definitiv stellt Johanniskraut, im Vergleich zu chemischen Antidepressiva, eine wesentlich gesündere Behandlungsmethode dar. Jedoch kann ich Ihnen Johanniskraut nicht wirklich gegen eine Depression empfehlen. Sie machen damit nichts falsch, ABER: Da Neurotransmitter größtenteils aus Aminosäuren produziert werden, sollten unbedingt diese dem Organismus zugeführt werden. Damit die entsprechenden Bausteine – die essentiellen Aminosäuren – außerdem perfekt umgewandelt werden können, benötigen wir einen intakten Magen-Darm-Trakt. Also ausreichend Magensäure sowie intakte Darmbakterienhelfer, damit Serotoin hergestellt werden kann.

Eine Behandlung der Depressionen mit Johanniskraut mag gute Resultate aufweisen, ist jedoch nur eine oberflächliche Symptomen-Behandlung. Zwar birgt eine Einnahme mit Johanniskraut keine heftigen Nebenwirkungen so wie dies bei chemischen Antidepressiva der Fall ist, doch sobald Sie auch hier die Einnahme stoppen, werden die Depressionen wieder hervortreten. Schließlich besteht ja weiterhin die Entzündung im Darm, ein Mangel an Magensäure oder ein Nährstoffmangel, woraus kein Glückshormon Serotonin gebildet werden kann.

Es spricht meiner Meinung nach nichts gegen eine Einnahme von Johanniskraut gegen Ihre Depressionen. ABER Sie sollten zugleich Ihr Grundproblem beseitigen. Also Ihren Magen-Darm-Trakt sanieren und ausreichend Nährstoffe zu sich nehmen.

Eine Substitution mit Johanniskraut erfolgt am besten mit Extrakten, die in Kapselform angeboten werden. Im Gegensatz zu anderen Präparaten haben Kapseln den Vorteil, dass eine exaktere Dosierung möglich ist. Johanniskraut-Kapseln gibt es frei verkäuflich oder rezeptpflichtig.[26] Die Rezeptpflicht soll nicht etwa vor der Gefahr einer Überdosierung schützen, denn diese ist bei Johanniskraut nicht zu befürchten. Aber es wird gewünscht, dass sich Patienten mit schweren depressiven Episoden professionelle Hilfe holen – ganz unabhängig vom therapeutischen Wert des Johanniskrauts.

Johanniskrautkapseln bekommen Sie aus der Apotheke oder aus der Drogerie. Die in der Drogerie erhältlichen Produkte sind meist deutlich schwächer dosiert und erzielen dadurch oftmals nicht die gewünschte Wirkung. Den Drogerie-Präparaten fehlt nämlich meist der für die Wirkung verantwortliche Wirkstoff Rutin.[27]

Wenn Sie ein gutes Produkt gefunden haben, wird es trotzdem zwei bis drei Wochen dauern bis eine Wirkung durch das Johanniskraut eintritt. Erfahrungen, ebenso wie intensive Studien haben ergeben, dass selbst eine Dosierung von 2000 mg am Tag gut vertragen wird.

Neben Johanniskraut gibt es ein weiteres „gute-Laune-Kraut", das Ihnen womöglich gut gegen Ihre Depressionen helfen kann. Es heißt *Kanna sceletium tortuosum*. Ein Kraut, dass mittlerweile auch in Deutschland an immer größerwerdender Beliebtheit gewinnt. Doch auch hier möchte ich nochmals betonen, dass dieses Kraut, wie auch das Johanniskraut sehr gute Wirkung zeigt, aber das A und O bei der Behandlung einer Depression immer fokusierend auf der Behandlung des Magen-Darm-Traktes liegen sollte.

Da diese Mittel aber 100-mal gesünder sind wie chemische Antidepressiva, kann man damit nicht wirklich etwas falsch machen und auch nichts kaputt machen.

Kanna Sceletium Tortuosum

Kanna (Sceletium Tortuosum) ist eine afrikanische Heil- und Rauschpflanze mit antidepressiver und stimmungsaufhellender Wirkung. Das Kraut löst ein geistiges und emotionales Wohlbefinden aus und hat zudem in anderen Bereichen ein breitgefächertes Wirkspektrum. Die Wirkung von Kanna ist psychoaktiv, aber NICHT halluzinogen. Je nach konsumierter Menge und Art der Einnahme kann die Wirkung individuell stark variieren.

Kanna wurde traditionell als Stimmungsaufheller und zur Minderung von Stress, Angstzuständen und Verspannungen verwendet. Aufgrund seiner erfolgreichen Anwendung beginnt der westliche Markt nun die Fähigkeiten von Kanna als Antidepressivum zu entdecken. Kanna weist vier Alkaloide auf: Mesembrin, Mesembrenon, Mesembrenol und Tortuosamine. Obwohl noch nicht viel darüber bekannt ist, wird angenommen, dass sie die treibende Kraft hinter den vielen Anwendungsmöglichkeiten von Kanna sind.

Traditionell wurden die fermentierten Wurzeln und Blätter von Kanna von südafrikanischen Stämmen wegen der berauschenden und Visionen auslösenden Eigenschaften gekaut. Aufgrund seiner vielfältigen medizinischen Anwendungsmöglichkeiten zieht Kanna heute immer mehr Aufmerksamkeit auf sich. Obwohl das volle Potential noch nicht komplett nachvollzogen werden kann, wird es Berichten zufolge für Folgendes verwendet:

- Unterdrückung von Appetit
- Beruhigung
- Stimulation
- Linderung von Angstzuständen
- Linderung von Stress und Verspannungen
- Steigerung des Selbstbewusstseins

Obwohl jede Konsumvariation Unterschiede aufweist, steht am Ende meist das gleiche Ergebnis! Es entwickelt sich ein angenehmes Gefühl von Euphorie, gefolgt von einer intensiven Entspannungsphase mit einer gesteigerten Wahrnehmung.

Einnahme und Dosierung:

Kanna kann in verschiedenen Formen eingenommen werden. Als Pulver, Samen, Kapseln, E-Liquids, Tee oder Tinkturen. Eine der beliebtesten Arten des Konsums von Kanna ist das Trinken als Tee. Verwenden Sie hierzu heißes, aber nicht kochendes Wasser. Ich habe das Kraut ca. 15 Minuten ziehen lassen und anschließend noch einen Löffel Honig hinzugegeben.

Nachdem Sie den Tee getrunken haben, wird die Wirkung erfahrungsgemäß nach ungefähr einer bis eineinhalb Stunden einsetzen und kann 4 bis 5 Stunden anhalten. Faktoren wie Gewicht, Stoffwechsel und die jeweilige Problematik können die Wirkung aber unterschiedlich beeinflussen. Kanna hat Berichten zu Folge eine Wirkung der umgekehrten Toleranz. Dieser Effekt ist charakterisiert durch eine „Reduzierung der Unempfindlichkeit, die verursacht wurde, nachdem sich eine Drogentoleranz ausgebildet hat." In der Laiensprache bedeutet dies, dass Sie nach regelmäßigem Konsum die Dosis nicht erhöhen brauchen, um die gleiche Wirkung zu erzielen.

Wie bei so gut wie allen Mitteln/Kräutern sollten Sie sich auch bei Kanna langsam mit einer kleineren Dosis herantasten, um zu spüren was Ihnen guttut.[28]

Kontraindikationen: Schwangerschaft und Überempfindlichkeit gegen die Pflanze.[29]

Beginnt auch Morbus Parkinson im Darm?

Morbus Parkinson zählt nach Alzheimer zu den am Häufigsten auftretenden neurodegenerativen Erkrankungen. Weltweit sind rund 4,1 Millionen Menschen davon betroffen und allein in Deutschland leben mehr als 280.000 Personen mit Parkinson.[30]

Zu den häufigsten Problemen von Parkinson-Patienten zählen außer den charakteristischen motorischen Störungen auch Depressionen und Beschwerden des Magen-Darm-Traktes. Am meisten treten Schluckbeschwerden, Magenentleerungsprobleme und Verstopfung auf. Durch bestimmte Parkinson-Medikamente können all diese Symptome außerdem noch weiter verstärkt werden.

Es heißt, der Ausgangspunkt der Parkinson Erkrankung liegt in der schwarzen Substanz (Substantia nigra) im Mittelhirn. Die Substantia nigra ist ein Areal im Gehirn, welches durch seinen starken Eisen- und Pigmentgehalt auffallend dunkel im Vergleich zum sonst hellen Hirngewebe gefärbt ist. Dort befinden sich spezielle Nervenzellen, die den Botenstoff „Dopamin" produzieren. Dopamin ist maßgeblich an der Steuerung von Bewegungen beteiligt. Zu den wichtigsten Parkinson-Ursachen zählt, dass die Dopamin produzierenden Nervenzellen, aus bislang unbekannten Gründen, absterben.

Aber wie fing es an, mit all diesen Beschwerden? Bereits vor der Diagnose Parkinson klagen viele Betroffene über Verdauungsstörungen. Besonders Verstopfung ist ein sehr häufiges anzutreffendes Symptom, an dem viele Betroffene leiden. Es ist erwiesen, dass Verstopfung bereits zu Beginn der Erkrankung, bei vielen Parkinson-Patienten schon Jahre vorher auftreten kann - lange bevor andere Anzeichen eines Parkinson-Syndroms sichtbar werden.

Ich wiederhole nochmals, typische Erstsymptome bei Parkinson sind: Schluckbeschwerden, Magenentleerungsprobleme und Verstopfung. Bei diesen Beschwerden muss ich sofort an den Nervus vagus denken. Könnte er vielleicht daran beteiligt sein? Immerhin ist er für genau diese Funktionen unerlässlich! Der Nervus vagus ist der zehnte Hirnnerv, der vom Hirnstamm aus den gesamten Bauchraum versorgt. Er sendet Nervenfasern zu Hals, Kehlkopf, Luftröhre, Lungen, Herz, Speiseröhre und Verdauungstrakt und kontrolliert auf diese Weise wichtige Körperfunktionen wie

Herzschlagfrequenz und Verdauung.

Der Nervus vagus ist ein bedeutender Teil des Parasympathikus und übernimmt daher auch größtenteils parasympathische Funktionen. Eine wichtige Rolle spielt der Vagusnerv bei der Verdauung. Er aktiviert die Speichelsekretion und die Sekretion von Verdauungssäften aus Leber und Bauchspeicheldrüse. Mithilfe dieser Verdauungsflüssigkeiten kann die Nahrung angedaut, aufgespalten und schlussendlich verdaut werden. Zudem regt der Vagusnerv die Motorik des Darmes an. Durch rhythmische Bewegungen der Darmmuskulatur wird der Speisebrei durchmischt und in Richtung Anus zur Ausscheidung weitertransportiert.[31]

Wie sie bereits erfahren durften, beeinflusst nicht nur das Gehirn über den Nervus vagus die Darmtätigkeit, sondern die „Hirn-Darm-Achse" funktioniert auch in die andere Richtung. Und tatsächlich wurden mittlerweile Forschungen bezüglich des Darms bzw. des N. vagus und der Parkinsonerkrankung vollzogen und brachten interessante Ergebnisse zum Vorschein. Das Team um Studienautorin Bojing Liu vom Karolinska-Institut in Stockholm vermutet, dass Parkinson zunächst im Darmtrakt beginnt und erst danach über den Vagus-Nerv das Gehirn erreicht. In Studien wurde daher untersucht, ob eine Vagotomie – ein chirurgischer Eingriff, bei dem bestimmte Ausläufer des Vagus durchtrennt werden – das Risiko von Parkinson reduziere. In dieser Studie wurden aus der nationalen schwedischen Gesundheitsdatenbank die Daten aller Patienten analysiert, die sich einer Vagotomie unterzogen hatten.

Die Wissenschaftler suchten nach möglichen Zusammenhängen zwischen der vollständigen oder teilweisen Durchtrennung des Vagusnervs und der Häufigkeit von Parkinson-Erkrankungen. Dabei stellten sie fest, dass von 9.430 Patienten mit einer Vagotomie insgesamt 101 an Parkinson erkrankten, was einem Anteil von 1,07 Prozent entspricht. In der Allgemeinbevölkerung lag die Erkrankungsrate indes bei 1,28 Prozent. Dieser Unterschied ist statistisch nicht signifikant. Bei einer Fokussierung auf die Patienten mit vollständiger Durchtrennung des Vagusnervs wurde dieser Trend jedoch deutlicher: Gegenüber der Kontrollgruppe war das Risiko, an Parkinson zu erkranken, nach einer vollständigen Vagotomie um 22 Prozent geringer, und wenn der Eingriff bereits mindestens fünf Jahre zurücklag, sogar um 41 Prozent.[32]

Dieses Ergebnis kann als vorläufige Evidenz dafür genommen werden, dass der Ursprung von Parkinson im Verdauungstrakt liegen könnte. Als weiteres Indiz dafür spricht eben die Tatsache, dass Parkinson-Patienten vermehrt unter gastrointestinalen Beschwerden leiden, die oft Jahre oder sogar Jahrzehnte vor Ausbruch der Krankheit manifest sein können.

Darüber hinaus haben andere Studien gezeigt, dass Personen die später Parkinson entwickeln, schon früh ein Protein im Darm aufweisen, dass eine Schlüsselrolle bei der Erkrankung spielt. Die Forscher glauben, dass bei dem Eiweißmolekül namens Alpha-Synuklein ein Faltungsprozess fehlgeleitet ist oder durch den Einfluss von Umweltgiften entsteht. Über das Nervensystem des Magen-Darm-Traktes könnten die Eiweißmoleküle dann wie auf einer Steigleiter den Vagusnerv, samt seiner Verästelungen, bis zum Gehirn hochsteigen.[33]

Da Parkinson (nach Alzheimer) als zweithäufigste neurodegenerative Erkrankung eine enorme Bedeutung für die Gesellschaft hat, sollte unbedingt weiter intensiv von Wissenschaftlern auf der ganzen Welt daran geforscht werden. Weitere Studien sind gefragt, um vor allem mehr über die Beziehung zwischen Darm(bakterien) und Parkinson zu lernen.

Es werden derzeit noch keine neueren Therapieformen für Parkinsonpatienten angeboten, die gezielt auf den Nervus vagus bzw. den Darm ansetzen. Schade!

Mein Tipp an alle Parkinsonpatienten würde hierzu lauten (und ich möchte dazu keine 100% Genesungsgarantie geben – aber warum probiert man es nicht einfach aus; zu verlieren hat man dabei nichts): Schaffen Sie sich ein gutes Darmmilieu, indem Sie Ihren Körper entschlacken. Wenn Gutes im Darm sitzt, kann der Nervus vagus auch nur Gutes nach oben zum Gehirn weiterleiten.

Der menschliche Darm wird von über 100 Millionen Nervenzellen umhüllt; dieses Geflecht wird deshalb Bauchhirn genannt. Es steht im engen Austausch mit dem Kopfhirn – dabei führen deutlich mehr Nervenstränge vom Bauch ins Gehirn als umgekehrt: 90 Prozent verlaufen von unten nach oben. Das Bauchhirn ist ein Abbild des Kopfhirns:

Zelltypen, Wirkstoffe und Rezeptoren sind gleich und reagieren auf die gleichen Botenstoffe – unter anderem Histamin, Serotonin und Dopamin.

Im Darm laufen unzählige Vorgänge autonom und unabhängig von unserem Willen ab. Zum hochkomplexen Steuerungssystem gehören die Neurotransmitter, die auch im Gehirn für die perfekte Informationsübertragung sorgen. Einen Bestandteil des Botenstoff-Cocktails bildet Dopamin. Erinnern wir uns nochmal: Fast alle Parkinsonpatienten leiden schon Jahre vor ihrer Morbus Parkinson-Erkrankung an Verdauungsbeschwerden. Es wird also keinem Parkinsonpatienten schaden, seinen Darm einmal in Ordnung zu bringen.

Parkinsonpatienten weisen allesamt einen Mangel an Dopamin auf. Wie auch das Serotonin, wird Dopamin ein gutes Stück weit über unseren Darm mitproduziert. Unser Glückshormon Serotonin wird ja zu sagenhaften 95% von unserem Darmnervensystem gebildet. Welch starken Einfluss der Darm auf Dopamin nimmt, müsste von Forschern einmal genauestens unter die Lupe genommen werden. Das der prozentuale Anteil hier ebenso sehr hoch sein könnte liegt nahe, denn klar ist, dass Dopamin als Ausgangssubstanz die Aminosäuren Phenylalanin benötigt.

Wie wird Dopamin hergestellt?
Aus Phenylalanin wird → Tyrosin → Dopamin → Noradrenalin → Adrenalin

Phenylalanin ist eine essentielle Aminosäure, die in der Leber zu Tyrosin umgewandelt wird. Tyrosin wird danach in andere Stoffe, Hormone und Neurotransmitter umgebaut. Unter anderem wird es im menschlichen Körper für die Herstellung von Thyroxin (Schilddrüsenhormon) oder Dopamin (Botenstoff im Gehirn) verwendet.

Dr. Lorenza Colzato von der niederländischen Universität Leiden und ihr Team haben herausgefunden, dass Tyrosin die Leistungsfähigkeit des Gehirns steigern kann. Ist viel Tyrosin vorhanden, kann demnach auch viel Dopamin hergestellt werden. War die Dopaminbildung gesteigert, nahm auch die Denkleistung, die Reaktionsschnelligkeit und die Konzentrationsfähigkeit zu. Dr. Colzato und ihre Kollegen konnten dies eindeutig an ihren Probanden beobachten.[34]

Der Tyrosinspiegel hängt von diesen Faktoren ab:

1. **Von der Bildung aus Phenylalanin** und damit von der ausreichenden Aufnahme dieser Substanz über die Nahrung.

2. **Von der Aufnahme des Tyrosins selbst.** Bei Tyrosin handelt es sich um eine Aminosäure, die sowohl vom Körper selbst, aus Phenylalanin gebildet, als auch über die Nahrung aufgenommen werden kann. Daher wird Tyrosin als eine semi-essentielle Aminosäure bezeichnet. Tyrosinhaltige Lebensmittel sind z.B.: Haferflocken, weiße Bohnen, Sojabohnen, Erdnüsse, Mandeln, Erbsen.

3. **Unter bestimmten Umständen ist der Umwandlungsprozess von Phenylalanin zu Tyrosin in der Leber gestört.** Vor allem in Stresssituationen, bei Infektionen und chronischen Erkrankungen kann es zu Engpässen kommen. Auch beim Morbus Parkinson scheint die Umwandlung von Phenylalanin zu Tyrosin (und folglich Dopamin) sehr mangelhaft zu sein.

4. **Ein ausreichender Magensäurespiegel.** Damit unsere Proteine gut aufgespalten werden können, benötigen wird eine ausreichende Menge an Magensäure. Im Alter nimmt die Magensäureproduktion ab!

Es gibt ein paar wenige Menschen (ca. 1% der Bevölkerung) die kein Phenylalanin vertragen, da sie an der Erbkrankheit Phenylketonurie (PKU) leiden. Besser ist es daher gleich die nicht essentielle Aminosäure Tyrosin einzunehmen, um daraus Dopamin herzustellen.

Tyrosin kann man rezeptfrei in der Apotheke kaufen. Die übliche Einnahmedosis beträgt ½ - 1 Gramm. **Aber aufgemerkt:** Pro 100g Eiweiß nehmen Sie bereits täglich 5 Gramm Phenylalanin (also Tyrosin) zu sich. Möchten Sie gute Effekte erzielen, sollten Sie also mindestens die gleiche Menge (3-5 g) zuführen. Bei einer Parkinsonerkrankung würde ich noch deutlich höher dosieren und zudem den Magensäurepegel durch HCl-Betain ankurbeln, damit die Aminosäuren noch besser aufgenommen werden können.

Die biochemisch bewiesenen, anerkannten Wirkungen von Tyrosin sind:[35]
- Die Stimmung wird verbessert.
- Tyrosin stimuliert den Wachzustand und hilft gegen chronische Müdigkeit.

- Bei chronischem Stress kann Tyrosin die Energie und Leistung erhöhen.
- Tyrosin lässt Depressionen und Angstzustände unter Kontrolle bekommen, welche auf Medikamente nicht angesprochen haben.
- Tyrosin, 6-8 g täglich lindert (heilt?) Parkinson, denn es erhöht messbar den Dopamin-Spiegel.

Sie mögen sich jetzt vielleicht fragen, was hat das alles mit Antibiotika zu tun! Ganz einfach – durch Antibiotika bringen Sie ihr komplettes Darmmilieu durcheinander. Sie vernichten dabei ein gesundes Milieu, mit vielen guten Bakteriengattungen. Wenn Sie nun Phenylalanin oder Trypthophan über die Nahrung aufnehmen, können Ihre jetzt anderen, veränderten Bakterien diese wichtige Aminosäure nicht aufnehmen bzw. nicht richtig verstoffwechseln. Folge: es kann kein Dopamin und auch kein Serotonin hergestellt werden. Ein gesunder Darm, sowie eine Ernährung mit reichlich pflanzlichen Proteinen, sowie genügend B-Vitaminen und Mineralstoffen helfen unserem Gehirn, ausreichend Botenstoffe zu produzieren!

Aus Tyrosin wird Dopamin und aus Dopamin wird Noradrenalin (das positive Stresshormon)

Aus Tyrosin stellt der Körper Dopamin her und aus Dopamin wiederum Noradrenalin. Unser positives Stresshormon, welches uns wach und energiegeladen macht.

Beim Rauchen einer Zigarette wird vor allem Noradrenalin freigesetzt und dadurch entsteht ein wohliges Gefühl. Alle Raucher sollten daher, wenn Sie das Rauchen aufhören wollen, - neben dem psychischen Aspekt - eine Extraladung Tyrosin zu sich nehmen und sich um ihren Magen-Darm-Trakt kümmern.

Die Ursache von Autismus liegt nicht im Gehirn, sondern v.a. in einem zerstörten Darm!

Autismus ist heilbar!!!

Unter das Krankheitsbild Autismus fallen eine ganze Reihe an neurologischen, sozialen und organischen Störungen: Beeinträchtigung des Sozialverhaltens, überempfindliches Gehör, epileptische Anfälle, Kommunikationsstörungen, Bauchschmerzen und Verdauungsstörungen, Zwangsverhalten wie Kopfstoßen oder Handwedeln, auch aggressives und selbstverletzendes Verhalten, können auftreten.

Eines der ersten Anzeichen von Autismus sind zumeist Probleme mit den Ohren. Die Kinder werden extrem hörempfindlich und halten sich ständig die Ohren zu. Daraufhin gehen die Eltern zum Ohrenarzt, aber er kann keine Ohrproblematik feststellen. Dies könnte ein erstes Anzeichen auf Autismus sein. Gefolgt von Desinteresse, rebellischem Verhalten, wenig/kein Blickkontakt und Sprachverlust. Die Belastung für betroffene Eltern eines autistischen Kindes ist enorm. Autistische Kinder schreien aufgrund von Schmerzen teilweise bis zu zehn Stunden am Stück!

Neben all diesen Problematiken sei aber auch unbedingt nicht zu vergessen, dass einige Autisten über außerordentliche Begabungen wie beispielsweise ein fotografisches Gedächtnis oder ein ausgezeichnetes mathematisches Wissen verfügen.

Für Ärzte, Forscher, Angehörige und Autisten selbst gilt Autismus als eine angeborene, unheilbare Wahrnehmungs- und Informationsverarbeitungsstörung des Gehirns, die sich bereits im frühen Kindesalter bemerkbar macht. Über eine übliche Symptomenbehandlung versuchen diese Ärzte und Forscher bestenfalls Symptome kurzweilig ruhig zu stellen und Kinder, die dazu neigen sich selbst Schaden zuzufügen, vorsichtshalber mit Psychopharmaka ruhigzustellen.

ABER, Sie haben richtig gelesen, Autismus ist tatsächlich heilbar! Wer anderes behauptet, ist (noch) nicht richtig informiert. Folgende wichtige Infos zu Autismus:

1. Autismus entsteht nicht im Gehirn, sondern im Magen-Darm-System. Hauptsächlich durch Impfungen ausgelöst![36]

2. Autismus ist nicht genetischer Natur, denn Genetik ändert sich nicht von 1 in 10.000 Kindern zu **1 in 36 Kindern** in 40 Jahren![37]

3. Autismus ist ein großes Geschäft von Pharmakologie und Psycho-Behandlungen. Offensichtlich sind nicht viele an der Heilung dieser „unheilbaren" Krankheit interessiert. In Amerika hat mittlerweile jedes 36. Kind Autismus.

4. Alle Autisten haben Darmbeschwerden und weisen starken Parasitenbefall auf!

5. Andreas Kalcker und Kerri Rivera haben bewiesen, dass eine Heilung von Autismus möglich ist. Sie haben bereits mehr als 350 Kinder von Autismus geheilt![38]

Andreas Kalcker und Kerri Rivera haben ein sehr effektives Behandlungsprotokoll entwickelt, welches auf Entgiftung und Entwurmung basiert. Sie können es kostenlos auf der Homepage von A. Kalcker (www.andreaskalcker.com/de) herunterladen.

Das Problem bei Autisten liegt allen voran im Verdauungssystem!
Ihr Darmmikrobiom weist keine gute mikrobielle Zusammensetzung auf, was folglich zu Entzündungsreaktionen im Darmtrakt, Verdauungsstörungen und Schmerzen führt.[39]

a) Zu viel Histamin:
Die permanenten Darmentzündungen führen dazu, dass der Körper enorm hohe Mengen des Neurotransmitters Histamin ausschüttet und somit seine Rezeptoren überfeuert. (Rezeptoren sind das Ende einer Nervenfaser oder spezielle Zellen, die Reize aufnehmen und in Erregungen umwandeln können.)[40]

Histamin ist einer der stärksten Neurotransmitter, ein körpereigener Stoff, der zahlreiche Funktionen steuert: Als Signalüberträger versetzt Histamin den Körper bei Infektionen und allergischen Reaktionen in Alarmbereitschaft. Histamin ist ein Entzündungsmediator, der den Schlaf-Wach-Zustand, die Darmbewegungen und viele weitere Vorgänge beeinflusst. Histamin wird vom Körper selbst hergestellt, im Körper gespeichert und im Bedarfsfall schlagartig freigesetzt.[41]

Während eine normale Menge an Histamin im Körper lebensnotwendig ist, kann ein zu viel zahlreiche, sehr unangenehme Symptome hervorrufen sowie zur Chronifizierung einer Entzündung beitragen. Personen, deren enterisches Nervensystem gereizt bzw. entzündet ist, reagieren stärker auf Histamin. Probleme des Darms sorgen dafür, dass Histamin nicht ausreichend schnell abgebaut werden kann und somit zu viel davon vorhanden ist, was wiederum Probleme verursacht. So ist es auch bei Autisten der Fall.[42]

Zu viel Histamin (ausgeschüttet von den Mastzellen des Immunsystems) lockert diese Schleimhautbarriere sehr stark. Der Darm wird quasi durchlässig und der Verdauungstrakt kann daraufhin die Nahrungspartikel nicht vollständig zerlegen. Diese gehen dem Körper schließlich als Nährstoffe verloren. Dadurch kann es im Extremfall zu selektivem Nährstoffmangel kommen. Auf der anderen Seite können auch Schadstoffe, wie beispielsweise Bakterien, Darmpilze und Umweltgifte, die gelockerte Schleimhautbarriere „nutzen", um in das lymphatische System überzutreten und dort verstärkte immunologische Reaktionen provozieren.

b) Ein mangelhaft funktionierender Nervus vagus:
Unser Darmnervensystem (auch enterisches System genannt) weist hunderte von neuronalen Verbindungen auf, die mit dem Nervus vagus bis zu unserem Gehirn verbunden sind und dadurch ständig miteinander kommunizieren. Bei Autisten ist diese Kommunikation unterbrochen. Das heißt, die Informationen kommen nicht an!

Der Nervus vagus ist der längste aller Hirnnerven: Er verläuft durch das Zwerchfell, zwischen Lunge und Herz an der Speiseröhre hinauf, durch den Hals bis ins Gehirn. Er versorgt im Brustkorb: Herz, Lunge und Speiseröhre. Im Bauch versorgt er: Leber, Magen, Milz, Bauchspeicheldrüse, Dünndarm und den Dickdarm (bis zum querverlaufenden Dickdarm). Der N. vagus weist zu ca. 95% parasympathische Fasern auf. Die restlichen 5% sind somatomotorisch und gustatorisch. Diese parasympathischen Anteile sorgen u.a. dafür, dass die Darmperistaltik angeregt wird und der Magensaft mit Salzsäure angereichert wird. All dies scheint bei Autisten aber nicht wirklich gut zu funktionieren.

Die motorischen Fasern des Nervus vagus verlaufen normalerweise zum Kehlkopf und Rachen und werden dort zum Sprechen und Schlucken benötigt. Auch diese sind bei Autisten funktionell eingeschränkt. Somit lassen sich die Sprachprobleme bei Autisten erklären.

c) Zu viel vorhandene Parasiten und pathologischer Biofilm

Alle Autisten weisen Parasiten und eine unnatürliche Schleimschicht (Biofilm) im Darm auf. Diese Schleimschicht hat nichts mit der Darmschleimhaut zu tun! Es ist eine unnatürliche Schleimschicht, die von pathogenen Bakterien und Würmern gebildet wurde. Ähnlich, wie wenn Sie Schnupfen haben. Der Schleim, der aus Ihrer Nase kommt, ist auch nicht gesund. Und so können Sie sich vorstellen, dass genau so ein Schnodder in ihrem Darm hängt. Viele Kritiker meinen, es handle sich um ganz normale Darmschleimhaut. **FAKT:** wäre es normale Darmschleimhaut, müsste sie sich in heißem Wasser auflösen. Das tut sie aber nicht! Und eine normale Darmschleimhaut legt auch keine Eier!

So ein Schleim bildet sich nicht von heute auf morgen. Es ist ein schleichender Prozess, der sich langsam entwickelt. Irgendwann ist der komplette Darm davon belegt und die Menschen entwickeln eine Depression, Angstzustände, (Essens)allergien, Panikattacken, emotionale Probleme, uvm.

Viele psychische Probleme hängen direkt mit unserem enterischen System zusammen. Allermeistens auch die Depressionen, auf die ich später noch genau eingehe. Lustigerweise würde unser Darm, würde man ihn verkleinern, auch wie ein Gehirn aussehen. Während unser Kopf eher rational ist, ist unser Darm eher emotional. Im enterischen System haben wir hunderte von neuronalen Verbindungen vorliegen.

Normalerweise tötet ein gutes Immunsystem pathogene Mikroben in unserem Körper ab. Weisen wir aber kein gutes Abwehrsystem auf, dann siedeln sich in diesem Biofilm auch Clostridien, Parasiten (Würmer und einzellige Protozoen – auch Krebserreger sind einzellige Protozoen) und andere Mikroben an.

Sie können sich jetzt noch so gut ernähren, aber fast alles an gutem Essen kommt nicht da an, wo es benötigt wird, sondern sammelt sich ebenfalls in dieser Schleimschicht. Was im Darm aber stattdessen ankommt, sind all die parasitären, metabolischen Ausscheidungen – insbesondere giftiges Ammoniak. Durch Chlordioxid kann dieser unnatürliche Biofilm (bis jetzt gibt es keine wissenschaftliche Bezeichnung für diesen Schleim) aufgelöst werden und die Nährstoffe gelangen anstatt zu den Mikroben wieder ins Blut, dort wo sie benötigt werden.

Eine Vergiftung mit Ammoniak verursacht:
Hand-Flapping (Hände-Flattern), Enzephalopathie (krankhafte Veränderungen des Gehirns), Koordinationsstörungen, Ataxie (Bewegungsstörungen), Tremor (unwillkürliches Zittern), Krampfanfälle, abnormale Haltung, verzögertes Wachstum und Lethargie (abnormal ausgeprägte Schläfrigkeit, erhöhte Reizbarkeit, Interessenlosigkeit).

All diese Ammoniak-Symptome lassen sich auch bei Autisten vorfinden!

Per Stuhlprobe kann die Ammoniakbelastung untersucht werden. Bei Kindern mit Autismus kann eine extrem hohe Menge an Ammoniak festgestellt werden, die höchstwahrscheinlich von opportunistischen Parasiten verursacht werden.

Viel wurde über eine neue Spezies unbekannter Parasit untersucht, der nach Dr. Gubaryjev und Dr. Volinsky als Rope-Worm (das Gebilde sieht aus wie ein Seilwurm) benannt wird. Ob es sich hier um einen tatsächlichen Parasiten handelt, oder „nur" um Biofilm ist noch nicht genau geklärt. Tatsache ist, dass jeder behandelte Autist solch einen „Rope-Worm" aufweist und dass dieser Tatbestand unbedingt noch weiter untersucht werden muss!

Fast alle Eltern berichten vom Auftreten der Autismus-Erkrankung ihres Kindes nach der MMR-Impfung!

Andreas Kalcker hat über 2.000 Eltern von autistischen Kindern befragt, wann Autismus auftrat. Über 90% der Mütter teilten ihm mit, dass der Autismus bei ihrem Kind nach der Masern-Mumps-Röteln-Impfung (MMR) aufgetreten ist.

In Amerika hat mittlerweile jedes 50. Kind Autismus – Tendenz steigend! Müsste die Pharmaindustrie für all diese Kinder Schadensersatz zahlen, dann könnten sie ihr Unternehmen schließen. Und daher werden auch die Studien, die die Zusammenhänge zwischen Autismus und Impfungen belegen, als Unsinn abgetan.

Ich kann Ihnen empfehlen, dass Buch „Impffriedhof" zu lesen. Ein Buch aus dem Jahre 1912, welches damals schon mehr als 36.000 Impfschäden dokumentiert. Bereits zu dieser Zeit gab es lautstarke Impfgegner. Das Buch steht gratis im Internet, per pdf zur Verfügung.[43]

Sie sollten sich darüber bewusst werden, dass die Impfstoffhersteller mit ihren Impfstoffen Milliarden verdienen. Und zusätzlich verdient die Pharmaindustrie weitere Milliarden mit den Arzneien, mit denen die Impffolge-Krankheiten „behandelt" werden. Die Ärzte verdienen natürlich auch dabei.

Erfreulicherweise nimmt weltweit die Anzahl der Menschen zu, die das Impfen boykottieren. Ich lerne auch immer mehr Ärzte kennen, die sich negativ über das Impfen äußern – zudem erwähnen, dass man dazu kaum etwas im Medizinstudium erfährt. In den USA nimmt die Zahl der Prominenten zu, die öffentlich gegen das staatliche Impfprogramm protestieren und genauere Untersuchungen zu den Impfstoffen fordern. Donald Trump, Robert Kennedy, Jim Carrey, Robert De Niro oder Bob Wright (früherer NBC-Chef, einer der größten TV-Sender der USA), sind darunter, die innerhalb ihrer Familie negative Erfahrungen mit Impfstoffen bezüglich Autismus erlebt haben. Robert de Niros Kind, wie auch das von Jim Carrey, wurde beispielsweise nach der MMR-Impfung Autist. Bob Wright hat einen autistischen Enkelsohn; er hat ein Buch über Autismus und Impfungen geschrieben – „The Wright Stuff".

Wenn Sie an Fakten und Zusammenhängen bezüglich Autismus und Impfungen interessiert sind, kann ich Ihnen u.a. den Film „Vaxxed" empfehlen. Hier werden mitunter die Fälschung und Unterdrückung der Daten der CDC (Behörde für Krankheitsbekämpfung und Prävention) über die Impfstoffstudien genau unter die Lupe genommen.[44]

In dem Buch Vaccine Whistleblower, von Kevin Barry, können Sie sehr detailiert nachlesen wie die Studienfälschungen, zur angeblichen Impfstoffsicherheit, bezüglich der MMR-Impfungen vonstattten gehen. Dr. Thompson, der selbst jahrelang in der CDC tätig war und auch an drei Studien (DeStefano 2004, Thompson 2007, Price 2010) mitwirkte - die die Impfstoffe als Ursache für Autismus ausschließen - räumt in diesem Buch ein, dass diese drei Studien definitiv gefälscht wurden und er selbst seinen Teil zu dieser Fälschung beigetragen hat.[45]

Dr. Andrew Wakefield war einer der ersten Wissenschaftler, der dem Zusammenhang zwischen der Masern-Mumps-Röteln-Impfung und dem folglich häufigen Auftreten von Magen-Darm-Beschwerden, Entwicklungsstörungen und Autismus nachging. Die Eltern betroffener Kinder kamen zu ihm und teilten ihm häufig mit, dass sich bei ihren Kindern nach der MMR-Impfung autistische Verhaltensmuster äußerten. Schließlich machte er eine Studie, bei der er zwölf Fälle von autistischen Kindern mit Darmstörungen vorstellte, die vorrangig eine MMR-Impfung erhalten hatten. Diese Studie wurde 1998 im Journal Lancet publiziert. Andrew Wakefield war nie ein Impfgegner. Aber er machte eben häufig diese negativen Beobachtungen nach dieser 3-fach-Impfung und schlug unter seinen ärztlichen Kollegen vor, ob es nicht besser wäre, einzelne Impfstoffdosen gegen die jeweiligen Kinderkrankheiten Masern, Mumps und Röteln zu verabreichen.

Anstatt dieser Problematik nachzugehen und diesen Impfstoff nochmals genaustens zu untersuchen, ob die Masern-Mumps-Röteln-Impfung (MMR) ein möglicher Auslöser für die Krankheit Autismus sein könnte, wurde ihm diese öffentlich thematisierte Frage zum großen Verhängnis. Innerhalb der Wissenschaft kam es bei Wakefields Beobachtungen und Studie, nie zu einer offenen Diskussion, sondern meist nur zu einem wütenden Schlagabtausch. „Seine Idee führte zu einer heftigen Kontroverse", erinnert sich die medizinische Forscherin Anna Strunecká, „diese wurde jedoch nicht mit *wissenschaftlichen Argumenten geführt.*"[46]

Es gibt unzählige Eltern auf dieser Welt, die davon berichten, dass Ihr Kind nach der MMR-Impfung zum Autisten wurde. Meiner Schwester, die in einer Behinderten-Werkstatt arbeitet, teilten betroffene Eltern mit, dass Ihr Kind nach der MMR-Impfung Autist wurde.

Warum werden diese Eltern von seiten der Pharmaunternehmen nicht wahrgenommen? Warum tun unsere „Gesundheitsbehörden" wie Robert-Koch-Institut oder Paul-Ehrlich-Institut nichts dagegen und untersuchen diesen 3-fach-Impfstoff nicht genauer? Das Problem bei dieser Tatsache wird sein, dass wenn die Pharmaunternehmen einräumen, dass ihr MMR-Impfstoff vermehrt zu Autismus führt, so müssten sie nachträglich für tausende von Impfschadensfällen aufkommen. Dies wären Impfschadenskosten, die sich im gigantischen Milliardenbereich belaufen würden.

Die Ärzte entscheiden praktisch darüber, was an die Öffentlichkeit gelangt und was nicht. Die Eltern können negative Erfahrungen nicht direkt den Behörden melden. Sie müssen sich stattdessen an ihren Arzt wenden, der den Impfschaden bestätigt. Um sich aber selbst zu schützen, gibt kaum ein Arzt zu, dass es sich um einen Impfschaden handelt.

Der amerikanische Impfstoff Tripedia (DTaP/Diptherie, Tetanus, Keuchhusten), der im Jahre 2011 eingestellt wurde, listete unter den Nebenwirkungen im Beipackzettel u.a. Autismus und plötzlichen Kindstod, mit auf:[47]

„Idiopathische thrombozytopenische Purpura (ITP), SIDS (plötzlicher Kindstod), anaphylaktische Reaktion, Zellulitis, **Autismus**, Krämpfe/Grand-Mal-Anfall (großer Epilepsieanfall) Enzephalopathie (krankhafte Gehirnveränderung), Hypotonie, Neuropathie, Somnolenz (Schläfrigkeit) und Apnoe (Atemstillstand).

Welche Wirkstoffe beinhaltet die MMR-Impfung?
Bei der MMR-Impfung handelt es sich um eine Lebendimpfung. Das heißt, dass die Viren die sogenannte Abschwächung im Labor in der Regel überleben und manchmal

mutieren.[48] Die in den Körper gelangten lebendigen Viren können daher selbst nach Monaten und Jahren noch Schäden verursachen. Geimpfte können bis zu drei Wochen nach der Impfung das Virus ausscheiden – sprich, andere damit anstecken. Geimpfte sind somit genauso ansteckend wie Ungeimpfte.

Das Paul-Ehrlich-Institut schreibt:
„(…) Symptome einer „Impfkrankheit" (1-3 Wochen nach der Impfung), z.B. leichte Parotisschwellung oder ein Masern- bzw. Varizellen ähnliches Exanthem oder kurzzeitige Arthralgien (Gelenkschmerzen) nach der Verabreichung von auf der Basis abgeschwächter Lebendviren hergestellten Impfstoffen gegen Mumps, Masern, Röteln oder Varizellen."[49]

MMR-Impfstoff-Beipackzettel Triplovax:
„Ein schwaches, masernähnliches Exanthem kann sich im gleichen Zeitraum ausbilden und ist gewöhnlich nicht generalisiert. In Einzelfällen ist Otitis media beobachtet worden. Eine mumpsähnliche Erkrankung mit verkürzter Inkubationszeit ist in seltenen Fällen nicht auszuschließen."[50]

MMR-Impfstoff-Beipackzettel Priorix:
„Eine Ausscheidung des Rötelnvirus über das Rachensekret tritt bekanntermaßen etwa 7 bis 28 Tage nach der Impfung auf, wobei die maximale Ausscheidung um den 11. Tag liegt."[51]

MMR-Impfstoff-Beipackzettel Priorix:
„Erythema exsudativum multiforme (Symptome sind rote, oft juckende Flecken, ähnlich dem Masern-Hautausschlag, die an den Gliedmaßen und manchmal im Gesicht und am restlichen Körper beginnen)
• Masern- und Mumps-ähnliche Symptome • Abgeschwächte Masernerkrankung"[52]

Windpocken-Impfstoff-Beipackzettel Varivax:
„masern-, röteln-, varizellenartiger Ausschlag möglich"[53]

Die enthaltenen Wirkstoffe eines MMR-Impfstoffes am Beispiel **M-M-RVAXPRO** (0,5 ml):

Gezüchtet in Hühnerembryozellen: Masern-Virus, Stamm Enders' Edmonston (lebend, abgeschwächt) Mumps-Virus, Stamm Jeryl-Lynn® (Level B) (lebend, abgeschwächt)

Gezüchtet in humanen diploiden Lungenfibroblasten (WI-38): Röteln-Virus, Stamm Wistar RA 27/3 (lebend, abgeschwächt)

Weitere Bestandteile des MMR-Impfstoffes sind: Saccharose, hydrolysierte Gelatine, Natriumchlorid, Sorbitol, Natriumglutamat, Natriumphosphat, Natriumhydrogencarbonat, Kaliumphosphat, Medium 199 mit Hanks' Salzen, MEM, Neomycin, Phenolrot, Salzsäure, Natriumhydroxid.[54]

Woran liegt es, dass besonders der MMR-Impfstoff Autismus auslöst?

Das Darmhirn und das Kopfhirn entwickeln sich parallel zueinander. Bei Erwachsenen ist das der Fall, und bei Kindern erst recht, denn die Darmflora benötigt bis zum dritten Lebensjahr, um einigermaßen ausgereift zu sein.

Das nicht alle Kinder nach einer MMR-Impfung Autismus bekommen, könnte daran liegen, dass die Betroffenen bereits VOR der Impfung (z.B. aufgrund von Medikamenten), keine gute Zusammensetzung des Darmmikrobioms aufweisen. Ist der Darm bereits geschwächt, könnte das Kind nach der MMR-Impfung anfälliger für das Krankheitsbild Autismus sein.

Doch da jeder Mensch unterschiedlich sensibel ist, kann es auch sein, dass keine vorherigen Darmbeschwerden vorliegen müssen, sondern der MMR-Impstoff - durch seine unangenehmen Bestandteile - bei einem empfindsamen Menschen alleinig dazu beiträgt, den Darm zu schädigen. Z.B. durch diploide Zellen, das Antibotikum Neomycin und Glyphosat.

1. Humane diploide Zellen

Humane diploide Zellen sind **Zelllinien von abgetriebenen Föten**!!! Damit nicht jeder darauf kommt, verwendet man dafür die Bezeichnung "humane diploide Zellen". Recherchieren Sie bitte nach!

Lungengewebe von abgetriebenen Föten wird seit den 1960er Jahren für die Herstellung von Lebend-Impfstoffen vermarktet. Bekannteste Zelllinie: MRC-5. Weitere sind: WI-38, WI-26 VA4, RA273, PER.C6, HEK 293. Im Jahr 2015 wurde eine neue fötale diploide Zelllinie als „Substrat" entwickelt: Walvax-2.[55]

Dr. Theresa Deisher (Molekulare und Zelluläre Physiologie, Standford University):
*„Die in Impfstoffen enthaltenen menschlichen embryonalen Zellen wurden mit der **Autismus-Spektrum-Störung**, mit epidemisch auftretender **Leukämie und Lymphknotenerkrankungen** im Kindesalter in Verbindung gebracht."[56]*

Die Auswirkungen von Inkjektionen einer fremden DNA in den Körper, wurden bisher klinisch nicht getestet und sind somit laufende Experimente unter Freiwilligen, die sich mit Impfstoffen impfen lassen, die diese Zelllinien beinhalten.

2. Antiobiotikum Neomycin

Eine Bitte an alle weltverbessernden, medizinischen Wissenschaftler da draußen:
Neben den lebenden Viren, die sich im MMR-Impfstoff befinden und vermutlich zu einem erhöhten Autismusrisiko beitragen, sollte bitte einmal das Antibiotikum Neomycin – welches sich ebenso in den meisten MMR-Impfstoffen befindet – genauer unter die Lupe genommen werden.

Löst die MMR-Impfung v.a. durch die in ihr befindlichen Antibiotikasubstanzen mehr Darmbeschwerden aus und dadurch leichter Autismus?

Das Paul-Ehrlich-Institut schreibt über das Breitband-Antibiotikum Neomycin bezüglich in Impfungen:[57]„Die heute bei der Impfstoffherstellung eingesetzten Antibiotika (Neomycin, Streptomycin, Polymyxin B, Kanamycin, Gentamicin, Chlortetracyclin,

Framycetin) sind solche, die in Deutschland nicht bevorzugt klinisch verwendet werden. Als Bestandteil in Impfstoffen stellen sie daher ein eher niedriges allergisches Risiko dar, wenngleich gegen viele dieser Stoffe **Typ-I-Allergien beschrieben sind, sodass bei tatsächlichem Vorliegen einer solchen Sensibilisierung durchaus Vorsicht geboten ist.**"

Pharmawiki schreibt zu Neomycin:[58]
„Neomycin ist ein bakterizides Antibiotikum aus der Gruppe der Aminoglykoside, das zur lokalen Behandlung von bakteriellen Infektionskrankheiten eingesetzt wird, zum Beispiel am Auge, im äußeren Gehörgang und auf der Haut. Die Effekte beruhen auf der Hemmung der bakteriellen Proteinsynthese und einer erhöhten Zellmembranpermeabilität. Neomycin ist gegen grampositive und gramnegative Erreger wirksam. Zu den möglichen unerwünschten Wirkungen gehören lokale und allergische Reaktionen. Neomycin wird nur lokal angewandt, weil es bei einer systemischen Verabreichung das Gehör und die Nieren schädigt.

Die Kontraindikationen für Neomycin sind: Überempfindlichkeit gegen das Medikament, sowie keine Verabreichung bei Neugeborenen! Eine Kombination mit anderen Aminoglycosid- und neurotoxischen Antibiotika ist ebenfalls zu vermeiden."

Wichtige Gegenüberstellungen des Antibiotikums Neomycins und Symptomen des Autismus:
1. Neomycin ist kontraindiziert für Neugeborene. Die MMR-Impfung wird zwar keinen Neugeborenen verabreicht, dafür aber meist noch Babys! Was hat das für Auswirkungen?

2. Obwohl Neomycin von der FDA für die Behandlung einer hepatischen Enzephalopathie (Leber-Hirn-Erkrankung) zugelassen ist, wird die klinische Anwendung dafür, aufgrund des **umfangreichen Nebenwirkungsprofils** und des **fehlenden nachgewiesenen Nutzens**, NICHT empfohlen!

3. Aminoglykosid-Antibiotika wie Neomycin werden zwar nur zu einem sehr geringen Anteil vom Körper resorbiert, dennoch reichern sie sich besonders in den Nieren und den Innenohren an. Eine Studie zeigt auf, dass bei Leber- und Nierenversagen eine

systemische Absorption von Neomycin deutlich HÖHER liegt als bei Personen ohne Organdysfunktionen. Häufig unerwünschte Nebenwirkungen sind dann Nephrotoxizität (Nieren-zerstörend), Ototoxizität (Innenohr-zerstörend), Malabsorption des Darms (die Nährstoffe aus dem Darm können nicht richtig aufgenommen werden, da dieser geschädigt wurde).[59]

Bei Säuglingen sind die Nieren noch nicht voll funktionstüchtig, da sie ungefähr bis zum zweiten Lebensjahr benötigen, um sich vollständig zu entwickeln. Wenn Säuglinge nun den MMR-Impfstoff, mit dem darin enthaltenen Neomycin bekommen, welches ohnehin schon stark auf die Nieren wirkt... ohweh, ohweh... wie wollen die Nieren, die dafür zuständig sind, diese Gifte abbauen? Auch der Darm mit seiner mikrobiologischen Zusammensetzung benötigt mindestens zwei Jahre, um sich ideal zu entwickeln.

Neomycin kann zu Malabsorptionen führen, was heißt, dass der Darm zerstört wird und die Nährstoffe aus der Nahrung nicht angemessen verdaut werden können. **Erinnerung: ALLE Autisten weisen Darmbeschwerden auf!**

Außerdem weisen Autisten meist als erstes Symptom Ohrenprobleme auf! Sie sind u.a. enorm hörempfindlich. Es ist bekannt, dass nach der Verabreichung des MMR-Impfstoffes Fälle mit einer Ottitis media (Mittelohrenzündung) auftreten. Und es ist bekannt, dass schon sehr geringe Mengen von Neomycin, die zum Innenohr gelangen und in die Haarzellen der Hörschnecke übertreten, zu einem Verlust von Sinneshärchen führen können, mit der Folge von Hörverlust bis hin zur völligen Taubheit und massiven Gleichgewichtsproblemen.[60]

Anmerkung: Da Neomycin, neben der MMR-Impfung, auch in anderen Impfstoffen Verwendung findet (und bei diesen kein vermehrtes Auftreten von Autismus beobachtet werden konnte), muss dieser Stoff alleinig nicht ausschlaggebend für Autismus sein. Allerdings ist es sehr gut möglich, dass er in Verbindung mit den lebend-Viren Masern, Mumps und Röteln, heftigste Reaktionen hervorrufen kann - darunter eben auch Autismus. Gute Wissenschaftler sind gefragt!

3. Haben Kinder, die durch die MMR-Impfung autistisch wurden, im naheliegenden Zeitraum zur MMR-Impfung ein (weiteres) Antibiotikum erhalten?

Pharmawiki schreibt: *„Eine Kombination mit anderen Aminoglycosiden sowie anderen Antibiotika sei im Zusammenhang mit Neomycin unbedingt zu vermeiden."*

4. Glyphosat vermehrt im MMR-Impfstoff gefunden

Neben dem Antiobiotikum Neomycin, ist auch das Glyphosat ein Mittel, welches den Darm so richtig „schön" ruinieren kann. Die US-Wissenschaftler Anthony Samsel und Dr. Stephanie Seneff haben entdeckt, dass fast alle Impfstoffe mit Glyphosat (Roundup®) verunreinigt sind.[61]

Wieso gelangt Glyphosat in Impfseren?

Impfstoffhersteller verwenden u. a. auch tierische Nebenprodukte – wie Eiprotein, Lasein oder Gelatine. Stammen diese tierischen Nebenprodukte aus einer Massentierhaltung, so können Sie davon ausgehen, dass diese Tiere genmanipuliertes Futter erhalten haben, zum Beispiel genmanipuliertes Soja. Dies wurde mit Glyphosat behandelt, von den Tieren gefressen und landet anschließend durch das Impfserum direkt in unseren Körper.

Die höchsten Glyphosat-Mengen fand man in MMR-Impfstoffen!

Der MMR II-Impfstoff von Merck war sogar **25mal höher** mit Glyphosat belastet als andere Impfstoffe. Er wies 2671 Teile pro Milliarde (ppb) an Glyphosat auf. Die Tests wurden unter Verwendung des ELISA – Verfahrens durchgeführt.[62]

Glyphosat wirkt stark neurotoxisch, ist krebserregend, verursacht fötale Missbildungen, macht unfruchtbar und führt zu neurologischen Erkrankungen. Glyphosat wirkt wie ein Antibiotikum: Es zerstört alle wichtigen Darmbakterien. Es löst Entzündungen im Darm aus und macht ihn löchrig. Das Risiko an **Autismus**, Allergien und anderen chronischen Beschwerden wie Diabetes zu erkranken, wird Glyphosat zugeschrieben.[63] Nicht zu vergessen, ist, dass Herbizide wie Glyphosat auch zunehmend Antibiotika-Resistenzen verstärken![64]

5. Enzym Nagalase (N-Acetylgalactosaminidase)

Das Enzym Nagalase ist nicht nur die Ursache für das Wachstum von Krebs, sondern wie Dr. Bradstreet und auch weitere Ärzte herausfanden, auch für Autismus.

Es wurde auch festgestellt, dass bei Neugeborenen keine Nagalase im Körper präsent ist und es erst nach der ersten Impfung des Neugeborenen in großer Menge nachweisbar ist. Was natürlich zu der Schlussfolgerung führt, dass es mit dem Impfstoff in den Körper eingebracht wird bzw. etwas aus den Impfstoffen dazu führt, dass es vermehrt vom Körper gebildet wird.[65]

Viele wissenschaftliche Abhandlungen demonstrieren, dass zu hohe Nagalaswerte zu einer immununterdrückenden Antwort führen und neben Autismus mit sämtlichen Krankheitsbildern, wie beispielsweise dem Chronic Fatique Syndrom, der Multiplen Sklerose und v.a. Krebs, verbunden sind.[66]

Nagalase verhindert, dass das Protein GcMAF (Gc-Makrophagen-aktivierender-Faktor) vom Körper selbst hergestellt werden kann. GcMAF ist wiederum entscheidend für den Vitamin D-Stoffwechsel und das Vermögen des Immunsystems, sich mittels Makrophagen selbst gegen Krankheitserreger zu wehren.

Es sollte in der (Autismus-)Forschung absolute Priorität haben, herauszufinden, ob ganz besonders der MMR-Impfstoff – vergleichsweise zu den anderen Impfstoffen - höhere Nagalasewerte und demzufolge Autismus hervorruft.

Letztendlich ist egal, welche dieser schädlichen Substanzen – sei es Neomycin, Nagalase, diploide Zellen oder Glyphosat – Autismus hervorruft. Denn jeder weiß, dass all diese Substanzen (aus den Impfungen) NICHT gesund für den menschlichen Organismus sind und wir uns von diesen lieber fernhalten sollten. Stattdessen sollten wir unseren Organismus, und den unserer Kinder, lieber mit immunaufbauenden Vitalstoffen füttern. Im Falle der Masern sind dies besonders Vitamin A und C. Im Falle von Autismus heißt dies entgiften, entgiften und nochmals entgiften.

Versetzen Sie sich einen Augenblick zurück in den Moment, als Ihr Kind das erste Mal „Mama" oder „Papa" zu Ihnen gesagt hat. Welche Eltern von autistischen Kindern träumen nicht davon? Es ist möglich, dass Autisten wieder sprechen können, es ist möglich, dass sie schmerzfrei werden und es ist möglich, dass sie wieder Blickkontakt mit Ihnen aufnehmen können!

Wie werden autistische Kinder gesund?

Dies hier unbedingt weglassen:

1. Keine Gluten essen. Es entzündet den Darm noch mehr.
Alle Autisten haben eine Zölliakie (= Glutenempfindlichkeit). Sie sollten daher keine Gluten essen. Durch die Gluten wird der unnatürliche Schleim (Biofilm) noch mehr gefördert. Außerdem fördern Gluten ein Leaky-Gut-Syndrom (= „löchriger" Darm). Dort wo der Darm eine Schutzbarriere aufweisen sollte, ist keine mehr.

2. Keine Aufnahme von Zucker. Alle Autisten haben Parasiten! Und Parasiten lieben alles was süß ist.
Essen Sie daher keine Süßigkeiten. Saftschorlen sind ebenfalls tabu, da sie sehr hohe Zuckeranteile enthalten. Auch Obst sollte während einer Parasitenkur nur stark eingeschränkt konsumiert werden. Vor allem die Obstsorten, die hohe Fruchtzuckeranteile aufweisen. Vermeiden Sie weitgehendst stark kohlenhydratreiche und somit zuckerhaltige Nahrungsmittel wie etwa Brot, Brötchen, Nudeln oder Kartoffeln.

3. Keine Aufnahme von Milchprodukten. Diese lieben Parasiten ebenso.

Dies hier unbedingt tun:

1. Eine zuckerfreie, vegane Ernährung
Ernähren Sie sich mit viel roher Kost, Gemüse und Nüssen. Sollten Sie von zu viel roher Kost Magenbeschwerden bekommen, so mixen Sie sich alles zu einem Smoothie zusammen. Nahrungsmittel wie Sauerkraut, Karotten, Kürbiskerne und Knoblauch sind super gegen Parasiten und sollten daher während einer Parasitenkur besonders regelmäßig gegessen werden.

2. Entwurmungsmittel
Das Parasitenprotokoll nach Andreas Kalcker beinhaltet antiparasitäre Mittel, die nicht systemisch auf den Körper wirken. Diese Mittel sind Pyrantel und Mebendazol. Das Ganze wird mit diversen Naturmitteln, einer optimal angepassten, zuckerfreien veganen Ernährung sowie Einläufen mit Chlordioxid ergänzt. Auf seiner Homepage **https://andreaskalcker.com/de/protokolle/** finden Sie den Fahrplan zu seinem Parasitenprotokoll.

Weitere Spezialisten auf dem Gebiet von Parasitenausleitungen sind Hulda Clark und Alex Green. Im Vergleich zu Andreas Kalcker verwenden Sie nur natürliche Mittel.

Ich selbst habe auch schon erfolgreich Parasitenausleitungen durchgeführt. Meine persönlichen Lieblings-Antiparasitenmittel, die ich Ihnen aus Erfahrung bestens empfehlen kann, sind:

- gereinigtes Petroleum (Oleum Petrae album rectif., G179, 170-240°C)
- Kieselgur
- Oreganoöl
- Neem
- MSM (organischer Schwefel)
- Schwarzwalnusstinktur
- Balsamterpentinöl
- Papayakerne
- Kurkuma

Wenn Sie eines oder mehrere dieser Entwurmungsmittel zu sich nehmen, ist es wichtig, im Laufe des Tages immer mindestens ein Bindemittel einzunehmen! Wenn Parasiten und Pilze absterben, hinterlassen sie toxische Leichengifte. Diese gilt es unbedingt zu binden, sonst kann es zu unangenehmen Nebenwirkungen kommen.

Giftbindende-Mittel, die ich Ihnen empfehlen kann, sind:
- Zeolith
- Bentonit
- Chlorellaalgen (pyrenoidosa)

Auf die meisten dieser Mittel werde ich im weiteren Buchverlauf noch näher eingehen.

3. Einläufe mit Chlordioxid

Sterben Parasiten im Darm ab, muss in jedem Fall dafür gesorgt werden, dass nicht nur die Stoffwechselgifte der Parasiten, sondern auch ihre Leichengifte schnellstmöglich ausgeleitet werden können. Dazu eignen sich Darmeinläufe mit Wasser, welches mit ein paar Tropfen Chlordioxid angereichert wird.

Mit einer intensiven Darmreinigung mittels Chlordioxid befreien Sie Ihren Darm außerdem von alten Schleimschichten (Biofilmen), die bekanntlich zu den beliebtesten Verstecken der Parasiten gehören. Chlordioxid (MMS) killt einzellige Parasiten, sowie deren Eier und Larven – größere Würmer nicht.

Die Punkte 1-3: optimale Ernährung, Entwurmungsmittel und Einläufe sind für mich die absolut wichtigsten Punkte, die eingehalten werden müssen, damit bei Ihrem autistischen Kind Besserung eintreten kann.

Die folgenden Punkte 4 bis 7 können zusätzlich, für eine noch effektivere und schnellere Heilung ergänzt werden:

4. Ionisches Fußbad mit Koriander

Ein ionisches Fußbad mit Koriander dient zur Schwermetallausleitung.

Einige gute Heilpraktiker bieten die Behandlung mit ionischen Fußbädern an. Auch ist es möglich, sich selbst ein Fußbad zu kaufen. Aber Achtung: es werden Fußbäder mit Billig-Spulen angeboten. Hier verfärbt sich das Wasser. Genau dies, darf aber NICHT passieren. Spulen, die das Wasser verfärben, sind ein Indiz für eine schlechte Qualität des Fußbades. Eine Top-Qualität bietet Ihnen beispielsweise das Fußbad des Herstellers *Aionos*. Ich selbst verwende dieses Produkt (Aionos AM500) und kann es mit bestem Gewissen weiterempfehlen.

Wie funktioniert das Fußbad?

Der Körper kann Ladungen aufnehmen und abgeben. Über die Haut kann sich der Körper elektrisch austauschen. Im Wasserbad werden höhere Ladungskonzentrationen erzeugt (als vom Körper über die Haut abgegeben werden) und ermöglichen somit eine Beschleunigung von Regulationsvorgängen. Denn sind mehr Ladungen vorhanden, verfügt der Körper über einen höheren Energielevel und kann schneller regulieren. Ist der Körper übersäuert, ziehen die Säuren die Elektronen magisch an, weil ihnen Elektronen fehlen. Deswegen sind sie auch sauer (pH-Wert unter 7). Wenn Säuren nun die Möglichkeit haben an Elektronen zu kommen, so machen sie dies auch. Haben sie schließlich ihre Elektronen, dann werden die Anziehungskräfte schwächer bis sie schließlich „neutral" sind und keine Ladungen mehr aufnehmen.[67]

In Verbindung mit Koriander brachte Dr. Margarita Griesz-Brisson überwältigende Resultate hervor. Ein Ionen-Fußbad, mit der parallelen Einnahme von Koriander, zeigte in einer Untersuchung gigantische Ergebnisse in der Ausleitung von Quecksilber, Cadmium, Blei, Nickel und besonders Aluminium, die über die Haare und den Urin ausgeschieden wurden.

Bereits zuvor fand Dr. Yoshiaki Omura heraus, dass Koriander eine stärkere Entgiftungsleistung erbringt als intravenöses Natrium EDTA. In seinem Experiment dauerte es sieben Jahre bis die gleiche Menge Aluminium entfernt werden konnte, für die der Koriander **nur 39 Tage** benötigte.

Koriander in Verbindung mit dem ionischen Fußbad verstärkt die ganze Entgiftung nochmals drastisch! Vor allem die Entgiftung von Aluminium war durch das Fußbad mit Koriander so stark, dass Dr. Griesz-Brisson, die Skala für Aluminium um den Faktor 3 reduzieren musste, sonst hätte die Grafik alle Formate gesprengt.

Der bekannte Arzt Dr. Dietrich Klinghardt hat mit dem ionischen Fußbad, in Verbindung mit Koriander, bei seinen autistischen Kindern in nur vier Monaten eine 55%-ige Verbesserung erzielt.[68]

Die höchste Entgiftungsleistung findet am dritten Tag nach der Anwendung eines Ionen-Fußbades statt! Daher sollten Sie bzw. Ihr autistisches Kind vor allem in diesen Tagen, zum besseren Binden und Ausscheiden der Gifte, ausreichend Chlorellaalgen und Zeolith einnehmen, sowie viel Wasser trinken. Auch sind besonders in dieser Zeit Einläufe sehr hilfreich.

Es wird empfohlen die Koriandertinktur mit Wasser vor dem Abendessen einzunehmen. Nach dem Abendessen erfolgt dann das Fußbad. Entweder beginnen Sie mit wenigen Tropfen Koriander (3-4 Tropfen) und steigern die Anzahl der Tropfen allmählich mit jeder Fußbadsitzung, oder aber noch besser: Lassen Sie die individuell benötigte Koriander-Menge von einem Heilpraktiker kinesiologisch austesten.

CAVE: Koriander und Koriandersamen dürfen bei Schwangeren und Patientinnen mit Kinderwunsch aufgrund ihrer abtreibenden Wirkung nicht verwendet werden![69]

5. Substitution von Melatonin

Melatonin ist ein Hormon, das von den Pinealozyten in der Zirbeldrüse (Epiphyse) – einem Teil des Zwischenhirns – aus Serotonin produziert wird und den Tag-Nacht-Rhythmus des menschlichen Körpers steuert. Melatonin wirkt schlafanregend. Wir heilen und entgiften nur im tiefem, Non-REM Schlaf. Ohne Melatonin kann keine Regeneration und keine Entgiftung stattfinden.

Melatonin ist die effektivste und potenteste neuroprotektiv wirkende Substanz im zentralen Nervensystem. Es beugt Schäden aus Quecksilber, Blei, Aluminium, Chemikalien, Mykotoxinen, Viren, Zigarettenrauch, bakteriellen und parasitären Endotoxinen (Lyme, Clostridia, Ascaris), Ausdünstungen von Teppichen, etc., vor.[70]

Melatonin wird normalerweise vom Körper tagsüber hergestellt, indem die Netzhaut des Auges Sonnenlicht aufnimmt. In der Dunkelheit, während wir schlafen, wird Melatonin wieder ausgeschüttet. Um eine optimale Ausschüttung von Melatonin und damit Entgiftung zu gewährleisten, sollten Sie immer im stockdunklen schlafen, damit dieser Prozess ungehindert vonstatten gehen kann.

Melatonin kann zusätzlich per Nahrungsergänzung eingenommen werden. In Amerika bekommt man reines hochdosiertes Melatonin. In Deutschland ist es sehr schwer an hochdosiertes Melatonin zu gelangen.

6. GcMAF

Makrophagen (Fresszellen) sind die größten Zellen unseres Immunsystems. Sie können Erreger, Fremdkörper und kranke Zellen „fressen" und beseitigen (sog. Phagozytose).

Ich selbst sehe die Makrophagen als den wichtigsten Teil unserer Immunzellenabwehr an. Die Makrophagen (wie auch die natürlichen Killerzellen) gehören zum angeborenen Immunsystem, spielen aber auch bei der spezifischen Immunabwehr eine entscheidende Rolle. Ganz besonders das GcMAF.

Das GcMAF ist ein körpereigenes Protein, ein Makrophagen-aktivierender-Faktor. Es entwickelt sich in gesundem Zustand ganz von selbst aus dem Gc-Protein (Vitamin D-Binde-Protein) und trägt zu einer sehr hohen Leistungsfähigkeit unseres Immunsystems bei.

Durch das Enzym Nagalase (N-Acetylgalactosaminidase) wird das für unsere Gesundheit wichtige GcMAF inaktiv. Es kommt zu einer unterdrückten Immunantwort. Die Japaner, wie Dr. Hitoshi Hori und Dr. Yoshihiro Uto, haben GcMAF und Nagalase bereits über zwanzig Jahre lang studiert. Sie, wie auch weitere Kollegen konnten beobachten, dass Tumore vermehrt Nagalase ausschütten. Entsprechend wurde auch berichtet, dass Tumorerkrankungen mit einem erhöhten Nagalasewert im Serum einhergehen. Ging die Tumorerkrankung zurück oder verschwand, sank bzw. verschwand auch der Nagalasewert.

Tipp: Ehe Sie sich unangenehmen schädlichen Krebsfrüherkennungsmethoden, wie beispielsweise einer Mammographie, unterziehen, die sogar das Krebsrisiko steigern, empfehle ich Ihnen lieber eine harmlose Blutuntersuchung auf das Enzym Nagalase.[71]

Die Ergebnisse der Behandlung von Autismus, Krebs, Multipler Sklerose, Parkinson, Alzheimer, Nieren- und Lebererkrankungen, bakteriellen und viralen Infektionen sowie vieler weiterer Erkrankungen mit GcMAF sind bahnbrechend.

Dr. Bradstreet hat seine Autismus-, Krebs- und Aidspatienten mit GcMAF behandelt und unglaublich gute Resultate verbuchen können. Bei 15% seiner behandelten Autisten konnte er mit GcMAF eine komplette Heilung herbeiführen, wobei die restlichen 85% massive Verbesserungen erfahren konnten.

GcMAF wird mittlerweile von vielen alternativ-praktizierenden Ärzten und Heilpraktikern mit äußerst beeindruckenden Ergebnissen als Alternative zur Chemotherapie eingesetzt. GcMAF aktiviert die Makrophagen, die dadurch mittels spezieller Rezeptoren in die Lage versetzt werden, Krebszellen zu erkennen und auszuschalten. Auf diese Weise können Tumore vom Immunsystem selbst erkannt und zurückgebildet werden.[72]

Eine optimale Wirkung einer GcMAF-Therapie ist abhängig von einem ausreichend hohen Vitamin D-Spiegel. Eine bis zu 2,5-mal bessere Wirkung kann das GcMAF erzielen, wenn der Vitamin D-Wert stark erhöht ist. Bis zu 700 ng/ml Vitamin D werden von den GcMAF-Spezialisten empfohlen.[73]

7. Substitution von Salzsäure

Der Magen muss immer sauer sein, um krankmachende Bakterien und weitere Parasiten abzutöten. Ist er nicht sauer, überleben diese Pathogene. Habe ich zu wenig Salzsäure im Magen werden die Parasiten mitgegessen, gelangen in den Darm und können sich dort einnisten.

Mit der Einnahme von Salzsäure (HCL), können Sie den Magensäurepegel steigern. Hierzu eignen sich am besten HCl-Betain Kapseln. Wenn wir ausreichend Magensäure intus haben (was bei Autisten häufig **nicht** der Fall ist) sorgt diese dafür, dass neben einer Parasitenbeseitigung, auch unsere Nährstoffe besser zerlegt und aufgenommen werden können.

Eine Belastung mit Parasiten – ein totgeschwiegenes Gebiet in der Medizin

> Ein ausgeschiedener Wurm beinhaltet mehr Quecksilber, Aluminium, Glyphosat, usw. als jede andere Entgiftungsmethode dies erreichen kann!

Daher ist es zu Beginn einer Entgiftung - sei es bei Autismus, Krebs oder anderen chronischen Erkrankungen - immer am Effektivsten mit einer Parasitenbehandlung anzufangen und nicht mit der eigentlichen Schadstoffbehandlung. **Der vergiftete Patient hat Parasiten!** Es muss endlich als absoluter Fakt realisiert und auch verbreitet werden.

Würmer sind eigenartige Kreaturen, biestige Schmarotzer, denn sie klauen uns unsere wichtigen Nährstoffe und somit unsere Energie. Zudem haben sie die Fähigkeit, Gifte an sich zu binden und zu konzentrieren. Und zwar um ein hundertfaches mehr als der Körper selbst es kann. Das heißt, ein aus dem Darm ausgeschiedener Wurm beinhaltet mehr Quecksilber, Aluminium, Glyphosat, Cadmium, Blei, usw., als jede andere Entgiftungsmethode dies erreichen kann.

Studien von 2000 und 2011 zeigen auf, dass ein Wurm u.a. das 106-fache bzw. 289-fache an Blei in sich hatte, gegenüber dem Bleigehalt des restlichen Körpers.[74]

Eine Studie von Dr. Klinghardt kam zum Ergebnis, dass ein Rope-Worm Aluminium um das 228-fache konzentrierte.[75] Die Universität Karlsruhe fand heraus, dass der Leberegel Fasciola hepatica Schwermetalle bis zum 172-fachen des Wirtsgewebes akkumulieren kann.[76]

So ist der Parasit für uns zwar eine Art Symbiosepartner, da der Mensch seine Vergiftung nur aufgrund des Parasites überlebt, aber es ist eine eher ungünstige Partnerschaft, denn der Parasit gibt wiederum giftige Stoffwechselprodukte ab, die beim Menschen allerlei Beschwerden hervorrufen. Symptome und Krankheitsbilder, die die meisten Ärzte nicht mit Parasiten in Verbindung setzen: Gewichtszunahme, Gewichtsabnahme, Erschöpfung, Reizhusten, chronischer Durchfall (bedingt durch schlechte Resorption von Nahrung), chronische Verstopfung, Bauchschmerzen, Nährstoffmangel, Fieber, Husten, Atemnot, blutiger Auswurf, Hämorrhoiden, Sodbrennen, Blut im Stuhl, Darmverschluss, Gas und Blähungen (nach den Mahlzeiten), Schleim im Stuhl, häufiges Erbrechen und Übelkeit, Pankreatitis (Bauchspeicheldrüsenentzündung), Darmverschluss, Leaky-Gut-Syndrom, geschwollene Augen, u.v.m.[77]

Die allermeisten Menschen weisen eine enorm hohe Parasitenlast auf. Ca. 90% aller Menschen sind mit einem oder mehreren Parasiten infiziert.[78] Alle Parasiten, die es früher nur in Afrika gab, gibt es mittlerweile auch in **allen** westlichen Ländern.[79]

Aus diesem Grund ist es so wichtig, dass bei einer Entgiftung der erste Behandlungsfokus immer auf einer Parasitenbeseitigung liegt. Hierzu eignen sich hervorragende Mittel und Pflanzen wie beispielsweise organischer Schwefel (MSM), Kieselgur, Knoblauch, Karotten, Kürbiskerne, Schwarzwalnuss, Wermut, Nelken, Beifuß, Neem, Jiaogulan, Grapefruitkernextrakt, Papayakerne, Oreganoöl.

Verfahren Sie aber besser nach einem Behandlungsprotokoll von Andreas Kalcker. Auch nach Hulda Clark, Dr. Gubarev oder Alex Green können Sie ausgezeichnete

Parasitenkuren durchführen. Alle sind leicht im Internet zu finden. Ich selbst habe zwei Mal das Protokoll nach Andreas Kalcker und einmal nach Hulda Clark durchgeführt. Nie hätte ich gedacht, dass ich wurmbelastet bin, aber ich wollte es wissen, probierte es schließlich aus und war sehr erstaunt, welch eigenartigen Kreaturen dabei herauskamen und welch heilsame Wirkung eintrat.

Welche Parasiten gibt es und wie kommt man dazu?
Parasiten gibt es nicht nur in den Tropen, im Dschungel oder in Ländern mit niedrigen Hygienestandards, sondern sie existieren auch in unserer Natur, in unserer Umgebung und besonders in unseren Haustieren.

Einzellige Parasiten nennt man Protozoen: z.B. Trichomonaden (von T. Lebedewa als DER Krebserreger entdeckt.), Toxoplasma-gondii, Malariaerreger, Entamoeba histolytica (Erreger der Amöbenruhr), Giardia intestinalis (Erreger der Giardiasis/Lamblienruhr).

Die tierischen Einzeller gelangen über verunreinigte Nahrung (z.B. Fleisch, Milch, Fisch, Obst, Gemüse), kontaminiertes Trinkwasser, Insektenstiche, Geschlechtsverkehr oder Haustier zum Menschen.

Mehrzellige Parasiten werden Metazoen genannt: z.B. Saugwürmer, kleiner/großer Leberegel, Riesenleberegel, Riesendarmegel, Rinderbandwurm, Fischbandwurm, Schweinebandwurm, Rinderbandwurm, Fuchsbandwurm, Hundebandwurm, Hakenwurm, Moniliformis moniliformis (Darmparasit), Madenwurm, Spulwürmer, Nierenwurm, Wuchereria bancrofti, Brugia malayi (Fadenwürmer, die eine Elefantiasis hervorrufen können), Peitschenwurm, Blutegel, Pankreasegel, Milben, Zecken, Rattenfloh (Überträger der Pest), Wanzen, Läuse, Fliegen.

Alle mehrzelligen Parasiten können wiederum selbst Parasiten enthalten und übertragen.

Haustiere sind sehr häufig die Quelle für Parasitenbefall. Selbst wenn sie erfolgreich therapiert wurden, z.B. über Parasitenkuren, infizieren sie sich über ihre Umgebung sehr schnell erneut und wiederholen die Weitergabe an ihre Halter ständig und in kürzester Zeit![80]

Andere Gründe für parasitäre Infektionen sind der häufige Verzehr von schlecht gewaschenem Obst oder Gemüse. Es besteht eine falsche Annahme darin, dass Obst oder Gemüse aus ökologischem Anbau, aufgrund des Verzichtes von Pestiziden oder Chemiekalien, problemlos essbar sei. Die genaue Gefahr besteht jedoch darin, dass die Eier oder Larven der Parasiten über den Kompost, der unter anderem aus Tierfäkalien besteht, in die Erde gelangen und von dort auf das Obst bzw. das Gemüse übergehen. Deshalb ist es so wichtig, Obst und Gemüse vor dem Verzehr immer gut zu waschen, egal wie gesund sie uns erscheinen.

Der Hauptrisikofaktor für Parasiten befindet sich in der Aufnahme von tierischen Produkten wie etwa Fleisch, Eier und Milchprodukten. Häufig werden tierische Produkte wie Fleisch oder Fisch nicht ausreichend tiegefroren oder erhitzt, da sonst die Geschmacksqualität verloren geht. Dadurch sterben allerdings nicht alle Parasiten im Fleisch und Fisch ab. Wenn wir das Fleisch oder den Fisch nun essen, wandern die Parasiten schließlich in unseren Körper und können sich dort einnisten und vermehren.[81]

Eine Ausbreitung von Parasiten wird durch eine Vorbelastung des Körpers durch versteckte Umweltgifte aus z.B. Lebensmitteln inkl. Getränken, Medikamenten (MMR-Impfstoff!), Pflegemitteln, Reinigungsmitteln, Möbel, Wäsche, usw. begünstigt. Hier finden Parasiten meist idealere Lebensbedingungen vor, weil die Immunabwehr durch diese Stoffe geschwächt ist. Zudem lieben Parasiten Zucker und säurelastige Genussmittel, wie z.B. Kaffee. Hingegen alles was bitter schmeckt (Bitterkräuter!), mögen Parasiten nicht.

Autisten weisen viel zu hohe Ammoniakwerte auf. Ammoniak ist eines der schädlichsten Stoffwechselprodukte, die Parasiten hinterlassen. Ammoniak wiederum ist der Auslöser für die so oft typischen Symptome eines Autisten, die da lauten: Rudern mit den Händen (sog. Flapping), Koordinationsstörungen, Tremor (unwillkürliches Muskelzittern), Krampfanfälle, Ataxie (gestörte Bewegungskoordination), verzögertes Wachstum, Lethargie (psychisch und physische Schläfrigkeit).[82]

Daher sollte eine parasitäre Entgiftung den Fokus in der Behandlung eines Autisten einnehmen!

Sie mögen sich jetzt vielleicht fragen, was haben Autismus, Parkinson und Depressionen mit Antibiotika zu tun? Das Auftreten dieser Krankheitsbilder kann durch Antibiotikagaben hervorgerufen werden, bzw. das Risiko darauf, verstärkt werden.

Ich möchte, dass Sie durch diese Krankheitsbilder wahrnehmen, welch immens bedeutende Rolle unser Darmmikrobiom für unsere Gesundheit bzw. unsere Krankheit einnimmt. Unser Darmmikrobiom sollte daher nicht durch Antibiotika zerstört werden.

Gesunder Darm = gesunder Mensch!

Kranker Darm = kranker Mensch!

Früher „behandelte" man Autismus jahrzehntelang mit der sinnlosen und brutalen Lobotomie

Ab dem Jahre 1930 wurde die Lobotomie bei Autismus und anderen Erkrankungen wie etwa Depressionen, Alkoholsucht und Schizophrenie, eingesetzt. Zwar ist sie seit dem Jahr 1970 in Deutschland und auch in anderen Ländern verboten, in Belgien und dem Vereinigten Königreich wurde sie jedoch noch bis zum Jahre 2001 angewandt. Und teilweise wird sie sogar noch in manchen Ländern vollzogen. Diese Vorstellung ist absolut grausam.

Was ist eine Lobotomie?

Bei einer Lobotomie wird ein langes spitzes Werkzeug oberhalb der Augenhöhle in den Kopf eingeführt. Dafür wurde dem Patienten das Augenlid angehoben, die Spitze des Werkzeuges oberhalb des Augapfels eingeführt und durch den Schädel durchgeschlagen. Da der Schädel im Bereich der Augenhöhlen seinen dünnsten Bereich aufweist, genügte meist ein leichter Schlag mit einem Hammer an das hintere Ende des Werkzeuges, um in das Gehirn vorzudringen. Dieses spitze Werkzeug glich einem Gerät, welches wie ein Eispickel aussah. Daher wurde diese abscheuliche Methode oft als „Eispickelmethode" bezeichnet.[83]

War die Spitze des Werkzeuges im Gehirn bis zu einem der subjektiven Schätzung überlassenen Punkt vorgeschoben (ca. 3 cm), wurde darin hin und her gewackelt, um das Gewebe in den anvisierten Hirnbereichen zu zerstören. Die gleiche Prozedur wurde anschließend in der anderen Hemisphäre durchgeführt. Die Nebenwirkungen waren heftig und sehr zahlreich. Gedächtnisverlust, Verlust von Darm- und Blasenkontrolle, Krampfanfälle, tödliche und unkontrollierbare Blutungen. Ein berühmtes Beispiel für die Lobotomie und deren brutalen Folgen ist Rosemary, die Schwester von John F. Kennedy. Nach dem Eingriff war sie behindert und bis an ihr Lebensende pflegebedürftig.

Schätzungsweise wurden weltweit ca. eine Million solcher abartigen Lobotomien durchgeführt.

Der Film „Einer flog über das Kuckucksnest" mit Jack Nicholson, aus dem Jahr 1975 und ein neuerer Film „Sucker Punch" aus dem Jahre 2011, thematisieren die Lobotomie.

Warum berichte ich Ihnen von der kaltblütigen Behandlungsweise der Lobotomie? In Amerika wurden Mütter dafür angezeigt, weil sie bei ihrem autistischen Kind Einläufe mit Chlordioxid gemacht haben und ihr Kind daraufhin wieder gesund wurde. Es ist absolut genial, dass Autismus heilbar ist!!! Jedoch scheint sich die Schulmedizin so gar nicht darüber zu freuen, sonst hätte sie dieses Behandlungskonzept von Andreas Kalcker schon längst übernommen und verbreitet. Zwar wird die Lobotomie in kaum einem Land mehr angewandt, aber, dass sich dieses brutale Behandlungsverfahren, oder besser gesagt Misshandlungsverfahren, über viele Jahrzehnte hinweg etabliert hatte, ist schier unglaublich.

Warme, harmlose, wohltuende Einläufe mit Chlordioxid werden hingegen in den Dreck gezogen als sei es das Schlimmste weit und breit. Aber Hallo, wo leben wir denn hier?

6. Kapitel

Ammoniak und Fuselalkohole: Stoffwechselprodukte, die von Pilzen und Parasiten ausgesschieden werden und u.a. zu Leberproblemen führen.

Antibiotika nützen nicht gegen ammoniakbedingte Krankheiten. Weder bei Autismus noch bei der hepatischen Enzephalopathie.

Veranschaulichung am Krankheitsbild der hepatischen Enzephalopathie:

Die hepatische Enzephalopathie ist eine potenziell reversible, metabolisch bedingte Funktionsstörung des zentralen Nervensystems, die im Rahmen von akuten oder chronischen Lebererkrankungen auftritt. Sie umfasst ein breites Spektrum neurologischer Symptome unterschiedlicher Ausprägung. Die minimale, früher auch subklinisch oder latent genannte, hepatische Enzephalopathie bildet den Anfang dieses Spektrums. Beeinträchtigt sind die Bereiche der Aufmerksamkeit (gesteigerte Müdigkeit), die visuell räumliche Wahrnehmung, die Geschwindigkeit der Informationsverarbeitung (insbesondere im psychomotorischen Bereich), die Feinmotorik (häufiges stürzen) und das Kurzzeitgedächtnis.

Das deutsche Ärzteblatt[1] schreibt, dass Ammoniak von zentraler Bedeutung für die Pathogenese der (minimalen) hepatischen Enzephalopathie ist. Als Therapieformen werden neben einer Änderung des Lebensstils mit ausgewogener (nicht zu eiweißreicher) Ernährung, Sport, genügend Schlaf, Verzicht auf Schlafmittel und Alkohol, auch diverse Antibiotika (Neomycin, Lactulose, Rifaximin) empfohlen, welche die Ammoniakproduktion im Darm reduzieren sollen.[2]

Anmerkung:

Zu den wichtigsten Aufgaben der Leber gehört es, Nährstoffe aus dem Darm zu verstoffwechseln und Giftstoffe im Körper abzubauen. Verschiedene Einflüsse können die Leber allerdings so stark belasten, dass sie dieser Aufgabe nicht mehr nachkommen kann. Dies kann z. B. in Folge eines sukzessiven Alkohol- oder Drogenmissbrauchs geschehen oder aber auch durch die Folgen von Antibiotika. Antibiotika vernichten zwar schädliche Bakterien, lassen dafür aber umso mehr das Pilzwachstum anregen. Wie Parasiten hinterlassen auch Pilze schädliche Stoffwechselprodukte. Giftige Stoffwechselprodukte, die die Leber noch mehr belasten. Genau aus diesem Grund halte ich es für sehr kontraproduktiv, Patienten mit einer hepatischen Enzephalopathie als Therapieform Antibiotika zu verabreichen.

Antibiotika führen zu Fuselalkoholen. Fuselalkohole zerstören den Leberstoffwechsel!

Pilze und Parasiten besitzen die Fähigkeit mittels ihrer Enzyme, die sie bereitstellen, zuckerhaltige Speisen und Getränke zu Alkohol und Kohlendioxid (Gasbildung) zu verstoffwechseln. Dieser Prozess erfolgt in Abwesenheit von Sauerstoff. Die Folgen sind: Gasbildung mit Blähungen, Heißhunger auf Süßes, Appetitlosigkeit, Völlegefühl, ständige Müdigkeit, Akne, Stimmungsschwankungen, Depressionen, usw. Sie können verstärkt zu Krankheiten wie Zöliakie (Glutenunverträglichkeit), Diabetes, Rheuma, Krebs, usw., beitragen.[3]

Die Fuselalkohole, die neben Ammoniak und weiteren, beim Vergärungsprozess im Darm entstanden sind, können insbesondere die Leber und damit das Stoffwechsel-, Nerven- und Immunsystem stark belasten und schädigen. Bestimmt kennen Sie den Spruch: „Die Krankheit der Leber ist die Müdigkeit." Alle Toxine des Darms müssen zuerst vom Immunsystem an der Darmschleimhaut, hin zur Leber gebracht und dort „entschärft" werden. Solche Patienten kommen mit einer großen Anzahl an Beschwerden in die Arztpraxis und dürfen sich von ihrem Arzt anhören, dass sie laut Laborwert deutlich zu hohe Leber- und Fettwerte hätten. Daraufhin kommt dann sofort die Frage des Arztes: „Trinken Sie öfter gerne mal ein Bierchen oder ein Schnäpschen?" Wenn die Betroffenen diese Frage verneinen, ist der Arzt meist misstrauisch (laut der Laborwerte auch verständlich, wenn man sich über die Zusammenhänge nicht bewusst ist) und empfiehlt diesen Patienten auf die Sauferei und das fettige Essen zu verzichten.

Es wäre bei diesen nicht-trinkenden und nicht-schlecht-Fett-essenden-Menschen ratsam eine mikrobiologische Laboruntersuchung (Stuhl- und Rachenabstriche oder Dunkelfeldmikroskopie) auf Candida- oder Parasitenbefall in Erwägung zu ziehen! Die üblichen Laboruntersuchungen, sowie Magen- und Darmspiegelungen sind oft negativ, die Patienten seien angeblich gesund.

Lassen Sie sich hier bitte per Dunkelfeldmikroskopie untersuchen, oder einen Stuhl- oder Rachenabstrich nehmen. Ein guter Therapeut bzw. ein gutes Labor, kann feststellen, ob

Parasiten (im Mikroskop), Candida- oder Schimmelpilze existieren. Per Dunkelfeldmikroskopie können Sie zudem Einsicht erhalten, ob Ihre Organe ordnungsgemäß funktionieren.

Leberprobleme aufgrund von Pilzen und Parasiten

Fuselalkohole – Endotoxine von Pilzen und Parasiten tragen zu Leberproblemen bei. Und genau dies ist auch der Grund meinerseits, um noch einmal auf die hepatische Enzephalotpahie zurückzukommen, genau bei dieser Erkrankung kein Antibiotikum zu verordnen bzw. einzunehmen.

Wenn Ihnen Ihr Arzt Antibiotikum verschreibt, so sollte es ihm zur Pflicht werden, Ihnen auch die möglichen Nebenwirkungen mit aufzulisten. Oder wenigstens kurz in ein paar wenigen Wörtern erwähnen: Bakterien weg, Pilze da. Soviel Zeit sollte schon noch sein. Nur, wie auch beim Impfen, wird Ihnen der Arzt höchstwahrscheinlich kaum Nebenwirkungen aufzählen wollen, da Sie diese Therapieform sonst verneinen könnten. Es wäre somit verlorene Zeit für einen Arzt, der fast den ganzen Tag unter Hektik arbeitet und obendrauf auch nichts verdient. Und ganz ehrlich, ich kann diese Ärzte verstehen. Oder wollen Sie gerne einen Job, der fast den ganzen Tag stressig ist und dann ohne Geld nach Hause kommen. Immerhin haben die meisten eine Familie zu ernähren. Der ideale Weg wäre es, weg von diesem Krankheitssystem zu kommen und zu einem Gesundheitssystem zu gelangen, dass in seiner kompletten Struktur einen ganz anderen Denk- und Handlungsansatz vertritt.

Candidabefall, Fäulnissbakterien sowie Parasiten gedeihen auf einem gestörten Nährboden. Antibiotika begünstigen dieses Wachstum. Toxische Ausscheidungen von Parasiten, Pilzen und pathogenen Bakterien bedeuten einen ständigen Überreiz für unser Immunsystem:

- Allergien können ausgelöst werden
- Das Nervensystem wird überstrapaziert $\rightarrow$ Müdigkeit, Erschöpfung, Kopfschmerzen, etc.

- Toxine werden vom Körper gerne unter die Haut abgelagert, weil die Haut das größte Ausscheidungsorgan ist. Alle Formen von Hautunreinheiten, wie Schuppenflechte, Neurodermitis, Akne, können resultieren
- Schmerzen, Krämpfe, Unwohlsein, Appetitlosigkeit, Blähungen, Durchfall und/oder Verstopfung
- Darmerkrankungen, wie Morbus Crohn und Colitis ulcerosa können aufgrund abwehrgeschwächter Dickdarmzellen, die Folge sein

Das Immunsystem muss Tag und Nacht arbeiten. Es versucht 24 Stunden am Tag, die Toxine an der Darmwand abzufangen und zu eliminieren. Durch diese enorme Immunbelastung haben wir eine zunehmende Infektanfälligkeit, die dann leider oftmals wieder mit Antibiotika beantwortet wird.

7. Kapitel

Eine Dysbiose im Darm ist für sehr viele Krankheiten verantwortlich.

Antibiotika ist darunter der Darmzerstörer Nummer 1.

Antibiotka verstärken allen voran das übermäßige Wachstum des Candida albicans, der viele (unerkannte) Krankheiten mit sich bringt.

Eine Dysbiose im Darm ist für sehr viele Krankheiten verantwortlich

Nicht nur Antibiotika allein können zu einem zerstörten Biotop, zu einer Dysbiose unserer Darmflora beitragen, sondern auch andere Medikamente, eine schlechte Ernährung, Stress, Schlafmangel, Magensäuremangel und Nährstoffmangel.

Die meisten Fehler, die bei einer Ernährung gemacht werden:

- Zu viel Kaffee, zu viel Alkohol, zu viel Gluten, zu viel Weißmehlprodukte, Milch, übermäßiger Fleischkonsum, hocherhitzte ranzige Fette, pflanzliche Öle mit zu hohem Omega-6-Gehalt
- Ein viel zu hoher Zuckerkonsum (besonders gesundheitsschädigend sind v.a. Süßstoffe wie z.B. der krebserregende Zuckerstoff Aspartam!)
- Lebensmittelzusätze in der Nahrung (Pestizide, Fungizide, Konservierungsstoffe, Geschmacksverstärker, Aromen, Farbstoffe, usw.)

Antibiotika ist der Darmzerstörer Nr. 1!

Neben all diesen schädigenden Faktoren ist besonders der Gebrauch von Antibiotika einer der heftigsten Ursachen für eine Dysbiose unserer Darmflora! Antibiotika können schädliche Bakterien nicht von nützlichen Bakterien unterscheiden. Also werden sowohl Nutzbakterien als auch schädliche Bakterien zerstört. Betroffen davon sind nicht nur die Bakterienbesiedelungen im Darm, sondern auch die Schleimhäute im Mund, im Urogenitaltrakt (Blase, Harnröhre, Vagina) und die Haut. Denn überall hier sind besonders viele Bakterien vorzufinden.

Wie eine Sense auf der Wiese kann das Antibiotikum nicht zwischen Nutzpflanze und Unkraut unterscheiden, sprich zwischen physiologischer, nützlicher Darmflora und krankmachenden Erregern. Es metzelt alles nieder was ihm in die Quere kommt. Vielleicht nicht nach einer Antibiotikagabe, aber bereits nach der zweiten oder dritten Antibiotikaeinnahme wächst nun das Unkraut schneller nach als die Nutzpflanzen. D.h. pathogene Bakterien, Viren, Pilze und Parasiten breiten sich viel schneller aus, als das die für uns so wichtige Darmflora regenerieren kann.

Im Vergleich zu einer Salmonelleninfektion, die sich in sofortigen und starken Symptomen bemerkbar macht, schleicht sich eine Dysbiose meist langsam ein und verursacht Symptome mit einem chronischen Verlauf. Nach Aussagen und tausenden von Untersuchungen haben viele Heilpraktiker und naturheilkundlich orientierte Ärzte in Erfahrung gebracht, dass eine bakterielle Dysbiose - besonders in Zusammenhang mit einer Candida-Pilz- und/oder Parasiten-Belastung - für folgende Erkrankungen an erster Stelle steht:

- Rheumatoide Arthritis
- Autoimmunerkrankungen
- Chronisches Erschöpfungssyndrom
- Krebs
- Aids
- Ekzeme
- Nahrungsmittelallergien
- Nahrungsmittelunverträglichkeiten
- Morbus Crohn (chronisch entzündliche Darmerkrankung)
- Colitis ulcerosa (chronisch entzündliche Darmerkrankung)
- Psoriasis (Schuppenflechte)
- Sjögren-Syndrom (Autoimmunerkrankung; verminderter Tränen- und Speichelfluss)

Da der Darm mit seiner Darmflora und samt seiner Funktion noch völlig unterschätzt wird, wird hier in gängigen Arztpraxen weder untersucht noch diagnostiziert. Eine Dysbiose des Darms bleibt somit in der herkömmlichen ärztlichen Praxis sehr häufig unerkannt.

In den vierziger Jahren des letzten Jahrhunderts empfahl Dr. Metchnikoff die Anwendung von Laktobazillen (für uns nützliche Bakterienstämme) gegen Nahrungsmittelvergiftungen. Diese Anwendung erwies sich in dieser Zeit in Europa als sehr nützlich und erfolgreich. Durch das vermehrte Aufkommen von Antibiotika und Impfungen, von denen sich die Wissenschaftler eine erfolgreiche Infektionsbekämpfung erhoffte, wurde die Behandlung mit guten Bakterien von Dr. Metchnikoff verdrängt.

Leider können wir heutzutage immer öfter beobachten, dass Antibiotikatherapien (wie auch Impfungen) Teil des Problems und nicht Teil der Lösung sind. Wir bekommen heute zwar kaum noch Masern, Mumps, Röteln und Windpocken zu sehen, dafür aber umso häufiger Asthma, Autismus, Allergien, chronische Bronchitis, Neurodermitis, Schuppenflechte, Leukämie, Autoimmunerkrankungen, usw. Das sollte uns zu denken geben!

Bakterien werden gekillt – das Pilzwachstum umso mehr angeregt
Antibiotika verändern durch ihre schädigende Wirkung besonders die Darmflora in ihrer Zusammensetzung. Hochnützliche Bakterien wie besonders die Bifidobakterien und Lactobazillen werden teilweise oder stark mitgeschädigt. Alle anderen Bakterienstämme natürlich auch. Während der Antibiotikaeinnahmen entstehen auf der Darmschleimhaut unbesiedelte Flächen. Außerdem wird durch Antibiotikaeinnahmen das Pilzwachstum im Körper angeregt.

Der Hefepilz Candida albicans, welcher bereits in ganz kleinen Mengen im Darm ansässig ist, aber durch die Ausscheidungen der zur Normalflora gehörenden Bakterien keine Chance hatte sich je auszubreiten, beginnt nun, wenn seine bakteriellen Mitbewohner gestört oder zerstört sind, zu wachsen und deren freie Plätze einzunehmen bzw. zu überwuchern.

Eine der schlimmsten Nebenwirkungen der Antibiotika ist es, dass das Pilzwachstum im Körper massivst beschleunigt wird.

Zur Gattung Candida gehören zahlreiche Hefepilze, welche auch bei gesunden Personen nicht selten auf Haut, Schleimhäuten von Mund und Rachen, sowie den äußeren Geschlechtsorganen und bei mehr als der Hälfte der Europäer auch im Dickdarm siedeln. Die am häufigsten nachgewiesene Candida-Spezies ist der Candida albicans. Während der Geburt oder im Säuglingsalter gelangt der Pilz auf und in den Körper, wo er sich als Bestandteil von Haut- und Darmflora vermehrt. Gesunde Mikroorganismen und ein intaktes Immunsystem begrenzen jedoch das Wachstum von Candida albicans, so, dass er normalerweise keine Beschwerden verursacht.

Antibiotika kommen ihm aber geradezu recht, um sich weiter ausbreiten zu können. Hat er sich schön verteilt, scheidet er nun seine schädlichen Stoffwechselprodukte aus. Diese toxischen Stoffwechselprodukte halten die Bakterien davon ab, diese Pilze zu zersetzen. Das war ja auch das Ziel des Penicillins, das auf Basis eines Schimmelpilzes beruht, um somit die Bakterien abzutöten.

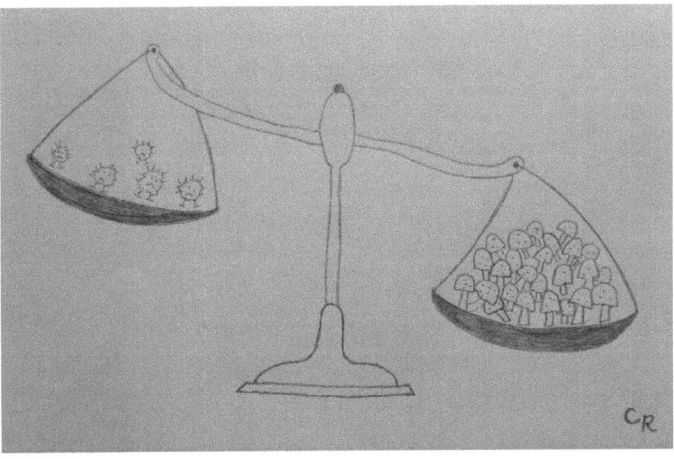

Abb.: Wichtige Bakterienstämme werden durch Antibiotikaeinnahmen dezimiert; das Pilzwachstum nimmt Überhand.

Sollten Sie das nächste Mal ein Antibiotikum angeboten bekommen, so holen Sie sich nochmals dieses Bild in Ihr Gedächtnis zurück. Die Reaktion des Körpers auf Antibiotika heißt: die schützende Darmflora mit all ihren Bakterien wird stark reduziert, das Pilzwachstum dafür aber umso mehr angeregt.

Egal ob ein Antibiotikum gegen krankmachende Bakterien im Hals oder Blasenbereich eingesetzt wird, das Hauptopfer bleibt schlussendlich immer der Darm. Denn die giftigen pilzigen Stoffwechselprodukte werden zwangsweise vom Darm aufgenommen und an die Leber weitergegeben. Diese können hier sogar leber- und nervenschädigend wirken. Tochterzellen der Pilze, die Sporen, können aus dem Darm ins Gewebe und in das Blut-Lymph-System des Körpers übergehen. Überall besteht die Möglichkeit, dass es zu einer Pilzsepsis (Pilzvergiftung) kommen kann: In Leber, Gehirn, Herz, den Nieren, auf der Haut (Hautpilz), im Hals-Rachen-Raum (Mundsoor), in der Scheide (Scheidenpilzbefall) und häufig, aber meist unbemerkt, in der Lunge.

Eine Infektion mit dem Candida Albicans Pilz ist eine jener Krankheiten, die weltweit am häufigsten unerkannt bleibt bzw. fehldiagnostiziert wird. Das ist besonders deshalb so, weil sie sich in den unterschiedlichsten gesundheitlichen Problemen äußern kann. Dazu zählen insbesondere Allergien und Verdauungsbeschwerden, aber auch Herzmuskelentzündungen, Herz-Kreislauf-Beschwerden, Rheuma, Gicht, Arthritis, Sinusitis (Nasennebenhöhlenentzündung), Gastritis, Migräne, Nierenprobleme, bleierne Müdigkeit, Stimmungsschwankungen, Asthma und vieles mehr.[1]

Der Candida-Pilz – Symbiosepartner, aber auch Schädling des Menschen
Der Candida-Pilz gehört zur natürlichen Besiedelung des Darms. Er ist ein natürlicher Hefepilz, der unseren freundlichen Bakterien des Darms als Nahrung dient. In Schach gehalten wächst der Candida-Pilz ständig nach und ernährt unsere Milliarden von Bakterien, die wiederum unsere Nahrung in die kleinsten Bestandteile zerlegen. Dadurch kann die Nahrung erst optimal von unserem Körper aufgenommen werden.

Wir leben seit Millionen von Jahren in einer Symbiose zwischen freundlichen Darmbakterien und dem Candida-Pilz, den diese Bakterien als Nahrungsquell benötigen und uns dadurch erst einen optimalen Gesundheitszustand ermöglichen.

Wird der Pilz allerdings nicht durch freundliche Darmbakterien verzehrt und somit in Schach gehalten, vergrößert er sich und wächst und wächst ungehindert weiter. Dies ist dann der Fall, wenn unsere nützlichen Bakterien durch Medikamente wie Antibiotika, Antibaby-Pillen oder Chemotherapeutika vernichtet werden. Ebenso Umwelttoxine wie Schwermetalle (Impfungen!), Pestizide (Glyphosat!), Fungizide, Insektenvernichtungsmittel, sowie Lebensmittelzusätze, Farbstoffe, Geschmacksverstärker (Glutamat!), künstliche Zuckerstoffe (Aspartam!) und Konservierungsstoffe tragen direkt zu einer Zerstörung der Darmflora bei und wiederum indirekt, dass sich ein Candida-Pilz über das natürliche Ausmaß ausbreiten kann.

Wenn der Candida-Pilz seinen Symbiosepartner verloren hat, der ihn unter Dach und Fach hält, dann kann er sehr schnell wachsen und sich ausbreiten. Sein Erscheinungsbild eines natürlichen Hefepilzes mutiert hin zu einem sehr aggressiven Pilz, der in seiner Art nun eher einem parasitären Pilz gleicht. In dieser parasitären Form entwickelt der Pilz weiße Myceliumfäden, die fast genauso aussehen wie Schimmelpilzfäden. Mit diesen Myceliumfäden kann ein Pilz in jedes Organ eindringen und ihn durchlöchern. So kann der Candida-Pilz mit seinen Pilzfäden unsere Darmwand durchbohren. Es resultiert ein Leaky-Gut-Syndrom („Sickerdarm"), welches weitreichende Probleme hervorrufen kann.

Stellen Sie sich hierzu verschimmeltes Obst vor, dass von schimmeligen Fasern durchbohrt wird. Für unsere Darmwand bedeutet dies genau das Gleiche.

Wie kann es nun sein, dass sich der Candida-Pilz von seiner Hefepilz-Form hin zu einer parasitären-Form verändert? Wenn er seinen wichtigsten Symbiosepartner, also seine Darmbakterien, verloren hat. Wenn er für sich ein ideales Milieu vorfindet, kann er sich binnen 20 Minuten verdoppeln. Er liebt Einfachzucker, Hefe und Milchzucker. Durch die Aufnahme von leicht verwertbaren Zuckern kann der Candida-Pilz mit seinen Myceliumfäden in die Blutbahn des Körpers, die direkt auf der anderen Seite der Darmwand liegt, vordringen.

Da das Blut immer einen Vorrat an Blutzucker hat, fühlt sich der Pilz dort wie im Paradies. Ein stabiler Zucker bedeutet stabile Energie bzw. eine stabile Vitalität. Menschen mit einem Candida-Pilz-Befall sind daher immer müde, denn der Candida schnappt sich deren Blutzucker.

Dies ist aber nicht der einzige Grund, warum sich Menschen mit einer Candidiasis (= Überwucherung des Candida-Pilzes) immer so müde und schlapp fühlen. Bei der Umwandlung von Blutzucker entsteht Alkohol; Alkohol wiederum greift die Leber an. Viele Menschen mit einer Candidiasis wachen morgens wie erschlagen mit einem „Kater" auf, ohne einen Schluck Alkohol getrunken zu haben. Des Weiteren wird dieses Zerschlagenheits- und Erschöpfungsgefühl nochmals verstärkt, indem der Pilz dem Menschen zu viele Nährstoffe wegfrisst.

Schädliche pilzliche Stoffwechselprodukte und die daraus resultierenden Erkrankungen genauer betrachtet:
Dr. Shaw fand heraus, dass Weinsäure – wie man sie auch in Wein findet – einer der problematischen sekundären Candida-Metaboliten ist. Normalerweise wird diese Säure nicht vom Körper hergestellt. Weinsäure ist meist das Ergebnis übermäßiger Fermentation durch Pilze, die sich im Darmtrakt oder an anderen Stellen im Körper angesammelt haben.

Eine der stärksten Reaktionen von Weinsäure im Blut ist Muskelschwäche! Weinsäure führt nämlich dazu, dass sie den Stoffwechsel der Apfelsäure blockiert. Apfelsäure benötigt unser Organismus zur Energiegewinnung. Apfelsäure ist ein Zwischenprodukt im Cytratzyklus. Ist nun zu viel Weinsäure vorhanden und der Stoffwechsel der Apfelsäure kann nicht vollzogen werden, dann kann der Körper nicht mehr auf aerobe (mit Sauerstoff) Art Energie erzeugen, sondern nur auf anaerobe (ohne Hilfe von Sauerstoff) Art. Dazu wandelt er Glucose (Einfachzucker) in Milchsäure um. Durch diesen Vorgang der Energiegewinnung können jedoch nur mickrige 20% herausgeholt werden. Dieser Prozess erklärt Symptome wie chronische Erschöpfung, Übersäuerung und Mineralstoffmangel, wie sie üblicherweise mit einer Candidose in Verbindung gebracht werden.

Damit unser Gehirn eine optimale Leistung erbringen kann benötigt es große Mengen an Energie. Deshalb erzeugen Weinsäure zusammen mit Acetaldehyd (ein weiteres schädliches, durch Hefezellen erzeugtes Zwischenprodukt) auch psychische Störungen wie kognitive Dysfunktionen, Depressionen, Hyperaktivität, Autismus und Schizophrenie.

Acetaldehyd ist das gleiche Nebenprodukt, das auch beim Alkoholmetabolismus entsteht. Es ist sechsmal stärker als Ethanol. Patienten mit einem Candidapilz können daher, ohne dass sie einen Tropfen Alkohol getrunken haben, mit einem Alkoholmessgerät positiv getestet werden. Eine gesunde Leber kann Acetaldehyd normalerweise in eine harmlose Substanz umwandeln. Besteht jedoch ein Überschuss an Acetaldehyd, überlastet die Leber und kann nicht mehr alles entgiften. Das Rest-Gift gelangt in die Blutbahn und erzeugt Zustände wie einen „Kater" nach Alkoholmissbrauch: Benommenheit, Gleichgewichtsstörungen, Schwindel und „Zerschlagenheitsgefühl".

Auch wenn der größte Teil des Acetaldehyds in der Leber abgebaut wird, können andere Organe und Gewebe, wie beispielsweise die Bauchspeicheldrüse, die Nieren, das Gehirn und der Verdauungstrakt von ihm angegriffen werden.

Es verändert die Struktur der roten Blutkörperchen, was zu einer schweren Anämie und folglich Krebs führen kann. Des Weiteren zerstört es die Dendriten, die Zellfortsätze der Nervenzellen, die die Information von benachbarten Neuronen aufnehmen und an die Nervenzellen weiterleiten. Hierbei sei besonders an das Krankheitsbild der Multiplen Sklerose gedacht! Aber auch Lethargie (psychische und physische Trägheit), Depressionen, Gedächtnisstörungen und Benommenheit können auftreten.

Acetaldehyd kann einen chronischen Mangel an Thiamin, unserem Vitamin B1, auslösen. Wir benötigen es für die Hirn- und Nervenfunktion sowie die Produktion von Acetylcholin, eines der wichtigsten Neurotransmitter unseres Gehirns.[2]

Der fahrlässige Einsatz von Antibiotika führt sehr häufig zu Candidosen (hauptsächlich Candida albicans) und folglich unerkannten Krankheitsbildern.

Volkskrankheit Candida

Unsere modernen Lebens- und Ernährungsgewohnheiten sowie der viel zu häufige Gebrauch von Antibiotika machen Candida-Infektionen zu einer regelrechten Volksseuche. Da die Symptome einer Candida-Infektion sehr unspezifisch sind, werden diese oft nicht als solche diagnostiziert. In den westlichen Industrienationen erkranken jährlich Millionen Menschen an einer Candidose. Ein überwiegender Teil der Patienten, bei denen eine Diagnose gestellt wird, sind Frauen, die an einer durch Candida albicans verursachten Scheidenpilzinfektion leiden. Allerdings können nicht nur Erwachsene, sondern bereits Neugeborene und Säuglinge eine Candida-Infektion entwickeln.

Neben den häufig auftretenden Scheidenpilzinfektionen, befällt der Hefepilz auch gerne Hautstellen die feucht und warm sind, weswegen der Candida-Pilz gerne Hautfalten, Achselhöhlen oder den Analbereich nutzt um sich unkontrolliert auszubreiten. Aber auch an den Mundschleimhäuten als Mundsoor können sich Hefepilze äußern. Wie auch beim Scheidenpilz weisen die betroffenen Regionen Rötungen auf, schwellen an, jucken übermäßig stark und schmerzen unter Umständen bei Berührung. Auch Nägel können von einer Candida Infektion betroffen sein, was zu Verfärbungen und Schmerzen führt. Sind die Geschlechtsteile des Mannes vom Candida albicans befallen, werden auf dem Penis in der Regel Bläschen und Pusteln sichtbar, die ebenso mit einem Jucken und Brennen einhergehen.

Befindet sich der Candida-Pilz im Inneren des Körpers, sind die Symptome vielfältig und abhängig davon welches Organ betroffen ist. Ein Befall des Herzens führt beispielsweise zu Herz-Rhythmus-Störungen, einer Leistungsminderung, Antriebslosigkeit und Abgeschlagenheit. Ein Befall der Lunge/n kann zu Atemnot, Erstickungsanfällen und Müdigkeit führen.

Ist ein Organ vom Hefepilz befallen, droht das Risiko, dass sich der Candida-Pilz im Blutkreislauf ausbreitet und weitere Organe angreift. Auch der Befall des Blutplasmas ist möglich, was zu einer Blutvergiftung führt, die tödlich enden kann, wenn Betroffene aufgrund einer anderweitigen Erkrankung ohnehin ein stark geschwächtes Immunsystem haben. Etwa fünfzig Prozent aller Blutvergiftungen sind auf Candida-Pilze zurückzuführen. Allein in Deutschland sterben jährlich bis zu 7000 Menschen an solch einer systemischen Candidose.[3]

Die meisten Infektionen, die durch Hefepilze ausgelöst werden, verursacht derzeit der Candida albicans. Obwohl andere Vertreter dieser Art, wie der Candida krusei, der Candida glabrata oder der Candida tropicalis, nicht ganz so häufig auftreten, sind sie nicht weniger problematisch.

Antibiotikum eingenommen – Bakterien weg, Pilze da!
Und was tut die konventionelle Medizin? Wieder nur sinnlose Symptomenbehandlung!

Lieber Leser, liebe Ärzte,
bei antibiotischen Therapien sollte stets daran gedacht werden, dass diese Art von Therapie geradezu einen Pilzbefall provoziert! Antibiotika unterdrücken das Immunsystem, versetzen den Organismus in einen deutlich geschwächten Zustand und machen ihn anfällig für Infektionen aller Art. Meistens ist das, wie schon erwähnt, der Candida-Pilz, der als erster die Gelegenheit nutzt und sich großflächig ausbreitet.

Anstatt das Milieu im Körper zu festigen, um ein stabiles Immunsystem mit v.a. einer gesunden Leber und einem gesunden Darm aufzubauen, erfolgen nach Antibiotika nun auch noch Gaben mit Antimykotika, wie z.B. Nystatin, Clotrimazol oder Miconazol. Antimykotika sind Arzneimittel, die in der schulmedizinischen Behandlung gegen Pilzinfektionen eingesetzt werden.

Vielleicht mögen Antimykotika, wie auch Antibiotika kurzfristig helfen, aber solange sich ihr Körpermilieu nicht ändert, werden die Pilze auch wiederkommen.

Die Mikrobe ist nichts, dass Terrain ist alles.

Wer ein intaktes und schlagkräftiges Immunsystem hat, mit genügend Schlaf, ausreichend Bewegung, gesunder Ernährung, sich selbst, seinen Partner und seine Arbeit liebt, der macht es krankmachenden Bakterien, Pilzen und Parasiten nicht leicht, um im menschlichen Organismus zu überleben. Auch jeder Krebserreger hat dann keine Chance, um zu überleben.

Das Problem bei „Antipilzmitteln" wie Nystatin oder Fluconazol ist, dass es nicht an alle Orte des Darms gelangen kann um alle Pilze abzutöten. Der Darm beinhaltet aufgrund seiner faltigen Oberfläche von ca. 400 Quadratmetern (entspricht der Größe zweier Tennisplätze) sehr viele Nischen. Es ist davon auszugehen, dass die Pilze, die sich in diesen Nischen befinden, nicht von Nystatin erreicht und abgetötet werden können. Trotz Pilzvernichter kehren die Pilze immer wieder gerne zurück! Und genau von diesem Prozedere berichten auch sehr viele Pilzträger.[4]

Das Bekannteste unter allen Antimykotika ist Nystatin. Es wird von einem Actinobacterium (Streptomyces noursei) gebildet. Seitens der Schulmedizin wird es bei einem Pilzbefall meist als erstes Mittel der Wahl verordnet.[5]

Der Wirkmechanismus von Nystatin funktioniert so, dass es sich an Ergosterol in der Zellmembran von Pilzen anlagert. Dies führt daraufhin zu einer strukturellen Veränderung der Zellmembran und bewirkt eine veränderte Funktion in Bezug auf seine Durchlässigkeit. Es entstehen Poren in der Zellwand, durch die nun die Kaliumionen aus dem Inneren der Zellen austreten können und so zum Zelltod des Pilzes führen.[6]

In den einschlägigen Veröffentlichungen wird immer wieder behauptet, dass Nystatin nicht vom Darm resorbiert werden kann und daher bei oraler Applikation nur lokal im Verdauungstrakt wirken kann. Als typische Nebenwirkungen werden daher Durchfall, Übelkeit und Erbrechen angegeben, also gastrointestinale Beschwerden.

Andere Beobachtungen und Veröffentlichungen verweisen jedoch auf schwere Nebenwirkungen wie allergische Reaktionen mit Atemnot, Engegefühl im Brustbereich, Schwellungen von Mund, Gesicht, Lippen und Zunge, sowie Pusteln und Ausschlägen auf der Haut.[7] Diese Nebenwirkungen lassen sich allerdings nur über eine systemische

Wirkung der Substanz erklären. In einigen Fällen – überwiegend im Alter von über 60 - ist das Stevens-Johnson-Syndrom aufgetreten.[8] Eine lebensbedrohliche Medikamentenallergie, die sich gegen die Keratinozyten (häufigster Zelltyp der menschlichen Epidermis) in der Haut richtet. Das Stevens-Johnson-Syndrom stellt als Nystatin-Nebenwirkung die absolute Ausnahme dar. Alle anderen allergischen Nebenwirkungen sind auch nicht die Regel, könnten aber dennoch auftreten. Ihr mögliches Auftreten relativiert allerdings den Anspruch von Nystatin, dass es sich nur im Gastrointestinaltrakt aufhalten würde und nicht vom Organismus aufgenommen werden könnte. Wenn nämlich, dass der Fall wäre, dann wären Nebenwirkungen dieser Art nicht möglich.

Fluconazol ist ein weiteres Antimykotikum, dass die Ergosterol-Synthese hemmt und somit den Membranaufbau der Pilze stört. Da das Mittel Fluconazol, im Vergleich zu Nystatin, vermehrt systemisch aufgenommen wird, kommt es zu deutlich noch mehr Nebenwirkungen. Auftreten können: schwere allergische Reaktionen (vergleichbar mit denen von Nystatin), Brennen, Taubheit oder Kribbeln in den Extremitäten, dunkler Urin, Fieber, Schüttelfrost, lang anhaltende Heiserkeit, Arrhythmien, Appetitlosigkeit, Muskelschmerzen, Schwächegefühle, Krämpfe, heller Stuhl, rote, geschwollene oder sich lösende Haut, Ohnmacht, schwere, lang anhaltende Durchfälle, Übelkeit, Erbrechen, ungewöhnliche Episoden von Blutungen oder Hämatomen, schwere Magenschmerzen, Müdigkeit und Gelbfärbung von Haut und Augen.[9] Zu alledem sind von Leberschädigungen berichtet worden.

Da die Substanz über die Leber verstoffwechselt wird, kann es zu Interaktionen mit anderen Medikamenten kommen. Tierversuche haben gezeigt, dass es zu toxischen Wirkungen bei der Schwangerschaft kommen kann. Für den Menschen gibt es Fälle von Fehlbildungen bei Neugeborenen, deren Mütter über längere Zeit mit hohen Dosen von Fluconazol (über 400 mg) behandelt worden waren.[10]

Ein reflexartiger Einsatz von Antimykotika als Mittel der Wahl bei einer Darmpilzinfektion scheint somit nicht unbedingt die beste Möglichkeit zu sein. Die Pilze werden zwar kurzzeitig zurückgehen, aber nach dem Absetzen der Antipilzmittel höchstwahrscheinlich wieder erneut gedeihen.

Krankheitsketten aufgrund von Antibiotika

Die Patienten rennen nun von Facharzt zu Facharzt. Jeder Arzt tut in seinem Bereich bestimmt sein Bestes, aber eben nur in seinem Fachbereich. Dabei werden allerdings Krankheitsverkettungen aus anderen Bereichen oft nicht wahrgenommen und die Beschwerden der Patienten wollen einfach nicht verschwinden.

Ärztliche Therapien mit ihren herkömmlichen Mitteln sind überwiegend dafür verantwortlich, dass Patienten aufgrund der Medikamentennebenwirkungen erneut erkranken. Komplexere pathophysiologische Zusammenhänge werden von Ärzten nicht erkannt und so schreitet der Patient weiter zum nächsten Fachdoktor. Dieser verschreibt wiederum aus seinem Fachgebiet Mittelchen, und die Summe der Mittel wird mehr und mehr, aber die gesundheitliche Lage des Patienten nicht besser.

Versetzen Sie sich bitte in solch eine Lage. Oder vielleicht kennen Sie selbst solch eine Prozedur? Man rennt von Arzt zu Arzt, aber bleibt irgendwie dennoch auf der Stelle stehen, weil alle Therapien für den Eimer sind oder das Ganze eher noch verschlimmern. Dem Betroffenen kostet das eine Menge Energie und den Krankenkassen eine Menge Geld.

Es sollte für die Zukunft als selbstverständlich gelten, dass Ärzte, wenn sie schon Antibiotika verschreiben, zugleich die möglichen Regenerationstherapien mit verordnen. Ich möchte Antibiotika nicht verteufeln. Es hat teilweise sehr gute, lebensrettende Dienste geleistet und einige Menschen wären ohne Antibiotika heute nicht mehr am Leben. Da wir jedoch im fortschrittlichen 21. Jahrhundert leben und auch medizinisch nicht von gestern sein wollen, kann ich Antibiotikum in der heutigen Zeit nicht mehr für gutheißen, weil es mittlerweile bessere Mittel gibt, die uns zur Verfügung stehen. Antibiotika mögen zwar gegen Bakterien sehr wirksam sein, haben aber eben den Nachteil, dass zu viel Gutes im Körper geschädigt wird.

Wir haben in der heutigen Zeit hervorragende Mittel auf dem Markt, die **mindestens** genauso effektiv sind wie Antibiotika und den Körper **nicht** schädigen. Daher greife ich lieber zu Mitteln wie Wasserstoffperoxid oder Chlordioxid. Sie erzeugen ein wunderbares

Milieu im Körper und können bei der richtigen Handhabung Krankheitserreger bekämpfen – ohne Schaden zuzufügen und ohne gutes zu zerstören. Später noch ausführlicheres zu diesen zwei tollen Mitteln.

Sehr viele Frauen leiden unter Scheidenpilzen

Vaginalmykosen (Pilzinfektionen der Scheide) zählen zu den häufigsten genitalen Infektionen. Beinahe jede zweite Frau infiziert sich einmal in ihrem Leben mit Scheidenpilzen.[11] Im gebärfähigen Alter ist etwa jede fünfte Frau – bei Schwangeren sogar jede dritte Frau – davon betroffen.[12]

Typische Beschwerden sind Jucken, Brennen und Rötungen im Intimbereich, ein weißlicher Ausfluss (Fluor), brennendes Gefühl beim Geschlechtsverkehr oder beim Wasserlassen. Verwechselt werden diese Symptome auch öfter mal mit einer Blasenentzündung.

> Wie auch die Magensäure muss das Scheidenmilieu der Frau im sauren Bereich sein, um Krankheitserreger abzutöten!

Die Pilze (Mykosen) entstehen, wenn sich das Milieu der Scheide in einem Ungleichgewicht befindet. Die normale Flora weist Milchsäurebakterien auf, die durch Stoffwechselaktivitäten für ein saures Milieu sorgen und Krankheitserreger abwehren. Eine Störung führt zu einer alkalischen (basischen) Flora, die Pilze ungehindert eindringen lässt. Über 80 Prozent der Mykosen werden von Hefepilzen verursacht, hauptsächlich vom Candida albicans.

Als primäre Ursache von (Scheiden)Pilzen sehe ich hauptsächlich stark immungeschwächte Patienten, aufgrund von z.B. Diabetes mellitus, der Einnahme von bestimmten Medikamenten, wie etwa Zytostatika, Cortison und insbesondere Antibiotika! Die Zunahme von Pilzerkrankungen resultiert aber auch aus schlechten Ernährungsgewohnheiten, bestehend aus viel Zucker und Weißmehl, sowie die Folge einer Schwermetallbelastung, die einen optimalen Nährboden für Pilze darstellt. Da schlechte Ernährung, eine Belastung von Schwermetallen, immunsenkenden Krankheiten wie Diabetes und Krebs, und die Gabe von nebenwirkungsreichen Medikamenten in den letzten Jahrzehnten deutlich zugenommen haben, wundert es nicht, dass es auch immer mehr Probleme mit Pilzinfektionen gibt.

Übrigens, Männer können genauso von Pilzen betroffen sein wie Frauen. Diese breiten sich z.B. gerne in der Prostata aus.

Das (Scheiden-)Pilz-Problem liegt vor allem in einem verseuchten Darm!

Die Frauen, die von einem Scheidenpilz betroffen sind, leiden fast immer unter einer erheblichen Belastung von Darmpilzen. Wie bereits erwähnt befindet sich der Darmpilz (meist handelt es sich um Candida Albicans), in ganz kleinen Mengen, bei fast jedem von uns im Darm. Bestimmte Ursachen führen allerdings dazu, dass dieser „Überhand" nimmt. Die Pilze können sich nun auch an Orte verlagern, wo sie einen idealen Nährboden finden, zum Beispiel eben in der Vagina.

Wird der Scheidenpilz folglich wieder nur lokal mit Antipilzmitteln behandelt, ist es nicht verwunderlich, dass dieser binnen kurzer Zeit wieder erneut auftritt. Zahlreiche Frauen leiden unter chronischen Scheidenpilzinfektion und sind absolut planlos darüber was sie noch dagegen tun können.

Eine effektive Behandlung einer übermäßigen Belastung des Candida albicans sollte folgendes beinhalten:

1. Diagnosesicherung einer Candida-Belastung

a) per Stuhldiagnostik: Die Diagnose einer Belastung von Hefepilzen kann mittels einer Stuhlprobe erfolgen.

b) per Dunkelfeldmikroskopie: Unter anderem können Pilze per Dunkelfeldmikroskopie gesehen werden. Bei einer Dunkelfeldmikroskopie können Sie außerdem sehen, ob Sie Parasiten haben und wie es um die Beschaffenheit ihrer Organe und ihres Blutes steht.

c) Ein einfacher Test kann zu Hause durchgeführt werden und einen ersten Verdacht erhärten. Dieser Test kann Hinweise auf das Ausmaß einer möglicherweise vorhandenen Candida-Infektion geben:
Dazu spuckt man direkt nach dem Aufstehen am Morgen in ein Glas mit stillem Wasser (Zimmertemperatur) und beobachtet, was mit dem Speichel innerhalb der nächsten Stunde passiert. Oft bilden sich vom auf der Oberfläche schwimmenden Speichel Fäden, die sich ins Wasser nach unten strecken. Je dicker die Fäden sind und je schneller der Speichel sinkt, umso mehr Pilze befinden sich im Speichel. Wenn Ihr Speichel jedoch auch nach einer Stunde noch auf der Wasseroberfläche schwimmt, dann können Sie davon ausgehen, pilzfrei zu sein bzw. an keiner manifesten Pilzbesiedlung zu leiden.

2. Therapie der Darmpilze!

> Verzicht auf Weißmehlprodukte (enthalten wenig Nährstoffe und viele Gluten und Einfachzucker)
> Verzicht auf Industriezucker (in Verbindung mit Terpentin oder Petroleum einzige Ausnahme!), sowie alle anderen Einfachzucker (Traubenzucker, Fruchtzucker, Honig, Süßigkeiten, Schleimzucker aus der Milch)

> ➤ Verzicht auf Kaffee, Alkohol und Milchprodukte
> ➤ Petroleum oder Balsamterpentinöl einnehmen
> ➤ Grapefruitkernextrakt einnehmen
> ➤ Oregano-Öl und Kokosöl einnehmen
> ➤ Zeolith einnehmen
> ➤ Einläufe durchführen
> ➤ Nährstoffdefizite auffüllen

Wichtige Anmerkung: Neben Pilzen ist der Körper meist noch mit kleineren oder größeren Parasiten belastet. Durch den Verzicht von Kaffee, Weißmehl, Milch und Zucker können bereits kleinere Parasiten eliminiert werden, denn sie ernähren sich - wie auch Candida-Pilze - von all diesen zuckerhaltigen und säurelastigen Nahrungsmitteln.

Parasitenkiller-Mittel sind u.a.: Kürbiskerne, Karotten, Sauerkraut, Knoblauch, Wermut, Nelken, Schwarzwalnuss, Neem, Artemisia, organischer Schwefel (MSM), Kieselgur, Petroleum, Balsamterpentinöl.

Gegen Pilzbelastungen helfen Balsamterpentinöl und Petroleumdestillate!

Sowohl Balsamterpentinöl als auch Petroleumdestillate werden seit der Antike in der Medizin eingesetzt und bis heute als Heilmittel verwendet. Bereits in Babylon wurden sie gegen Entzündungen, Magenprobleme und Magentumore verabreicht. Auch gegen Pilzbelastungen sind sie wahre Wundermittel.

Wenn Sie sich die Bäume im Wald oder die Büsche ansehen, stellen Sie fest, dass einige ihrer schlimmsten Feinde Pilze und Parasiten sind. Zur Verteidigung entwickeln die Pflanzen verschiedene chemische Strategien, um ihre Angreifer zu töten oder abzuwehren. Wir kennen und verwenden diese Mittel heute unter den Namen Eukalyptusöl, Neemöl, Teebaumöl, Olivenblattextrakt, Terpentinöl und weitere ätherische Öle. Die meisten dieser Öle setzen sich - ebenso wie Petroleumprodukte - aus Kohlenwasserstoffen zusammen. Ihr Hauptbestandteil sind alpha-Pinen, die sich auch im Rosmarin- und Eukalyptusöl finden.

Petroleum gegen Candida-Pilze, Krebs und andere Erkrankungen

Petroleumprodukte werden heute überwiegend in weniger wohlhabenden Regionen wie Russland, Osteuropa und Afrika eingesetzt. Eine Studie aus Nigeria legt dar, dass nahezu 70 Prozent der dortigen Bevölkerung, Petroleumdestillate zu medizinischen Zwecken verwendet.[13] Hauptsächlich werden sie dort gegen Infektionen und Infektionskrankheiten verabreicht, aber auch gegen Autoimmunerkrankungen, Arthritis und rheumatische Erkrankungen.

Petroleumprodukte gehören mit zu den wirksamsten Mitteln gegen Parasiten und Pilze, wirken aber weniger gut gegen Bakterien. Daher können Candida Pilze mit Petroleum bekämpft werden, ohne dabei unsere normale Darmflora zu schädigen.[14] Es gibt Fälle, wo keine der üblichen Candidosabehandlungen geholfen hatten; erst nach der Gabe von Petroleum verschwanden alle mit Candida in Zusammenhang stehenden gesundheitlichen Beschwerden sowie allergische Reaktionen auf verschiedene Nahrungsmittel.[15]

In der Regel werden Petroleumprodukte als Treibstoffe oder Lösungsmittel eingesetzt. Man kann sie aus Kohle, Ölschiefer und Holz gewinnen, doch vorwiegend werden sie durch die Raffination von Rohöl erzeugt. Es handelt sich um eine feine helle Flüssigkeit, die aus einem Gemisch aus gesättigten Kohlenwasserstoffen besteht und deren Siedepunkt bei 145-170°C oder bei 275-300°C liegt.

In Australien, Kanada, Neuseeland und den USA verwendet man die Bezeichnung „Kerosene". In Großbritannien, Südostasien und Afrika wird dieses Stoffgemisch als „Paraffin" oder „Paraffine Oil" bezeichnet; in Deutschland und anderen zentraleuropäischen Ländern heisst es „Petrolether" oder auf dem medizinischen Sektor, „Petrolatum". Als Arzneiprodukt ist es unter „Vaseline" bekannt.

Petroleumprodukte werden nach dem Siedebereich unterschieden, bei dem sie aus Erdöl gewonnen werden. Der deutsche Begriff „Kerosin" bedeutet „leichtes Petroleum" – es wird als Treibstoff in der Flugzeugindustrie benutzt. Benzin wird unterteilt in das leichtere Motorenbenzin und in schwereres Testbenzin mit einem Siedebereich von 130 bis 220°C.

Die für Heilzwecke geeignetsten Petroleumprodukte sind:

- **Zur Blutreinigung:** Petroleumprodukte zwischen einem Siedebereich von 100 und 200°C. Am besten sind: Siedegrenzbenzin bzw. Spezialbenzin (100/140).

- **Für die Sanierung des Magen-Darm-Trakts:** gereinigtes Petroleum, Nr. G 179 „Oleum Patrea album rectif.", Aromatengehalt; max. 0,001%, Siedebereich: 170-240°C.
  Dieses wird in deutschen Apotheken verkauft.

Eine Benutzung von Petroleumprodukten, deren Siedebereich oder chemische Zusammensetzung nicht bekannt ist, sollte nicht verwendet werden. Sollten Produkte aromatenhaltig sein, ist dies nur ein Geruchs- und Geschmacksproblem – toxisch sind sie nicht! Benzol hingegen ist tatsächlich ein toxischer Bestandteil von Erdöl, doch siedet dieser bereits bei 80° C und ist somit nicht in Petroleumdestillaten mit einem Siedebereich von über 100° C enthalten.

Petroleum reinigt den Körper. Es dient der Entgiftung des Körpers, der Regeneration, der Heilung von Krankheiten und Wunden. Gereinigtes Petroleum stand jahrzehntelang im Deutschen Arzneimittelbuch (DAB). Doch plötzlich wurde es von der Deutschen Apothekerkommission als Heilmittel gestrichen. Warum? Sie können es sich denken… Es ist enorm effektiv und kostengünstig. Ein Fläschchen (250 ml) gereinigtes Petroleum kostet ca. 15,- €.

Es gibt tausende von Heilberichten durch die Einnahme von Petroleum. Auch Bill Rockefeller widmete sich in seinen jungen Tagen dem Verkauf von Petroleum als Heilmittel gegen Krebs. Jedoch nur solange bis sein Sohn David später herausfand, dass die Chemotherapie wesentlich lukrativer ist.

Krebsheilung durch Petroleum nach Paula Ganner

Die Verwendung von Petroleum zur Krebsheilung hatte ihren Ursprung in den Jahren 1969/1970. Im Alter von 31 Jahren litt die Österreicherin Paula Ganner an metastasiertem Krebs sowie einer Darmlähmung, die nach einer Operation auftrat. Die Ärzte hatten die Hoffnung aufgegeben und teilten ihr mit, dass sie vermutlich nicht mehr als zwei weitere Tage zu leben hätte. Da erinnerte sich die Tirolerin plötzlich daran, dass in Osteuropa Petroleum und Benzin als Allheilmittel eingesetzt wurden. So begann sie täglich einen Esslöffel dieser Substanzen einzunehmen. Nach bereits **drei Tagen** konnte sie wieder aufstehen und schon elf Monate später brachte sie ein kerngesundes Kind zur Welt!

Später, im Alter von drei Jahren erkrankte ihr Kind an Kinderlähmung. Frau Ganner gab ihrem Kind täglich einen Teelöffel Petroleum (Naphtabenzin 100/140). Nach einem Zeitraum von acht Tagen war ihr Kind wieder geheilt.

Paula Ganner begann daraufhin diese frohe Botschaft, über die erstaunliche Wirkung von Petroleum gegen alle möglichen Krankheiten, zu verbreiten. Im Laufe der folgenden Jahre landeten **20.000 Dankesbriefe** bei ihr, die über diverse Behandlungserfolge mit Petroleumdestillaten berichteten. Ein Großteil der vorhandenen Informationen über die (krebsheilende) Wirkung gereinigter Petroleumprodukte, sowie deren Anwendung dazu, kamen aus Deutschland.

Die folgenden Auszüge aus Zeugenberichten erschienen in der deutschen Wochenzeitschrift „7 Tage", zwischen September 1969 und Februar 1970:

- Ein Hund hatte einen Tumor am Hals, so groß wie eine Kinderfaust. Ihm wurde dreimal Petroleum auf ein Stück Würfelzucker gegeben. Nach zwei Wochen war das Krebsgeschwür weg.

- Nach einer Burstkrebsoperation stellte sich bei einer 48-jährigen Frau Gebärmutterhalskrebs ein. Nach der Einnahme eines Teelöffels Petroleum täglich konnte die Verabreichung von Morphium eingestellt werden und nach etwa sechs Wochen waren drei Tumore abgestoßen worden.

- Eine andere Frau nahm dreimal täglich einen Teelöffel Petroleum für zwei Wochen, setzte zwei Wochen aus und wiederholte die Kur nochmals für zwei Wochen. Dadurch wurde nicht nur ihr Magengeschwür, sondern zu ihrer Überraschung auch ihr Diabetes völlig ausgeheilt.

- Ein Mann heilte ein schweres Prostataproblem (es wird nicht erwähnt, ob es Krebs war), indem er vier Wochen lang morgens und abends je einen Teelöffel Petroleum einnahm. Später überwand er ein Magengeschwür auf dieselbe Weise. Sein Sohn wandte Petroleum ebenso erfolgreich an, um ein chronisches Blasenleiden zu heilen; und seinen Hund heilte er nach einer 7-wöchigen Petroleum-Kur von Leukämie.

- Nachdem bei einer Frau (60) ihre rechte Brust aufgrund von Krebs entfernt worden war, begann der Krebs in der linken Brust. Sie nahm regelmäßig dreimal täglich einen Teelöffel Petroleum für zwei Wochen und setzte dann für zehn Tage aus. Das Krebsgeschwür verschwand. Sie schreibt: *„Seitdem habe ich keine Beschwerden mehr und die ständige Krebsangst ist vorbei.“*

- Eine junge Frau (35) mit einem inoperablen großen Tumor in der Bauchspeicheldrüse, der sich auf die Nebennieren ausweitete, wurde nach Hause geschickt, um zu sterben. Als sie am vierten Tag zuhause kurz aus ihrer Bewusstlosigkeit aufwachte, wurde ihr ein Löffel Petroleum verabreicht. Schon Stunden später zeigten sich die ersten Anzeichen einer Besserung und nach vier Tagen wollte sie aus dem Bett. Die Einnahme von Petroleum wurde für weitere zehn Tage fortgesetzt, bevor sie im Krankenhaus in Graz untersucht und später als gesund entlassen wurde.

- Nach der Einnahme von Petroleum, über einen Zeitraum von sechs Tagen, abortierte eine Frau totes Gewebe, von dem bestätigt wurde, dass es aus toten Krebszellen bestand. Nach 14 Tagen war der typische Geruch von Krebs im Endstadium verschwunden. Sie nahm Petroleum für 32, 25 und 14 Tage mit Pausen von neun Tagen zwischen den Einnahmekuren. Als angenehmer Nebeneffekt wurde sie auch von ihren rheumatischen Beschwerden befreit.

- Eine Frau (68) hatte hohen Blutdruck, Herz- und Kreislaufprobleme. Vielmehr aber litt sie an Rheuma, sodass sie kaum noch laufen konnte. Nach einer 4-wöchigen Einnahme von Petroleum wurde sie von Freunden gefragt was sie täte, da sie plötzlich so viel jünger aussähe. Wenn sie, wie auch ihr Mann, Rückenscherzen bekamen, rieben sie ihren Körper mit einem in Petroleum getauchten Schwamm ein und ließen die Substanz einziehen. Das beseitigte schnell jegliche Schmerzen.

- Eine Frau hatte Darmkrebs und sollte einen künstlichen Darmausgang bekommen. Sie ging aber nicht zur OP, sondern nahm teelöffelweise Petroleum und in ihrer Ungeduld dann sogar 50 Milliliter auf einmal – in Verbindung mit viel Milch und Honig - ein. Anschließend folgte ein vierstündiger Durchfall, bei dem Blut und Eiter abging. Ihr Tumor wurde abgestoßen.

In weiteren Patientenberichten ist von der Heilung von Knochenkrebs, Wirbelsäulen-Osteoporose, schweren Verdauungs- und Magen-Darm-Problemen, Dauererbrechen, Rheuma und Ischias die Rede. Paula Ganner hat scheinbar „Naphtabenzin" oder „Siedegrenzbenzin" verwendet und auch empfohlen. Diese haben einen Siedebereich von 100°C bis 140°C (100/140). Der Siedebereich ist der Temperaturbereich eines Öles, der den Beginn bis zur vollständigen Verdampfung aller Fraktionen angibt.

Nachdem das deutsche Magazin „7 Tage" einige der 20.000 Heilberichte, die Paula Ganner erhalten hatte publik machte, verlor der Chefredakteur des Magazins merkwürdigerweise seine Arbeit. Ebenso wurde es aus dem Deutschen Arzneimittelbuch gestrichen. Petroleum wurde zum gefährlichen Gift erklärt, obwohl dazu keine fundierten Beweise vorlagen.

Über die Giftigkeit von Petroleum werden allgemein keine genauen Daten veröffentlicht, sodass die Menschen nicht sehen können, dass Petroleum ziemlich ungiftig ist. Stattdessen beziehen sich die Warnungen darauf, dass es tödlich sein kann, wenn es in die Lunge gelangt. Aufgrund dessen gibt es seit hunderten von Jahren einen Konflikt für die medizinische Anwendung.

Die Frage der Giftigkeit:

Die übliche Einnahmedosis besteht aus einem Esslöffel täglich, für einen begrenzten Zeitraum und wirkt nicht toxisch. Die eigentliche Gefahr des Petroleums hat nichts mit seiner Giftigkeit an sich zu tun, sondern vielmehr damit, dass das Erbrochene in die Lunge gelangt und zum Ersticken führt. Dass dies passiert, muss allerdings eine sehr große Menge (aus Versehen oder als Selbstmordversuch) eingenommen werden. Hier sei zu beachten, dass allein schon Wasser in der Lunge tödlich sein kann.

Die akute orale Giftigkeit des Erdöls für Ratten ergibt sich als „LD50 > 5000 mg/kg". LD50 ist die Dosis, bei der 50% der Ratten sterben würden. In diesem Fall benötigt man mehr als 5g/kg. Damit diese LD50-Wahrscheinlichkeit beim Menschen eintritt, müsste ein Mensch mit 60 kg Körpergewicht eine Dosis von 300 Gramm (so viel wie ein Dosengetränk!) aufnehmen. So eine Menge trinkt kein Mensch auf einmal, außer er hat vor, sich damit umzubringen.

Die größte Gefahr beim Benzin besteht beim Riechen oder Einatmen der Dämpfe, da diese eine starke Wirkung auf das Gehirn und das zentrale Nervensystem haben. Nichtsdestotrotz scheint die Einnahme dieses Produktes nicht schlecht zu sein. Eher im Gegenteil! In der medizinischen Fachliteratur lassen sich klinische Studien von angesehen Forschern finden, die beweisen, dass Petroleum unter anderem sehr wirksam gegen Krebs ist. In Frankreich steht Petroleum noch immer im offiziellen Arzneimittelbuch „Huile de Gabian" und wird dort als Heilmittel gegen Bronchitis, Asthma und Blasenentzündung empfohlen.[16]

Um mich selbst zu schützen (da ich keine Lust habe vor Gericht stehen zu müssen), muss ich unbedingt darauf hinweisen, dass alles, was Sie hier über Petroleum und Terpentin lesen können, stets zu Ihrer Information dient und ich den Gebrauch dieser Mittel zur Behandlung von Krebs oder anderen Krankheiten nicht empfehle. Jeder trägt selbst die Entscheidung und Verantwortung dafür, wenn er sich für den Gebrauch eines dieser wohltuenden Mittel entscheidet.

Einnahme, Dauer, Dosierung:

Man beginne mit wenigen Tropfen und steigere bei guter Verträglichkeit allmählich bis hin zu einem halben Teelöffel. Dieser halbe Teelöffel wird dann ein bis zwei Wochen lang eingenommen. Wird auch diese Menge gut vertragen, kann man über einen bestimmten Zeitraum die Dosis bis hin zu einem Esslöffel erhöhen. Anschließend wird über einen Zeitraum von sechs Wochen die Dosis langsam wieder bis hin zu einem Teelöffel verringert. Danach aufhören, bzw. die Einnahmen erst einstellen, wenn eine gesundheitliche Besserung erzielt wurde.

Es ist ratsam, die Einnahme nach ca. zwei Monaten nochmals zu wiederholen. Dabei kann die Einnahmedauer - je nachdem - kürzer oder auch länger ausfallen.

Petroleum sollte vor dem Frühstück oder vor dem Schlafengehen eingenommen werden - auf nüchternen bzw. fast leeren Magen, da Petroleum immer oben treibt. Optimal wären zwei Stunden vor dem Frühstück. Traditionell erfolgt die Einnahme der Petroleum-Tropfen immer auf Zucker.

Nebenwirkungen: Hohe Dosierungen können Nebenwirkungen hervorrufen, da zu viele Pilze und Parasiten auf einmal aus dem Körper vernichtet werden und als „Reaktion" Übelkeit und Müdigkeit bewirken. Daher ist es besser die Dosis Tröpfchenweise zu erhöhen, um starke und unangenehme Nebenwirkungen zu vermeiden oder zu reduzieren. Gelegentlicher Durchfall ist normal und ein Zeichen der Entgiftung. Bei negativen Nebenwirkungen sollte die Einnahme reduziert oder kurzzeitig unterbrochen werden, bis man sich wieder erholt hat.

Die Literatur erwähnt auch eine andere Kur: 14 Tage lang jeden Morgen 1 Teelöffel Petroleum auf nüchternen Magen schlucken. Erst nach 2 Stunden etwas essen und trinken. Dann 8 Wochen kein Petroleum einnehmen und danach eine 28-tägige Nachtkur, bei der das Petroleum immer vor dem zu Bett gehen eingenommen wird.[17]

Balsamterpentinöl gegen Candida-Pilze

Neben Petroleum ist auch Terpentinöl ein hervorragendes Mittel gegen Darmwürmer und Candida-Pilze! Außerdem scheint es sehr effektiv für die Auflösung von Biofilmen zu sein. Terpentin war im Zeitalter der Entdeckungen unter Seefahrern ein sehr beliebtes Medikament und wurde von Ferdinand Magellan bei seiner Weltumsegelung mitgeführt.

Im Gegensatz zu mineralischem Terpentin wird zur Heilanwendung "pures Balsamterpentinöl" oder "100% Balsamterpentinöl" verwendet. Diese Balsamterpentinöle sind Naturprodukte! Sie werden aus rohem, zähflüssigem Harz von Kiefernadelbäumen durch Destillation gewonnen.

Terpentinöl ist ein Wirkstoff aus der Kiefer welches aus immergrünen Gehölzen (Koniferen) gewonnen wird, wobei es sich um verschiedene Kiefernarten handeln kann. Der Grundstoff Terpentin ist ein Balsam, der durch die Verwundung der Stämme der Koniferen austritt. Durch Wasserdampfdestillation wird aus diesem Balsam das medizinisch verwendete Terpentinöl hergestellt. Terpentinöl setzt sich aus verschiedenen ätherischen Ölen zusammen und kann innerlich als auch äußerlich angewendet werden. Es besteht hauptsächlich aus α-Pinen (39 bis 87%), β-Pinen (bis 27%), Delta-3-Caren (14 bis 33%) und Limonen (etwa 6%).

Innerlich angewendet hilft es:
- Bei der Beseitigung von Candidiasis/Candidose, Parasiten und Biofilmen.
- Bei Atemwegserkrankungen, die von starker Schleimbildung der Bronchien begleitet werden.
- Bei Entzündungskrankheiten wie beispielsweise Blasenentzündungen.

Äußerlich angewendet hilft es:
- Bei rheumatischen Beschwerden und Nervenschmerzen.
  → Bei äußerlicher Anwendung von gereinigtem Terpentinöl kommt es zu einer Gewebereizung der entsprechenden Stelle. Dadurch wird die Durchblutung gefördert und die Schmerzen werden folglich reduziert.[18]

Anwendung und Dosierung des Terpentinöls

Um einen Bandwurm auszuscheiden wurde früher eine starke Dosis verabreicht: Zwischen einem und zwei Esslöffel Terpentin, dazu die gleiche Menge an Rizinusöl, gemischt in etwas Milch. Dies wurde alle zwei bis drei Tage wiederholt, bis keine Stücke des Wurmes mehr im Stuhl zu finden waren. Für Kinder war die Dosis etwas milder: Einen Teelöffel Zucker, dazu drei bis vier Tropfen Terpentinessenz und einen Teelöffel Rizinusöl.

Die Ärztin Jennifer Daniels fand heraus, dass amerikanische Sklaven ein geheimes Arzneimittel hatten, das sie vor Krankheiten schützte: Ein Teelöffel Terpentinessenz wurde mit einem Teelöffel Zucker gemischt und über kurze Zeiträume hinweg mehrmals im Jahr eingenommen. Sie hat dieses Heilmittel als eine erfolgreiche Therapie gegen Pilzinfektionen durch Candida übernommen. Aus eigener Erfahrung kann ich empfehlen: Beginnen Sie vorerst mit einem **halben Teelöffel** Balsamterpentinöl. Über diesen geben Sie einen halben Teelöffel Zucker, sodass dieser die Flüssigkeit aufsaugt. Nehmen Sie diese Mischung ein und trinken Sie Wasser dazu.

Außerdem kann ich Ihnen empfehlen das Balsamterpentinöl aus der gekauften großen Dose in ein Glasgefäß mit Pipette umzufüllen. So schütten Sie nichts daneben und können es gut dosieren.

Die Wirkung des Terpentinöls

Terpentin in Verbindung mit Zucker wirkt wie ein Trojanisches Pferd. Dadurch, dass der Candida-Pilz Zucker liebt wird er sich darauf stürzen und fressen; durch das Terpentin wird er jedoch zerlegt. Wenn Sie die Dosis von einem halben Teelöffel gut vertragen, steigern Sie die Menge bis hin zu einem Ganzen Teelöffel. Also ein ganzer Teelöffel Zucker, plus ein ganzer Teelöffel Balsamterpentinöl. Sie sollten diese Mischung anfangs täglich und ca. zwei Wochen lang einnehmen. Dann sollte die Behandlung auf zweimal wöchentlich – für mehrere Wochen – fortgesetzt werden. Falls Sie der Geschmack nach Kiefernharz sehr stört, können Sie zur leichteren Einnahme (um den starken Geschmack zu übertünchen) etwas Honig in den Mund nehmen.

Bei langwierigem Candida-Befall sollte die Zucker-Terpentin-Mischung solange eingenommen werden, bis das Problem behoben ist. Manchmal kann dies erstaunlich schnell gehen. Während der Terpentintherapie ist es wichtig, dass man viel Wasser trinkt und eine angemessene Anti-Candida-Diät einhält. Zudem ist es hilfreich, ab und zu Einläufe durchzuführen. Es sollten mindestens drei Stuhlgänge am Tag erfolgen, da sonst Schadstoffe ins Blut gelangen können.

Die maximale Dosis sollte nach Frau Daniels einen Teelöffel am Tag betragen. Ich selbst habe über Wochen täglich zwei Teelöffel (einen morgens und einen abends) eingenommen und es war für mich auch vollkommen in Ordnung. Jedoch ist hier, wie bei allen anderen in diesem Buch vorgestellten Mitteln, dazu zu raten, unbedingt tröpfchenweise die Dosis zu erhöhen, sodass Sie sich in ihrem Wohlfühlbereich befinden. Ich denke, je ausgeprägter der Pilzbefall ist, desto eher reagiert der Körper auf das Terpentinöl. Zu Beginn meiner Einnahme merkte ich schon nach zehn Tropfen eine stärkere Müdigkeit. Vermutlich wurden hier zu viele Pilze auf einmal abgetötet und mein Körper ist nicht nachgekommen diese Toxine schnellstmöglich auszuscheiden.

Terpentinöl kann in einer zu hohen Dosierung zu Nierenschäden führen. Wenn Sie aber entsprechend der Anleitung vorgehen, ist es ein super Heilmittel. Denken Sie daran, während der Kur ausreichend Wasser zu trinken. Für mich ist Balsamterpentinöl, in der richtigen Anwendung, eines der effektivsten Mittel gegen Candida-Pilze.

Die erste Ausgabe des MSD Manual der Diagnostik und Therapie („The Merck Manual"), welches im Jahr 1989 erschien, bestätigte, dass die Terpentintherapie auch für andere Erkrankungen bestens geeignet ist. Unter anderem: Gonorrhoe (Tripper), Meningitis (Hirnhautentzündung), Arthritis und Lungenerkrankungen.

Hinweise zu Petroleum und Balsamterpentinöl:
Untergewichtige und Kinder sollten allgemein niedriger dosieren. Die Einnahme dieser Heilmittel könnte in der Schwangerschaft möglicherweise kontraindiziert sein. Halten Sie in diesem Falle unbedingt Rücksprache mit Ihrem Naturarzt oder Heilpraktiker.

Häufig empfinden Patienten bei Beginn der Einnahme eine sogenannte Herxheimer Reaktion (Erstverschlimmerung). D.h. der Patient fühlt sich schwach und unwohl. Terpentinöl kann stärkere Reaktionen auslösen als Petroleum, besonders im Kopfbereich. In diesem Fall sollte unbedingt die Dosis des Mittels reduziert werden oder auch einmal ganz ausgelassen werden. Währenddessen sollte viel Wasser getrunken werden und eine Darmreinigung mittels eines Einlaufs durchgeführt werden, damit die gelösten Giftstoffe schnell den Körper verlassen können.

Über Internetforen, wie z.B. Facebook, finden Sie einzelne Gruppen die sich auf das entsprechende Heilmittel spezialisiert haben und dort für einen regelmäßigen Austausch sorgen, sowie über die aktuellsten Geschehnisse des jeweiligen Mittels informieren. Auch lassen sich dort viele Erfahrungsberichte finden.

Oregano-Öl und Kokosöl gegen Candida-Pilze

Bei Hautpilzen hat sich zur äusseren Anwendung eine Mischung aus biologischem Kokosöl und ätherischem Oregano-Öl bestens bewährt. Geben Sie hierzu 3 bis 5 Tropfen Oreganoöl auf einen EL Kokosöl und reiben Sie die betroffenen Hautstellen mehrmals täglich mit dieser Mischung ein.

Idealerweise kombinieren Sie die äussere Anwendung mit der innerlichen Einnahme des Oreganoöls (2 x täglich 4 bis 6 Tropfen in ein Glas Saft oder Wasser geben).

Hinweis: Oregano zählt zur Pflanzenfamilie der sogenannten Lippenblütler und kann bei Menschen, die auf diese Kräuter allergisch reagieren, ebenfalls Reaktionen auslösen.

Das Kokosöl sollte aufgrund seiner antimykotischen (pilzfeindlichen) Eigenschaften auch in Ihren Ernährungsplan integriert werden. Ich verwende es immer als Bratöl, da Kokosöl beim Erhitzen keine Transfettsäuren bildet.[19]

Grapefruitkernextrakt gegen Candida-Pilze

Grapefruitkernextrakt ist hochwirksam gegen pathogene Keime. Ganz besonders gegen lästige Candida-Infektionen. Seit der Entdeckung durch den Immunbiologen Dr. Jakob Harich im Jahre 1980 hat sich Grapefruitkernextrakt und seine Wirksamkeit gegen Candida und andere Pilze schnell herumgesprochen. Doch nicht nur die guten Erfahrungen mit Grapefruitkernextrakt sprechen für das natürliche Antibiotikum. Auch mehrere Studien belegen die Wirksamkeit von Grapefruitkernextrakt. Die Effizienz in der Bekämpfung von Hefepilzen belegt beispielsweise eine polnische Studie aus dem Jahre 2001. Aus diesem Forschungsbericht geht eindeutig hervor, dass Grapefruitkernextrakt das Wachstum von Candida-Pilzen verhindert und deren Absterben fördert.[20]

Wie bei allen anderen Pilz- und Parasitenmitteln kann es auch beim Grapefruitkernextrakt vorerst zu einer Erstverschlimmerung kommen, wenn zu viele Hefepilze auf einmal im Darm absterben und dadurch eine beachtliche Menge an Toxinen freisetzen. Diese können Schwindel, Müdigkeit, ein Gefühl der Benommenheit, Kopfschmerzen, Schlaflosigkeit und weiteres verursachen. Das Positive an dieser Herxheimer Reaktion ist die Tatsache, dass das Grapefruitkernextrakt wirkt und die Darmpilze beseitigt werden.

Steigern Sie am Besten langsam die Einnahmedosis Tropfen für Tropfen, damit nicht zu viele Pilze bzw. Parasiten auf einmal absterben und Ihnen somit Nebenwirkungen erspart bleiben.

Um die gelösten Giftstoffe zu binden, sollten Sie zu allen Anti-Pilz- und Anti-Parasiten-Mitteln immer Zeolith einnehmen.
Führen Sie zur schnelleren Entgiftung außerdem Einläufe durch.

Zeolith

Zeolith ist ein Meister der Entgiftung. Die fein vermahlene Mineralerde verfügt gleich über mehrere Mechanismen, mit denen der menschliche Körper von Giften befreit werden kann. Ähnlich wie ein Schwamm bindet der Zeolith Giftstoffe an sich: Säuren, Schwermetalle, Darmgase, Bakteriengifte, Schimmelpilzgifte, toxische Stickstoffverbindungen, radioaktive Metalle, Herbizide, Fluoride und vieles mehr. Diese können jetzt völlig unproblematisch mit dem Stuhl ausgeschieden werden und belasten ab sofort den Körper nicht mehr. Auch reduziert Zeolith die Ammoniak- und Histaminbelastung im Körper.

Insofern das Zeolith genügend Silizium enthält, bindet es auch Aluminium. Um Aluminium noch besser zu entgiften, empfehlen sich weitere Siliziumquellen wie z.B. kolloidales Silizium oder Ackerschachtelhalm (Zinnkraut) als Tee oder Tinktur.[21]

Zeolith ist eine der einfachsten und preiswertesten Entgiftungsmittel, die es gibt, und das jeder problemlos zu Hause einnehmen kann. Das Zeolithpulver wird einfach in einem Schluck Wasser „aufgelöst" und dann getrunken.

Einläufe zur Darmreinigung und schnelleren Entgiftung

Der Einlauf, eine Darmspülung ist ein ganz wichtiger Bestandteil einer Darmsanierung. Zu jeder guten Darmsanierung gehört für mich die regelmäßige Anwendung von Einläufen. Doch völlig unabhängig von einer Darmsanierung kann ein Einlauf auch bei anderen Beschwerden eingesetzt werden. In vielerlei Situationen kann ein Einlauf Erleichterung bringen: z.B. bei Kopfschmerzen, bei Blähungen oder bei fiebrigen Erkältungen.

Bei chronischen Beschwerden sollten Einläufe nicht nur einmal, sondern regelmäßig und in Kombination einer Darmsanierung (wie z.B. mit anorganischem Schwefel oder Balsamterpentinöl) durchgeführt werden. Hier haben Einläufe besonders den Vorteil, dass abgestorbene Pilze oder Parasiten, mit deren hinterlassenen Leichengiften, schneller aus dem Körper abtransportiert werden können.

Einen Einlauf kann jeder ganz einfach und ohne großen Aufwand bei sich zuhause durchführen. Für ca. 10,- € können Sie einen Irrigator in jeder Apotheke erwerben.

Der Einlauf sorgt dafür, dass ältere Kotreste aus dem Darm gespült werden. Gleichzeitig werden schädliche Mikroorganismen entfernt, was einerseits die gesunde Regulierung der Darmflora und andererseits die Regeneration der Darmschleimhäute fördert. Außerdem aktiviert ein Einlauf die Darmperistaltik, was den Aufenthalt des Stuhls im Darm verkürzt und somit eine Rückvergiftung des Organismus verkürzt. Kopfschmerzen könnten beispielsweise die Folge einer solchen Rückvergiftung sein. Führt man einen Einlauf durch, würde der "Giftstrom" in den Körper unterbrochen werden. Stattdessen werden die Gifte mit etwas Wasser aus dem Körper gespült und der Kopfschmerz lässt nach. Dies könnte auch der Grund dafür sein, warum Einläufe bei anderen akuten Problemen, wie z. B. aufkommenden Erkältungen, so auffallend schnell lindernd wirken. Sobald die im Darm vorhandenen gärenden und faulenden Prozesse, sowie die vorhandenen Toxine nebst pathogenen Keimen, mittels eines Einlaufs ausgespült werden, wird das Immunsystem entlastet, das Fieber sinkt und die Schnupfenviren können eliminiert werden.[22]

Für einen Einlauf zuhause benötigen Sie einen einfachen Irrigator (oder Reiseirrigator). Dabei handelt es sich um ein dreiteiliges Einlauf"gerät" aus einem Gefäß für die Einlaufflüssigkeit, einem Schlauch und einem Röhrchen mit einem Hahn zum Auf- und Abdrehen des Wassers (oder einer anderen Flüssigkeit). Das Fassungsvermögen des Irrigators sollte 1 bis 2 Liter betragen.

Einläufe können mit lauwarmem und abgekochtem bzw. gefiltertem Wasser durchgeführt werden oder aber auch mit etwas Chlordioxid oder Kaffee. Ich selbst mache seit vielen Jahren regelmäßig Einläufe. Entweder verwende ich dazu Chlordioxid oder Kaffee. Diese Einlauf-Flüssigkeiten empfinde ich am wirksamsten. Für den Chlordioxid-Einlauf aktiviere ich ca. 10 Tropfen MMS auf je einen Liter Wasser. Sollten Sie das erste Mal einen Einlauf mit Chlordioxid machen, würde ich definitiv mit weniger Tropfen beginnen. Ca. 3-4 Tropfen auf den Liter. Für einen Einlauf mit Kaffee brühen Sie sich einfach einen ganz normalen Filterkaffee auf.

Menge und Anwendung für den Kaffeeeinlauf: 5 Teelöffel Bio-Kaffee auf 500 ml Wasser (am besten gefiltertes oder Destilliertes Wasser). Zu diesem Kaffeekonzentrat gießen Sie nach dem Filtern nochmals 500 ml gefiltertes Wasser hinzu. Dieses hinzugebende Wasser kann jetzt auch kalt sein, sodass das Kaffeekonzentrat schneller auf eine lauwarme Temperatur abkühlt.

Der lauwarme Kaffee wird nun in den Irrigator eingefüllt. Anschließend wird der Hahn an ihrem Gerät kurz aufgedreht, damit die anfängliche Luft aus dem Schlauch entweichen kann, ehe Sie sich das Einlauf-Röhrchen in Ihr Gesäß schieben. Das Einführröhrchen kann vorher mit einem Tropfen Öl eingefettet werden, damit es sich angenehmer in ihren Popo einführen lässt.

Während des Einlaufs legen Sie sich auf eine weiche Matte auf den Boden und drehen sich auf die rechte Seite. Die Knie sollten etwas angewinkelt sein. Ihr Einlaufgerät sollte dabei mindestens in Kniehöhe oder etwas höher platziert werden, damit die Flüssigkeit, ohne Hindernisse durch den Schlauch, in den Darm einlaufen kann. Gut eignen sich z.B. Türgriffe.

Warum sind Kaffeeeinläufe gesundheitsfördernd?
Kaffeeeinläufe wirken sehr reinigend für die Leber. Schon vor hunderten von Jahren erkannte man, dass Kaffeeeinläufe bei psychisch kranken Menschen krankheitslindernde und heilende Wirkung zeigten. Dr. Max Gerson hat diese Therapie in Kombination mit einer Saftkur in den 20er Jahren des letzten Jahrhunderts entwickelt. Damit heilte er viele chronische Krankheiten wie Tuberkulose, Diabetes, Migräne und Krebs.[23]

Die Kaffee-Flüssigkeit wirkt besonders entgiftend, wenn sie **15 Minuten** einwirkt. Alle 5 Minuten hat das Blut einen gesamten Pfortader-Durchlauf und kann somit einmal die Leber durchlaufen. Bei 15 Minuten wären es drei Durchläufe. Dadurch wird genügend Gallenflüssigkeit in den Dünndarm abgegeben und Gifte gut über den Darm ausgeschieden.

Die Wirkungsweise des Kaffee-Einlaufs:[24]

- Die Hauptwirkstoffe beim Kaffee-Einlauf sind Palmitinsäure und Koffein. Sie werden rektal über den Darm ins Pfortadersystem aufgenommen und zu allen gut durchbluteten Körperteilen geführt – besonders zur Leber.
- Palmitinsäure bewirkt, dass die Leber Enzyme ausschüttet. Diese Enzyme wiederum bewirken die Aussschüttung von giftabbauenden Stoffen des Körpers und eine erhöhte Gallensaftausschüttung. Gleichzeitig wird aber auch verhindert, dass toxische Anteile der Galle über die Darmschleimhaut zurückresorbiert werden.
- Koffein bewirkt eine Gefäßweitstellung; dadurch kann eine erhöhte Entschlackung bzw. Entgiftung stattfinden. Diese Abfallprodukte werden über den Gallensaft/Galle, Darm und Niere ausgeschieden. Die Blut-Leber-Passage dauert drei Minuten. In dieser ungefähren Regelmäßigkeit kann es zu vermehrten Darmkrämpfen und eventuell zu einer Übelkeit kommen.
- Dadurch dass sich die Blutgefäße des Pfortader-Kreislaufs erweitern, können vermehrt Giftstoffe aus dem Bauchraum zur Leber gelangen, ebenso ist es möglich, dass auch vermehrt Nährstoffe aus dem Bauchraum zur Leber gelangen können.
- Die im Kaffee enthaltenen Theophylline und Theobromine wirken im Darm entzündungshemmend und erweitern die Darm-Blutgefäße.
- Die Glutathion-S-Transferase wird verstärkt gebildet, wodurch toxische Radikale im Blut und Serum eliminiert werden.
- Der Kaffee-Einlauf wird aufgrund seiner reinigenden und entgiftenden Wirkung als „Dialyse über die Darmschleimhaut" bezeichnet.

Um die durch den Einlauf gelösten toxischen Substanzen auch optimal über die Niere ausscheiden zu können, sollten Sie zusätzlich ausreichend Flüssigkeit trinken. Je nach Krankheitsbild sollte die tägliche Menge zwei bis drei Liter Wasser betragen.

CAVE: Nach frischen Darm-OPs sowie bei Darmblutungen sollten keine Einläufe gemacht werden. Schwangere Frauen sollten auch keinerlei Einläufe durchführen. Es sei denn, Sie befinden sich kurz vor der Entbindung. Einläufe fördern das Einsetzen der Wehen.

Anwendungsgebiete von Einläufen

Alle chronisch degenerativen Erkrankungen wie z. B.:

- Krebs, Alzheimer, Parkinson, Durchblutungsstörungen, Migräne, Bluthoch- oder -niederdruck
- Erkrankungen des rheumatischen Formenkreises, einschließlich Gicht
- Allergien
- alle Hauterkrankungen von Akne, Psoriasis, Ekzemen bis Neurodermitis
- Depressionen, Konzentrationsschwierigkeiten, Nervosität, Verspannungen
- Verstopfungen

Einläufe können zu jeder Tageszeit erfolgen. Abends sollten sie nur praktiziert werden, wenn Ihr Nachtschlaf problemlos ist, da die Einläufe belebend wirken.

Die Colon-Hydrotherapie

Die Colon-Hydrotherapie ist eine weiterentwickelte Form des Einlaufs, bei der noch mehr Wasser als beim Einlauf angewandt wird. Etwa 10 bis 30 Liter Wasser werden dabei mit einem professionellen Einlaufgerät ohne Druck und mit wechselnder Temperatur in den Darm geleitet. Während des Verfahrens wird die Bauchdecke immer wieder massiert, um die Darmtätigkeit noch mehr anzuregen. Eine Colon-Hydrotherapie wird im Allgemeinen zwei bis drei Mal hintereinander durchgeführt, um den Darm gründlichst zu reinigen und um vor allem auch ältere, verhärtete Kotreste zu entfernen.

Viele Alternativmediziner empfehlen, einmal jährlich eine Colon-Hydrotherapie durchführen zu lassen. Sie schwören auf deren Wirkung, insbesondere als Auftakt einer Fastenkur oder in Kombination mit einer Leberreinigung. Die Colon-Hydro-Therapie ist eine feine Sache und für all jene empfehlenswert, die einen Colon-Hydro-Therapeuten in der Nähe haben, über ausreichend Zeit verfügen und pro Darmspülung 60 bis 80 Euro oder mehr zu bezahlen bereit sind.

Eine Colon-Hydro-Therapie ist noch reinigender für den Darm, was mit einem Home-made-Einlauf nicht ganz so intensiv erreicht werden kann. Wenn man jedoch die Kosten und den Zeitaufwand mit dem Ergebnis vergleicht, so fällt das „"Preis-Leistungs-Verhältnis" eines Einlaufes, der zu Hause durchgeführt wird deutlich günstiger aus und ist bei regelmäßiger Anwendung ebenso hoch effektiv. Eine Entgiftung der Leber kann wunderbar mit einfachen Kaffee-Einläufen von zuhause aus vollzogen werden.

Nährstoffdefizite auffüllen

Vitamine, Mineralien und Ballaststoffe werden von verschiedenen Obstsorten geliefert. Ungefähr zwei Portionen Obst (die in etwa 10% der Tagesnahrungszufuhr ausmachen) sollten täglich gegessen werden. Birnen, Pflaumen, Bananen und Trauben sollten besser vermieden werden. Diese Obstsorten enthalten besonders viel Fruktose (Fruchtzucker) und geben eine gute Ernährungsbasis für die Darmpilze ab.

Greifen Sie vermehrt zu Hülsenfrüchten wie Erbsen, Bohnen und Linsen. Sie enthalten viel Eiweiß und Ballaststoffe, die als Präbiotika die Entwicklung der Darmflora fördern. Verwenden Sie außerdem gute Öle, die Ihnen viele wichtige Omega-3-Fettsäuren liefern. Diese finden sie besonders in Rapsöl, Leinöl und Moringaöl.

Heilpflanzen wie zum Beispiel Knoblauch, Zwiebeln oder Ingwer sind ebenso wertvolle Lieferanten für eine Reihe von Nährstoffen, die zur Gesundheit des Darmes beitragen. Viele von diesen „Gewürzen" enthalten ätherische Öle, die eine anti-pilzliche Wirkung ausüben können.

Neben einer ausgewogenen, vitalstoffreichen Ernährung sollten letztlich fehlende Vitamine und Mineralstoffe unbedingt ergänzt werden, um zusätzliche Immunschwächen/Infektanfälligkeiten fernzuhalten. Es ist dabei von enormer Wichtigkeit woher Sie ihre Nahrungsergänzungsmittel beziehen, da ein sehr großer Teil auf dem Markt entweder mit Schadstoffen belastet ist oder kaum Inhaltsstoffe des eigentlichen Vitalstoffes aufweist. Hören Sie hier am Besten auf Erfahrungswerte von Menschen, die Ihnen gute Quellen empfehlen können und lesen Sie sich vor dem Kauf immer genau die Inhaltsstoffe durch.

8. Kapitel

Antibiotika sind Wegbereiter für viele unerkannte Folgeerkrankungen.

Neben dem Candida albicans wird häufig ein Leaky-Gut-Syndrom („löchriger Darm") ausgelöst bzw. verstärkt.

Antibiotika sind ein oft unsichtbarer Wegbereiter für viele Folgeerkrankungen
Folglich schildere ich Ihnen drei Leidenswege aufgrund von Antibiotika, so wie sie heute häufig in ähnlicher Weise gang und gebe sind:

Erster Fall; aus meinem persönlichen Bekanntenkreis:
Es handelt sich um ein 8-jähriges Mädchen, das andauernd krank ist. Schon als Baby plagten sie immer wiederkehrende Infekte, zumeist mit Mittelohrentzündung. Sehr häufig erhielt sie daraufhin von ihrem Arzt Antibiotika. Eine operative Entfernung der Mandeln und Polypen wurde bereits auch vollzogen.

Seitdem das Mädchen in der Schule ist hat es sehr oft Blasenentzündungen. Erneut wurden und werden ihr daraufhin Antibiotika verabreicht. Doch darauf begann bei dem Mädchen schließlich eine starke Müdigkeit, Appetitlosigkeit mit Verdauungsstörungen, Bauchschmerzen und Übelkeit. Das Mädchen ist enorm blass, fühlt sich so gut wie immer aufgebläht, schlapp und kränklich. Alles was folgt sind weitere Antibiotika und symptomatische Tabletten. Statt einer gesundheitlichen Besserung, wird das Kind immer blasser und blasser und es kommen ständig neue Krankheitssymptome hinzu.

Zweiter Fall; aus dem Bestseller Buch „Darm mit Charme" von Giulia Enders (es ist ihre persönliche Geschichte). Ich zitiere:[1]
Als ich siebzehn Jahre alt war, bekam ich grundlos eine kleine Wunde auf meinem rechten Bein. Sie heilte einfach nicht, und nach einem Monat ging ich zum Arzt. Die Ärztin wusste nicht wirklich was es war und verschrieb mir eine Salbe. Drei Wochen später war mein ganzes Bein voller Wunden. Bald beide Beine, die Arme und mein Rücken. Manchmal auch mein Gesicht. Zum Glück war es Winter, und alle dachten, ich hätte Herpes und eine Schürfwunde auf der Stirn. Kein Arzt konnte mir helfen – es war wohl irgendwie Neurodermitis. Ich wurde gefragt, ob ich sehr gestresst sei oder ob es mir seelisch nicht gut gehe. Cortison funktionierte ein bisschen, aber sobald ich es absetzte, kam einfach alles zurück. (....)

Irgendwann raffte ich mich auf und begann, mich selbst schlauzumachen. Durch Zufall stieß ich auf einen Bericht über eine sehr ähnliche Hauterkrankung. Ein Mann hatte sie nach der Einnahme von Antibiotika bekommen, und auch ich hatte ein paar Wochen vor der ersten Wunde Antibiotika nehmen müssen. Von diesem Moment an behandelte ich meine Haut nicht mehr wie die Haut eines Hautkranken, sondern wie die eines Darmkranken.

Ich aß keine Milchprodukte mehr, kaum noch Gluten, nahm verschiedene Bakterien zu mir und ernährte mich insgesamt gesünder. (....) Mit ein paar Kniffen bekam ich meine Krankheit letztlich gut in den Griff. Es war ein Erfolgserlebnis, und ich spürte am eigenen Körper, dass Wissen Macht sein kann.

Dritter Fall; aus dem Buch „Krank durch Antibiotika" von Carlo Weichert[2]
Bei Frau A. wurde eine Borreliose im Blut festgestellt. Daraufhin bekam sie eine Langzeittherapie mit sehr starkem Antibiotikum. Darauf reagierte sie mit heftigem Durchfall und starken Blähungen und sie traute sich kaum mehr etwas zu essen. Der Arzt verordnete ihr entblähende Mittel und Enzympräparate. Bald darauf bekam Frau A. Juckreiz und Ausfluss aus der Scheide. Sie ging zum Gynäkologen. Dieser stellte Scheidenpilze fest und verabreichte ihr Zäpfchen und ihrem Partner eine Creme.

Frau A. begann zuzunehmen. Sie litt ganz arg darunter und fühlte sich überhaupt nicht mehr wohl. Obendrauf kam jetzt auch noch eine Bronchitis hinzu, die so gar nicht enden wollte. Neben diversen Mitteln für die Lunge bekam Frau A. schließlich wieder Antibiotika. Folgedessen bekam sie Mundsoor. Für die Pilze im Mund verschrieb ihr der Arzt ein Antipilzmittel.

Seit sie den Mundsoor hatte entstanden nun auch noch Probleme mit den Nasenschleimhäuten. Sie waren ständig zu; so wie bei einem starken Katarrh. Sie ging zum Hals-Nasen-Ohren-Arzt und dieser gab ihr dafür Cortison. Es stellten sich Gelenkschmerzen ein. Der Internist schickte sie zum Rheumatologen, dieser zum Orthopäden und dieser wiederum zum Neurologen. Da sie jedem Arzt berichtete, dass sie eine Lyme-Borreliose habe, antwortete jeder Arzt: Ja, die Beschwerden kämen wohl daher. Und immer wurde sofort untersucht wie hoch der Antikörpertiter gegen die Borrelien im Blut war. Da dieser Wert anscheinend immer wieder erhöht war, bekam sie meistens von den verschiedenen Ärzten Antibiotika und daraufhin aber auch immer wiederkehrende Scheidenpilze.

Irgendwann einmal fragte die mittlerweile sehr verzweifelte Frau ihren Hausarzt, ob es nicht sein könnte, dass sie vielleicht Pilze im Darm habe. Das Resultat einer Stuhluntersuchung darauf, zeigte: eindeutiger Pilzbefall. Nun folgten immer wieder Stuhldiagnosen und Langzeittherapien mit Antipilzmitteln. Der Erfolg war jedoch nur mäßig.

Was Frau A. nicht verstand, war, dass trotz der Antipilztherapie ihre Beschwerden kaum zurückgingen, sie immer wieder aufs Neue Pilze bekam und der Borrelientiter auch immer wieder hoch war, so dass sie darauf ständig Antibiotika verordnet bekam. Völlig genervt und verzweifelt ging sie schließlich zu dem Heilpraktiker Carlo Weichert, aus dessen Buch auch diese Leidensgeschichte stammt.

Was war bei Frau A. geschehen? Die Langzeit-Antibiotikatherapien hatten das mikrobiologische System des Darms, der Lunge und der Scheide ge- bzw. zerstört. Die häufigste Folge ist dann Pilzbefall. Die ständigen Toxinstreuungen aus den gestörten Öko-Systemen durch Schadbakterien und Pilze belasteten das Immunsystem von Frau A. massivst, so dass es den übriggebliebenen Borrelien leichtfiel sich wieder rasch zu vermehren.

Der Stuhlbefund zeigte bei Frau A. eindeutig viel zu viele pathogene E. coli sowie Candida albicans. Auch im Mund und in der Scheide herrschte starker Candidabefall.

Die Therapie für Frau A. war vorerst die Antibiotikaschäden im mikrobiologischen Öko-System des Darms, Hals-Rachen und Lungenraumes, sowie in der Scheide zu beseitigen. Das Ziel war, wieder normale stabile Verhältnisse zu schaffen, damit das Immunsystem wieder über genügend Schlagkraft verfügte, um damit seiner eigentlichen Aufgabe nachzukommen - nämlich die Beseitigung der Borrelien.

Das Immunsystem von Frau A. war dermaßen im Eimer! Tag und Nacht war es damit beschäftigt die Ausscheidungs- und Zerfallsgifte der Schadbakterien und Pilze aus dem Darm, Hals, Rachen- und Lungenraum sowie der Scheide zu eliminieren - alles eine Folge der vorausgegangenen Antibiotikatherapien.

Homöopathische Beleittherapien zur Lymph-, Leber- und Nierenausleitung plus Konstitutionstherapie erfolgten zusätzlich. Außerdem erfolgten eine Ernährungsumstellung, Bakterienpräparate sowie weitere naturheilkundliche Regenerationstherapien. Folge: das Immunsystem bekam nach ein paar Monaten wieder mehr Abwehrkraft, der Borellientiter sank mit der Zeit kontinuierlich ab und Frau A. ging es wieder gut.

Das Leaky-Gut-Syndrom - die defekte Darmwand.
Häufig ausgelöst durch Antibiotikaeinnahmen.
Eine der wichtigsten Schutzbarrieren des menschlichen Körpers ist die Darmwand. Die Darmwand kann man sich wie ein engmaschiges Netz vorstellen, welches dazu dient, dass weder zu große Nahrungsmoleküle noch Giftstoffmoleküle durch diese Membran hindurch sickern können.

Eine gesunde funktionstüchtige Darmwand verhindert also, dass Substanzen, die giftig sind und die der Körper nicht benötigt, nicht über die Blutbahn ins Körperinnere gelangen und dort Schaden anrichten. Aufgrund der Verdauungsfunktion des Darms muss die Darmwand wiederum durchlässig sein, damit lebenswichtige Nährstoffe ins Blut übergehen können. Demnach ist die Darmwand eine äußerst lebenswichtige Filtermembran, die vereinfacht gesagt dafür zuständig ist, dass gutes in den Körper hineinkommt und schlechtes fernbleibt.

Die Darmflora, die aus vielen guten Darmbakterienstämmen besteht, bildet dabei die äußerste Schicht der Darmbarriere und sorgt dafür, dass sich keine pathogenen Bakterien und Keime ansiedeln können. Darunter liegt eine dicke Schleimschicht (Mucus), die von besonderen Schleimhautzellen im Darm produziert wird. In dieser Schleimschicht befinden sich Abwehrstoffe – sogenannte Defensine (Peptide, die aus vielen Aminosäuren bestehen), die als körpereigene Antibiotika zum Schutz gegen Krankheitserreger agieren. Unter dem Schleim liegt die Darmwand. Hier sind die winzigen Zwischenräume zwischen den Darmzellen durch sogenannte „tight junctions" (engl. „dichte Verbindungen") abgedichtet. Ein weiterer wichtiger Bestandteil der Darmbarriere sind Abwehrzellen des Immunsystems, die in der Darmwand sitzen.

Haben wir zu viele pathogene Bakterien, Parasiten, Viren und Pilze kommt es dazu, dass die natürliche Schleimschicht austrocknet und durch diese Erreger, durch einen sogenannten ungesunden krankmachenden Biofilm, ersetzt wird. Diese Erreger verfestigen den Biofilm mit Calcium, Eisen sowie Umweltgiften und Schwermetallen zu einer hartnäckigen und zunehmend undurchdringlichen Schicht, die fest mit der darunterliegenden „verklebt".

Parasiten und andere Pathogene bilden also den Biofilm, um nicht weggespült zu werden. Sie bauen sozusagen eine Art „Stadt" in der sie zusammenwohnen und sich schützen, indem sie eine dicke Schicht von Schleim um die „Stadt" herum bilden. Sie kreieren so etwas wie eine Art Festung.

Der Biofilm führt dazu, dass die gesunde Schleimschicht darunter austrocknet, dünn wird und sich die Darmwand zunehmend entzündet. Aufgrund dieses Entzündungsprozesses schwillt die Darmwand an und die für die Resorption der Nährstoffe zuständigen Öffnungen in der Darmwand werden zu groß. Der Darm wird, wie man so schön sagt, „löchrig" oder im Fachjargon als Leaky-Gut-Syndrom (zu Deutsch: Sickerdarm) beschrieben.

Was daraufhin folgt ist eine dauerhaft hohe Belastung für unser Immunsystem. Es ist nun ständig aufgefordert giftige und unerwünschte Erreger wie beispielsweise Viren, pathogene Bakterien und Parasiten abzuwehren. Doch auch Umweltgifte wie Schwermetalle, Pestizide, Konservierungsstoffe, Medikamente, Lösungsmittel und noch weitere industriell bzw. künstlich erzeugte Stoffe können sich nun im gesamten Körper ausbreiten. Unser Immunsystem kann jetzt – je nachdem wie stark wir toxisch belastet sind – enorm gefordert werden. Dazu verfügt es über die Fähigkeit körperfremde Substanzen als gefährlich oder ungefährlich einzustufen und diese im Notfall anzugreifen, zu binden und unschädlich zu machen. Nicht selten wird unser Immunsystem dabei überfordert, weil die wichtige Schutzbarriere des Darms wegfällt und es dadurch ein Vielfaches mehr an Arbeit leisten muss.

Hinzu kommt noch, dass unser Immunsystem auch notwendige Nahrungsstoffe als Fremdstoffe einordnet, die nicht in der richtigen Molekülgröße auftauchen. Sprich, wenn ein ansonsten gut verträgliches Nahrungsmittel ungenügend zerkleinert bzw. aufgeschlüsselt ist, kann es sein, dass das Blut dieses nicht als Nahrungsmolekül wahrnimmt. Es kommt zu Unverträglichkeitsreaktionen oder auch Allergien auf bestimmte Nahrungsmittel.

Hätten wir eine intakte Darmwand, würde diese zu große Nahrungsmoleküle sowie Gifte und Erreger zurückhalten. Bei einer löchrigen Darmwand gelangen jedoch all diese Substanzen in unser Körperinneres und unser Immunsystem fällt mit all seinen Abwehrfunktionen nicht selten in eine regelrechte Überforderung bis hin zu dessen Kollaps.

Weisen wir einen „löchrigen Darm" auf, dann können wir uns noch so gut ernähren und eine ausreichende Menge an guter Magensäure produzieren, aber dennoch krank sein. Das Leaky-Gut-Syndrom ist ein sehr weitverbreitetes Krankheitsbild, das in der Schulmedizin nicht erkannt wird. Und selbst wenn Mediziner etwas von diesem Krankheitsbild gehört haben, messen sie diesem nur wenig Bedeutung zu. Doch wohlgemerkt handelt es sich beim Leaky-Gut-Syndrom nicht um eine selten auftretende Erkrankung, sondern um eine regelrechte Volksseuche! Das Leaky-Gut-Syndrom ist mindestens genauso häufig verbreitet wie Krebs, Herzinfarkte, Schlaganfälle, Alzheimer und Diabetes.

Unter ganzheitlich ausgerichteten Ärzten und Heilpraktikern findet das Leaky-Gut-Syndrom daher mittlerweile ein großes Augenmerk und die entsprechend erfolgreich ausgelegte Behandlung dazu. Man weiß, was alles für Beschwerden und Krankheiten damit einhergehen. Krankheiten, die weit verbreitet sind: chronische Müdigkeit, Allergien, Nahrungsmittelunverträglichkeiten, Infektanfälligkeit, Morbus Basedow und

Hashimoto Thyreoiditis (beides Schilddrüsenerkrankungen), Multiple Sklerose, Nesselsucht, Typ-I-Diabetes-mellitus, Zöliakie (Glutenunverträglichkeit), chronisch entzündliche Darmerkrankungen, Stimmungsschwankungen, Rheumatoide Arthritis, Muskel- und Gelenkschmerzen, Durchfall und/oder Verstopfung, Blasen- und Vaginalinfektionen, erniedrigte Körpertemperatur mit Kälteempfindlichkeit oder Fieber unklarer Herkunft, Blähungen, Verdauungsstörungen, Bauchschmerzen, etc.

Wie sagte schon Paracelsus: *„Der Tod liegt im Darm."* Aber auch der Umkehrschluss ist richtig: „Darm gesund – Mensch gesund." Unsere Vitalität, unser Immunsystem und damit unsere Gesundheit sitzen in einem gesunden, wohlgepflegten Darm. Damit zeigt sich wie bedeutend eine optimale Darmfunktion mit einer gesunden Darmwand und einer darauf liegenden gesunden Schleimschicht ist.

Durch die Beseitigung des krankmachenden Biofilms kann sich die lebenswichtige Schleimschicht wieder vollständig erholen. Eine gesunde Schleimschicht arbeitet als ein Teil unseres Immunsystems, da in ihr wichtige Antikörper (Immunglobuline) sitzen. Auch Nährstoffe aus den täglichen Mahlzeiten, aber auch Nahrungsergänzungen können durch eine gesunde Schleimschicht wieder optimal aufgenommen werden. Das spart nicht nur Kraft und Energie, die für eine erschwerte Verwertung aller Nährstoffe aufgewendet werden muss. Es spart auch den erhöhten Verbrauch an Nahrungsmitteln, Nahrungsergänzungen und letztendlich auch die finanziellen Ausgaben dafür.

Die so häufig verordneten antibiotischen Mittel, die zur Bekämpfung der Krankheit angewendet werden, erfüllen ihre Aufgabe aber nicht anständig, da sie nicht zu den Parasiten und pathogenen Bakterien, die sich im Biofilm befinden, durchdringen können. Die Folge ist, dass die Krankheit weiter andauert, obwohl durch antibiotische Präparate teilweise und kurz andauernde Besserungen aufgetreten waren. Vielmehr ist es so, dass durch Antibiotikaeinnahmen das Leaky-Gut-Syndrom verstärkt wird.

> Das Leaky-Gut-Syndrom wird häufig durch Antibiotikaeinnahmen verstärkt oder gar erst hervorgerufen.

Eine Schädigung der Darmschranke kann besonders durch Medikamente wie Antibiotika entstehen, weil sich ein anderes Milieu ausbreitet. Ein Milieu, bestehend aus wenig guten Bakterienstämmen, dafür aber umso mehr pathogenen Keimen. Die giftigen Stoffwechselprodukte, die von Parasiten, pathogenen Bakterien und Pilzen ausgeschieden werden, schwächen die Darmschleimhaut. Sie machen sie durchlässig. Die Mikroorganismen mit ihren toxischen Stoffwechselprodukten können nun auch in den gesamten Körper übergehen und sich überall ausbreiten. Ebenso unverdaute Proteine („Fremdproteine") und andere Nahrungsmoleküle, für die es normalerweise kein Durchkommen gäbe, zirkulieren so im Körper umher und können dort Allergien oder allerlei andere Krankheiten hervorrufen.

Neben Antibiotika sind entzündungshemmende Medikamente jeglicher Art besonders gefährliche Substanzen, die viele unerwünschte, oft sogar lebensgefährliche Nebenwirkungen mit sich bringen können. Diese Gefahr wird oft leichtfertig unterschätzt oder wie auch bei Antibiotika, erst gar nicht auf diese Medikamente zurückgeführt. Nichtsteroidale Entzündungshemmer (NSAR) wie z.B. Aspirin, Motrin, Advil und andere Varianten des Arzneistoffs Ibuprofen sind oft rezeptfrei erhältlich - ungeachtet der Tatsache, dass sie besonders bei langfristiger Einnahme enorm gefährlich sein können. Der Gebrauch von nichtsteroidalen Entzündungshemmern wird allein in den USA mit 76.000 Einlieferungen ins Krankenhaus und 7.600 Todesfällen pro Jahr in Verbindung gebracht, die meist auf Schädigungen des Magen-Darm-Traktes (z.B. Geschwüre) zurückzuführen sind.[3]

Nichtsteroidale Entzündungshemmer (z.B. Aspirin, Ibuprofen), Antibiotika, Umwelttoxine (Impfungen, Amalgamfüllungen, Glyphosate, Fluoride, etc.), Achlorhydrie (Mangel an Magensäure), Nahrungsmittelallergien (häufig Gluten und Milch), übertriebener Alkoholkonsum und ungesunde Ernährung können die Darmschleimhaut verletzen und Perforationen verursachen. Ein Leaky-Gut-Syndrom – ein löchriger Darm - kann Allergien und Autoimmunkrankheiten Tür und Tor öffnen!

Anstatt zu Antibiotika und anderen giftigen Medikamenten zu greifen, die den Darm noch mehr entzünden und löchrig machen, wäre da doch eine durchaus sinnvollere und gesündere Therapie:

1. Eine geschädigte Darmwand zu reparieren. Hierfür eignet sich zum Beispiel sehr gut eine Kur mit anorganischem Schwefel. Die Gebrauchsinformation zur Schwefelkur folgt sogleich.

2. Falls nötig einen normalen Magensäurespiegel wiederherzustellen, denn dieser vertreibt pathogene Untermieter wie Pilze, pathogene Bakterien und Parasiten. Außerdem können durch einen ausreichend hohen Magensäurepegel Nährstoffe effizienter aufgenommen werden. Bei einem Magensäuremangel empfiehlt es sich vermehrt Bitterstoffe wie Enzian, Wermut oder ähnliches zuzuführen oder für einen bestimmten Zeitraum sogar Salzsäure (HCl) einzunehmen.

3. Medikamente und allergieprovozierende Lebensmittel zu vermeiden, die den Magen-Darm-Trakt reizen und womöglich langwierige Erkrankungen auslösen. Hierfür eignet sich eine Ernährung mit wenig oder keinerlei tierischen Nahrungsprodukten, v.a. KEINE Milch, stattdessen viel frische Kost aus saisonalem Gemüse und Salat.

Lassen Sie auch Gluten weg! Gluten ist das Protein im Getreide. Genauer gesagt besteht es aus zwei Proteinen: Glutenin und Gliadin. Es wird auch oft als „Klebereiweiß" bezeichnet, denn es klebt bei der Verarbeitung mit Wasser den Teig so richtig schön zusammen. Das ergibt tolle Teige für Pizza oder Brot, ist für unseren Darm aber nicht so ideal.

Gluten verursachen immer Entzündungen in der Darmschleimhaut! Dazu muss nicht immer das Krankheitsbild einer Glutenunverträglichkeit (Zöliakie) vorliegen. Bei einer Glutenunverträglichkeit ist es so, dass bereits winzige Mengen an Gluten ausreichen um lästige Symptome wie Bauchschmerzen, Blähungen, etc., hervorzurufen.

Eine Entzündung im Darm durch Gluten wird aber oft auch nicht direkt – so wie bei einer Zöliakie - gespürt. Sie kann sich durch viele andere Symptome bemerkbar machen. Zum Beispiel:

- starker Durst nach dem Verzehr von Weizen oder anderen glutenhaltigen Speisen
- manchmal Darmträgheit und Verstopfung
- häufiges nächtliches Wasserlassen
- unerklärliche Gelenkentzündungen
- bei langer Dauer: biochemische Auswirkungen mit unerklärlicher Schwäche, Organstörungen
- löst oft Krankheiten aus wie Diabetes, Bluthochdruck, Hauterkrankungen, Schmerzen in anderen Körperteilen, starke Gewichtszunahme und sogar psychische Störungen

Gluten sind hauptsächlich in Getreide wie Weizen, Roggen, Gerste und Dinkel enthalten. Manche Getreidesorten haben mehr, manche weniger Gluten. Weizen besteht beispielsweise zu fast 50% aus Gluten. *Übrigens:* Seitan, ein veganes Produkt, wird ebenfalls aus Weizen-Gluten gewonnen. Buchweizen hingegen ist wiederum glutenfrei.

Es ist zu empfehlen glutenhaltige Produkte im Verzehr einzuschränken und bei entzündlichen Darmerkrankungen ganz zu vermeiden. Auch bei einem Leaky-Gut-Syndrom hat sich für eine erfolgreiche Behandlung bestätigt, glutenhaltige Nahrungsmittel ganz wegzulassen, damit die Entzündung der Darmwand ausheilen kann und nicht immer wieder neu durch Gluten reproduziert wird.

Woher weiß ich, ob ich einen „löchrigen" Darm (ein Leaky-Gut-Syndrom) habe?
Wenn Sie sich müde und antriebslos fühlen, wenn Sie bestimmte Nahrungsmittel nicht vertragen, wenn Sie Allergien aufweisen, wenn Sie nach dem Essen häufig Bauchschmerzen und Blähungen haben. Auch Schilddrüsenerkrankungen, Lebererkrankungen, Gluten- und Laktoseintoleranzen können durch einen „löchrigen Darm" hervorgerufen werden. All dies und mehr können Hinweise auf ein Leaky-Gut-Syndrom sein.

Eine genaue Diagnose bietet Ihnen ein einfacher Test. Ebenso kann durch diesen Test eine Erfolgskontrolle bei einer Therapie gewährleistet werden. Und zwar wird bei diesem Test ein spezielles Protein gemessen. Es nennt sich Zonulin. Das Protein Zonulin ist entscheidend an der Öffnung der „Tight junctions" beteiligt. Die „Tight junctions" sind schmale Bänder aus Membranproteinen und dafür zuständig, dass sich die Zellzwischenräume in der Darmschleimhaut verschließen. Aus dem Englischen übersetzt heißt der Name daher „dichte Verbindungen". Je höher der Zonulin-Wert ist, umso durchlässiger ist die Darmbarriere und umso ausgeprägter ist Ihr Leaky-Gut-Syndrom.

Eine „Zonulin-Diagnose" kann mittels Blut- oder Stuhlprobe bei ihrem Arzt erfolgen, der die Probe dann in ein entsprechendes Labor einschickt. In Deutschland macht diesen Test u.a. das Institut für medizinische Diagnostik in Berlin (IMD).[4]

Es ist aber auch möglich, einen Test zur Bestimmung des Zonulin-Spiegels in einer Apotheke zu bestellen und zu Hause selbst durchzuführen. Somit vermeidet man lange Wartezeiten beim Arzt und bekommt schnell Gewissheit, ob ein Leaky-Gut vorliegt oder nicht. Das Testset beinhaltet neben einer Anleitung zur Probengewinnung alle dazu erforderlichen Utensilien und das passende Verpackungsmaterial für den Versand. Nach erfolgter Laboranalyse wird Ihnen der Befund auf Wunsch zugesandt oder Sie können ihn bequem online abrufen. Kostenpunkt, ca. 45,- €.[5]

Als Referenzbereich für Zonulin gelten Werte im Stuhl bis 61 ng/ml sowie Werte im Blut bis 46 ng/ml.
Alle Werte, die darüber liegen, sind der Indiz für ein Leaky-Gut-Syndrom.
(Die Normwerte können abhängig vom Labor auch niedriger oder höher liegen.) [6]

Neben dem Zonulin-Wert gibt es auch noch weitere Anhaltspunkte, die Ihnen Hinweise auf Entzündungsaktivitäten im Darm liefern. Per Stuhl können weitere Biomarker wie das alpha-1-Antitrypsin, Calprotecin, Lysozym oder das sekretorische IgA Auskunft darüber geben, ob ein erhöhtes Entzündungsgeschehen in der Darmschleimhaut vorliegt.[7]

Heilen Sie Ihr Leaky-Gut-Syndrom mit elementarem (anorganischem) Schwefel

Sehr heilsam ist es, den Körper mit negativ geladenen Elektronen zu füttern. Dies erreichen Sie hervorragend mit der Einnahme von elementarem Schwefel. Elementarer Schwefel verfügt über eine Elektronen-Negativität von 2,58. Dadurch wird unser Darmmilieu so verändert, dass die für uns schädlichen Mikroorganismen absterben und die für uns wichtigen Mikroorganismen wieder Überhand nehmen können.[8]

So kann ihre durchlässige Darmwand, ihr Leaky-Gut-Syndrom, wieder repariert werden. Dieser Vorgang dauert, je nach Erkrankung, Wochen bis Monate. Je nachdem wie stark Ihre Darmflora von pathogenen Darmmitbewohnern überwuchert ist.

Der Schwefelexperte Dr. Karl Probst sagt aus seiner 40-jährigen Erfahrung als Arzt, dass wenn der Darm gesund wird, sämtliche Beschwerden wie Multiple Sklerose, Krebs, Rheuma, Müdigkeitssyndrom, Nahrungsmittelunverträglichkeiten, Allergien, usw. wunderbar zurückgehen bzw. komplett verschwinden.

Viele US-Elitesoldaten nehmen bis zu dreimal täglich einen Teelöffel Schwefel, um all die schädlichen aufgenommenen Gifte wieder auszuleiten.[9]

Die Dauer der Einnahme des Schwefels richtet sich nach dem individuellen Zustand des Patienten. Bei manchen reicht eine Einnahmezeit von wenigen Wochen aus, bei anderen wiederum kann die Einnahmedauer bis zu einem halben Jahr betragen.

Nebenwirkungen der Schwefelkur können stinkende Blähungen, Bauchkrämpfe, Durchfall oder Verstopfung sein. Bei einer Verstopfung sollten Sie unbedingt ganz, ganz viel trinken und am besten noch mit einem Einlauf oder mit Glauber- oder Bittersalz nachhelfen. Die Verstopfung zeigt, dass Sie bereits über einen längeren Zeitraum viel zu wenig Wasser getrunken haben. Bei Durchfall sollten Sie ebenso genügend trinken und auf eine ausreichende Salzzufuhr (ein Salz ohne Fluoride, am besten Himalayasalz) achten. Zusätzlich empfiehlt es sich zu einer Schwefelkur Braunalgen, Chlorellaalgen (Chlorella Pyrenoidosa) oder Zeolith einzunehmen, da diese die Toxine binden können.

Während einer Schwefeleinnahme sollte Ihre Nase Ihr diagnostisches Gerät sein. Wenn Ihr Stuhlgang während einer Entgiftung mit Schwefel stark riecht, dann wissen Sie, dass noch pathogene Bakterien oder Parasiten vorhanden sind, die Sie noch loswerden müssen. Also man könnte auch sagen, solange es richtig beschissen stinkt können Sie davon ausgehen, dass sie noch pathogene Mikroben in sich haben.

Der Schwefel sollte so lange eingenommen werden bis keine muffigen Ausdünstungen mehr austreten. Wer will kann den Schwefel aber auch dauerhaft bzw. lebenslang gelegentlich vorbeugend einnehmen, da er nicht schädlich ist.

Ich persönlich würde mit einer Einnahme von dreimal täglich (morgens-mittags-abends) mit jeweils einem drittel bis halben Teelöffel starten und bei guter Verträglichkeit allmählich auf dreimal 1 Teelöffel steigern. Geben Sie den Schwefel in ein Glas, das mit einem Schluck Wasser befüllt ist. Wundern Sie sich nicht, der Schwefel löst sich kaum im Wasser auf. Sie können den Schwefel daher auch direkt in den Mund nehmen und mit Wasser hinunterspülen. Der Geschmack des Schwefels ist ziemlich neutral und lässt sich daher gut einnehmen – auch von Kindern. Für Kinder sollte die Schwefelmenge allerdings etwa um die Hälfte reduziert werden.

Wenn Sie eine Schwefelkur mit einer entsprechenden gesunden Ernährungsumstellung erfolgreich durchführen, werden Sie laut Dr. Probst keine zusätzlichen Probiotika (gute Bakterienstämme) benötigen, da der Schwefel in der Lage ist, das Darmmilieu so positiv zu verändern, dass sich von ganz alleine wieder gute Darmbakterien ansiedeln.[10]

Grundsätzlich kann jeder diese Schwefelkur selbst durchführen. Hören Sie dabei immer auf Ihren Körper. Sollten anfangs zu starke Nebenwirkungen auftreten, dann reduzieren Sie unbedingt die Aufnahmezufuhr, aber nehmen Sie den Schwefel dennoch regelmäßig – drei Mal täglich - zu sich. Das ist wichtig! Die Schwefelmenge kann bei starken Begleiterscheinungen herabgesetzt werden, aber es sollten möglichst keine Unterbrechungen der Schwefeleinnahme erfolgen, da sonst der Behandlungserfolg gemindert wird. Leiden Sie unter einer schwerwiegenden Erkrankung, so suchen Sie für diese Schwefelkur besser einen Arzt oder Heilpraktiker auf, der Sie unterstützend anleitet.

Keine Panik, ich trage nur gute Behandlungsmittel in die Welt hinaus, von denen ich sicher weiß, dass sie auch wirklich effektiv sind und keinen Schaden im Körper anrichten. Elementarer Schwefel ist für den menschlichen Körper nicht schädlich, da er unverdaut durch den Darm wandert und anschließend wieder ausgeschieden wird!

Nebenwirkungen können dennoch auftreten und treten vor allem dann intensiver auf, wenn Ihr Darm stärker belastet ist. Es zeigen sich natürliche Entgiftungssymptome wie Krämpfe, Blähungen und Verstopfung.

Krämpfe und Bauchschmerzen werden durch aufgestaute, unterdrückte Blähungsgase noch mehr verstärkt. Die stinkenden Schwefelgase müssen daher ungeniert entweichen können, sonst ist eine unangenehme Reizung der Darmwände zu erwarten. Betrachten Sie diese unangenehmen, gasigen Stinkbomben als positive Reaktion Ihres Körpers. Hey, immerhin entgiften Sie gerade eine Menge Dreck aus Ihrem Körper, und dieser Mist muss raus!

Die stark ungepflegten Gerüche sind in der Regel nur zu Beginn der Kur so heftig. Erfahrungsgemäß wird es schon nach einigen Tagen besser. Aber Sie sollten in den ersten zwei bis drei Wochen besser keine lustig geselligen Verpflichtungen haben, damit Sie sich frei entfalten können. Je schwerer die Vorerkrankungen und je älter die Patienten, umso länger und unangenehmer sind die Gerüche und umso länger dauert auch eine Schwefelkur.

Da diese Kur in der ersten Zeit außerordentlich stinkig sein kann ist das für viele Menschen ein Hinderungsgrund, um überhaupt erst damit anzufangen.

Ich selbst habe meine positive Erfahrung mit der Schwefelkur nach Dr. Probst gemacht. Sie ist sehr effektiv und ich kann sie von Herzen weiterempfehlen. Setzen Sie Prioritäten und leiden Sie nicht länger. Kommen Sie für einen Moment heraus aus Ihrer Komfortzone und unternehmen Sie den ersten notwendigen Schritt für eine hilfreiche Schwefelkur, der da lautet: Kaufe eine Packung elementaren Schwefel. (Kostenpunkt: ca. 7,- Euro, 500 Gramm.)

Hinweis: Elementarer Schwefel ist nicht das Gleiche wie organischer Schwefel (MSM). Beim elementaren Schwefel (gelbliches Schwefelpulver) liegt eine andere Elektronenverteilung vor als bei MSM, und genau diese ist so wichtig, um ein gesundes Darmmilieu wiederherzustellen.

Elektronen sind energiespendend für unseren Körper

Negativ geladene Elektronen sind für die Gesundheit und das Wohlbefinden des Menschen unabdingbar. Dies konnten Sie bestimmt schon am eigenen Leibe erfahren, indem Sie barfuß am Meeresstrand entlang gingen. Die Erde ist an ihrer Oberfläche mit unzähligen negativ geladenen Elektronen aufgeladen. Wenn wir barfuß laufen, bringt der direkte Kontakt mit der Erde unseren Körper auf das gleiche elektrische Potenzial wie die Erde (Bezeichnung als sog. „Earthing", zu deutsch „Erdung"). Da in unserem Körper Nerven- und Gehirnfunktionen über elektrische Signale übertragen werden, können so etliche Körperfunktionen beeinflusst werden. Die Blutviskosität, der Stresspegel und Entzündungen gehören zu einigen Körperfunktionen, die durch das Barfußlaufen positiv beeinflusst werden. Tragen wir allerdings Schuhe und gehen auf Bodensubstanzen wie Asphalt, Holz, Teppiche und Kunststoffböden wird diese elektrische Weiterleitung gestört und hat keine große Auswirkung auf unseren Körper.[11]

Als Physiotherapeutin möchte ich zudem ergänzen, dass Barfußlaufen auch sehr stärkend für unsere Füße ist. Ein Fuß besteht aus 26 Knochen, wird von 60 Muskeln gesteuert und von etwa 100 Bändern stabilisiert. Ein guter Fuß sorgt für Stabilität, Gleichgewicht, gute Beweglichkeit und einen aufrechten Gang des Körpers.

Laufen Sie wieder öfter barfuß! Verbinden Sie sich mit der Quelle der Energie, unserer Mutter Erde, die Ihre „Batterien" wieder auflädt.
Die Erdenergie stärkt und aktiviert enorm die Selbstheilungskräfte in uns.

Zu einem besonderen Überschuss an negativ geladenen Elektronen können wir durch das Barfußlaufen am Meeresstrand oder beim Tautreten am frühen Morgen gelangen. Über die feuchten Fußsohlen können hier die negativen Elektronen perfekt in den Körper einströmen und ihn beleben.

Ebenso ist auch eine Ernährung mit roher Kost besonders reich an negativ geladenen Elektronen, weshalb die Rohkostnahrung als besonders gesund und gesundmachend bezeichnet werden kann. Wird die Nahrung beim Kochen jedoch stark erhitzt, werden die Elektronen und die Biophotonen zerstört und die Nahrung dadurch wertloser. Aus diesem Grund ist es ratsam einen möglichst hohen Rohkostanteil in den täglichen Speiseplan mit einzubauen.[12]

Probiotika gegen das Leaky-Gut-Syndrom?
Probiotika sind Präparate, die positive Bakterienstämme enthalten. Der Markt ist voll von probiotischen Kapseln, die Sie erwerben können. Doch wie bei allen Nahrungsergänzungsmitteln ist auch hier Vorsicht geboten, woher Sie ihre Probiotika-Produkte beziehen. Viele Probiotika beinhalten viel zu wenige Bakterienstämme und zudem schädliche Stoffe wie Titandioxid oder Magnesiumstearat.

Zu den Anwendungsgebieten von Probiotika mit einer klar nachgewiesenen Wirksamkeit gehören infektiöse Durchfallerkrankungen, die Prävention von Antibiotika-assoziierten Durchfällen, das Reizdarmsyndrom und die Rezidivprophylaxe von chronisch entzündlichen Darmerkrankungen wie Pouchitis (Operativ wird eine aus Dünndarmteilen angelegte "Tasche" mit dem Schließmuskel verbunden, um so die Stuhlausscheidung auf natürlichem Wege zu ermöglichen. Eine Pouchitis ist eine Entzündung in diesem Beutel.) und Colitis ulcerosa. Für die Colitis ulcerosa ist z.B. eine gute Wirksamkeit des probiotischen Escherichia coli Stamm Nissle 1917 (EcN) belegt. Bei chronischer Verstopfung ist die Wirksamkeit von Probiotika ebenso bewiesen.[13]

Auch für allergische Erkrankungen konnte man positive Effekte der Probiotika sehen. Eine finnische Arbeitsgruppe hat z.B. untersucht, ob die Gabe von Probiotika – hier wurde der Lactobacillus rhamnosus GG (LGG) untersucht - bei werdenden Müttern mit Neurodermitis ein geringeres Auftreten von Neurodermitis bei den Kindern bewirken kann. Hier konnte man deutliche Effekte nachweisen. Aufgrund dieser Studie hat man allergische Erkrankungen als eines der potenziellen Einsatzgebiete von Probiotika definiert.

Eine japanische Studie mit Medizinstudenten, die kurz vor der Abschlussprüfung ihres Medizinstudiums standen, zeigte im Mai 2016, wie gut sich mit dem Bakterienstamm Lactobacillus casei, körperliche Stressreaktionen kontrollieren lassen. Die Studenten nahmen in der Vorbereitungsphase der Prüfungen das probiotisches Präparat ein – und stellten fest, dass sich ihr Prüfungsstress und die damit in Verbindung stehenden Stresssymptome dadurch deutlich reduzieren ließen.[14]

Im Großen und Ganzen lassen sich sehr viele Studien über die positive Wirkkraft der Probiotika finden. Bei schwerwiegenden Darmproblemen betrachte ich Probiotika jedoch nicht als die alleinige effektive und dauerhafte Lösung. Denn neben einer gestörten Darmflora liegen meist noch andere Problemherde vor. Beispielsweise Schwermetallbelastungen oder parasitäre Belastungen. Hier gilt es, dass man sich nicht nur gutes zuzuführt, sondern auch schlechtes beseitigt. Mit Probiotika allein ist dies meist nicht ausreichend machbar - zumindest nicht in schwerwiegenden Fällen. Daher ist es ratsam, zusätzlich zu den Probiotika mit anderen Mitteln, Behandlungsmethoden und gegebenenfalls einer Ernährungsumstellung nachzuhelfen.

Sollten Sie sich zum Kauf von Probiotika entscheiden, müssen Sie darauf achten die richtigen Bakterienstämme zur Behandlung der jeweiligen Beschwerden auszuwählen, denn Probiotikum ist nicht gleich Probiotikum. Ein guter Therapeut wird eine Analyse des Stuhls in einem geeigneten Labor vornehmen lassen und dann ganz gezielt die notwendigen Präparate empfehlen.

Es liegen z.B. Studien vor, die für L. casei Kulturen eine positive Wirkung zur Infektvorbeugung nachweisen konnten. Beim Reizdarmsyndrom mit Verstopfung konnte man für den Lactobacillus casei Shirota eine gute Wirkung beobachten. Beim Schmerz-/Blähtyp des Reizdarms zeigte sich beim Bifidumbacterium animalis ssp. Lactis eine positive Wirkung.

Sporenbasierte Probiotika

In Sachen probiotischer Kapseln habe ich ein besonders fantastisches Produkt gefunden, welches auch bei größeren Beschwerden äußerst hilfreich sein kann. Und zwar heißen diese probiotischen Kapseln „MegaSporeBiotics". Ich möchte hier keine Schleichwerbung machen, aber ich kenne (zumindest bis jetzt) kein besseres Produkt als diese Kapseln. Eine Kapsel MegaSporeBiotic weist zwei Billionen BakterienSPOREN auf. Hingegen andere Probiotikaprodukte oftmals nicht annähernd auf diese hohe Zahl an Bakterien kommen.

MegaSporeBiotics sind GMO-Frei, Gluten-Frei und beinhalten keine sonstigen Zusatzstoffe. Sie bestehen aus: Bacillus indicus, Bacillus subtilis, Bacillus coagulans, Bacillus licheniformis, Bacillus clausii.

Megasporebiotics sind wie der Name schon sagt, sporenbasierte Probiotika. Diese sind Teil einer Gruppe von Derivaten der Mikroben namens Bacillus. Diese Gattung hat hunderte Unterarten, von denen die wichtigste der Bacillus subtilis ist. Im Wesentlichen bestehen sporenbasierte Probiotika aus der Zellwand von Bacillus-Sporen.

Der menschliche Körper hat tatsächlich die Fähigkeit sein eigenes Vitamin C zu produzieren. Hierzu sind die Darmmikroben der Bacillusgattung zuständig, indem sie Zucker in Vitamin C umwandeln. Auch sind die Bacillus-Bakterien an der Produktion von Vitamin K beteiligt. Genial![15]

> Die Symbiose des Menschen mit seiner Darmflora gehört zu den wichtigsten Funktionen des menschlichen Körpers. Ohne eine ausreichende Anzahl an nützlichen Bakterien wäre der Mensch nicht lebensfähig!

Es gibt mindestens 1000 Arten von Mikroben, die in unserem Darm leben. Die meisten davon dienen dem Körper auf symbiotische Weise. Entweder produzieren sie etwas das sie brauchen, metabolisieren toxische Produkte oder sie helfen uns unser Immunsystem wiederherzustellen. Allen voran die Bacillus-Sporen können unsere Immuntoleranz enorm erhöhen und uns dabei helfen unser Darmmikrobiom wiederaufzubauen.

Nicht-Sporenprobiotika-Produkte haben meist den Nachteil, dass sie die Passage durch die Magensäure nicht vollständig überleben und somit nicht zu 100% vom Körper aufgenommen werden können. Aufgrund der Sporenform gelangen die Mikroorganismen des Bacillus jedoch zu 100% in den Darm. Kommen die Sporen in das für sie günstige Umfeld, werden sie wieder aktiv und beginnen sich zu vermehren. Das jeweils günstige Umfeld ist abhängig vom pH-Wert im Darm: Während z.B. der Bacillus subtilis das Milieu des Dickdarms bevorzugt, wird der Bacillus licheniformis eher im Dünndarm aktiv.

Da die Bacillus-Spezies normale angeborene Bewohner unserer Darmflora sind, werden die Sporen, sobald sie keimen, vollständig in die Gemeinschaft unseres ansässigen Darmmikrobioms aufgenommen. Sie sind dort sehr aktiv an der Bildung eines gesunden Biofilms beteiligt.

Außerdem dienen Bacillus-Sporen einer Reihe weiterer wichtiger Funktionen:
- Laut Dr. Klinghardt wurde festgestellt, dass die Bacillus-Sporen eine effektive Rolle bei der Heilung eines undichten Darms (Leaky-Gut-Syndrom) spielen. Dr. Klinghardt hat herausgefunden, dass Sporenprobiotika im Laufe der Zeit die Darmbarrieren-Dysfunktion (Leaky-Gut-Syndrom) und die damit verbundenen Probleme vollständig ausheilen können. In vielen Fällen kann dies vier bis sechs Monate dauern.
- Dr. Klinghardt und seine Kollegen haben beobachtet, dass Megasporebiotics bei autistischen Kindern bemerkenswerte Erfolge zeigte.
- Bacillus-Sporen erhöhen die Produktion anderer nützlicher Mikroben.
- Bacillus-Sporen tragen zur Vermehrung von wichtigen Mikroben im Darm wie beispielsweise Acidophilus und Bifidus bei. Das ist absolut einzigartig! Wenn Sie ein normales Probiotikum einnehmen, kümmern sich die eingenommenen Bakterien in erster Linie um sich selbst.
- Bacillus-Sporen erhöhen die Toleranz gegenüber Nahrungsmitteln.
- Bacillus-Sporen intensivieren die Absorption der Nährstoffe aus der Nahrung.
- Bacillus-Sporen steigern das Immunglobulin A, ein schützendes Antikörper-Immunglobulin im Darm. Dadurch erhöht sich unsere angeborene Immunität, die Th1-basierte Immunität.

Einnahmedosis der Megasporebiotics:

Als Erwachsener sollten Sie mit einer halben Kapsel beginnen. Nach ein paar Tagen können Sie auf eine, und dann auf zwei Kapseln pro Tag steigern. Bei einem Fünfjährigen genügt ein oder zwei Mal am Tag der Inhalt einer Viertelkapsel. Die Kapsel/n bitte während der Mahlzeit einnehmen.

9. Kapitel

Die optimale Ernährung.

Wie sieht sie aus, eine optimale (Darm-)Ernährung?

Die gesündeste Ernährung stellt für mich eine bewusste, vegane Ernährung dar. Eine vegane Ernährung enthält keinerlei tierische Bestandteile und ist, sofern Sie richtig und abwechslungsreich durchgeführt wird, nicht nur aus medizinischer Sicht die gesündeste Ernährung, sondern auch das Beste, was wir für unsere Umwelt, unsere Tiere und unser Klima tun können.

Die gesundheitlichen Schäden durch Fleisch sind durch unzählige wissenschaftliche Studien belegt und vielen Menschen bereits bewusst. Hingegen die negativen gesundheitlichen Folgen durch Milch, Käse und andere Milchprodukte sind den meisten Menschen weitaus weniger oder gar nicht bekannt, aber mindestens genauso gravierend wie die Schäden durch Fleischkonsum.

Kommt es zu Naturkatastrophen oder Terroranschlägen, wodurch Hunderte oder Tausende von Menschen sterben, ist das Entsetzen groß. Zurecht! Es ist auch furchtbar schlimm! Kommt es aber hingegen durch Fehlernährung zu Millionen von Kranken und Toten, scheint es in dieser Welt schon als „normal" angesehen zu werden. Erkrankungen wie Bluthochdruck, Diabetes, Übergewicht, Rheuma, Schilddrüsenerkrankungen und Krebs sind fast immer auf eine schlechte Ernährung - und ein daraus resultierendes schlechtes Mikrobiom - zurückzuführen.

Die Bevölkerung wird über gesunde Ernährung völlig fehlinformiert. Bestimmten Wirtschaftszweigen kommt dies nur zugute. Ärzte, Kliniken, Hersteller medizinischer Geräte und Pharmaunternehmen können nur die fetten Moneten einfahren, wenn die Menschheit an chronischen Krankheiten leidet und diese „behandelt" werden. Anstatt, dass der Arzt seinen Patienten über sein langjähriges Fehlverhalten im Bereich seines pharmazeutischen Konsums, seiner Ernährung und Lebensführung aufklärt und ihm dementsprechende Alternativen bietet, setzt er ihn - zumeist lebenslang - auf immer nur kurzfristig wirkende oberflächliche Medikationen von Tabletten. Doch dabei wird der Mensch nicht gesund, sondern nur irgendwie am Leben erhalten. Oder wie heißt es so schön, „das Leben wird verlängert, damit aber meistens auch das Leid des Kranken". Es folgt zumeist ein mühseliges, schleppendes und unzufriedenes Leben. So will ich sicher nicht enden! Ich möchte ein energiegeladenes Leben führen – voller Freude, voller Liebe und voller Tatendrang!

Natürlich ist eine gesunde Ernährung nicht alles, um sich gesund und fit zu fühlen. Aber sie ist die Basis, ein Grundbaustein, für ein gesundes Leben.

Von klein auf wurde mir Fleisch auf den Teller gelegt und die Milch für den optimalen Start in den Tag empfohlen. Meine Eltern wollten, wie alle anderen Eltern auch, nur das Beste für mich und meine Geschwister. Doch manchmal ist es sehr hilfreich gängige Glaubensmuster neu zu überdenken. Stellen Sie sich kurz vor, Sie bekommen zum Essen ein Stück Delfin, Katze, Maus oder Eichhörnchen serviert. Würden Sie es essen? Igitt, würden die allermeisten rufen und sich davor ekeln. Aber meinen Sie es ist besser Schweine, Kühe, Hähnchen oder Lämmer zu essen? Wir haben eine Seele und alle Tiere haben auch eine Seele. Wir können Schmerz empfinden und alle Tiere können auch Schmerz empfinden.

Seit ich mich abwechslungsreich vegan ernähre, nehme ich wesentlich mehr Nährstoffe zu mir. Die Folgen sind positiv spürbar! Ich kenne Menschen, die mir erzählten, sie hätten sich auch einmal für ein paar Wochen oder Monate vegan ernährt, dann aber wieder Ihre Ernährung umgestellt, da Ihnen Vitalstoffe fehlten. Wie sage ich so gerne: Man kann auch Veganer sein und sich mit Fertig-Pommes und Cola „ernähren". Das ist zwar vegan, hat aber mit einer gesunden, verantwortungsbewussten Ernährungsweise überhaupt nichts zu tun. Man kann sich super abwechslungsreich vegan ernähren ohne dabei künstliche Zucker, Farbstoffe, Weißmehlprodukte, ungesunde Fette oder Fertigprodukte zu essen.

Apropos ungesundes Essen. Rund 75 Prozent aller Lebensmittel stammen mittlerweile aus den „Hexenküchen" der chemischen Industrie.[1] Sie kaufen im Supermarkt Brot oder Joghurt und in Wirklichkeit landet eine Mischung aus Geschmacks-, Verdickungs- und Farbstoffen in Ihrem Einkaufskorb. Der Grund dafür ist unser Wunsch nach Perfektion: Das Roggenbrot soll heute genauso schmecken wie das in der letzten Woche, der Erdbeer-Joghurt muss die schöne Farbe haben, die an sommerfrische Erdbeeren erinnert, und das unbedingt auch im Winter. Alles soll immer und überall günstig verfügbar sein. Doch der gesundheitliche Preis für diesen Perfektionswahn in der Nahrung kann hoch sein. Es drohen Antibiotikaresistenz, Lebensmittelallergien, Nährstoffmangel und Allergieschübe durch versteckte, ungesunde Inhaltsstoffe.

Wer sich und seinen Körper liebt, der füttert sich entsprechend mit viel natürlicher, lebendiger Nahrung. Eine Gott-geschenkte-Nahrung, die hochwertige Eiweißkomplexe, reichlich Vitamine und Mineralstoffe aufweist. Eine Nahrung, die nicht ständig totgekocht wird oder Pestizide und künstliche Geschmacksverstärker beinhaltet.

Das einzige was mir durch den Verzicht auf Fleisch- und Milchprodukte fehlen, sind - und das gebe ich gerne zu - Antibiotikarückstande, Impfrückstände, Hormone, BSE, Salmonellen, usw.

Hier ein kurzer Einblick was ich und meine Familie beispielsweise essen:

Morgens: Am Morgen esse ich meist Müsli. Dieses kaufe ich mir allerdings nicht als ein Fertigprodukt, da dieses meist sehr zuckerhaltig ist, sondern mische es mir mit den unterschiedlichsten Körnern, Nüssen und Beeren selbst zusammen. In solch einer selbst zusammengemischten Tine-Müsli-Mixtur befinden sind dann z.B.: Quinoa (Pops), Sesamsamen, Sonnenblumenkerne, Mais-Cornflakes (ungezuckert), Rosinen und Amaranth. Eine andere Mischung kann auch so aussehen: gemahlene Leinsamen, Kokosraspeln, Chiasamen, Heidelbeeren und Hirse.

Das Müsli übergieße ich mit Reis-, Mandel- oder Kokosmilch. So oder so ähnlich sieht meist mein morgendliches Frühstück aus.

An manchen Tagen esse ich gar kein Müsli und trinke „nur" einen Smoothie zum Frühstück. Dieser enthält saisonale Früchte, sowie Kräuter und Algen. Eines meiner selbstgemixten Smoothies beinhaltet dann z.B. folgendes: Brennnesseln, Löwenzahn, Äpfel, Bananen, Moringapulver und Chlorellaalgen. Oder z.B.: Hanfpulver, Chlorellaalgen, Birnen, Äpfel, Datteln, einige Blätter Jiaogulan und Leinsamen.

Ich habe keine festen Smoothie-Rezepte, denn ich verwende hauptsächlich die Zutaten, die gerade saisonal sind und die ich gerade zur Hand habe. Im Winter züchte ich vermehrt Sprossen an. Diese landen in dieser Jahreszeit dann auch in meinem Mixer.

Hin und wieder esse ich gar kein Müsli und trinke auch keinen Smoothie, sondern esse am Morgen nur Obst. Haben wir z.B. gerade viele Erdbeeren im Garten, kann es vorkommen, dass ich morgens ein halbes Kilo Erdbeeren verzehre.

Was trinke ich dazu? Noch bevor ich überhaupt etwas esse, trinke ich mindestens ein Glas Wasser. Während dem Frühstück trinke ich entweder eine Tasse Kaffee (mit Reis- oder Mandelmilch) oder einen grünen Matcha-Tee, welcher natürlich 100mal gesünder ist als Kaffee, denn Kaffee enthält viel ungesunde Säure.

Mittags: Am Mittag koche ich immer etwas Warmes. Es gibt fast ausschließlich saisonales Gemüse und dazu meist eine glutenfreie Beilage, aus z.B.: Reis, Quinoa, Amaranth, Hirse, (Süß-)Kartoffeln, Buchweizen, Bohnen, Linsen oder (Kicher-)Erbsen.

Da mein Sohn, wie vermutlich jedes Kind, liebend gerne Nudeln und Pommes isst, bereite ich die Pommes aus Kartoffeln selbst zu. Das Backblech wird mit etwas Kokosfett eingefettet, die Kartoffeln mit Kurkuma, Himalayasalz und Pfeffer gewürzt. So bekommen Sie leckere, knusprige Pommes, ohne ranzige Fettsäuren.

Nudeln gibt es bei uns z.B. als Dinkel-, Kichererbsen-, Linsen- oder Erbsennudeln. Dazu eine selbstgemachte Tomatensoße mit viel Zwiebeln, Knoblauch, Kurkuma, Rosmarin, Basilikum und sonstigen Kräutern und Gewürzen, die mir gerade zur Verfügung stehen.

Abends: Jeden Abend gibt es bei uns eine Schüssel voll mit Salat und andere rohe Köstlichkeiten. Fehlt bei uns abends der Salat dann ist das in etwa so, als fehle bei manch einem das tägliche Abendbrot. In unseren Salat kommt was die Natur zurzeit hergibt. Eine bunte Salatmischung sieht bei uns dann beispielsweise so aus: Blattsalat aus: Rucola, Chicoree, Endivien, Kopfsalat oder Pflücksalat. Dazu: Paprika, Tomaten, Karotten und Gurken.

Angemischt wird der Salat mit Apfelessig und diversen guten Ölen. Meistens eine Ölmischung aus Rapsöl, Olivenöl und Leinöl. Auf den Salat streuen wir uns gerne noch Kürbiskerne (Eisen!), Sprossen und Hefeflocken. Hefeflocken haben viele Nährstoffe, insbesondere B-Vitamine. Sprossen bereichern besonders im Winter und Frühjahr unseren Speiseplan, wenn das Angebot an regionalem Gemüse rar ist. Sprossen enthalten ein breites Spektrum an Enzymen (unterstützen die Verdauung), Aminosäuren, Vitaminen und Mineralstoffen. Ohne großen Aufwand lassen sich Sprossen ganz leicht selbst ziehen. **Tipp:** Verwenden Sie hierzu kein Küchenpapier, sondern ein Sprossenglas. Das hat den Vorteil, dass keine chemischen Stoffe (wie sie meist im Küchenpapier sind) in die Sprösslinge übergehen können.

Zum Salat essen wir Vollkornbrot oder Vollkornbrötchen, welche ich ab und zu auch selbst backe – dann meist sogar glutenfrei. Auf das Brot bzw. die Brötchen gibt es diverse vegane Aufstriche.

Nebenbei dürfen bei unserem Abendessen Oliven und Avocados als wichtige Fettlieferanten meist nicht fehlen.

Anmerkung: vegane Aufstriche können auch superleicht selbst hergestellt werden. Z.B. aus: Tomaten(soße), Rosmarin, Basilikum, Salz, Pfeffer, etwas Leinöl, angebratene Zwiebeln und Knoblauch.

Bekommen wir (oder unser Sohn) nachmittags nochmal einen kleinen Hunger, dann gibt es meistens entweder einen Smoothie, (Trocken-)Obst, Gemüse oder Nüsse.

Und JA, wir essen ab und zu auch mal etwas Süßes, aber das hält sich sehr in Grenzen. Mein Mann isst gerne ein Stückchen Schokolade, ich esse lieber einen Schokoladenkeks. Mein Sohn liebt Bitterschokolade und Datteln. Im Sommer gibt es – außer in ein paar wenigen Ausnahmefällen – nur selbstgemachtes Eis. Entweder werden Beeren (Johannisbeeren, Erdbeeren, Schwarzbeeren) kleinpüriert und anschließend als Eis eingefroren oder es gibt Bananeneis. Dazu werden die Bananen einfach in Stücke geschnitten, 2-3 Stunden eingefroren und anschließend im Mixer durchgemixt. Schon haben Sie ein super, leckeres Eis - nur aus Bananen, ohne Zuckerzusätze oder sonstige

Konservierungsstoffe.

Hat man ein gutes Darmmilieu, hat man allgemein weniger verlangen nach Süßem. Häufig rühren auch Hungerattacken auf Süßes daher, weil man anderweitig nicht ausreichend gegessen hat. Hier würde ich zum Beispiel noch ein Müsli oder eine Scheibe Brot konsumieren, dann verschwindet der Heißhunger auf Süßes wieder. Sollte der Appetit auf Süßes danach allerdings immer noch da sein, so folge ich meinen Gefühlen und esse ein Stück Schokolade bzw. einen Schokokeks. Aber es sind dann eben keine zehn Kekse oder eine ganze Tafel Schokolade, sondern nur 1-2 Kekse oder 1-2 Stückchen Schokolade und das Verlangen nach Süßem ist wieder weg.

Seit einigen Jahren ernähre ich mich nun vegan und für mich bedeutet eine bewusst vegane Ernährung, - neben dem Boykott von Massentierhaltung und Massenabschlachtungen - weniger Müdigkeitsphasen nach dem Essen und ein insgesamt höherer Energiehaushalt. Außerdem, wie schon erwähnt, allgemein wenig Hunger auf Süßes.

Mein Mann ernährt sich auch vegan und ist zudem sehr sportlich. Seit seiner Ernährungsumstellung haben sich bei ihm auffällig schnell bessere Blutdruckwerte eingestellt. Trotz hohen Trainingsumfangs hatte mein Mann vor seiner veganen Ernährung zu hohe, kritische Blutdruckwerte. Seit er sich vegan ernährt sind seine Blutdruckwerte rapide abgefallen und in einem top gesunden Bereich.

Auffallend war bei meinem Mann auch, dass er dieses Jahr deutlich weniger trainierte als die vergangenen Jahre, sich dafür aber umso mehr entgiftete und plötzlich, mit seinen ja doch schon über 45 Jahren, in Wettkämpfen neue persönliche Bestleistungen absolvierte.

Für mich sieht eine gesunde vegane Ernährung so aus:

1. Ballaststoffreich
Nützliche Darmbakterien verwerten am besten Ballaststoffe. Überwiegend befinden sich diese in Gemüse, Salat, Wurzelgemüse, Wildpflanzen, Blättern und Kräutern. Ballaststoffe sind weitgehend unverdauliche Bestandteile aus vorwiegend pflanzlicher

Kost und dienen dazu, dass wir aufs Klo gehen können. Zudem sorgen sie für ein besseres Sättigungsgefühl und fördern eine gesunde Darmflora.

Der deutsche „Normalbürger" isst pro Tag allerdings nur zwischen 15-19 Gramm Ballaststoffe – viel zu wenig. Die deutsche Gesellschaft für Ernährung empfiehlt mindestens 30 Gramm täglich.[2] Unsere Vorfahren nahmen vor 100 Jahren noch rund 100 Gramm Ballaststoffe zu sich.[3]

2. Ausreichend pflanzliche Proteine und gesunde Fette

Viele Menschen, die auf einem Abnehm-Trip sind, fangen plötzlich an Ihre Fette radikal zu reduzieren. STOPP! Nehmen Sie unbedingt Fette zu sich, aber unterscheiden Sie hier zwischen guten und schlechten Fetten. Unsere Zellen bestehen aus reichlich Fett und daher sollten wir genügend gesunde Fette zu uns nehmen. Es ist entscheidend, dass wir überwiegend auf ungesättigte Fettsäuren zurückgreifen und die gesättigten Fettsäuren meiden. Gesättigte Fettsäuren sind vor allem in tierischen Lebensmitteln reichlich enthalten.

Neben gesunden Ölen, wie beispielsweise Moringaöl, Leinöl oder Rapsöl, deren Omega-3-Säuren-Anteil höher als deren Omega-6-Säuren-Anteil liegt, sollten Sie vor allem gute fetthaltige Nahrungsmittel wie Oliven, Avocados, Kokosnüsse oder gemahlene Leinsamen verzehren. Fetthaltige Lebensmittel wie Nüsse und Samen haben in vielen Studien wie der „Adventist Health Study" und der „Nurses´ Health Study" positive Effekte auf die menschliche Gesundheit gezeigt. Das in Nüssen enthaltene Fett hilft dabei, fettlösliche Vitamine sowie einige sekundäre Pflanzenstoffe besser aufzunehmen. Vor allem die Omega-3-Fettsäuren in Walnüssen, Lein-, Hanf- und Chiasamen und das im Körper daraus gebildete EPA und DHA (Omega-3-Fettsäuren) sind wichtig für unsere Herzgesundheit sowie den Erhalt der kognitiven Fähigkeiten im Alter.

Die Aufnahme von Fisch kann ich nicht empfehlen. Zwar enthält Fisch viele Omega-3-Fettsäuren; die Nachteile von Fisch sind jedoch weitaus höher. Die Belastung von Fischen mit Umweltgiften wie Dioxinen und Schwermetallen wurde in den letzten Jahren intensiv untersucht und in einem erschreckend hohen Ausmaß nachgewiesen. So untersuchten beispielsweise die Universitäten Barcelona und Granada im Jahr 2009 die

Quecksilberbelastung bei Kindern und Schwangeren im Zusammenhang mit deren Fischkonsum. Das Ergebnis zeigte einen eindeutigen Zusammenhang zwischen dem Fischkonsum und einer gestiegenen Quecksilberbelastung. Eine erhöhte Quecksilberkonzentration beeinträchtigte sichtbar die geistige Leistungsfähigkeit der Kinder (Gedächtnis, Sprache) und war mit einer Entwicklungsverzögerung der Kinder verbunden.[4,5]

Anmerkung: Seien Sie sich bitte auch nochmals darüber bewusst, dass in Impfstoffen ebenso Quecksilber enthalten ist. Vor allem die Grippeimpfung, die Schwangeren empfohlen wird, weist hohe Anteile an Thiomersal (= eine zu 50%-ige Quecksilberverbindung) auf. Hier bekommt Ihr Ungeborenes über die Nabelschnur die volle Dröhnung an Quecksilber ab.

Zurück zu den guten Fettquellen. Auch Nüsse bieten Ihnen gesunde Fette. Dazu weisen Nüsse einen hohen Gehalt an hochwertigen Proteinen auf. Cashewnüsse, Macadamianüsse, Mandelkerne, Walnüsse, etc., sind allesamt super gesunde Energie- und Eiweißlieferanten. Nüsse sind besonders reich an B-Vitaminen, die ja bekanntlich gut für die Nerven sind.

Sie müssen kein Fleisch konsumieren, um auf Ihren Proteingehalt zu kommen. Linsen, Bohnen, Hanf, Erbsen, Nüsse und Soja sind allesamt prima Eiweißlieferanten. In 100 Gramm Erdnüssen stecken beispielsweise 30 Gramm Eiweiß, in Leinsamen 29 Gramm, in Sonnenblumenkernen und roten Linsen jeweils 27 Gramm, in roten Kidney-Bohnen 24 Gramm, in Pistazien, Sesamsamen und weißen Bohnen je 21 Gramm und in Kichererbsen 18 Gramm.

Im Vergleich dazu tierisches: 100 Gramm Thunfisch und Antibiotikahuhn kommen auf 22 Gramm Eiweiß. 100 Gramm Eier und Magerquark liefern Ihnen 13 Gramm Eiweiß.

Über pflanzliche Nahrung nehmen wir genauso reichlich Proteine auf. Und das sogar noch viel gesünder und effektiver, denn die pflanzlichen Proteinketten können vom Körper wesentlich einfacher aufgespalten und aufgenommen werden als die vom Fleisch.

3. Hochwertige Kohlenhydrate

Viele Menschen ernähren sich „Low-Carb". Das heißt, sie schränken ihre Kohlenhydratzufuhr stark ein, da sie der Annahme sind, dass alle Kohlenhydrate Krank- und Dickmacher sind. Wir müssen hier jedoch unbedingt zwischen guten und schlechten Kohlenhydraten differenzieren. Was oft nicht bedacht wird: Die meisten Früchte und auch Wurzelgemüse wie rote Bete, Karotten und (Süß-)Kartoffeln beinhalten auch große Mengen an Kohlenhydraten. Wer also wirklich meint sich „Low-Carb" ernähren zu müssen, der müsste demnach auch diese ganzen wichtigen Nährstofflieferanten aus seinem Ernährungsplan streichen.

Bevölkerungsstudien, mit beispielsweise Siebenten-Tags-Adventisten zeigten, dass die Gruppe der Veganer von allen Gruppen zwar die höchste Menge an Kohlenhydraten verzehrte, aber dennoch die niedrigste Rate an Diabetes Typ mellitus 2 im Vergleich zu den Vegetariern und Mischköstlern aufwies. Eine weitere 74-wöchige randomisierte Interventionsstudie belegte, dass Diabetiker mit einer fettreduzierten, aber kohlenhydratreichen, vollwertigen und veganen Ernährung Ihre Blutzuckerwerte sogar stärker verbessern konnten als die Kontrollgruppe, die einer speziellen Diabetikerkost folgte.[6]

Wie auch bei den Fetten, dürfen auch die Kohlenhydrate nicht alle in einen Topf geworfen werden! Denn vielmehr geht es um die Art der Kohlenhydrate, die wir zu uns nehmen und deren Verarbeitung. Hochwertige Kohlenhydrate liefern Ihnen Vollkorngetreide, Pseudogetreide (z.B. Amaranth, Buchweizen, Quinoa), Hülsenfrüchte, Obst und Gemüse. Raffinierte Zucker und Weißmehlprodukte hingegen sollten aus ernährungswissenschaftlicher Sicht stark verringert bzw. gemieden werden.

Die Summe aller Teile – bestehend aus guten Kohlenhydraten, gesunden Fetten, ausreichend Proteinen und Ballaststoffen sowie gutem Wasser - sollten unsere Ernährung bilden.

---

4. Viel gutes Wasser trinken

Unser Organismus besteht zu ca. zwei Dritteln aus Wasser. Damit sich der Körper entgiften kann, benötigt er ausreichende Mengen an Wasser. Zirka 2-3 Liter sollten daher täglich getrunken werden. Bei sportlicher Belastung oder Hitzewellen ist es natürlich notwendig noch mehr Wasser aufzunehmen.

Sie erkennen, ob Ihr Körper genügend Flüssigkeit intus hat, wenn Sie beim Wasserlassen einen klaren, nicht gelb-verfärbten, Urin aufweisen.

Viele Menschen trinken fast ausschließlich Saftschorlen, Limonaden, Kaffee und Alkohol. All das ist sehr ungesund für unseren Körper. Es spricht sicher nichts dagegen ab und zu eines dieser Getränke zu konsumieren. Das große Problem ist jedoch, dass diese Getränke bei vielen Leuten täglich und in Massen hineingeschüttet werden. Warum sind diese Getränke nicht gut für uns? Saft und Limo sind extreme Zuckerbomben. Limonaden enthalten künstliche Zucker wie Aspartam oder raffinierten Zucker. Saftschorlen enthalten reichlich Fruchtzucker.

Kaffee ist enorm säurelastig und Alkohol ist zelltoxisch. Mit seinen Toxinen greift der Alkohol die Darmwand an und muss in der Leber entsorgt werden. Zudem ist Alkohol ein Nährstoffräuber. Alkohol bringt selbst keine bzw. kaum Nährstoffe hervor, verbraucht dafür aber selbst sehr viele. So verwertet Alkohol beispielsweise große Mengen an B-Vitaminen, die wiederum wichtige Nährstoffe für eine intakte Leberfunktion sind. *Bei einem Vitamin-B-Mangel wird die Entgiftungs- und Verdauungsfunktion der Leber eingeschränkt.*

Das Beste, was wir trinken können, ist gutes sauberes Wasser. Entweder pur oder angereichert mit Kräutern als Tee.

Eine bewusst vegane Ernährung ist nicht nur das Beste was wir für unseren Darm tun können, sondern zugleich ein enormer Schutz gegen sämtliche chronische Erkrankungen, v.a. gegen Krebs.

Eine schwedische Studie an über 20.000 Patienten mit Laktoseintoleranz, welche Milchprodukte meiden, erbrachte eine rund 40% niedrigere Krebsrate unter diesen Probanden. Vergleicht man auch Länder, in welchen sehr wenig tierische Produkte verzehrt werden (z.B. Indien, Ägypten) mit Ländern, in denen viel tierische Produkte konsumiert werden, zeigt sich ein deutlicher Anstieg der Krebsraten mit steigendem Konsum tierischer Produkte.[7]

Eine der größten epidemiologischen Studien weltweit über Krankheiten und Ernährung, wurden in der „China Study" von Prof. Dr. T. Colin Campbell zusammengefasst. Dr. Campbell war Professor für Biochemie an der amerikanischen Cornell University in New York. Inzwischen emeritiert, war er mehr als vierzig Jahre an der Spitze der Ernährungsforschung tätig. Er war einer der weltweit führendsten und anerkanntesten Ernährungsforscher. An der University Cornell hat er mehr als 300 Forschungsarbeiten verfasst. Er leitete das sogenannte China-Cornell-Oxford-Project, dessen Ergebnisse in der "China Study" zusammengefasst wurden. (Die China-Studie wurde durch staatliche Forschungsgelder der USA und China finanziert und daher auch besonders gut durch Behörden überwacht.) Beteiligt waren zwei westliche Universitäten sowie die Chinesische Akademie für Präventivmedizin. Im Rahmen des Projektes wurden Daten von 6500 Menschen aus 24 Provinzen in China erhoben. Die Auswertungen zeigen deutliche Zusammenhänge zwischen dem Verzehr von tierischem Eiweiß und dem einhergehen von zahlreichen chronischen Zivilisationskrankheiten.

Um die Vorteile einer veganen Ernährung zu untermauern, haben die Autoren hundert weitere ernährungswissenschaftliche Studien ausgewertet und sind zu dem eindeutigen Ergebnis gelangt, dass unser Ernährungsverhalten aus Fleisch, Fisch und Milchprodukten, die Entstehung von Krebs, koronaren Herzerkrankungen, Diabetes, Adipositas und Autoimmunerkrankungen, wie Multiple Sklerose und Rheuma maßgeblich beeinflusst.

Dr. Campbell und sein Team entdeckten, dass bereits geringe Mengen tierischer Produkte einen signifikant negativen Einfluss auf chronische Erkrankungen haben können. Deshalb empfiehlt er eine Ernährung, basierend auf vollwertigen oder ausschließlich pflanzlichen Nahrungsmitteln. Die Studienergebnisse zeigen, dass bereits bestehende Krankheiten durch eine nicht tierische und hauptsächlich rohköstliche Ernährung in ihrer Weiterentwicklung gestoppt bzw. umgekehrt werden können.

Dr. T. Colin Campbell fasst das manipulative System über Ernährung wie folgt zusammen:[8]
„Wir wissen enorm viel über die Verbindung zwischen Ernährung und Gesundheit. Aber die wahre Wissenschaft wird unter einem Wirrwarr von unsachlichen oder sogar gesundheitsgefährdenden Informationen begraben – verursacht durch Pseudowissenschaft, Modediäten und Propaganda der Nahrungsmittelindustrie."

Hier ein paar interessante Zitate aus seinem Buch „The China-Study":
„Die Menschen, die die meisten Nahrungsmittel tierischen Ursprungs zu sich nahmen, litten am meisten unter chronischen Erkrankungen. Sogar relativ kleine Nahrungsmittelmengen tierischen Ursprungs waren mit nachteiligen Wirkungen assoziiert. Diejenigen Menschen, die den größten Nahrungsmittelanteil pflanzlichen Ursprungs zu sich nahmen, waren am gesündesten und tendierten dazu, keinerlei chronische Erkrankungen zu haben."

„Nährstoffe aus Nahrungsmitteln tierischen Ursprungs steigerten das Tumorwachstum, während Nährstoffe aus pflanzlichen Nahrungsmitteln die Tumorentwicklung reduzierten."

„Kasein, das 87% des in der Kuhmilch enthaltenen Proteins ausmacht, förderte ALLE Stadien des Krebswachstums."

„Der Konsum tierischen Proteins war in der China-Study auf überzeugende Weise mit der Krebshäufigkeit in Familien assoziiert."

„Die Menschen, die am meisten Tierproteine zu sich nehmen, leiden am häufigsten an Herzerkrankungen, Krebs und Diabetes."

„Die jetzigen wissenschaftlichen Belege, von Forschern auf der ganzen Welt zusammengetragen, zeigen, dass die gleiche Ernährung, die für die Krebsprävention gut ist, genauso gut für die Prävention von Herzerkrankungen ist, genauso gut wie für Adipositas, Diabetes, Katarakt (Linsentrübung), Makuladegeneration, Alzheimer, kognitive Störungen, Multiple Sklerose, Osteoporose und andere Erkrankungen. Darüber hinaus kann diese Ernährung jedem nützen, unabhängig von der jeweiligen genetischen Veranlagung oder der persönlichen Disposition. Allen diesen Erkrankungen, und vielen anderen, liegt dieselbe Ursache zugrunde: Eine ungesunde, größtenteils toxische Ernährungs- und Lebensweise, die einen Überschuss von krankheitsfördernden Faktoren und einen Mangel an gesundheitsfördernden Faktoren aufweist; in anderen Worten ausgedrückt: Die westliche Ernährung. In umgekehrter Richtung gibt es eine Ernährungsform, die allen diesen Krankheiten entgegenwirkt: Eine Ernährung, die auf vollwertigen Nahrungsmitteln pflanzlichen Ursprungs basiert."

„Ich will verwirrungsstiftende Informationen beseitigen, Gesundheit wieder einfach machen und dabei meine Behauptungen auf wissenschaftliche Beweise stützen, die aus Forschungen resultieren, die von Fachleuten durchgeführt wurden."

Neben Professor Campbell gibt es einige weitere Experten mit Forschungsarbeiten, die eine vegane Ernährung als die gesündeste Ernährung bestätigen und empfehlen.

Die Ärztekommission PCRM (The Physicians Committee for Responsible Medicine/Ärztekommission für verantwortungsbewusste Medizin) ist eine gemeinnützige Organisation, die präventive Medizin fördert, klinische Forschung durchführt und höhere Standards für Ethik und Effizienz in der Forschung vorantreibt. Die PCRM empfiehlt eine vegane Ernährung als die gesündeste Ernährung: *„(...) Die wissenschaftliche Forschung zeigt, dass die gesundheitlichen Vorteile zunehmen, wenn die Menge der Nahrung aus tierischen Quellen in der Ernährung verringert wird, was die vegane Ernährung zur gesündesten insgesamt macht."*

Auch die Aussage des renommierten deutschen Ernährungswissenschaftlers, Prof. Dr. Claus Leitzmann, ist eindeutig: *„Studien mit vegan lebenden Menschen, die weltweit, aber* *auch von uns durchgeführt wurden, zeigen, dass VeganerInnen im Durchschnitt deutlich gesünder sind als die allgemeine Bevölkerung. Körpergewicht, Blutdruck, Blutfett- und Cholesterinwerte, Nierenfunktion sowie Gesundheitsstatus allgemein liegen häufiger im Normalbereich."*

Dr. Caldwell B. Esselstyn wurde 1994/95 in die Liste der besten Ärzte der USA aufgenommen. Unter anderem führte er den ehemaligen US-Präsidenten Bill Clinton zu einer veganen Ernährung. Dr. Esselstyn schrieb das Buch „Prevent and Reverse Heart Disease". In diesem Buch berichtet er über seine in den 80er und 90er Jahren durchgeführte Studie mit schwer herzkranken Patienten, denen durch Medikamente oder Operationen nicht mehr zu helfen war und viele unter Ihnen auch nicht mehr lange zu leben hatten. All diejenigen Patienten, die sich konsequent an seine vorgegebene vegane Ernährung hielten, überlebten nicht nur bis zur Fertigstellung seines Buches, sondern wurden sogar wieder gesund! Auch Bill Clinton heilte sich durch eine vegane Ernährungsweise, bei der er sich strikt an die Vorschriften von Dr. Campbell und Dr. Esselstyn hielt und auch noch immer hält.

Nach Untersuchungen des Schweizer Bundesamtes für Gesundheit (BAG) sowie französischer Gesundheitsforscher, stammen **92% aller Giftstoffe der Nahrungsmittel** - für den menschlichen Verzehr - **aus Tierprodukten**. Milch und andere Milchprodukte sind mit einem Anteil von 54% die größten Lieferanten für diese Giftstoffe. Giftstoffe, die da beispielsweise Dioxine und PCB (Polychlorierte Biphenyle) lauten. Von Natur aus enthalten Tierprodukte auch Hormone. Diese sind nach den Ergebnissen wissenschaftlicher Studien die stärksten Förderer für Krebs. Auch Biofleisch und Biomilch sind nicht gesund, denn auch diese weisen natürlicherweise diese krebsfördernden Substanzen auf.

Eine vegetarische Ernährung stellt daher auch nicht wirklich eine gesündere Ernährung dar, als eine Ernährung mit Fleisch. Somit verwundert es auch nicht, dass es Studien gibt bei denen Vegetarier einen schlechteren Gesundheitsstatus aufweisen als Fleischesser. Vegetarier essen zwar kein Fleisch, konsumieren dafür aber meistens umso mehr schädliche Milchprodukte. Sämtliche Studienergebnisse zeigen einen Zusammenhang zwischen dem Konsum von Milch und einer Vielzahl von schwerwiegenden Erkrankungen wie Brustkrebs, Prostatakrebs, Eierstockkrebs, Alzheimer, Parkinson, Diabetes, Osteoporose, usw., auf. Die Weltgesundheitsorganisation (WHO) veröffentlichte Zahlen aus verschiedenen Ländern zur Brustkrebshäufigkeit. Die weltweite Brustkrebshäufigkeit korrelierte mit der Höhe des Milchkonsums. Der von der EU in Auftrag gegebene „EU-BST-Human-Report", der die Auswirkungen des Milchkonsums auf die menschliche Gesundheit untersuchte, kam zu dem Schluss, dass die Hormone in der Milch das Wachstum von bösartigen Tumoren fördere – insbesondere das der Brust und Prostata.

Doch wie läuft es, wenn seriöse Studien wie beispielsweise die China-Study etwas aufzeigen, dass vielen Industriezweigen in die Quere kommt? Durch gängige Manipulationsmethoden – in diesem Falle aus der Tierindustrie – werden die Studien, die eindeutige Fakten über die Gesundheitsschädlichkeit von Tierprodukten beweisen, von persönlichen Helfern der Tierindustrie angezweifelt. Dazu werden absolut belanglose Einzelheiten kritisiert. Diese Kritik ist meist völlig ohne Realitätsgehalt und kann oft auch einfach widerlegt werden, dennoch ist das Ziel der Tierindustrie erreicht: Die Studie wurde von einem Helfer der Tierindustrie angezweifelt und plötzlich ist die betreffende Studie „umstritten".

Diese angeblich „umstrittenen" Studien sind das Eine. Das Andere, dass uns vorrangig nachdenklich und vor allem zum Handeln auffordern sollte, ist, wie mit unseren Tieren umgegangen wird. Denn das ist nur noch ekelhaft! Die Tiere werden vollgepumpt mit Medikamenten (hauptsächlich Antibiotika und Impfstoffe), haben kaum Platz, um sich zu bewegen und werden massenweise herzlos abgeschlachtet. Unsere Fleischgeilheit war noch nie so hoch wie heute. Doch wahrscheinlich haben die meisten Fleischesser noch nie einmal dabei zugesehen wie diese Tiere aufwachsen, „leben" und letztendlich ermordet, aufgeschnitten und zerstückelt werden. Was ist das für eine „Moral", wenn wir als Mensch, der mit einem Intellekt ausgestattet wurde, einen Schwächeren (das Tier) ausnutzen, nur um daraus einen egoistischen Vorteil zu ziehen? Für unseren Nutzen wird ein Tier, ein Lebewesen so wie wir, auf ein **Produkt** degradiert.

Unseren Kindern – so heißt es immer - soll gelehrt werden, woher unsere Nahrungsmittel kommen. Dann zeigen Sie es Ihnen! Betrachten Sie, gemeinsam mit Ihren Kindern, wie liebevoll Fleisch, aus einem Blutbad von abgeschlachteten Schweinen, Hühnern, Lämmern oder anderen Tieren, aufbereitet wird. Mmmhhh..... Da kommt bestimmt leckere Gaumenfreude auf!

Einer Henne in Bodenhaltung steht eine Fläche von eineinhalb DINA4 Blättern zu! Einem Kalb stehen ca. eineinhalb Quadratmeter Stall zu! Jedes Jahr werden 65 Milliarden Tiere geschlachtet![9] Allein davon schon etwa 50 Millionen männliche Küken in Deutschland. Direkt nach der Geburt werden die Küken nach ihrem Geschlecht sortiert.[10] Und weil männliche Hühner keine Eier legen können, landen diese direkt im Schredder oder werden vergast. Welch widerwärtiges, ekelhaftes Verhalten!

Das Leid der Tiere, welches mit unserer Fleischgeilheit einhergeht, ist kaum in Worten zu beschreiben. Alle Stadien der Nutztierhaltung von der Zeugung und Aufzucht bis zur Mästung und Schlachtung sind mit Leid verbunden. Selbst bei optimalen Betäubungsprozeduren wird es immer eine Anzahl von Tieren geben, bei denen die Betäubung nicht greift. Diese verfallen bei Elektrobetäubung in einen hochgradig belastenden Zustand der Bewegungsstarre und werden bei vollem Bewusstsein aufgeschnitten. Das Leid der Tiere ist in der Bio-Tierhaltung nur etwas geringer, aber noch immer hoch. Begriffe, wie „glückliche Hühner" haben nichts mit der Realität zu tun und verdecken die Tatsache, dass Millionen Küken ohne Betäubung geschreddert werden und auch die Bio-Hühner nach zwei bis drei Jahren so erschöpft sind, dass ihre Eierproduktion sinkt und sie zur Schlachtung gebracht werden. An den Füßen aufgehängt endet ihr kurzes Leben.

Stellen Sie sich einmal vor, Sie bringen Ihr Kind auf engsten und dreckigsten Raum zur Welt. Direkt nach der Geburt wird Ihnen ihr Kind schließlich weggenommen, um zu verhindern, dass Sie ihre Milch nicht an ihr Kind weitergeben, weil jeder Tropfen davon für die billige Industrie hergenommen wird. Kühe produzieren genau wie Menschen nur aus einem Grund Milch: als Nahrung für ihr Neugeborenes. Kuhmilch ist also genau so konzipiert, dass winzige Kälbchen damit schnellstmöglich zu großen Rindern heranwachsen können.

Der Handel von Tierprodukten ist ein Milliarden Geschäft. Allein die EU gibt jährlich mehr als 50 Milliarden Euro für die Subventionen der Agrarindustrie aus. Das meiste davon geht an die Tierindustrie. Zusätzliche Exportprämien werden für Tierprodukte gezahlt, so dass billige Tierprodukte aus der EU den Weltmarkt überfluten.[11] Die Existenzen der Bauern in armen Ländern werden somit jedoch zerstört. Neben all diesen Aspekten sollten wir daher unseren rießigen Fleisch- und auch sonstigen Tierkonsum überdenken, vermeiden oder zumindest ein gutes Stück weit einschränken.

Die Verhütung (Prävention) von Krankheiten sollte mindestens einen ebenso wichtigen Stellenwert in der Medizin einnehmen wie die Behandlung von Krankheiten. Jedoch wird im milliardenschweren Gesundheitssystem, das meiste Geld mit den Behandlungen von chronischen Krankheiten verdient. Informieren Sie sich ausgiebig und handeln Sie entsprechend. Eignen Sie sich selbst fundiertes (Ernährungs-)Wissen an und setzen Sie dieses konsequent und vorbildhaft in die Praxis um. Es geht um Ihre zukünftige Gesundheit und Lebensqualität, aber auch um die die Gesundheit und das Wohlbefinden Ihrer Kinder, für die Sie die Verantwortung tragen.

> **Täglich sterben ca. 8.500 Kinder unter fünf Jahren an Hunger!**
> **Das sind 3,1 Millionen hungertote Kinder pro Jahr![12]**

Achtung, aufgemerkt: Ca. 40% der weltweit gefangenen Fische, ca. 50% der weltweiten Getreideernte und ca. **90%** der weltweiten Sojaernte werden an die „Nutztiere" verfüttert. 80% der hungernden Kinder leben in Ländern, die einen Nahrungsmittelüberschuss produzieren, doch die Kinder bleiben hungrig und verhungern, weil das Getreide an Tiere verfüttert bzw. exportiert wird.

Für die Herstellung von nur 1 kg Fleisch sind je nach Tierart bis zu 16 kg pflanzlicher Nahrung und bis zu 15.000 Liter Wasser notwendig.[13] Riesige Mengen an Wasser und pflanzlicher Nahrung werden für gesundheitlich bedenkliche Tierprodukte verschwendet und lassen dafür kleine Kinder verhungern. Und zwar 8.500 Kinder täglich! Und es sind sogar weitaus mehr als 8.500 Kinder, da sich diese Zahl „nur" auf die unter 5-jährigen bezieht.

1984 kam es in Äthiopien nicht deshalb zur Hungersnot, weil die Landwirtschaft dort keine Nahrungsmittel produziert hat, sondern weil diese Nahrungsmittel nach Europa ausgeliefert wurden und dort weiter an „Nutztiere" verfüttert wurden. Hühner, Schweine und Kühe wurden mit dem exportierten Getreide aus Äthiopien gefüttert, während in Äthiopien selbst, zehntausende Menschen starben. Wäre das Getreide dazu verwendet worden, um die Äthiopier vor Ort zu ernähren, hätte es keine Hungernot gegeben.

In Guatemala sind etwa 75% der unter 5-jährigen Kinder unterernährt. Dennoch werden jährlich über 17.000 Tonnen Fleisch für den Export in die USA produziert.

Je mehr tierische Produkte wir essen, desto weniger Menschen können wir ernähren. Statt Soja und Getreide direkt an die Menschen zu geben, wird ein riesiger Teil davon an Tiere verfüttert, die für Fleisch, Milch oder Eier gehalten werden. Das ist nicht nur ineffizient, sondern sorgt ganz direkt dafür, dass Menschen verhungern.

Um ein Kilogramm Rindfleisch zu produzieren, braucht man 16 Kilogramm Getreide oder Sojabohnen.[14] Das ist ungefähr so, als würde man acht Kilo Spaghetti kochen, aber nur 500 Gramm davon essen und den Rest wegwerfen.

Aber diese Lebensmittelverschwendung scheint viele nicht zu stören. Heutzutage landen, allein in Deutschland, JÄHRLICH 11 Millionen Tonnen Lebensmittel im Wert von ca. 25 Milliarden Euro im Müll![15] All diejenigen Menschen, die so mit Essen umgehen, gehören unbedingt einmal für mindestens ein bis zwei Wochen nach Afrika, um wieder zu schätzen, wie gut es uns hier geht.

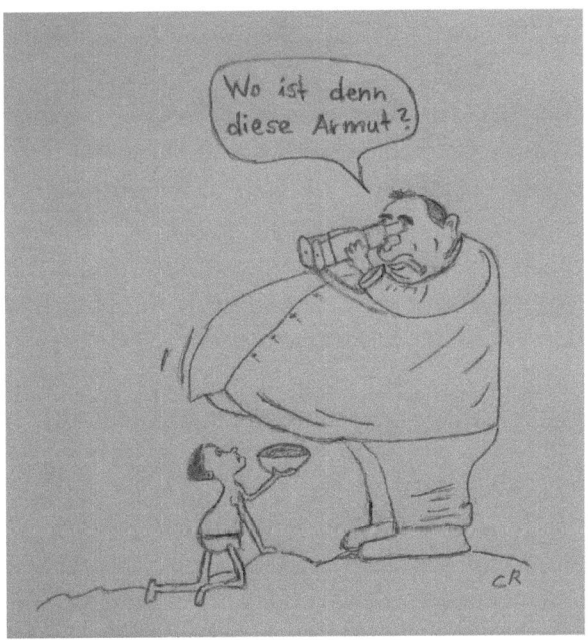

Abb.: Nahrungsüberfluss der westlichen Welt

Die meisten von uns scheinen schlimme Kriege und Hungersnöte vergessen zu haben, denn sonst würden sie Lebensmittel mit Dankbarkeit schätzen und nicht lieblos wegwerfen. Wir leben in einem massiven Überfluss, und das was jeden Tag weggeschmissen wird, könnte fast die ganze Welt ernähren!

Das wir in einem absoluten Überkonsum leben zeigt sich besonders im Fleischverzehr. Seit 1970 hat sich die weltweite Fleischproduktion verdreifacht! Unsere Sucht nach Fleisch, lässt Tiere nicht nur qualvoll leben und sterben, sondern es leidet auch unser ganzer Planet darunter. Laut den Vereinten Nationen ist die Erzeugung tierischer Produkte einer der Hauptverursacher von Umweltproblemen. Die Tierwirtschaft ist in hohem Maße mitverantwortlich für den Klimawandel und macht den größten Anteil der von Menschen verursachten Treibhausgase aus.[16]

Das Züchten von Tieren für Fleisch ist eine enorme Ressourcenverschwendung!

Für die Mästung der „Nutztiere" sind riesige Mengen an Getreide und Soja notwendig. Riesige Mengen, die dann den unterernährten Kindern nicht mehr zur Verfügung stehen. Anstatt die hungernden Menschen dieser Welt zu ernähren, nehmen wir Ihnen die Nahrung weg, um damit die gequälten „Nutztiere" zu mästen und unsere Sucht nach Eiern, Fleisch und Milch zu befriedigen. Was passiert außerdem? Durch den hohen Bedarf der Tierindustrie an Soja und Getreide steigen die Preise dieser Nahrungsmittel an, so dass sie für viele Menschen in den Hungerländern unbezahlbar werden.

Eine vegane Ernährung ist nicht nur gesundheitlich die beste Ernährungsweise, sondern liefert auch eine ethische Antwort auf das weltweit dringendste Problem sozialer Ungerechtigkeit – den Welthunger!

Es liegt nun an Ihnen, ob Sie sich durch den Konsum von Fleisch, Milch, Eiern und Käse am System der Nutztierindustrie beteiligen (mit all den brutalen Folgen für die Umwelt, die Hungernden und die Tiere dieser Welt) oder nicht! Sie müssen nicht zum Veganer werden, aber wenn Sie schon Fleisch essen, dann bitte wenigstens bewusst und in Maßen. Mit bewusst meine ich, dass Sie sich in Ihr Gedächtnis holen, wie dieses Lebewesen, ein Produkt zu Ihrem egoistischen Wohle wurde.

Ich kenne einige Menschen, die würden sich gerne vegan ernähren, aber sie schaffen es irgendwie nicht langfristig auf Käse, Milch oder Fleisch zu verzichten. Mein Tipp: Wenn Sie anfangen möchten sich vegan zu ernähren, so kann ich Ihnen nur empfehlen, die Sache langsam angehen zu lassen. Viele machen am Anfang den Fehler, dass Sie sich sofort komplett zu 100% vegan ernähren wollen. Durch diese Ernährungsumstellung fühlen sie sich jedoch schnell stark eingeschränkt, weil sie oft auch gar nicht genau wissen, was sie stattdessen essen können.

Sie müssen nicht von heute auf morgen zum 100%igen Veganer werden. Das habe ich auch nicht gemacht, daher fiel mir die Umstellung wesentlich leichter. Unsere Geschmacksknospen sowie unser Instinkt für gesunde Ernährung müssen sich erst Stück für Stück umstellen. Daher können die ersten Wochen eine große Herausforderung sein; danach wird es aber immer leichter auf tierisches zu verzichten. Sollten Sie tatsächlich extremes Verlangen nach Fleisch oder Käse haben und halten es gar nicht mehr aus, so essen Sie davon. Vergrößern Sie diese Gelüst-Abstände immer mehr. Sie werden mit der Zeit immer weniger Appetit auf tierische Produkte haben.

Ein weiterer Tipp für all diejenigen, die sich bewusst vegan ernähren möchten. Tauschen Sie sich mit veganen Freunden über vegane Ernährung aus, schauen Sie im Internet oder in veganen Kochbüchern was Sie alles leckeres kaufen und zubereiten können. Am besten sind natürlich immer saisonale Zutaten. Wenn Sie nach zwei Wochen Lust auf Fleisch oder Käse haben, dann essen Sie es. Es wird Ihnen leichter fallen, sich langsam umzustellen. Versuchen Sie daraufhin die Abstände zu vergrößern und dann z.B. nur noch alle drei oder vier Wochen tierisches zu essen.

Am Anfang wird das Einkaufen auch noch etwas ungewohnt sein. Aber Sie werden bereits nach ein paar Wochen auch hier ihr Ritual geändert haben. Und wenn Sie erst einmal merken wie vital, entgiftend und ausgewogen Sie sich nach solch einer überwiegend pflanzlichen Ernährung fühlen, werden Sie irgendwann sehr gerne komplett auf tierische Produkte verzichten wollen. Eine abwechslungsreiche pflanzliche, frische und lebendige Nahrung ist wirklich die beste Kost, die man sich geben kann.

Nach einer gewissen Zeit werden Sie merken, dass eine vegane Ernährung viel mehr Freude bereitet und ein wahrer Genuss ist. Der ganze Geschmacksinn ändert sich enorm, wenn Sie nur noch pflanzliche Nahrungsmittel zu sich nehmen.

Seit ich mich vegan ernähre ist es wirklich so, dass ich (noch) mehr Freude am Essen habe. Manch einer wird sich jetzt denken, über ein gutes Steak freue ich mich ja auch. Ja, aber bei einer pflanzlichen Ernährung isst man nicht nur etwas, um seinen Hunger zu stillen, sondern gibt sich auch noch nach dem Essen etwas spürbar Gutes. Man fühlt sich nach dem Essen einfach besser und vitaler. Ich weiß, es ist schwer zu glauben, ehe man es nicht selbst erlebt hat.

Es braucht ein wenig Zeit und Anstrengung um die jahrelangen Gewohnheiten des Fleisch-, Milch- oder Käsekonsums abzulegen. Das Verlangen nach diesen tierischen Produkten hat sich stark in uns verankert. Es ist aber eben nur die Gewohnheit, die uns davon abhängig macht. Wenn Sie einmal davon abgekommen sind tierisches zu verzehren und stattdessen nur noch pflanzliches essen, werden Sie in vielerlei Hinsicht einen krassen positiven Effekt verspüren. Sowohl gesundheitlich, sexuell, als auch ein allgemein gesteigertes innerliches und äußerliches Wohlbefinden.

Noch viel leichter wird es, von vegetarischer Kost bzw. Mischkost auf eine vegane Ernährung umzusteigen, wenn Ihr Partner bzw. ihre ganze Familie ihr Ernährungsritual ändert. Dadurch, dass dann überhaupt keine Wurst oder kein Käse mehr vor der Nase herumsteht, fällt eine Ernährungsumstellung noch wesentlich leichter.

Hin und wieder werden mein Mann und ich gefragt, ob wir denn bei einer veganen Ernährungsweise nicht auf vieles verzichten müssten. Nein, dass müssen wir nicht! Eine vegane Ernährung bedeutet für uns keinerlei Verzicht, sonst würden wir es ja auch nicht tun. Im Gegenteil! Es ist ein viel bewussteres, leckereres, nährstoffreicheres und gesünderes Essen, welches wir nicht mehr missen möchten.

Unser Sohn Toni isst bei uns daheim auch „nur" Veganes. Er hat zuhause noch nie das Verlangen nach Fleisch oder Käse geäußert. Und wer ihn kennt, weiß, dass er ein sehr guter Esser ist! Im Kindergarten oder bei Oma und Opa - wenn es ihm vor der Nase liegt - isst er ab und zu etwas Wurst, Fleisch oder Käse. Ich finde das nicht optimal, aber es ist OK. Er kann und soll mit seinen 6 Jahren selbst entscheiden was er essen möchte und was nicht. Aber ich meine auch, wir sind die Vorbilder für unsere Kinder und sollten daher Gutes vorleben. Und wir sollten unseren Kindern zeigen wie Tiere zu Steaks, Bratwürsten und vieles mehr verarbeitet werden, und wie man den kleinen Kälbchen die Milch der Mutter wegnimmt, um sie dann im Supermarkt für uns Menschen zu verkaufen.

Gesteigerte Ammoniakbildung durch tierische Nahrungsaufnahme

Die heute übliche fleischreiche und ballaststoffarme Ernährung, sowie die häufige Verwendung von Antibiotika, insbesondere auch in der Fleischproduktion, begünstigen die Freisetzung von Ammoniak (giftig + sehr alkalisch). Diese Ernährungsweise führt zu einer deutlichen Abnahme gesunder Darmbakterien und zur Zunahme problematischer Keime wie Clostridien- und Bacteroidesstämme. Diese veränderten Keime verstoffwechseln primäre Gallensäure wie Cholsäure und Chenodesoxycholsäure zu den sekundären Gallensäuren wie Desoxycholsäure und Lithocholsäure, welche mit Dickdarmkrebs in Zusammenhang gebracht werden.

Um eine gesunde Darmflora zu fördern ist es notwendig, ein leicht saures Dickdarmmilieu aufrechtzuerhalten. Die Aufnahme von Ballaststoffen trägt durch die fermentative Bildung von Butyrat zu einem leicht sauren Milieu und somit zu einer gesunden Dickdarmflora bei. Außerdem ist Butyrat ein wichtiger Nährstoff für die Schleimhautzellen im Darm.

Auch durch die Aufnahme von Milchsäure kann das Wachstum gesunder Darmbakterien gefördert werden. Milchsäure reguliert den Darm-pH-Wert und dient den Darmbakterien zur Bildung des Krebshemmstoffs Butyrat. Ballaststoffe und Milchsäure verbessern aber auch den Stoffwechsel, indem sie den Insulin- und Zuckeranstieg nach einer Mahlzeit anpassen.[17]

Die Darmflora bildet bei durchschnittlichem Proteinverzehr eines jungen erwachsenen Menschen täglich ca. 4-5 g Ammoniak. Je höher der Proteinkonsum, desto alkalischer ist der Dickdarm und desto höher ist die Ammoniak-Belastung für die Leber. Ammoniak ist ein sehr alkalisches, aggressives, stechendes Reizgas, ein starkes Zellgift und ein Hemmstoff für die mitochondriale Energiegewinnung. Pilze, Bakterien und Parasiten hinterlassen als Stoffwechselprodukt ebenfalls Ammoniak. Die Leber ist überfordert und kann nicht mehr genügend Säuren und Gifte abbauen.

Existiert ein alkalisches Darmmilieu, so wird Ammoniak fast vollständig aus dem Darm aufgenommen, weiter zur Leber transportiert und dort zu Harnstoff und Glutamin entgiftet. Ca. ein Fünftel der Harnstoffmenge unterliegen einem enterohepatischen Kreislauf. Das heißt, er wird wieder in den Darm abgegeben, wo in die Darmbakterien wieder zu Ammoniak und Bicarbonat spalten und der Kreislauf beginnt von neuem. Je alkalischer der Darm, desto schwerer ist es eine Ausscheidung über den Stuhl zu erlangen. Ist der pH-Wert über 6,5 im Stuhl, dann wechselt der Stoffwechsel vieler wichtiger Bakterienstämme von einem zuckerabbauenden in einen eiweißspaltenden Stoffwechsel. Aus diesem Eiweißabbau entspringen weitere Gifte, wie Skatol, Indikan und Leichengifte. Die Leber ist also rundum gefordert und vor allem überfordert, um all diese Giftstoffe zu beseitigen.

Weisen wir hingegen ein gesundes, leicht saures Dickdarmmilieu auf, dann liegt das Ammoniak als Ammoniumsalz vor, welches aufgrund seiner Polarität kaum zurückresorbiert wird und ungefähr 400-mal besser als Ammoniak mit dem Stuhl ausgeschieden werden kann.

Milchsäure ist wichtig für dieses gesunde Darmmilieu, da es den pH-Wert senkt; eine Aufnahme des giftigen Ammoniaks verhindert und eine Ausscheidung von Ammoniumsalz aus dem Körper fördert. Zum anderen benötigen wir eine säuerliche Darmflora, um krankmachende Mikroorganismen wie Fäulnisbakterien und Pilze zurückzudrängen. Dies heißt zugleich, noch weniger Ammoniak und Fuselalkohole. Die Milchsäure verbessert außerdem unseren Stoffwechsel, weil sie den Insulin- und Zuckeranstieg im Blut nach einer Mahlzeit verlangsamt.

Unsere Darmflora verstoffwechselt die Milchsäure direkt zu Butyrat. Butyrat ist eine kurzkettige Fettsäure, die für unsere Darmschleimhaut sehr wichtig ist, da die Schleimhautzellen ca. 70% ihrer Energie aus ihr holen. Ein Energiemangel in den Schleimhautzellen bedeutet, dass Löcher in der Darmschleimhaut (Leaky-Gut-Syndrom) entstehen und dadurch schädliche Substanzen aus dem Darm direkt in den Blutkreislauf hineinspazieren können. Eine ausreichende Menge an Butyrat beugt somit einem Leaky-Gut-Syndrom vor, pflegt eine strapazierte Darmschleimhaut und schützt vor Entzündungen und Krebs. Butyrat hemmt nachweislich das Wachstum von Krebserregern.

Positive Milchsäure-Effekte werden neben einer gesunden Darmflora durch sportliche Betätigung erreicht. Menschen, die sich nicht ausreichend sportlich betätigen können, haben die Möglichkeit L-(+)-Milchsäure oral aufzunehmen. Sie reguliert das Darmmilieu indem sie die Ammoniak-Entgiftung verbessert, die Leber entlastet und für einen ausgewogenen Säure-Basen-Haushalt sorgt.

Empfehlenswert ist eine tägliche Milchsäure-Aufnahme von mindestens zwei Gramm. Diese sind beispielsweise in 200g Sauerkraut enthalten. In Lebensmitteln liegt jedoch meist eine Mischung aus rechts- und linksdrehender Milchsäure vor. Als Alternative bieten sich Nahrungs(ergänzungs)mittel an, die reine rechtsdrehende Milchsäure (unser Körper bildet selbst auch fast nur rechtsdrehende Milchsäure) aus natürlicher Fermentation durch Milchsäurebakterien liefern, zum Beispiel ein Glas Kanne Brottrunk oder die Tinkturen Lactirelle oder Lactacholin.[18]

Lactirelle ist eine Milchsäure-Essenz, die fruchtig frisch schmeckt und zudem Vitamin B12 sowie Vitamin B1 enthält, das zur Verstoffwechselung der Milchsäure in der Leber benötigt wird.

Lactacholin ist ein Milchsäure-Fermentations-Konzentrat, das neben nerven- und stoffwechsel-aktiven B-Vitaminen vor allem Cholin liefert, dass für die Bildung des Neurotransmitters Acetylcholin, den Fettstoffwechsel und die Leberfunktion gebraucht wird.

Kanne Brottrunk ist ein milchsauer vergorenes Getränk aus Vollkornbrot und ähnelt im Geschmack dem von Sauerkrautsaft. Es enthält neben Milchsäure auch lebendige Milchsäurebakterien und wertvolle Vitamine, Mineralstoffe und Aminosäuren.

Der Trunk wird aus einem Bio-Brot gewonnen, das aus Roggen, Hafer sowie Weizen gebacken und anschließend unter Zugabe des hauseigenen Sauerteigs und mittels Quellwasser vergoren wird. Nach mehreren Wochen wird die Gärflüssigkeit abgefiltert, und der Brottrunk ist fertig. Bei der Gärung entsteht aber kein Alkohol, sondern ein reines Milchsäuregetränk.

Die wesentlichen Inhaltsstoffe des Brottrunks sind: wichtige Milchsäurebakterien (> 5 Millionen pro Milliliter), Vitamine, v. a. Vitamin B12 und Vitamin K, alle Mineralstoffe und Spurenelemente inkl. Zink, Mangan, Kupfer und Selen, 13 essenzielle Aminosäuren.

In den vergangenen 20 Jahren ist der Brottrunk von zahlreichen namhaften Forschern und Praktikern der Naturheilkunde untersucht worden. Diese bestätigen eine Leistungssteigerung. So verglich z.B. Professor Ronald Grossarth-Maticek aus Heidelberg bereits 1990 in einer dreimonatigen Vergleichsstudie drei Gruppen von je 13 Erwachsenen im Alter zwischen 48 und 55 Jahren: Die erste Gruppe nahm täglich 0,1 bis 0,5 l Brottrunk zu sich, die zweite Gruppe 1 l Gemüsesaft sowie 1 bis 3 Hefetabletten. Die dritte Gruppe erhielt keine zusätzliche Behandlung. Das Ergebnis: Von den jeweils 13 Versuchsteilnehmern in jeder Gruppe, die über eine allgemeine Leistungseinbuße geklagt hatten, berichteten 10 Personen aus der Brottunk-Gruppe über eine Leistungssteigerung. In der Gemüsesaftgruppe waren es nur zwei, in der unbehandelten Kontrollgruppe keiner. Ähnlich positiv waren die Resultate bei Magen-Darm-Beschwerden und chronischen Beschwerden, wie z. B. Allergien. Nach Ansicht des Studienleiters fördert der Brottrunk eine gesunde Darmflora, sodass in der Folge auch die anderen Stoffwechselvorgänge wieder ins natürliche Gleichgewicht kommen.[19]

Bakteriengetränke, selbstfermentiertes Gemüse, pflanzliche Milchprodukte oder Getreide

All diese gehören mit Sicherheit zu den hervorragendsten Nährstoffen, mit denen wir uns ein Leben lang Gutes tun können. Voraussetzung ist allerdings, dass diese eine Vielfalt von Bakterien besitzen, so wie sie auf den Lebensmitteln selbst oder in der Luft vorkommen, dass sie nicht erhitzt werden, schimmlig sind oder zu faulen beginnen.

Kaufen Sie milchsauer vergorenes Gemüse oder Joghurt mit seinen probiotischen Bakterien im Supermarkt, dürfen Sie nicht zu viel erwarten, da die positiven Wirkungen aufgrund der Pasteurisierung und sonstiger chemischer Zusatzstoffe, die positiven Wirkungen zunichtegemacht hat.

Laktobazillen produzieren wichtige Milchsäure

Viel wichtiger als die Milchsäure sind die Laktobakterien. Denn der Stoffwechsel der Laktobakterien produziert als Ausscheidungsprodukt Milchsäure. Sind viele lebendige Laktobakterien z.B. in einem Joghurt, stellen sie demnach viel Milchsäure her. Da sich in handelsüblichen Joghurts jedoch keine große Vielfalt an Bakterienstämmen befindet (so wie bei der traditionellen Herstellung von Sauermilch), kommt es zu einer Art Selbstmord der Bakterienkulturen. Um von einem Nutzen von Laktobakteriendrinks oder Joghurts zu profitieren, müssen diese lebendig (unerhitzt) und möglichst frisch verzehrt werden.

Falls Sie Bakteriengetränke oder fermentiertes Gemüse kaufen, achten Sie darauf, dass diese nicht sterilisiert/pasteurisiert und weder thermisch noch chemisch behandelt wurden. Was noch wesentlich besser ist: fermentieren Sie Ihr Gemüse und Ihre Joghurts selbst.

Fermentation

Die Fermentation ist eines der ältesten Konservierungsmethoden, um Lebensmittel haltbar zu machen. Vor mehr als hunderten von Jahren wurde diese Methode angewandt, da es zur Lebensmittelhaltbarkeit weder Gefrier- noch Kühlschränke gab. Das Wort Fermentation oder Fermentierung stammt aus dem Lateinischen fermentum, was so viel wie „Gärung" oder „Sauerteig" heißt.

Fermentieren bedeutet, dass das Essen von guten Bakterien bearbeitet bzw. vorverdaut wird. Schlechte Bakterien oder Pilze würden nicht gut fermentieren und das Essen verderben und somit sehr ungenießbar machen. Gute Bakterien hingegen verarbeiten Essen so, dass es für uns besser aufnehmbar und verdaulicher ist als zuvor.

Fermentierte Lebensmittel sind beispielsweise: Wein, Bier, Käse, Joghurt, Sauerteigbrot, Hefegebäck. Jede Sorte von Gemüse lässt sich auch fermentieren.

In Deutschland ist das Sauerkraut, dass wohl bekannteste fermentierte Lebensmittel. Sauerkraut wird aus Weißkohl erzeugt. Gute Bakterien können Weißkohlzellen besser auseinandernehmen als unsere Verdauungsenzyme dies schaffen. Unserem Darm nehmen sie dadurch zum einen viel Arbeit ab und zum anderen produzieren sie dabei noch zusätzliche Vitamine. Zugleich stellen sie Säuren her, wodurch sie schädlichen Bakterien keine Chance zum Überleben lassen und unser Essen schließlich haltbar machen.

Ein weiteres absolutes Pro einer Fermentation ist, dass diese keine Konservierungs- oder sonstige Zusatzstoffe benötigt. Eine geradezu phantastische Aussage in der heutigen Branche der Lebensmittelindustrie, die fast gar nicht mehr ohne diese ganzen Zusatzstoffe auskommt. Lebensmittel sollten jedoch Leben in sich tragen und keine Stoffe, die den Tod unterstützen. Denn nur so können wir für unseren Körper Energie daraus ziehen.

Wir müssen begreifen, dass Bakterien unser Essen nicht einfach nur zerlegen, sondern dabei auch noch komplett neue Stoffe produzieren. Unsere Mahlzeiten bestehen also immer aus dem was wir Essen und aus dem was unsere Bakterien uns zufüttern. Es ist dabei immens entscheidend, was wir Essen und welche Bakterien uns letztendlich zurückfüttern.

Wenn man zu Hause Gemüse selbst fermentiert, sollte unbedingt Bio-Gemüse verwendet werden. Es müssen keine zusätzlichen, speziellen Bakterien mehr hinzugegeben werden, da sich schon viele gute Bakterien auf den Kohlblättern oder anderen Gemüsesorten befinden.

Sauerkraut, welches aus dem Supermarkt stammt, wird in der Regel stark erhitzt, um es dadurch haltbar zu machen. Die Konsequenz daraus: die guten Bakterien gehen zunichte, der Geschmack leidet und die Konsistenz wird unerfreulich schleimig. Auch das von den Bakterien produzierte Vitamin C geht dabei größtenteils verloren. Daher wird dem Fabrik-Sauerkraut nach dem Kochen oftmals (künstliches) Vitamin-C-Pulver zugefügt. Gute fermentierte Gemüse im Lebensmittelhandel zu finden, ist so gut wie unmöglich.

Daher ist es nur von Vorteil, sein Gemüse oder seine Joghurts selbst haltbar zu machen. Durch die Säure, die durch gesunde Mikroben entstehen, ist Fermentieren die sicherste Vorgehensweise, um Essen selbst haltbar zu machen und seinem Darm auch noch viele gute Bakterienstämme zuzuführen. Während Dosen oder Einmachgläser aufgrund von temperaturresistenten Bakterien bereits zu Krankheitsfällen geführt haben, gibt es bis heute noch keinen einzigen gemeldeten Krankheitsfall aufgrund von fermentiertem Essen.[20]

Ist Schimmelkäse gesund?

In vielen Artikeln zu Schimmelkäse kann man lesen, dass der Schimmel im Käse nicht ungesund sei. Sehen wir uns das Ganze etwas genauer an…

Der Blauschimmelkäse zum Beispiel beinhaltet die Pilzgattung Penicillium roqueforti, die zu den Schimmelpilzen gehört. Penicillium roqueforti ist im Blauschimmelkäse, sei es der französische Roquefort oder italienischer Gorgonzola, zu finden.

Blauschimmelkäse wird zunächst wie viele andere Käsesorten aus Rohmilch hergestellt. (Manche anderen Sorten werden mit pasteurisierter Milch hergestellt). Dazu wird der Rohmilch das sogenannte Lab-Ferment, ein Enzym aus Kälbermägen zugesetzt, welches zur Kaseinfällung und zur sogenannten Dicklegung der Milch führt. Dicklegen der Milch heißt, es kommt zu einer Gerinnung von Milcheiweiß. Kaseinfällung bedeutet, die Kaseine fallen aus und dies führt dazu, dass die Milch nicht sauer wird.

Der frische Käsebruch wird nun von der Molke getrennt und in Formen gepresst. Später wird seine äußere Oberfläche mit dem Schimmelpilz beimpft. Bei seinem Wachstum gibt der Schimmelpilz Geschmacksstoffe in den Käse ab, die sich im Käse ausbreiten und ihm ein besonderes Aroma verleihen. Im Gegensatz zum Camembert-Käse wird der Schimmelpilz beim Blauschimmelkäse jedoch nicht nur auf die äußere Oberfläche aufgebracht, sondern bei der Herstellung zum Käsebruch hinzugemischt. Das ermöglicht, das der Schimmel gleichmäßig im Käse verteilt wird.

Bei den zur Käseherstellung verwendeten Schimmelpilz-Stämmen (Penicillium camemberti und Penicillium roqueforti), so heisst es, handelt es sich um speziell ausgewählte Zuchtformen, die keinerlei gesundheitsgefährdendes Potential mehr aufweisen.

Die Wildisolate dieser Arten sind jedoch auch in der Umwelt zu finden, wo sie Giftstoffe (Mykotoxine) wie Cyclopiazonsäure und Roquefortin produzieren können. Penicillium roqueforti tritt außerdem als Lebensmittelverderber auf Roggenbrot und kühl gelagerten Lebensmitteln auf, da er niedrigere Temperaturen tolerieren kann.[21]

Ob Schimmelkäse also wirklich so unschädlich ist wie er meist dargestellt wird, ist sehr zweifelhaft.

Zwar sind Infektionen durch P. roqueforti selten und bei Menschen mit guter Immunlage ausgeschlossen, in Einzelfällen soll Penicillium roqueforti allerdings auch schon Infektionen der Lunge ausgelöst haben. Welche unerkannten Folgeerscheinungen werden v.a. bei Menschen mit mangelnder Immunkraft durch diesen Schimmelpilz tatsächlich verursacht? Wer bringt schon „leckeren" Käse mit evtl. möglichen Erkrankungen in Verbindung?

Käse an sich fördert vermehrt das Krebswachstum, auch wenn er keine Schimmelpilzgattung beinhaltet. Ob speziell durch Schimmelkäse das Krebswachstum noch schneller aktiviert wird, wurde in einer französischen Fallkontrollstudie untersucht. Im Jahr 1986 stellten Lé und Kollegen bei 1.010 untersuchten Brustkrebsfällen und 1.950 nicht malignen (bösartigen) Erkrankungen fest, dass Brustkrebs mit besonders häufigem Schimmelkäsekonsum in Zusammenhang steht.[22]

Es wäre sehr interessant, wenn noch weitere Studien zu diesem Käsethema folgen würden.

Als einen wesentlichen Fakt anzusehen, der nicht gerade für den Verzehr von Blauschimmelkäse spricht, ist, dass Penicillium roqueforti häufig auf Lebensmitteln gedeiht und dort Sekundärmetabolite, dazu auch die giftigen Mykotoxine, abgibt.[23]

Soviel zum Thema der Schimmelkäse, dass uns zum Nachdenken anregen sollte, ob wir diesen Käse tatsächlich noch verzehren möchten. Ein weiteres Produkt, welches unter Schimmelpilzen gedeiht, ist die Zitronensäure.

Zitronensäure in Lebensmitteln – nicht so gesund, wie es klingt!
In Fruchtsäften, Limonaden, Eistees, Gummibärchen, Speiseeis, Marmeladen, Dosenfrüchten sowie in vielen anderen Produkten lässt sich Zitronensäure finden. Zitronensäure findet überall dort Verwendung, wo das Endprodukt mit einem fruchtigen

Geschmack überzeugen soll. Außerdem wird Zitronensäure verwendet, damit das Produkt länger haltbar bleibt.

Zitronensäure wird im Allgemeinen als eine natürliche und somit vollkommen harmlose Substanz angesehen. Das wäre sie eigentlich auch, würde man sie ausschließlich aus Zitronen gewinnen. Bis zum Ende des 19. Jahrhunderts war dies der Fall. Die Früchte wurden ausgepresst und die Zitronensäure in einem komplizierten Verfahren isoliert. Dieses Herstellungsverfahren war jedoch aufwendig und zu kostspielig. Daher wurde auch nur wenig Gebrauch davon gemacht.

Eines Tages entdeckte ein Wissenschaftler, dass auch Schimmelpilze im Rahmen ihres Stoffwechsels Zitronensäure produzieren. Somit wurde die Gewinnung von Zitronensäure aus Früchten schnell bedeutungslos und industriell wurde in großem Stile Zitronensäure aus dem „Aspergillus niger" hergestellt. Das Patent dazu wurde erstmal 1913 in den USA beantragt. Bis heute hat sich leider nichts geändert und noch heute werden als Produktionsorganismen für die Zitronensäure ausschließlich diese Schimmelpilzkulturen eingesetzt, die überhaupt nichts mit Zitronen zu tun haben. Das ist schon ein bisschen ekelhaft!

Da die Pilze auf natürlichem Wege nicht in der Lage sind größere Mengen an Zitronensäure zu produzieren als das was ihr Stoffwechsel hergibt, wurden kurzerhand die entsprechenden Regelkreisläufe im Stoffwechsel der Pilze mit Hilfe von gentechnologischen Maßnahmen so manipuliert, dass die Zitronen-Ausbeute vervielfältigt werden konnte.

Abgesehen davon wachsen Schimmelpilze auf einer zuckerhaltigen Nährlösung aus Melasse oder Glukose, deren Ursprungspflanzen (z. B. Zuckerrüben, Mais etc.) ja bereits ebenfalls gentechnisch verändert sein können. In den USA und in China werden schon lange überwiegend transgene, also gentechnisch veränderte, Pilzstämme verwendet.

| Der chemische Zusatzstoff Zitronensäure kann eine Antibiotikaresistenz begünstigen |

Die Nährlösung, auf der die Schimmelpilze gedeihen, enthält häufig Antibiotika. Diese Medikation soll sicherstellen, dass die Pilze nicht von etwaigen Bakterien befallen werden. Überreste der Antibiotika können dann aber auch in die zitronensäurehaltigen Nahrungsmittel und Getränke gelangen. Eine ständige Aufnahme von geringen Mengen Antibiotika kann mit der Zeit unser Darmmikrobiom negativ beeinflussen und obendrauf Antibiotika- Resistenzen fördern.[24]

Sowohl die bildhaft dargestellte Zitrone auf den Etiketten von Haushaltsprodukten als auch die Deklaration von Zitronensäure auf der Zutatenliste von Fertigprodukten wird von vielen Verbrauchern instinktiv mit der Zitronen-Frucht in Verbindung gebracht. So vermitteln diese Produkte den Anschein von Natürlichkeit, der das Kaufverhalten der Kunden entsprechend positiv beeinflusst. Der Lebensmittelzusatzstoff wird normalerweise als E330 gekennzeichnet. Da E-Nummern jedoch bei vielen Konsumenten bereits ein schlechtes Image haben, wird als Kennzeichnung häufig nur noch der Begriff "Zitronensäure" verwendet. Über diesen Weg werden die Verbraucher ganz bewusst getäuscht.

Achten Sie beim Einkauf auf die Zutatenliste. Je weniger Inhaltsstoffe aufgeführt sind, desto gesünder ist meistens das Produkt. Und achten Sie darauf, dass kein künstlicher Zucker beigefügt wurde. Unsere Nahrungsmittel sind heutzutage alle völlig überzuckert.

Über Zucker

Der wichtigste Teil der Verdauung findet im Dünndarm statt. Unsere Verdauungsenzyme zerkleinern die Nahrung so lange, bis sie den kleinsten gemeinsamen Nenner mit unseren Körperzellen aufweist.

Bei Weißmehl-Produkten handelt es sich meist um Lebensmittel mit sehr hohem Zuckergehalt und einer geringen Nährstoffdichte. Nehmen wir Zucker aus hellem Brot (Weißmehl) zu uns, wird dieser Zucker ziemlich schnell von den Enzymen verdaut. Essen wir hingegen Vollkornbrot, funktioniert die Enzym-Verdauung wesentlich langsamer, da es eine andere Zuckerkettenverbindung besitzt und diese aufwändiger auseinandergebaut

245

werden muss. Vollkornprodukte weisen daher, einen für den Körper angenehmen Zuckerspeicher auf. Hingegen auf eine Zuckerbombe muss unser Körper viel stärker reagieren, um alles wieder in ein gesundes Gleichgewicht zu bringen.

Nahrungsmittel aus Weißmehl lassen den Blutzuckerspiegel enorm ansteigen, oft weitaus mehr als weißer Zucker! Dies führt zu einer unnatürlich hohen Konzentration an Glukose im Blut. Unser Körper schüttet daraufhin besonders hohe Mengen an Hormonen aus – vor allem Insulin – und dies bewirkt, dass man schneller wieder müde ist, wenn dieser Notfalleinsatz vorüber ist. Auf lange Sicht kann der Verzehr von Weißmehl-Produkten daher zu einer ungewollten Gewichtszunahme beitragen und im extremeren Fall sogar zu Diabetes führen.

Wird Zucker nicht so schnell von unserem Blut aufgenommen, so ist er für uns ein wichtiger Rohstoff. Wir können ihn dann wesentlich effizienter als Brennholz für unsere Zellen nutzen.

Das Problem der heutigen Zeit ist, dass wir einem völlig übertriebenen und ungesunden Angebot an Zucker ausgeliefert sind. Der weltweite Zuckerkonsum hat sich in den letzten 50 Jahren verdreifacht. Neben der zu häufigen Aufnahme von Weißmehlprodukten konsumiert jeder deutsche Bürger pro Jahr 36 Kilogramm raffinierten Zucker. (In Amerika sind es pro Kopf sogar 58 kg.)[25] Wenn man bedenkt, dass manche Menschen kaum oder gar keinen Zucker konsumieren, dann nimmt manch einer sogar das doppelte – also 72 kg Zucker – auf. 72 Kilogramm Zucker entsprechen ca. 65 Würfelzucker TÄGLICH! Damit züchtet man sich Candidapilze, Krebserreger und weitere Parasiten ohne Ende! Zudem entstehen Fusselalkohole, die wiederum unsere Leber schädigen.

Viele Menschen fangen manchmal plötzlich an ihren weißen Zuckerkonsum zu beenden und greifen stattdessen vermehrt zu Fruchtzucker. Fruchtzucker klingt sehr harmlos und gesund, ABER aufgepasst: Eine Ernährung mit hohem Fruktosegehalt ist eine fettreiche bzw. eine Fettpolster-produzierende Ernährung. Der Fruchtzucker Fruktose wird vom Körper sehr viel schneller in Fett umgewandelt als der Traubenzucker Glukose. Fruktose stimuliert zudem die Einlagerung von Fetten aus der Nahrung stärker als Glukose.[26]

Im Gegensatz zur klassischen Saccharose, also dem weißen Zucker, kann die Fruktose das Hungerhormon Ghrelin nicht unterdrücken. Wenn man beispielsweise einen Liter Limonade trinkt, die mit Glukose-Fruktose-Sirup gesüßt ist, bleibt ein Hungergefühl bestehen. Es wird weder das Hormon Insulin noch das Hormon Leptin stimuliert, welche ebenso unser Hungergefühl unterdrücken können. D.h. man hat nach einem Liter Limo immer noch genau so großen Appetit wie vorher, obwohl man schon Unmengen an Zucker zu sich genommen hat. Dieses ungebremste Hungergefühl führt zu den Krankheiten, die wir gerne als sogenannte Zivilisationskrankheiten bezeichnen; die da wären: Bluthochdruck, Diabetes, Übergewicht, Gicht.

> Wir Menschen werden von einer Nahrungsmittelindustrie ernährt, die sich nicht um Gesundheit kümmert. Wenn wir krank sind, werden wir von einer Gesundheitsindustrie behandelt, die sich nicht um die Nahrung kümmert.

Einen hohen Gehalt an Fruchtzucker erkennen Sie unter diesen Begriffen: Maissirup, Glukose-Fruktose-Sirup, Invertzuckersirup, Fruchtsüße, Fruchtzucker, Fruchtextrakte und Saftkonzentrat. Fruchtzucker ist in allen Limonaden bzw. Softdrinks enthalten. Auch billige Honigsorten aus dem Supermarkt beinhalten häufig Glukosesirup.

Die klassische Saccharose aus Zuckerrüben und Zuckerrohr besteht aus einer Hälfte Glukose und der anderen aus Fruktose. Somit werden wenigstens 50% der Saccharose mit Insulin verstoffwechselt. Genügend Insulin im Blut löst ein Sättigungsgefühl aus. Nach einem Stück Kuchen sind die meisten daher normalerweise satt.

Die Fruchtzucker-Verzehrsempfehlung sollte täglich höchstens 20 Gramm betragen. Bei zwei Gläsern Apfelsaft kommen Sie bereits auf zirka 35 Gramm.

Hohe Mengen von Fruchtzucker, die besonders von Kindern über Obstsäfte, Honig, gesüßte Getränke, gesüßte Frühstücksflocken, süße Brotaufstriche, Joghurts, Speiseeis, Fruchtgummis, Lakritzen usw. aufgenommen werden, übersteigen die Fruktoseaufnahme in einen Bereich von über 35 Gramm am Tag, teilweise sogar bis über 70 Gramm. Auch in der Baby-Milchersatz-Nahrung oder Anfangsnahrung nach dem Abstillen ist Fruchtzucker (Glukosesirup) enthalten.

Die Mengen an Fruchtzucker, die wir über Obstsäfte oder Eis zu uns nehmen, können durch den Verzehr von ganzen Obstfrüchten so schnell nicht erreicht werden![27] Dennoch sollte eine Aufnahme von ungefähr 10% Obst am Tag ausreichend sein. Wenn Sie sich viel bewegen oder Sport treiben, können Sie durchaus mehr konsumieren.

Zu den Früchten, die wenig Fruchtzucker enthalten, gehören z.B: Papayas, Aprikosen, Pfirsiche, Mandarinen und Erdbeeren.

Eine Freundin von mir war übergewichtig. Vor ein paar Jahren hat sie durch eine bewusste vegane Ernährung stark abgenommen. Sie erzählte mir unter anderem, dass es für sie viel schwieriger war vom Zucker loszukommen als vom Rauchen. Dies liegt daran, dass Zucker biochemische Eigenschaften aufweist, die äußerst süchtig machen. Das liegt ganz im Sinne der Industrie, die heutzutage liebend gerne überall auf Zucker zurückgreift. Selbst eingefrorenes Gemüse weist oft Zuckerbestandteile mit auf.

Zucker ist für die harten Zeiten eine an und für sich gute Sache, da er zum einen, in Form von langen Zuckerketten, als sogenanntes Glykogen in der Leber gespeichert werden kann und zum anderen kann er in Fett umgewandelt werden und im Fettgewebe lagern. Zucker ist der einzige Stoff, den unser Körper mit wenig Aufwand zur Fettherstellung nutzen kann.

Gehen wir zum Joggen, sind unsere Glykogenspeicher nach einer Weile aufgebraucht – das passiert ziemlich genau dann, wenn es plötzlich viel anstrengender wird. Daher empfehlen Ernährungsexperten mindestens eine Stunde Sport zu treiben, wenn man überflüssige Fettreserven verlieren möchte.

Im Vergleich zu Proteinen oder Kohlenhydraten kann Fett, pro Gramm, doppelt so viel Energie bündeln.

Über Fette

Das Thema Fett wird leider viel zu oft negativ betrachtet, denn viele Leute setzen Fett in einen direkten Zusammenhang mit einer Gewichtszunahme und streichen eine jegliche Fettzufuhr komplett aus ihrem Speiseplan. Das Fette zu einer Gewichtszunahme führen können, stimmt und stimmt auch nicht. Entscheidend ist hierbei die Qualität der Fette/Öle. Eine Gewichtszunahme aufgrund von Fetten tritt dann ein, wenn ständig ungesunde Fette aufgenommen werden. Diese sollten Sie aus Ihrem Ernährungsplan streichen.

Gesunde Fette sollten Sie hingegen täglich konsumieren (natürlich in Maßen), denn sie sind für uns lebensnotwendig und machen auch nicht dick! Zucker sind Dickmacher, gute Fette nicht! Jede einzelne Zelle ist mit einer Doppelfettmembran ausgestattet und braucht daher Fett. Unser Gehirn benötigt Fett, um seine tägliche Energie abrufen zu können. Außerdem sind gute Fette nötig, um unsere Nerven damit zu ummanteln und unseren Hormonhaushalt in Balance zu halten.

Fett kann nicht wie die anderen Nährstoffe aus dem Darm ins Blut aufgenommen werden. Fett ist nicht wasserlöslich - es würde die kleinen Blutgefäße in den Dünndarmzotten verstopfen. Die Aufnahme von Fett verläuft über unser Lymphsystem. Im Inneren des Körpers wird jedes Blutgefäß von einem Lymphgefäß begleitet. Im Vergleich zu unseren Blutadern haben Lymphgefäße keine muskulösen Wände und müssen daher, von uns, durch Druck aktiviert werden. Alle Lymphgefäße laufen zu einem größeren Lymphgefäß zusammen und können all das verdaute Fett sammeln. Der größte Lymphstamm und damit auch der größte Lymphkollektor, im menschlichen Körper, ist der Ductus Thoracicus. Er beginnt im Bauchraum (zwischen dem 10 Brustwirbel und dem zweiten Lendenwirbel), verläuft weiter durch das Zwerchfell, dann über ein kurzes Stück Vene hin zum Herzen. Sowohl edles Öl als auch ranziges schlechtes Öl, wird demnach direkt in ihr Herz geleitet, denn es gibt hier keinen Umweg über die Leber – so wie bei allen anderen Nahrungsmitteln, die wir verdauen.

Eine Entgiftung von ranzigem Fett kann erst stattfinden, wenn das Herz erst einmal alles ordentlich herumgepumpt hat und die Fetttröpfchen schließlich irgendwann zufällig in einem Blutgefäß der Leber gelandet sind. Die Wahrscheinlichkeit, dass genau dies passiert, ist sehr hoch, da die Leber ziemlich viel Blut aufweist – aber zuvor sind Herz und Gefäße dem ausgeliefert, was sie an schlechtem Fett zu sich genommen haben.

Umgekehrt können Sie sich natürlich Gutes tun, indem Sie ihr Herz und ihre Gefäße mit wohltuenden Fetten stärken. Sehr gute Fette sind: Olivenöl, Rapsöl, Leinsamenöl, Hanföl und Moringaöl. Sie sollten diese Öle allerdings **nicht** erhitzen. All diese hochwertigen Öle gehen beim Anbraten kaputt, da sie nicht hitzeresistent sind und schließlich ungesund – man sagt auch, ranzig – werden. Durch das starke Erhitzen der Fette geht die natürliche Krümmung der Fettsäuren verloren und es entstehen sogenannte Transfettsäuren. Wir können diese Transfettsäuren nur schlecht verarbeiten, da sie unserem Körper unbekannt sind.

Ein gutes und sehr hitzestabiles Öl ist das Kokosöl. Dieses kann wunderbar zum Anbraten verwendet werden, da es unter Hitze keine schädlichen Transfettsäuren bildet. Kokosöl ist bei mir so ziemlich das einzige Öl, welches ich zum Anbraten verwende. Alle anderen hochwertigen Öle werden bei mir nicht erhitzt. Es gibt mittlerweile sehr viele Kokosöle auf dem Markt, wovon einige Produkte qualitativ sehr mangelhaft sind. Ich achte beim Kauf eines Kokosöls auf die Bezeichnungen: Rohkost, kaltgepresst, nativ, vegan und biologischer Anbau.

10. Kapitel

Die Notwendigkeit eines ausgeglichenen Säure-Basen-Haushaltes.

Die Wichtigkeit der Magensäure und warum Antisäuremittel gegen Sodbrennen nicht gut sind.

Wir benötigen einen ausgeglichenen Säure-Basen-Haushalt

Unser Körper muss stets bemüht sein den pH-Wert im Blut konstant im basischen Bereich zwischen 7,35 und 7,45 aufrecht zu halten, sonst können wir nicht überleben. Damit der pH-Wert im Gleichgewicht bleibt verfügt der Körper über ein sehr intelligentes Ausgleichsystem, dessen Hauptmechanismus die Atmung ist. Durch das ständige Ausatmen von Kohlenstoffdioxid wird unser Körper dauerhaft alkalisiert. Weitere Ausgleichmechanismen sind unsere Nieren, die mit dem Ausscheiden von Urin zu einem Gleichgewicht beitragen. Eine akute Azidose (Übersäuerung), die sich – wenn auch sehr selten – z.B. bei Diabetes und Nierenversagen innerhalb weniger Stunden entwickeln kann, bedeutet stets akute Lebensgefahr und erfordert eine sofortige Klinikbehandlung. Eine chronische Übersäuerung des Blutes ist daher nicht möglich. Bevor es soweit käme, würde der Patient sterben.

Wenn wir davon sprechen, dass unser Körper übersäuert ist, sprechen wir hauptsächlich von einer Übersäuerung des Gewebes. Häufig ausgelöst durch eine falsche Ernährung, weil unser Körper gezwungen wird überschüssige Säuren an körpereigene Mineralien zu binden. Das heißt, diese werden neutralisiert und als Schlacken und Giftstoffe im Körpergewebe eingelagert.

Dies erfolgt zuerst in Bereiche, die wir als Cellulite sehen können, später lagern sie sich im Gehirn oder in den Blutgefäßen ab. Daraus entspringen schließlich Krankheiten wie Krebs, chronische Verstopfung, Erschöpfung, Kopfschmerzen (Migräne), Sodbrennen, Gallensteine, Nierensteine, Arthritis, Arthrose, Rheuma, Gicht, Bluthochdruck, Schlaganfälle, Akne, Gedächtnis- und Konzentrationsschwäche und hundert weitere Erkrankungen. Der allergrößte Teil der Bevölkerung ist übersäuert!

Optimal wäre es, wir würden uns zu mindestens 80% basisch ernähren. Basische Lebensmittel sind: Obst, Gemüse, Kräuter und stilles, sauberes Mineralwasser.

Bei den allermeisten Menschen besteht die tägliche Nahrungszufuhr leider zu ca. 20% aus basischen Lebensmitteln und zu 80% aus säurehaltigen Nahrungsmitteln, wie z.B. Fisch, Fleisch, Milch, Weißmehlprodukte, Süßigkeiten, Limonade, Kaffee, Wein, Bier.

Um basisch zu bleiben/werden spielt die Ernährung eine entscheidende Rolle. Dennoch muss ich hier betonen, dass eine gute Ernährungsweise allein oft **nicht** ausreichend ist, damit man wieder gesund wird. Aber sie ist der wichtigste Grundbaustoff für unsere Zellen und unser Blut. In manchen Fällen kann eine lebendige, naturgemäße und vitalstoffreiche Ernährung alleinig, ohne weitere Entgiftung oder anderweitigen Maßnahmen auch zur Heilung führen. Sie sollte daher immer die Basis für eine erfolgreiche Therapie sein. Ihr Auto fährt ja auch nicht gut, wenn Sie das Falsche tanken.

> Der Nobelpreisträger Otto Warburg stellte bereits 1932 fest, dass die Ursache von Krankheiten auf einer Übersäuerung des Körpers beruhen.
> Ihm war klar, dass Krebserreger nur in einem übersäuerten Milieu überleben und sich vermehren können!

Liebe Frauen, denken Sie bloß nicht, wenn Sie eine „Anti Cellulite-Creme" verwenden, dass diese etwas bewirken kann - außer einen leereren Geldbeutel. Alle überschüssigen Säuren, die die freien Basen im Blut nicht sofort puffern können, wandern ins Bindegewebe und werden dort vor allem von Basen der Kollagenfasern neutralisiert. Das sollte jedoch nur als Notlösung dienen, bis die Blutbasen wieder ausreichen, um die zwischengelagerten Säuren zu puffern. Doch leider muss unser Bindegewebe aufgrund der zunehmenden Säurebelastung immer regelmäßiger als Dauerpuffer herhalten. Cellulite sind Schlackstoffe, Gifte, die sich in Ihrem Gewebe abgelagert haben. Da helfen keine oberflächlichen Salben. Es muss ein stabiles, gesundes Milieu im Körper aufgebaut werden.

Füllen Sie Ihren Körper mit Sonne, ausreichend Bewegung, guter Nahrung und gutem Wasser und Sie werden deutlich cellulitefreier. Sie fühlen sich energiereicher und gesünder. Vergessen Sie aber nicht, dass es ganz unabhängig von der Nahrung noch viele weitere Säurebildner gibt, die Ihren Körper übersäuern und ihren Energiehaushalt in den Keller fahren lassen.

Weitere Säurebildner sind, neben einer ungesunden Ernährung: Medikamente, Nikotin, Impfungen (Schwermetalle), Amalgamfüllungen, dauerhafter Stress, Wut und Unzufriedenheit.

Wenn wir von einer Übersäuerung sprechen, dann ist damit immer die Ablagerung von Schlackstoffen/Giften im Körper - vor allem im Bindegewebe - gemeint. Das einzige was in unserem Körper **immer** sauer sein sollte, ist das Scheidenmilieu der Frau sowie der Magen mit seiner Magensäure! Wir benötigen Säuren als auch Basen – nur eben an den richtigen Stellen.

Die notwendige saure und basische Phase der Verdauung
Die „saure Phase" der Verdauung dauert ungefähr eine Stunde lang. Wenn der durch die Magensäure angesäuerte Nahrungsbrei den ersten Abschnitt des Dünndarms (den Zwölffingerdarm) erreicht, sorgt er mit seinem niedrigen pH-Wert zur Freisetzung des Hormons Sekretin. Sekretin wiederum veranlasst die Bauchspeicheldrüse dazu, Hydrogencarbonat auszuschütten. Somit steigt der pH-Wert des Nahrungsbreis an und es wird die „basische Phase" der Verdauung angekurbelt. Enzyme werden abgesondert um Fette, Kohlenhydrate und alle noch nicht abgebauten Proteine zu verdauen. Um unsere Nährstoffe optimal zu verdauen und aufzunehmen, benötigen wir sowohl die saure als auch die basische Phase.

Wenn die Nahrung nicht richtig verdaut werden kann und daraus ein Nährstoffmangel resultiert, können schuppige Haut, fettiger und extrem stinkender Stuhl, trockene Haut, harte Beulen auf der Rückseite der Arme, „Nachtblindheit" und vieles mehr, die Auswirkungen sein.

Wenn Sie einen „Fettstuhl" vorzuweisen haben, so können Sie ziemlich sicher davon ausgehen, dass Sie einen Mangel an Bauchspeicheldrüsenenzymen besitzen und diese ihre Fette nicht richtig verdauen können. Auch Diabetiker produzieren oft unzureichende Mengen an Verdauungsenzymen!

Ist die Magensäureproduktion nicht ausreichend und demnach der pH-Wert des Nahrungsbreis zu Beginn der Verdauung nicht niedrig genug, kann auch kein Sekretin freigesetzt werden. Folglich kann dann aber auch nur eine eingeschränkte Sekretion von Bauchspeicheldrüsenenzymen erfolgen.

Es gibt leider nur wenige Fachärzte im Bereich der Gastroenterologie oder Inneren Medizin, die genau nachmessen, wie hoch Ihre Magensäure ist. Was viele Ärzte glücklicherweise dennoch durchführen, sind Stuhlanalysen. Anhand dieser können unzureichende Sekretionen von Verdauungsenzymen festgestellt werden. Sollte dies bei Ihnen der Fall sein, können Sie davon ausgehehen, dass ein Mangel an Magensäure vorliegt.

> **Der Magen, wie auch unser Scheidenmilieu, muss sauer sein! Der Rest des Körpers funktioniert jedoch am allerbesten in einem leicht basischen Bereich (7,35-7,45)!**

Bauchschmerzen und Blähungen nach dem Essen von roher Kost! Woher kommt das?

Um rohe vegane Kost wie Paprika, Karotten, Gurken, Salat, usw. zu verdauen, benötigt man eine gute Verdauungskraft mit ausreichenden Verdauungssäften und Enzymen. Wer seinen Darm über viele Jahre hinweg mit überwiegend Kochkost, glutenhaltigen Getreiden (Weizen!), Milchprodukten, Fleisch, Alkohol, raffiniertem Zucker, Medikamenten, Schwermetallen und Antibiotikagaben belastet oder geschwächt hat, verfügt meist nicht mehr über diese Kraft. Das heißt, im Magen ist einerseits nicht genügend leistungsfähige scharfe Magensäure vorhanden, die normalerweise im Stande ist rohe Lebensmittel zu zersetzen, andererseits sind im Dünndarm nicht genügend Enzyme vorhanden, die notwendig wären, um die lebenden Bestandteile der rohen Lebensmittel aufzuspalten. Die rohe Kost wird also nicht so verdaut, wie es normalerweise ablaufen sollte. Stattdessen fault sie oftmals im Darm vor sich hin und fängt mit der Zeit an zu Gären.

Gärende unverdaute Nahrungsbestandteile werden von krankmachenden Bakterien, Parasiten und Pilzen mit Freude angenommen – sie ernähren sich davon. Die Folge ist eine vermehrte Ausbreitung von krankmachenden Erregern mit deren Fäulnisgiftgasen und Fuselalkoholen. Und genau das ist der Grund für Ihre lästigen Bauchschmerzen und Blähungen. Durch die Fusselalkohole werden unsere wichtigen kleinen guten Bakterienhelfer zerstört und durch schädliche Mikroorganismen ersetzt. Neben dem unangenehmen Effekt der Blähungen und Bauchbeschwerden leidet allerdings auch (oft unerkannt) die Leber. Sie muss die vorhandenen Fuselalkohole abbauen. Dadurch können Kinder und andere Nicht-Alkohol-Trinker zu einer Alkoholbelastung der Leber kommen, ohne jemals einen Tropfen Alkohol getrunken zu haben.

Des Weiteren wird durch die Fäulnisgase die Darmschleimhaut nachhaltig geschädigt, woraus das sogenannte Leaky-Gut-Syndrom (= „undichter Darm") resultiert. D.h. die Schleimhaut wird porös und allerlei giftige Stoffe können nun aus dem Darm in den Blutkreislauf übertreten. Wenn Sie also nach dem Verzehr von Rohkost, in Form von Salat oder Obst, manchmal Bauchschmerzen oder Blähungen bekommen, heißt das nicht, dass Sie grundsätzlich keine Rohkost vertragen, sondern dass Ihr Magen-Darm-Trakt nicht ausreichend funktioniert.

Bis Sie das Problem des Magen-Darm-Traktes in den Griff bekommen (durch Entgiftung und Darmsanierung) sollten Sie wichtiges Obst und Gemüse nicht einfach aus Ihrem Ernährungsplan streichen, sondern sich diese notwendigen Nährstofflieferanten, kleingemixt per Smoothie, zuführen. Dadurch wird der Verdauungsaufwand erleichtert und verringert, und Sie kommen dennoch zu guten Nährstoffen.

Oft genügt es auch schon die Lebensmittel ordentlich durchzukauen, ehe man sie hinunterschluckt. Denn wie Sie bestimmt schon öfter gehört haben: Gut gekaut, ist halb verdaut. Und das ist tatsächlich so. Es ist nicht einfach nur ein Spruch, der sich reimt und den man schon hundert Mal gehört hat. Sie sollten sich diesen wirklich zu Herzen nehmen. Lassen Sie sich immer Zeit zum Essen, und kauen Sie gut und in aller Ruhe.

Leider „muss" bei den meisten immer alles ratzfatz gehen. Entweder weil sie Stress haben oder sich immer gehetzt fühlen. Denn wenn auch schon längst Feierabend ist, fällt es vielen Menschen schwer von ihrem Stresspegel herunterzukommen. Daher wird auch nicht in Ruhe gegessen, sondern man is(s)t noch in seinem stressigen Arbeitsrhythmus. Lernen Sie abzuschalten und nehmen Sie sich in Ruhe Zeit für Ihre Mahlzeiten. Schalten Sie Ihr Handy aus, lassen Sie das Telefon klingeln und genießen Sie Ihr wertvolles Essen. Danach können Sie immer noch zurückrufen.

Unser Magen benötigt Magensäure!
Man darf die Magensäure nicht mit der metabolischen Säure des Körpers verwechseln!

Der Magen dient nicht nur als kurzfristiger Nahrungsspeicher und dem Vorverdauen von Eiweißen, sondern sorgt mit seiner Salzsäure (pH-Wert 1-3) für das Abtöten von Krankheitserregern aus unserem Essen. Erreger wie Bakterien, Pilze, Viren oder Parasiteneier, die sich auf Gemüse, Salat, Fisch oder Fleisch befinden, werden von der Salzsäure, die wie ein Desinfektionsmittel wirkt, abgetötet.

Durch diesen Prozess wird das Darmmilieu weder gestört noch geschädigt. Ohne Salzsäure im Magen könnten sonst Krankheiten, wie beispielsweise Salmonellose oder

Campylobacter (beides Durchfallerkrankungen) entstehen. Hierzu ein einfaches Beispiel aus der Physiologie des Hundes: Hunde sind in der Lage, Aas oder vergammeltes Fleisch zu fressen, ohne davon krank zu werden. Würden wir das Gleiche essen, würden wir davon höchstwahrscheinlich schwer krank werden. Warum aber Hunde nicht? Hunde weisen eine zehnmal konzentriertere Magensäure auf als wir Menschen.

Volkskrankheit Sodbrennen und das Milliardengeschäft mit Anti-Säuremitteln
Magen-Darm-Beschwerden sind weit verbreitet. Spitzenreiter bei Verdauungsbeschwerden ist Sodbrennen. Ungefähr jeder dritte kennt dieses lästige Gefühl aus eigener Erfahrung.[1] Bei diesem Beschwerdebild verschreiben Ärzte ohne Bedenken und größere Aufklärung Säureblocker. Die Pharmaindustrie erfreut sich daran, denn sie macht damit Milliardengewinne.

Säureunterdrückende Medikamente erzeugen in den Vereinigten Staaten einen Jahresumsatz von über sieben Milliarden Dollar. Auch in Deutschland werden jährlich mit Säureblockern gegen Sodbrennen oder ähnlichen Beschwerden fast 1 Milliarde Euro erwirtschaftet. Der Mythos, dass Sodbrennen stets eine Folge von überschüssiger Magensäure sei hat sich hartnäckig in den Köpfen festgesetzt.

Besonders unter „gesundheitsbewussten" Menschen kommt es häufig vor, dass diese alles dafür tun, um ihren Körper mit allen möglichen Mittelchen basisch zu halten. Sie schmeißen sich regelmäßig Säurehemmer oder Säureneutralisierer rein. Denn immerhin hören wir oft, dass viele Zivilisationskrankheiten erst durch Säuren im Körper ausgelöst werden. JA, ABER VORSICHT! Wir müssen hier unbedingt differenzieren.

Der Zusammenhang von Zivilisationskrankheiten und Übersäuerung hängt vor allem mit einer Übersäuerung des Bindegewebes zusammen, jedoch nicht mit einer Übersäuerung des Magens! Unsere Magensäure, sowie das Scheidenmilieu der Frau sollte IMMER sauer sein! Wir wurden daher von Geburt an perfekt damit ausgestattet. Leider assoziieren viele Menschen Magensäure mit einem lästigen Sodbrennen und weiteren Beschwerden. Wer die Magensäure in seiner Funktion und Bedeutung nicht versteht, kann schnell auf die Idee kommen, sie einfach zu beseitigen.

Doch auch von pharmazeutischen Unternehmen wird die Magensäure als etwas Schlechtes dargestellt und es sei nur von Vorteil, wenn diese durch säureunterdrückende Medikamente vernichtet wird. Aber dies ist sehr leichtsinnig. Denn die Ursache vieler Beschwerden liegt allermeist **nicht** in einem Überschuss, sondern in einem MANGEL an Magensäure!

Wenn Säure im Magen fehlt, können Verdauungsvorgänge nicht richtig ablaufen. Auch können Nahrungsmittel nicht gut aufgespalten werden, wenn der pH-Wert im Körper zu hoch ist. Normalerweise sollte im Magen ein Wert zwischen 1-3 vorliegen. Durch Antazida oder andere Säurehemmer wird ein pH-Wert von ca. 5 oder mehr erzielt.

Salzsäuremangel führt neben Verdauungsbeschwerden zu zahlreichen Entzündungen wie Blasen-, Nieren- oder Blinddarmentzündungen. Salzsäure, zusammen mit anderen Säften aus dem Zwölffingerdarm, kurbeln den Gallenfluss und Säfte der Bauchspeicheldrüse an. Fehlt HCl kann es zu eingeschränkten Funktionen dieser Organe und beispielsweise Gallensteinen oder Diabetes mellitus kommen.

In einer Studie von J. Theisen, die im Jahr 2000 gemacht wurde, behandelte man Patienten für drei Monate mit einem Protonenpumpenhemmer (Magensäurehemmer). Das Resultat zeigte eine 3-fach erhöhte Fehlbesiedelung von pathogenen Bakterien im Magen. Diese Überwucherung führte außerdem zu einem gestörten Gallenstoffwechsel und folglich zu einer beeinträchtigten Fettverdauung. Hier wird deutlich die Tatsache aufgezeigt, dass bei einer anhaltenden Magensäureschwäche und einem erhöhten pH-Wert, das Wachstum von pathogenen Bakterien gefördert wird.[2] Krankheiten wie Osteoporose, Rheumatoide Arthritis, Lupus (Hautkrankheit), Colitis ulcerosa (chron. Entzündung des Dickdarms), Rosazea (Kupferrose), Multiple Sklerose, Asthma im Kindesalter, trockene Makuladegenerationen (Erkrankung der Netzhaut des Auges), Depressionen und Diabetes, verbessern sich, sobald ihre Verdauungsfunktion verbessert wird. Besonders ist das auch bei Autisten der Fall!

Reizmägen, Verdauungsstörungen und Sodbrennen sind heutzutage Volkskrankheiten.

Nahezu jeder scheint sich früher oder später mit diesen Problemen herumquälen zu müssen. Jeder hat bestimmt schon einmal ein scharfes Brennen im hinteren Rachenraum und oberen Brustbereich erlebt.

In Deutschland leidet jeder dritte Erwachsene an Sodbrennen, in Amerika ist es fast jeder zweite. Laut dem American College of Gastroenterology leiden mehr als 60 Millionen Amerikaner einmal im Monat an Sodbrennen; mehr als 15 Millionen sogar täglich.[3] Die meisten Betroffenen sind chronisch von einem Reflux geplagt. Als Reflux wird der Rückfluss von saurem Mageninhalt in die Speiseröhre genannt.

Dass sich der Mythos hält, Sodbrennen tritt dann auf, wenn sich zu viel Säure im Magen befindet, verwundert nicht, denn der Laie verfügt nicht über das medizinische Hintergrundwissen. Für ihn klingt es aufs Erste logisch, wenn die Werbung sowie die meisten Ärzte Antazida oder Säureblocker empfehlen. Es ist ein sehr unachtsamer Vorgang, wenn Ärzte diese Medikamente verschreiben und dabei die möglichen negativen Konsequenzen außer Acht lassen. Besonders bei langfristiger Einnahme.

Warum Ärzte Säurehemmer verschreiben liegt daran, dass sie tatsächlich Sodbrennen lindern. **ABER, AUFGEMERKT:** Werden Säurehemmer eingenommen, wird die komplette im Magen befindliche Säure neutralisiert. Dass das nicht gut ist, wissen Sie bereits. Somit kann aber auch keine Säure mehr nach oben zur Speiseröhre gelangen und dort Beschwerden auslösen, so wie es beim Sodbrennen der Fall ist. Magensäure hat in der Speiseröhre nichts verloren! Sie ist dort mega unangenehm, weil sie einfach am falschen Ort ist und hier rein physiologisch nichts zu suchen hat.

Beim Sodbrennen und bei der Refluxkrankheit liegt das Problem in einem Defizit des Muskelverschlusses (Sphinkter), der über dem unteren Ausgang der Speiseröhre wacht. Dieser sogenannte Ösophagussphinkter („Speiseröhren-Schließmuskel") öffnet sich im Normalfall, um die geschluckte Nahrung und Flüssigkeit in den Magen weiterzubefördern. Danach schließt sich die Passage wieder. Abgesehen von Aufstoßen und Erbrechen ist die Nahrungsaufnahme der einzige Zeitpunkt, bei der sich der untere Sphinkter öffnen sollte. Also nachdem wir erbrochen oder gegessen haben sollte sich der

Sphinkter wieder schließen, damit kein saurer Magensaft nach oben in Richtung Speiseröhre fließen kann.

Die Produktion von Verdauungssäften, wie auch die Funktion der Verschlussklappe (Ösophagussphinkter) zwischen Magen und Speiseröhre lässt bei Übergewicht und im Alter nach. Das funktionelle Nachlassen des Sphinkters ist im Alter ein ganz natürlicher Prozess.

Weitere Dinge, die den Ösophagussphinkter nicht ordentlich arbeiten lassen, sind Toxine jeder Art: Fluoride, Chloride, Zigaretten, Impfungen, Medikamente (Antibiotika, Ibuprofen, Aspirin), Alkohol, Koffein, raffinierter Zucker, Milchprodukte. Und all diese Substanzen sorgen wiederum dafür, dass sich im Magen Entzündungsherde entfachen. Außerdem werden Enzyme in ihrer Funktion gehemmt, die der Magen allerdings dazu bräuchte, um Magensäure herzustellen.

Weder Sodbrennen noch die Refluxkrankheit werden durch einen Überschuss an Magensäure ausgelöst. Meist liegt ein Mangel an Säure vor. Doch es mag noch so wenig Säure im Magen vorliegen; wenn man einen schwachen oder defekten Ösophagussphinkter hat, reichen schon winzige Mengen aus, um eine heftige Entzündung an der empfindlichen Schleimhaut der Speiseröhre hervorzurufen. Es ist durchaus bekannt, dass Sodbrennen, Verdauungsstörungen und die Refluxkrankheit im Alter häufiger auftreten, während die Magensäureproduktion allerdings im Alter rückläufig ist. Doch genau ältere Leute klagen häufiger über diese Beschwerden als junge Menschen.

Denken Sie über folgendes nach: Jugendliche haben nur selten Sodbrennen (und wenn, dann liegt es an einem sehr ungesunden Ernährungs- und Trinkverhalten, Stress oder Nährstoffdefizit), hingegen werden Erwachsene und ältere Menschen wesentlich öfter von Sodbrennen geplagt.

Es ist schon seltsam, dass die Häufigkeit des Auftretens von Sodbrennen im Alter ansteigt, wobei doch die Säureproduktion des Magens im Laufe des Älterwerdens abnimmt. Eine Studie aus dem Jahre 1984 von K. Krentz zeigt, dass Jugendliche zwischen 11-20 Jahren ca. 230 ml Magensäure stündlich produzieren. Im Alter zwischen 30 und 40 sind es ungefähr nur noch 100 ml stündlich. Ein 60-jähriger Mensch kann dagegen nur mit ca. 50 ml stündlich rechnen. Dass ist über ein dreiviertel an Salzsäure weniger als ein Jugendlicher herstellt![4]

Die Pharmaindustrien, sowie auch die Food and Drug Administration (die diese Mittel überhaupt erst genehmigen) ignorieren den pathologischen Zustand des Speiseröhrensphinkters, der sich nämlich zu einem Zeitpunkt öffnet, wenn er das gar nicht sollte. Aber lieber erzählen diese Behörden, die „schädliche" Säure im Magen müsse bekämpft werden. Immerhin können sie so mit ihren entsprechenden patentierten Mittelchen riesige Profite erzielen. Genauer gesagt fahren sie damit einen weltweiten Umsatz von 13 Milliarden US-Dollar jährlich ein.[5]

Unter anderem sind diese Antisäure-Mittel weitverbreitet: Prevacid, Prilosec, Tagamet, Zantac, Pepcid, Axid, Tums, Rolaids, Alka-Seltzer, Pariet, Agopton, Nexium, Maaloxan, Riopan, Pantoprazol, Rennie, Omep Hexal, Talcid.

All diese Medikamente bestehen in der Regel aus: Calcium-, Natrium-, Magnesium-, und Aluminiumsalzen. Sie verbinden sich mit der Magensäure (Salzsäure, HCL) um schließlich ein „neutrales" Salz zu bilden. Das Aluminium darin enthalten ist, ist nicht gerade fürsorglich. Obendrauf befinden sich in diesen Mittel aber auch noch andere „Leckereien", wie z.B. Polysorbat 80 (führt zu Darmentzündungen und Fettleibigkeit),[6] Titandioxid, Magnesiumstearat und Aspartam (gelten allesamt als krebserregend). Für einen Dauergebrauch stellen diese Mittel ein gravierendes Gesundheitsrisiko dar.

Die Behörden, die für die Kontrolle der Schulmedizin zuständig sind, sollten genauer untersuchen und hinterfragen, welche Krankheiten auftreten können, wenn die Sekretion der Magensäure über einen längeren Zeitraum auf einem sehr niedrigen Pegel gehalten wird!

Aber grundsätzlich zeigen sie kein Interesse daran. Die Vertreter des ganzen medizinischen Establishments, wie die American Medical Association (AMA), das National Institutes of Health (NIH), die Ärztekammern für verschiedene Fachgebiete (beispielsweise das American College of Gastroenterology, ACG), Patientenvertretungen wie die International Foundation for Functional Gastrointestinal Disorders (IFFGD), dazu die ganzen Pharmaindustrien und deren „brancheneigenen" Erfüllungshilfen, die amerikanische Food and Drug Administration (FDA), gefährden uns, indem sie Ergebnisse jahrzehntelanger Forschung ignorieren. Forschungsergebnisse, die deutlich aufzeigen, dass eine niedrige Magensäurekonzentration – sei diese medikamentös oder krankheitsbedingt hervorgerufen – mit einem breiten Spektrum an chronischen, zum Teil als unheilbar diagnostizierte Krankheiten, in Verbindung steht.

Das Geld fließt sehr gut mit säurehemmenden Mitteln und daher scheint es, als wollen all diese ganzen Unternehmen die Antwort gar nicht genau wissen. Lieber stützten sich Vertreter der Schulmedizin auf die nur bedingt aussagekräftigen Studien der FDA, die den Eindruck hinterlassen, dass es gesundheitlich aufwärtsgeht, wenn Patienten säureunterdrückende Medikamente, wie beispielsweise Talcid, Rennie oder Prevacid, auch über Jahre hinweg schlucken.

Sie können diesem Mythos ganz viel Glauben (es ist kein Wissen, nur Glauben) schenken und ihren Kopf zusammen mit Vogel Strauß in den Sand stecken, oder aber Sie können dieses Buch weiterlesen um zu erfahren, dass es sich bei den eben genannten Medikamenten um Arzneimittel handelt, die tiefgreifende, chemische und pathologische Veränderungen in Ihrem Körper hervorrufen.

Auch wenn es durch die Einnahme von Säureblockern nach Jahren der Einnahme zu keinen größeren Beschwerden gekommen ist, so heißt dies noch lange nicht, dass es auf die Dauer so bleiben wird. Eine atrophische Gastritis, die auf einer „natürlichen" Ursache beruht, benötigt auch Jahrzehnte, um sich zu einem Geschwür oder Magenkrebs weiterzuentwickeln. Bei einer atrophischen Gastritis liegt eine Schleimhautatrophie (= Schleimhautverkümmerung) vor; sie wird daher als "atrophische Gastritis" bezeichnet.

Bei einer zunehmenden Schleimhautverkümmerung kommt es zu einem Verlust der Fähigkeit, Säure und Verdauungsenzyme zu bilden. Daher sind unspezifische Bauchbeschwerden mit Völlegefühl und Darmgasbildung häufig die Folge.

Warum also sollten wir davon ausgehen, dass es sich bei der Einnahme von säurehemmenden Medikamenten anders verhält? Tut es nicht!

Wissenschaftliche Forschungsergebnisse aus über hunderten von Jahren zeigen auf, dass was fälschlicherweise als „säurebedingte Beschwerden" (auf die Säure des Magens bezogen) bezeichnet wird, in Wirklichkeit mit zu WENIG und nicht mit zu viel Magensäure zusammenhängt. Magenbeschwerden und Sodbrennen, die häufig von Völlegefühl, Aufstoßen, Gasbildung, Darmträgheit und gelegentlichem Durchfall begleitet werden, sind in den allermeisten Fällen auf eine Unterproduktion von Magensäure zurückzuführen bzw. mit solch einer Unterfunktion verbunden. Eine Magenüberfunktion oder eine übermäßige Magensäureproduktion liegt hingegen enorm selten vor.

Die Nebenwirkungen von Antazida (Säureneutralisierer) und Säureblocker sind:[7]
- Durchfall, Verstopfung, Hautreaktionen, Kopfschmerzen, Blähungen, Bauchschmerzen, Übelkeit, Erbrechen, gutartige Magenpolypen (häufig auftretend)
- Impotenz
- Vergrößerung der Brüste (für manche Frauen mag das toll sein, aber Männer mit wachsenden Brüsten? ;-)
- Gicht
- Haarausfall
- Ödeme (Flüssigkeitsansammlungen)
- Schlafstörungen
- Schwindel
- Lichtempfindlichkeit
- Müdigkeit
- Sehstörungen
- Pilzinfektionen
- Gelenkschmerzen
- Muskelschwäche, usw.

Anstatt das Hauptaugenmerk auf die angeblich überschüssige Säure im Magen zu richten, sollten Ärzte und Therapeuten besser dem guten alten Türwächter (dem Ösophagussphinkter) Beachtung widmen, der sich manchmal nicht so verhält, wie er es sollte. Die Magensäure ist hunderttausend Mal konzentrierter als die Säure im Blut und das hat genau so seinen Sinn!

Wodurch kann Sodbrennen entstehen?
Fast ausschließlich entsteht Reflux durch einen defekten unteren Ösophagussphinkter. Der Mageninhalt mit samt seiner Säure bleibt nicht im Magen wo er hingehört, sondern gelangt wieder zurück zur Speiseröhre. Die Magensäuresekretion kann niedrig, hoch oder normal sein. Bereits winzige Mengen Magensäure, die aus dem Magen zur Speiseröhre wandern, sind ausreichend, um dort sehr unangenehme Schmerzen auszulösen. Dass der untere Speiseröhren-Verschlussmuskel nicht richtig funktioniert, kann auf bestimmte Dinge, die wir essen oder trinken zurückzuführen sein. Außerdem üben sich Rauchen, Medikamente und zu langanhaltender Stress, negativ auf unseren Ringmuskel aus.

Fast immer liegt ein Mangel an Magensäure vor. Hat der Magen nicht genügend Säure, um unsere Nahrung zu zerkleinern, versucht er die mangelhafte Säure durch eine verstärkte Durchmischung der zerkauten Nahrung mit den Magensäften herbeizuführen, um dadurch den Verdauungsvorgang so gut es geht einzuleiten. Aufgrund dieser verstärkten Dynamik kann es dann eben passieren, dass der saure Mageninhalt auch mal hinauf in Richtung Speiseröhre überschwappt. Und da die Speiseröhre keine schützende Schleimschicht wie der Magen besitzt, empfinden wir ein unangenehmes Brennen – ein sogenanntes Sodbrennen.

Hier habe ich Ihnen einige Faktoren aufgelistet, die dazu beitragen, den Speiseröhrenmuskel zu schwächen:

- Bestimmte Nahrungsmittel wie ungesunde Fette, Schokolade, Kaffee und andere koffeinhaltige Getränke, alkoholische Getränke, kohlensäurehaltige Getränke, raffinierter Zucker, Milchprodukte, frittierte Speisen, Fruchtsäfte.

- Wenn man zu viel auf einmal isst und sich übermäßig große Menge an Nahrung im Magen befinden. Es kommt zu einer mechanischen (Über-)Dehnung des Ösophagus-Sphinkter, der dem Druck schließlich nicht mehr standhalten kann. Zu solch einer Überdehnung des Speiseröhren-Schließmuskels kann es auch bei Schwangeren und Übergewichtigen kommen.

- Bestimmte Medikamente: Bronchodilatatoren, die bei Asthma eingesetzt werden (z.B. Theophyllin, Albuterol, Ephedrin), nichtsteroidale Entzündungshemmer (Diclofenac, Ibuprofen, Aspirin, Naproxen, etc.), diverse blutdrucksenkende Mittel (z.B. Kalziumantagonisten, Betablocker), das angstlösende Medikament Valium und Diazepam, Anticholinergika (die bei Blasenstörungen, Harninkontinenz, Parkinson, Asthma, Narkosen, eingesetzt werden), das Betäubungsmittel Demerol, Nitroglycerin (welches bei koronaren Herzkrankheiten zum Einsatz kommt), Dopamin (welches bei Parkinson und Demenz verwendet wird).
  → All diese Medikamente führen auf die ein oder andere Weise eine Entspannung der Muskeln herbei, und besonders auch die, die Teile des Verdauungstraktes umgeben. Auch den Speiseröhrenschließmuskel.

- Antibiotika können ebenso den Druck des Schließmuskels senken und somit den Rückfluss des sauren Speisebreis begünstigen. Hierfür sind vor allem Makrolide verantwortlich. Makrolide binden in der Magenschleimhaut an den Rezeptor für das Magen-Darm-Hormon Motilin und aktivieren diesen. Dies führt neben einer gesteigerten Magen-Darm-Beweglichkeit ebenfalls zu einer geringeren Schließmuskelkontraktion. Die gesteigerte Magen-Darm-Tätigkeit in Verbindung mit dem erniedrigten Druck des Schließmuskels können sich in Form von Sodbrennen, aber auch Übelkeit, Bauchschmerzen und Blähungen äußern. Zu den Makroliden zählen Antibiotika wie Erythromycin, Azythromyzin und Clindamyzin.[8]

- Medikamente, die die Schleimhäute des Magen-Darm-Traktes reizen und daraufhin Sodbrennen, Speiseröhren- oder Magen-Darm-Geschwüre und Perforationen der Darmwand auslösen können. Dazu gehören Mittel wie: Aspirin, Ibuprofen, Naproxen und weitere nichtsteroidale Entzündungshemmer, das Herzantiarrhythmikum Quinidin.

- Reizungen der Magenschleimhaut werden häufig auch durch Antibiotika ausgelöst. Dafür sind besonders Tetrazykline verantwortlich. Vertreter wie beispielsweise Doxycyclin, Minocyclin oder Tigecyclin reizen die Magenschleimhaut lokal und führen dadurch zu unspezifischen Beschwerden wie Magenschmerzen, Übelkeit oder Sodbrennen.

- Aktivitäten wie beispielsweise Husten, schweres Heben, starkes Pressen beim Stuhlgang oder bestimmte sportliche Tätigkeiten. Sie allesamt können den Druck im Bauchraum erhöhen und dadurch den Mageninhalt wieder in Richtung Speiseröhre befördern. Dies geschieht besonders dann, wenn der Magen grad gefüllt ist (nach reichlichem Essen oder in der Schwangerschaft) und der Sphinkter in seiner Funktion bereits kleinere Schwächen aufzeigt.

- Die häufigsten Reflux-Zwischenfälle ereignen sich nachts während des Schlafs. Dies passiert daher, weil nun die Schwerkraft fehlt, die uns normalerweise im Stehen oder Sitzen dazu verhilft, den Mageninhalt vom Speiseröhrenverschlussmuskel fernzuhalten.

- Nikotin und Stress schädigen den unteren Ösophagussphinkter.

Kurzfristiger Stress ist nicht das Problem. Leiden wir jedoch unter Langzeitstress (Distress), ist dauerhaft unser Nervus Sympathikus aktiv. Der Sympathikus gehört zum vegetativen bzw. autonomen Nervensystem. Über das vegetative/autonome Nervensystem werden zur Aufrechterhaltung des inneren Gleichgewichts die lebenswichtigen Funktionen wie Herzschlag, Atmung, Verdauung und Stoffwechsel kontrolliert und gesteuert. Auch andere Organe oder Organsysteme werden vom vegetativen Nervensystem innerviert, z.B. die

Sexualorgane, endokrinen Drüsen (Hormone), exokrinen Drüsen (wie z. B. Schweißdrüsen), das Blutgefäßsystem (Blutdruck) oder die inneren Augenmuskeln (Pupillenreaktion). Zum vegetativen Nervensystem gehört neben dem sympathischen Nervensystem das parasympathische Nervensystem und das enterische Nervensystem (das Nervensystem des Magen-Darm-Trakts, welches ein völlig selbstständiges Regelsystem ist, jedoch wichtige Signale vom Sympathikus und Parasympathikus erhält.)

Bei Stresszuständen feuert ständig unser Sympathikus Signale ab. Er sendet uns Kampf- und Fluchtzustände. Wir benötigen diesen wichtigen Nervenstrang mit dessen Impulse für Notsituationen, wenn wir ernsthaft bedroht werden und dementsprechend handeln müssen. Für solche Extremfälle schaltet der Körper alle anderen Funktionen, die Kraft kosten ab: die Verdauung, das Immunsystem und sogar unser Denken reduziert sich auf instinktives Handeln. Auch die Magensäureproduktion wird heruntergefahren. Kurzfristig ist das alles kein Problem. Steht man jedoch dauerhaft unter Anspannung und fährt sein System nicht nach unten, leidet die Magensäureproduktion und die gesamte Verdauung. Auch Magengeschwüre sind dann keine Seltenheit. *Der Gegenspieler des Sympathikus ist der Parasympathikus. Er wiederum sorgt dafür, dass wir zur Entspannung kommen, Verdauungssäfte gebildet werden und wir somit optimal verdauen können.*

-   Stress bezieht sich nicht nur auf die Psyche. Neben Belastungen in der Arbeit, der Beziehung, Traumatas, Trennungen, den Verlust eines geliebten Menschen, usw., löst auch körperlicher Stress einen Magensäuremangel und andere Krankheiten aus. Umwelttoxine (Impfungen, Amalgamfüllungen, Bisphenol A, Fluoride, Medikamente, etc.), elektromagnetische Felder (v.a. Handystrahlung und W-Lan), Fehlernährung und Schlafmangel können ebenso eine Menge Stress im Körper verursachen.

-   Ein Mangel an Magensäure verursacht einen nicht schließenden Ösophagussphinkter. Liegt eine ausreichende Konzentration an Magensäure vor, löst diese einen Reflex zur Schließung des Speiseröhrenverschlussmuskels aus.

Wir sollten uns bewusst machen, dass all diese Faktoren die tatsächlichen Auslöser für Sodbrennen und andere Beschwerden sind, die mit einer Refluxkrankheit verbunden sind. Diese Problemherde gilt es zu finden und auszulöschen. Natürlich sollten Sie auch ihre säureunterdrückenden Mittel absetzen, um das Ganze nicht noch mehr zu verschlimmern und um wieder eine normale Magentätigkeit zu gewährleisten.

Was gibt es zu tun? Was hilft gegen Sodbrennen?
Wie immer: Schlechtes weglassen, gutes zuführen.

Viele gute Therapeuten haben in Erfahrung gebracht, dass das Sodbrennen Ihrer Patienten verschwand, nachdem sie den Magensäurepegel durch die Einnahme von Salzsäure erhöht haben.

Eine optimale Verdauung hängt von den ersten Schritten ab. Die Zerkleinerung von Essen erfolgt zuerst durch gutes und langes Kauen, gefolgt von einer ausreichend vorhandenen Menge an Magensäure. Dadurch können wir unserem Immunsystem im Darm eine Menge Arbeit abnehmen. Zumal diese wichtigen Schritte im Darm sowieso nicht mehr nachgeholt werden können. Der Darm hat keine Säure und daher ist unsere Magensäure zur Desinfektion von Keimen und Aufschlüsselung von Nährstoffen lebensnotwendig!

Lebenswichtige Bitterstoffe wurden leider immer mehr aus den Lebensmitteln der Neuzeit herausgezüchtet. Hingegen ist alles völlig überzuckert. Wir werden zu Zuckerjunkies und sobald etwas ein bisschen bitter schmeckt wird der Mund so verzogen, als würde man etwas furchtbar Giftiges essen. Die meisten benötigen daher nicht nur eine kleine Anregung der Magensäfte durch Bitterstoffe, sondern eine zusätzliche Substitution mit Salzsäure.

Das tolle an Salzsäure ist, dass Sie als übergeordnete Säure die anderen Säuren wie Harnsäure, Essigsäure oder Buttersäure, die im Körper als normale Abfallprodukte bei der Zerlegung von Nahrungsmitteln auftreten, beseitigen kann.

Viele Erwachsene konnten außerdem in Erfahrung bringen, dass wenn sie Allergene in der Nahrung - besonders Kuhmilch und andere Milchprodukte – wegließen, der Reflux zurückging oder ganz verschwand. Anhand von einigen Studien ist bekannt, dass Kuhmilch bei Kindern ebenso zu gastroösophagealem Reflux führen kann und bei der Vermeidung von Milchprodukten, dieses Problem wieder verschwindet.[9]

Das erhöhen des Kopfes (ca. 10-20 cm) während des Schlafs kann sehr hilfreich sein. Zudem empfiehlt es sich vor dem Zubettgehen nicht zu viel zu Essen. Essen Sie lieber 2-3 Stunden vorher. Schlagen Sie sich den Magen grundsätzlich nicht zu voll und nehmen Sie lieber öfter kleinere Mahlzeiten zu sich.

Vermeiden bzw. schränken Sie Nahrungsmittel ein, die Ihren Sphinkter schwächen. Reduzieren Sie Alkohol, Zigaretten, Kaffee, künstlichen Zucker, ungesunde Fette und Weißmehlprodukte.

Vermeiden Sie schädliche Medikamente! Sie wissen mittlerweile, es gibt durchaus effektivere Mittel. Und Sie wissen, dass Medikamente nur eine kurzfristige Symptomenunterdrückung liefern, jedoch nicht das kausale Problem beseitigen. Die Schulmedizin sieht in erster Linie nur den kurzfristigen Erfolg. Doch dieser verschleiert den Blick auf das wesentliche Problem. Auf längere Sicht kommt es so zu einer chronischen Verschiebung der Erkrankung und neue Beschwerden kommen sogar noch hinzu. Spätfolgen, die durch solche Fehlbehandlungen häufig auftreten, sind: Immundefizite, Depressionen, Müdigkeit, Osteoporose, Burn-out, usw. Die neu auftretenden Symptome werden nicht mit dem alten Leid in Verbindung gebracht. Und sollten Sie mittlerweile nicht zu einem anderen ganzheitlichen Therapeuten gewechselt haben, werden Sie von Ihrem jetzigen Arzt wieder nur weitere oberflächliche Medikamente gegen die neuen Symptome bekommen. Antibiotika, Psychopharmaka, Cortison und Schmerzmittel sind alles nur kurzfristige Symptomenlinderer, aber keine Heilmittel!

Sorgen Sie für weniger Stress. Nur in entspannter Lage wird Ihr Parasympathikus angeregt. Der Parasympathikus ist der Teil des vegetativen Nervensystems, der dafür sorgt, dass die Verdauung und Säftebildung angeregt wird. In unserer heutigen Gesellschaft hetzen die meisten ständig von A nach B. Weder auf der Arbeit noch zu Hause, finden sie zur Ruhe. Hier wird dauerhaft der Sympathikus angeregt, der den Körper für ein Kampf- und Fluchtverhalten vorbereitet und die Verdauung abschaltet. Gefolgt wird das ganze obendrauf noch von einem häufig ungesunden und hektischem Essverhalten.

Packen Sie also die Wurzel des Übels, legen Sie alle selbstzerstörerischen Gewohnheiten ab und erfahren Sie dauerhaftes Wohlbefinden. Es lohnt sich!!

Salzsäure versus Antibiotika

Das in Medizinkreisen angesehene Magazin „Townsend letter for Doctors and Patients" druckte im Jahr 2000 einen 50-seitigen Artikel aus dem Jahre 1935 nach. Der Titel: „Drei Jahre HCl-Therapie".[10]

Auch erschien dieser Artikel im medizinischen Journal „Medical World". In dem Artikel geht es um die Erfahrungen eines Arztes, Dr. Burr Furguson, in der Behandlung mit HCl als Alternative zu Antibiotika. Er verabreichte unter anderem seinen – von der Schulmedizin aufgegebenen – todkranken Patienten intramuskuläre Injektionen bzw. Infusionen mit verdünnter Salzsäure und es kam zu erstaunlichen Genesungen.

Sie sehen wie hilfreich Salzsäure wirkt. Wir sollten diese nicht durch Anti-Sodbrenntabletten in ihrer für uns wichtigen Funktion einschränken.

Welche Funktion hat ein guter Magensäurepegel für unseren Körper?

Gelangt gekaute Nahrung in den Magen, wurde sie zwar bereits deutlich zerkleinert und mit Speichel vermengt, doch genügt das für eine optimale Verwertung ihrer Bestandteile noch nicht. Aus diesem Grund gibt es die Magensäure: Die aggressive Säure greift die Nahrung an und bereitet sie auf die weitere Verdauung vor. Der pH-Wert der Magensäure sollte dazu etwa bei 1-3 liegen.

Zusammengesetzt ist der Magensaft, die Verdauungsflüssigkeit des Magens, aus vielen unterschiedlichen Komponenten:

- Magensäure (Salzsäure)
- Pepsinogen (nach der Aktivierung durch die Magensäure entsteht Pepsin)
- Intrinsic Factor (ist ein Transportprotein, das wichtig für die Aufnahme von Vitamin B 12 ist)
- Mucine (Schleimstoffe)
- Bicarbonat
- Wasser
- Winzige Mengen Lipasen (fettspaltende Enzyme)

Hergestellt wird die Magensäure von den Belegzellen der Magenschleimhaut. Ausgelöst wird diese Produktion von mehreren Reizen:
- dem bloßen Gedanken an eine bevorstehende Mahlzeit
- durch Sinneseindrücke, wie dem Anblick oder Geruch von Essen
- dem direkten Kontakt der Nahrung mit der Magenschleimhaut

Salzsäure (HCl) wird in der Magenschleimhaut gebildet, indem Wasserstoff-Ionen (H+) und Chlorid-Ionen (Cl-) freigesetzt werden.

Wir benötigen die Magensäure unabdingbar dafür, dass sie unsere Nährstoffe aufspaltet. D.h. haben wir zu wenig Magensäure intus können wir uns noch so gut ernähren, diese wichtigen Nährstoffe können nicht gut aufgespaltet werden und somit auch nicht von den Zellen des Körpers verwertet werden. „Man ist, was man is(s)t", müsste korrekt heißen: „Man ist, was man vom Essen aufnimmt."

Menschen mit Osteoporose sollten neben einer Zufuhr von Kalzium-Präparaten unbedingt Salzsäure einnehmen. Denn mit dem Alter nimmt die Magensäureproduktion ab. Und genau diese wird zwingend benötigt, um das aufgenommene Kalzium zu verwerten. Kalziummangel und Osteoporose treten meist im Alter auf – ein Zeitpunkt, an dem die meisten Menschen auch ein großes Defizit an Magensäure aufweisen.

Um Nährstoffe wie Peptidketten und Aminosäuren aus Proteinen, Mineralstoffen (u.a. Kalzium, Eisen, Zink, Kupfer), Vitamin B12 oder Folsäure zu verdauen und aufzunehmen, brauchen wir immer eine ausreichende Menge an Magensäure. Viele essentielle Nährstoffe können erst dann aufgespaltet werden, wenn ein niedriger pH-Wert im Magen vorliegt. All dies ist kein theoretisches Blabla, sondern eine reale Tatsache, die seit vielen Jahrzehnten wissenschaftlich belegt ist!!![11]

In der Schwangerschaft neigen viele Frauen zu Sodbrennen. Daraufhin werden Säureblocker eingenommen. Aber in der Schwangerschaft wird besonders das wichtige B-Vitamin und die Folsäure benötigt. Unter anderem brauchen wir es für die Funktion unseres Herz-Kreislauf-Systems und dass es in der Schwangerschaft nicht zu Fehlbildungen, wie beispielsweise einer Spina bifida („offener Rücken"), kommt. Zur besseren Aufnahme von Folsäure wird zwingend ausreichend Magensäure benötigt! Auch viele weitere Nährstoffe, die an ein Protein gebunden sind, sowie die Proteine selbst, werden durch eine mangelnde Magensäure in Ihrer Aufnahme gehemmt.

Zum anderen wandert der angesäuerte Nahrungsbrei aus unserem Magen in den Zwölffingerdarm (obere Abschnitt des Dünndarms) und regt hier die Ausschüttung von Hormonen an. Diese Hormone sorgen wiederum dafür, dass die Bauchspeicheldrüse und die Gallenblase ihre eigenen Verdauungssäfte freisetzen. Unter anderem sind dies spezielle Enzyme, Bicarbonat und Gallenflüssigkeit. Fällt dieser Auslösemechanismus aufgrund mangelnder Magensäure weg, werden die Hormone nicht ausreichend hergestellt, sodass auch die weiteren Verdauungsschritte nicht optimal ablaufen, wie sie es eigentlich sollten.

Deswegen stehen viele Krankheitsbilder wie Verdauungsstörungen oder Sodbrennen in einem Zusammenhang mit einem Magensäuredefizit! Dies ist eine wissenschaftliche Tatsache, die im Verlauf der letzten hundert Jahre auch immer wieder bestätigt wurde. Daher behandeln kompetente Ärzte und Therapeuten nicht mit Säureblockern, sondern erfolgreich mit Magensäure-Ergänzungsmitteln. Meist erfolgt dazu noch eine Kombination mit anderen natürlichen Heilmitteln. Sie unterstützen die Muskulatur zwischen Speiseröhre und Magen, damit diese wieder ihrer physiologischen Funktionalität nachgehen kann.

Schenkt man seinem Körper das richtige Milieu und die entsprechende Zeit zur Heilung kann sich ein entzündeter Sphinkter häufig wieder von allein regenerieren und seinen physiologischen Aufgaben nachkommen und demnach auch kein weiteres Sodbrennen auslösen.

Dr. Jonathan V. Wright, der das Buch (zusammen mit Dr. Lane Lenard) „Ein Lob der Magensäure" geschrieben hat, praktiziert seit mehr als dreißig Jahren als Arzt. Bei tausenden seiner Patienten, die unter Krankheiten wie Rheuma, Diabetes Typ-1, Osteoporose, chronischer Müdigkeit, Asthma im Kindesalter, Depressionen, Verdauungsbeschwerden, Sodbrennen, usw. litten, konnte er immer eine Gemeinsamkeit feststellen: Jeder einzelne Magen dieser Patienten stellte zu WENIG Magensäure her! All diese Beschwerden wurden gelindert und geheilt, indem Dr. Wright ihnen Magensäure-Präparate, Pepsin und andere Verdauungsenzyme, Aminosäuren, Vitamine, Mineralstoffe und Kräuter verabreichte.

Hunderte seiner kleinen Patienten, die an Asthma erkrankt waren, konnten zum größten Teil dadurch geheilt werden, indem ihr zu niedriger Magensäurespiegel wieder normalisiert wurde und ihnen zudem eine ausreichende Menge Vitamin B12 gegeben wurde. Ist das nicht genial?! Keine Corticosteroide oder Bronchodilatatoren! Eine Heilung der Pfeifatmung im Kindesalter durch mehr Magensäure und mehr Vitamin B12!

Oft ist die Ursache der Asthmaerkrankung, im Kindesalter,
nicht in den Atemwegen zu suchen, sondern im Magen![12]

Seit den 1920er Jahren existieren wissenschaftliche Fakten die belegen, dass eine ganze Palette an Krankheiten häufig durch einen niedrigen Magensäurespiegel hervorgerufen werden. Auch Erkenntnisse, die Jahrzehnte später gemacht wurden, bestätigen noch immer deren Gültigkeit. Das rießige Multimilliarden-Dollar Geschäft mit Anti-Säure-Mitteln ist jedoch darauf angewiesen, dass die gängige medizinische Lehrmeinung genauso bleibt wie sie jetzt ist. Also so viel Säure wie nur möglich zu beseitigen.

Anmerkung: Natürlich kann auch eine übermäßige Magensäureproduktion (sog. Hyperazidität) Probleme verursachen. Solch eine Hyperazidität tritt jedoch äußerst selten auf und ist im Vergleich zu einem Magensäuremangel eine absolute Rarität.

Dr. Jonathan V. Wright und Dr. Lane Lenard berichten, dass sie bei mehr als 90 Prozent ihrer Patienten, die über 40 Jahre alt sind und unter Sodbrennen, Verdauungsstörungen und Blähungen leiden, festgestellt haben, dass ihre Magensäureproduktion deutlich zu mangelhaft war. Die Verabreichung von Salzsäure und Pepsin führte zu Heilung und Linderung der Erkrankung.

Die Probleme eines zu niedrigen Magensäurespiegels bzw. der Anti-Säure-Mittel sind:

- Ein chronisch niedriger Magensäurespiegel (der nicht unbedingt durch Medikamente verursacht wurde) kann zu Malabsorption, Verdauungsstörungen und Mangelernährung führen. Die Resorption von Nährstoffen wird eingeschränkt und die Verdauung von einigen Vitaminen, Mineralstoffen und Proteinen beeinträchtigt, was wiederum Erkrankungen wie Depressionen, Osteoporose, Rheumatoide Arthritis, usw. auslösen kann. Sie können sich noch so gut ernähren, wenn ihre Magensäure nicht ausreichend hoch ist, verhungern Sie bei vollen Töpfen.

- Weniger Pepsinogen, weniger Pepsin, weniger Sekretin, weniger Cholecystokinin (= ein Peptidhormon), weniger Hydrogencarbonat, weniger Bauchspeicheldrüsenenzyme und weniger Galle.

- Pathogene Keime (Viren, Bakterien, Parasiten, Pilze) können überleben und sich leichter ausbreiten, denn es liegt kein natürliches Desinfektionsbad des Magens vor.

- Die lindernde Wirkung von Anti-Säure-Medikamenten ist nur kurzfristig. Das Sodbrennen bleibt nur so lange aus, wie der Säurespiegel niedrig gehalten wird. Daher sind manche Sodbrenn-Patienten richtige Tablettenjunkies.

- Ein Aussetzen der Tabletteneinnahme von Anti-Säuren-Mitteln führt dazu, dass der Körper mehr Säure produziert, doch die Betroffenen nehmen dann erst recht noch mehr Tabletten ein. Grundsätzlich sollte jedem verständlich sein, dass Säureblocker nie das Sodbrennen an sich heilen, sondern nur zu einer vorübergehenden Linderung der Symptome dienen.

- Bei einem niedrigen HCl-Spiegel bleibt der Gastrin-Spiegel langfristig sehr hoch. Extrem hohe Gastrin-Spiegel sind ein hohes Risiko für Magenkrebs!

Die Risiken eines dauerhaft erhöhten Gastrin-Spiegels

Gelangen Speisen mit einem pH-Wert von über 4 in unseren Magen, steigt der pH-Wert insgesamt im Magen an. Da unser Körper ein absolut geniales Wesen ist hat er einen eingebauten Regulationsmechanismus, der dafür sorgt, dass mehr Magensäure ausgeschüttet wird. Dieser Regulator nennt sich in diesem Fall Gastrin. Das Hormon Gastrin wird angeregt, um daraufhin mehr Magensäure abzusondern. Folglich sinkt der pH-Wert wieder mehr ins Saure.

Wenn der Nahrungsbrei nun gut durchmischt ist und weiter in Richtung Magenausgang gewandert ist, steigt dort der Säurepegel an. Das hat zur reflektorischen Folge, dass sich die Gastrinproduktion wieder verlangsamt. Das Hormon Gastrin passt sich mit seiner Magensäureproduktion also zum einem dem pH-Wert der Nahrung an, als auch zum anderen, dem Ende des Verdauungsvorgangs im Magen.

Hat man eine entzündete, spröde und dünne Magenschleimhaut – sowie das bei einer atrophischen Gastritis der Fall ist – verfügt man über zu wenige Belegzellen. Diese führt schließlich zu einer Reduktion der Magensäure. Der Körper reagiert daraufhin mit einem dauerhaft erhöhten Gastrinspiegel, um genügend Salzsäure zu produzieren und somit eine gute Verdauungsleistung zu erhalten. Normalerweise sollte sich der Gastrinspiegel wieder senken. Tut er aber nicht. Es kommt zu einer sogenannte Hypergastrinämie (zu viel Gastrin im Blut). Hierbei liegt die ausgeschüttete Gastrinmenge über dem fünf- bis sogar zehnfachen. Auf Dauer ist das ein Zustand, der ein Magenkarzinom entstehen lassen kann.

Aufgemerkt: Nicht nur Menschen mit einer atrophischen Gastritis (die häufig altersbedingt ist) weisen zu hohe Gastrinwerte auf, sondern auch Menschen, die sich aufgrund von Sodbrennen Protonenpumpenhemmer einwerfen![13]

Eine atrophische Gastritis und eine dauerhaft medikamentöse Magensäurereduktion führen zu den gleichen Symptomen

Bei der atrophischen Gastritis liegt eine Senkung des Magensäurespiegels vor. Die säureproduzierenden Zellen funktionieren nur minderwertig. In sämtlichen Studien zeigten sich dadurch:

- Eine mangelhafte Resorption von Vitaminen, Mineralstoffen und Aminosäuren
- Eine unvollständige Verdauung von Proteinen
- Allergien
- Depressionen
- Asthma
- Übermäßiges pathogenes Bakterienwachstum im Magen und Dünndarm, was zu Symptomen wie Sodbrennen, Gasbildung, Verstopfung, Durchfall und einer erhöhten Infektanfälligkeit für Infektionen mit dem Choleraerreger oder Salmonellen führen kann
- Magenkrebs
- Hautkrankheiten: Akne, Nesselsucht, Ekzeme
- Chronische Hepatitis
- Osteoporose
- Typ-1-Diabetes
- Colitis ulcerosa (chron. entzündliche Darmerkrankung)
- Lupus erythematodes
- Beschleunigte Alterung

Auch wenn säureunterdrückende Medikamente keine säureproduzierenden Zellen zerstören können, können sie bei dauerhafter Einnahme einen Zustand hervorrufen, der einer atrophischen Gastritis gleichkommt. Sowohl bei den Medikamenten als auch bei der Krankheit, zeigen beide viel zu geringe Magensäurewerte auf.

Haben Sie die Physiologie bzw. die Pathologie verstanden, die mit der Magensäure zusammenhängt, dann sollten Sie dementsprechend richtig handeln. Mit Säureblockern oder Säureneutralisierern verschafft man sich als Patient und auch als Arzt einen Teufelskreislauf. Dem Arzt mag dieser Kreislauf dabei eher zugutekommen. Sie als unwissender Patient (seit diesem Buch nicht mehr), haben dabei die A-Karte gezogen. Lesen Sie weiter und erfahren Sie noch eine Menge mehr AHA-Erlebnisse über Ihr Wunderwerk-Körper.

Die Magensäure hilft dabei Pepsin zu produzieren und Pepsin wiederum hilft dabei Proteine zu verdauen

Während wir Nahrung zu uns nehmen wird normalerweise Magensäure abgesondert und diese setzt wiederum die Produktion von Pepsin in Gang. Pepsin ist ein Enzym, welches vom Körper benötigt wird, damit die Proteinverdauung optimal ablaufen kann. Haben wir allerdings einen niedrigen Magensäurepegel vorliegen, ist dementsprechend auch die Pepsin-Konzentration gering. Infolgedessen können die Proteine nicht mehr in ihre Bestandteile, die Aminosäuren und Peptide (= zwei oder mehrere Aminosäuren sind miteinander verbunden), aufgespalten werden. Folgendes passiert:

Es kommt zu einem Mangel an vielen wichtigen essentiellen Aminosäuren, wie beispielsweise Phenylalanin und Tryptophan. Somit kann aber auch die nicht essentielle Aminosäure Tyrosin hergestellt werden, die ja erst aus Phenylalanin entsteht. Auch unser Glückshormon Serotonin kann erst durch die Aminosäure Tryptophan gebildet werden. Ein Mangel dieser Aminosäuren führt somit früher oder später zu chronischen Depressionen, Ängstlichkeit, Schlaflosigkeit und anderen unangenehmen Langzeiterkrankungen.

Haben wir zu wenig Magensäure und dementsprechend zu wenig Pepsin in unserem Körper, können die schlecht bzw. gar nicht aufgespalteten Proteine in die Blutbahn gelangen. In unserem Körper sorgt das für viel Furore, denn er reagiert auf die Anwesenheit von körperfremden Proteinen nicht sehr erfreut. Er beginnt nun seine starken Abwehrhelfer (wie z.B. die T-Lymphozyten, B-Lymphozyten und Antikörper/Immunglobuline) zu mobilisieren, um ähnlich wie bei einem viralen oder bakteriellen Infekt, gegen diese unverdauten „Fremdproteine" anzukämpfen. Diese mangelhafte Nahrungsverdauung im Magen kann zur Entstehung von Nahrungsmittelallergien beitragen.

Menschen mit Erkrankungen wie Lupus erythematodes (typisch hierfür ist meist ein rötlicher, schmetterlingsförmiger Hautausschlag im Gesicht), Arthritis oder Typ-1-Diabetes weisen sehr häufig einen sehr niedrigen Magensäurespiegel, eine schwache Verdauung und diverse Nahrungsmittelallergien auf.

Bei einem Magensäuremangel verbleibt eine Mahlzeit anstatt 2-3 Stunden, gerne zwischen 6-9 Stunden im Magen. Diese Menschen fühlen sich als hätten sie „Steine im Magen". Die Nahrung gärt und fault über solch einen Zeitraum vor sich hin und produziert dementsprechend Gärungsgase oder Fäulnisgase. Diese steigen nach oben und es kommt zum Aufstoßen. Die Gase transportieren aber auch immer geringe Mengen an Säure in die Speiseröhre. Letztlich führen die Gase dazu, dass sich das Ventil (der Ösophagussphinkter) zwischen Speiseröhre und Magen nicht mehr ganz verschließt.

Und? Bei welchem Betroffenen wurde bereits einmal der Magensäurespiegel gemessen??

Junge Menschen produzieren bis zu fünfmal **mehr** Magensäure als ältere Menschen ab dem 60. Lebensjahr. Dennoch leiden ältere Menschen fünf Mal **mehr** unter Sodbrennen als junge Menschen!

Die Magensäure tötet Keime ab

Durchfallerkrankungen sind wichtige Ursachen für Krankheitshäufigkeit und Mortalität weltweit. Die Magensäure ist eine wirkungsvolle Barriere gegen die eintretende Infektion,[14] denn sie kann Krankheitserreger innerhalb von Minuten abtöten.[15]

Die Anfälligkeit für eine eindringende Infektion wird durch eine mangelhafte Magensäuresekretion aufgrund von säurehemmenden Medikamenten hingegen deutlich erhöht.[16]

Wenn wir Nahrung zu uns nehmen, so nehmen wir auch immer Erreger mit auf. Lebensmittel sind nie komplett steril. Und niemand sterilisiert seine Nahrung, ehe er sie isst. Zwar waschen wir unsere Nahrung, aber wir desinfizieren sie nicht. Das müssen wir auch nicht, denn die Natur hat uns mit Magensäure ausgestattet, die dafür sorgt, nutzlose schädigende Keime abzutöten. Ein wunderbares Geschenk Gottes, welches wir dankend annehmen sollten.

Liegt der pH-Wert bei 0,8 bis 2,0 können Keime nicht länger als 15 Minuten überleben. 0,8 bis 2,0 sind die pH-Werte eines gesunden Magens. Steigt der pH-Wert über 3, können Erreger schon etwas länger überleben. Existiert ein pH-Wert von 4,5 oder mehr, fühlen sich pathogene Bakterien und auch andere Pathogene in genau solch einem Nährboden sehr wohl und können sich vergnüglich einnisten und vermehren.

Frühgeborene weisen meist einen pH-Wert von über 4 auf. In den ersten Lebenswochen besteht daher auch ein größeres Risiko für Magen-Darm-Infektionen.[17]

Denken Sie nochmals an Hunde, die rohes Fleisch essen können, ohne krank zu werden. Das funktioniert nur, weil ihre Magensäurekonzentration enorm hoch ist. Die niedrigsten pH-Werte lassen sich bei Tieren finden, die sich von Aas ernähren. Für sie ist die Infektionsgefahr bei der Nahrungsaufnahme am größten und ihr Magen wirkt als Filter, den nur wenige Mikroben lebend passieren können.

Studien über Choleraausbrüche zeigten, dass Betroffene schneller und heftiger erkrankten, wenn diese keine oder kaum Magensäure freisetzten. Die stärksten Cholerainfektionen traten unter denjenigen auf, die die geringste Menge an Magensäure aufwiesen.[18] Entnahmen die Forscher Magensaftproben dieser Personen und fügten den Cholera-Erreger Vibrio cholerae hinzu, starb das Bakterium nicht ab.[19] Unter einem normalen sauren Magenmilieu sterben die Bakterien *Vibrio cholerae* normalerweise jedoch ab.[20]

Doch nicht nur gegen Cholera-Erreger, sondern auch gegen andere mikrobielle und bakterielle Infektionskrankheiten wie Typhus, Salmonellen, Malaria, usw., kann ein ausreichend hoher Magensäurepegel solche Erkrankungen verhindern bzw. deutlich abmildern.

> HCl ist ein natürliches Antiseptikum, mit dem uns die Natur bewusst ausgestattet hat, um diverse Erreger zu bekämpfen und Infektionen abzuwehren!

Ein Grund dafür, dass Infektionskrankheiten (wie Cholera, Typhus, Salmonellosen, etc.) in ärmeren Ländern wesentlich häufiger auftreten, liegt darin, dass diese Menschen unter einer katastrophalen Unterernährung leiden. Eine Unterernährung wiederum führt u.a. zu einer Entzündung der Magenschleimhaut und zu einer niedrigen Magensäureproduktion.

Anstatt dafür zu sorgen, dass diese Menschen mit mehr Nährstoffen und einer besseren Hygiene ausgestattet werden, werden sie mit Impfstoffen zugedröhnt.

Die Cholera, Pest, Pocken und viele weitere Infektionskrankheiten verschwanden in der westlichen Welt, weil wir eine bessere Hygiene, wärmere Wohnräume und mehr Nahrung aufweisen als es früher der Fall war. Erinnern Sie sich an damals zurück oder schlagen Sie ihre Geschichtsbücher auf, falls Sie es nicht mehr wissen. Die Hygienestandards waren einst sehr mangelhaft. Der Kot floss am Wegesrand vorbei; Toiletten boten ein regelrechtes Keimreservoir; Waschtag war für die ganze Familie: d.h. es wurde einmal Badewasser eingelassen und die ganze Familie durfte sich darin räkeln – Juchhe! Erinnern Sie sich zurück an die Hungerjahre, die nach dem zweiten Weltkrieg herrschten. Im Extremwinter 1946/47 starben in Deutschland viele tausende Menschen an den Folgen von Hunger und Frost.

Ist es möglich, dass ein Mangel an Magensäure auch Krebs auslösen kann?
Definitiv JA! Wie eben geschildert kann eine fehlende Magensäure weder Keime noch Pilze oder andere Pathogene abtöten. Auch werden durch die Magensäure Parasiten abgetötet. Sollten Sie mein Buch „Chemo – ein Mordsgeschäft" gelesen haben, werden Sie bereits wissen, dass ich nicht der Annahme bin, dass Krebszellen menschliche Zellen sind, die sich so unnatürlich aufführen und schließlich zu einem Tumor entarten.

Es gibt in der Krebsforschung für die menschliche Krebszellen-Theorie keinerlei Beweise. Aber es gibt v.a. nach einer russischen Forscherin, Tamara Lebedewa, handfeste Beweise dafür, dass Krebserrerger parasitäre Einzeller sind. Frau Lebedewa gab ihnen den Namen Trichomonaden. Ich möchte hier jetzt nicht zu vertieft in die Materie der Trichomonaden einsteigen, denn dies würde den Rahmen des Buches sprengen. Wenn Sie darüber jedoch mehr erfahren wollen, so können Sie auf mein Buch oder das von Frau Lebedewa zurückgreifen.

Die Beweislage, dass es sich bei Krebserregern um Trichomonaden (einzellige Parasiten) handelt ist EINDEUTIG! Wird eine Behandlung gegen diese Parasiten gezielt umgesetzt, kommt es zu einem sagenhaften Erfolg gegen Krebsgeschwüre, wobei eine Behandlung mit Chemotherapie keinerlei Sinn macht. Im Gegenteil - die Zytostatika, was nichts anderes ist wie Senfgas (hochgiftig!) - fördern eine weitere Entstehung von Parasiten und somit Krebs. Parasiten lieben ein giftiges Milieu. Daher gilt es, ihnen diesen toxischen Nährboden zu entziehen und dem Körper GUTES zuzufügen.

Haben wir zu wenig Magensäure intus, bzw. nehmen andauernd Säurehemmer zu uns, können im Magen weder Bakterien, Pilze und eben Parasiten abgetötet werden. Übermäßiges Mikroben- und Keimwachstum ist die Folge. Und wiederum daraus resultieren Nährstoffmängel sowie andere Krankheitssymptome.[21]

Der Zusammenhang zwischen einem niedrigen Magensäurepegel und Magenkrebs ist bereits seit 1879 bekannt. Ärzte fingen damals an zu berichten, dass Menschen mit Magenkrebs, fast immer über zu wenig oder gar keine Salzsäure verfügten.[22]

Natürlich trägt ein zu niedriger Magensäurepegel nicht immer alleinig zu einer Krebsentstehung bei, aber das Risiko dafür wird markant erhöht.

Direkte Belege, dass ein dauerhafter Gebrauch von säureunterdrückenden Medikamenten das Risiko für Magenkrebs erhöht sind sehr rar und häufig schwer zu interpretieren. Könnte man dadurch etwas erfahren, was man gar nicht wissen möchte? Ein Milliardengeschäft, welches durch Antazida und Krebs erreicht wird, könnte durch weitere Studienbeweise in die Brüche gehen. Die wenigen Studien, die es dennoch zu (Magen)krebs und Magensäure gibt, sollten Sie und weitere Forscher nachdenklich machen.

In einer dänischen Studie zeigte sich, dass Patienten, die eine schwere atrophische Gastritis aufwiesen, ein vier- bis sechsfach höheres Risiko hatten an Magenkrebs zu erkranken.[23] Nochmals zur Erinnerung: Bei einer atrophischen Gastritis kommt es zu einer Abnahme der Schleimhaut in der Magenwand und zu einer deutlichen Reduktion der Magensaftproduktion.

Bei einer anderen Untersuchung an Patienten, die länger als fünf Jahre lang Omeprazole (ein Wirkstoff, der die Magensäuresekretion hemmt) einnahmen, konnte ein positiver Zusammenhang zwischen präkanzerösen Veränderungen der Magenschleimhaut und dem Grad der atrophischen Gastritis festgestellt werden.[24]

Auch gibt es Untersuchungen anhand von Ratten, die belegen, dass manche Säurehemmer das Tumorwachstum fördern.[25]

Kurz nach der Einführung des Medikaments Tagamet (ein Mittel zur Reduktion der Magensaftproduktion) wurde eine groß angelegte Studie durchgeführt. Fast 10.000 Personen, die das Medikament anwendeten, wurden mit einer Kontrollgruppe aus über 9.000 Teilnehmern verglichen, die das Mittel nicht nahmen. Ergebnis: die Gruppe, die Tagamet zu sich nahm, hatten ein signifikant höheres Auftreten von Krebs im Magen-Darm-Trakt als auch eine höhere Sterblichkeitsrate vorzuweisen.[26]

Wie Sie sehen sprechen einige Indizien dafür, dass zu wenig Magensäure Krebs – oder zumindest Magenkrebs – leichter hervorrufen kann. Wenn man die Hintergründe über Trichomonaden und auch die Funktion der Magensäure kennt, dann weiß man, dass diese Schutzsäure des Magens dafür sorgt, übermäßiges Bakterien- und Parasitenwachstum zu minimieren. Und nicht zu vergessen: Parasiten, ob große oder kleine, sind Nährstoffräuber. Nicht nur eine fehlende Magensäure kann die aufgenommenen Nährstoffe kaum zersetzen, sondern wenn zugleich durch die fehlende Magensäure Mikroben herangezüchtet werden, werden diese Ihnen zusätzlich ihre Nährstoffe wegfuttern. Die Stoffwechselrate von Krebserregern ist acht Mal höher als die von normalen Zellen. Daher lieben sie Zucker so sehr.[27]

Die Rosacea-Krankheit liegt im Darm und ist NICHT effektiv und langfristig mit Antibiotika behandelbar!
Hautkrankheiten des Gesichts spiegeln fast immer Krankheiten des Darms wider. So ist dies auch bei der Rosacea der Fall. Es liegt hier eine Fehlfunktion des Magen-Darm-Traktes vor und insbesondere ein mangelhafter Magensäurespiegel.

Die Rosacea ist eine entzündliche, schubweise verlaufende, chronische Hautkrankheit, die häufig im Erwachsenenalter (ab ca. 30) beginnt. Sie äußert sich durch juckende, fleckförmige, brennende Hautrötungen im Gesicht, die sich im weiteren Verlauf zu Papeln und Pusteln entfalten können. Deshalb nannte man die Erkrankung früher auch Gesichtsrose oder Kupferrose. Später können insbesondere bei Männern auch knollenartige Wucherungen der Nase entstehen, die mitunter als Knollennase, Pfundsnase, Blumenkohlnase oder Kartoffelnase bezeichnet werden.

Anstatt den Magen-Darm-Trakt der Betroffenen zu stärken, folgen in der konventionellen Medizin fast ausschließlich, nutzlose Antibiotikagaben. Dadurch wird aber der Problemherd, der nämlich im Magen-Darm sitzt, nur noch weiter verstärkt.

Was gilt es also bei einer Rosacea-Erkrankung zu tun?

- Kurbeln Sie Ihren Magensäurespiegel an: mit HCl-Betain (inkl. Pepsin), Wermut, Enzian und anderen Bitterstoffen.
- Führen Sie eine Schwefelkur nach Dr. Probst durch. Nehmen Sie unterstützend dazu Braunalgen, Chlorellaalgen (pyrenoidosa) oder Zeolith ein. *(Ausführliches zur Schwefelkur folgt noch.)*
- Die Schwefelkur stellt eine Entgiftungskur dar. Während Entgiftungskuren sollte viel gutes, stilles Wasser getrunken werden.
- Ernähren Sie sich mit viel veganer Rohkost und lassen Sie alle künstlichen Zucker weg. Auch Obst sollte nur ca. 10% Ihrer täglichen Nahrungszufuhr ausmachen. Sollten Sie durch die vegane rohe Kost Bauchschmerzen bekommen, so mixen Sie sich Ihre Salate und Gemüse bitte zu einem leckeren Smoothie. Essen Sie außerdem gute Fette, die sich z.B. in Avocados, Kokosnüssen oder Oliven befinden.

Natürliche Hilfe bei zu wenig Magensäure

Um die eigene Produktion von Magensäure auf natürlichem Wege anzuregen, können Sie Ihre Ernährung mit Lebensmitteln ergänzen, die aufgrund ihrer Inhaltsstoffe die Sekretion von allen Verdauungssäften positiv beeinflussen. Dazu gehören vor allem alle Lebensmittel, die bitter sind.

Bitterstoffe werden seit einer Ewigkeit in der Naturheilkunde und Pflanzenheilkunde zur Förderung der Verdauungsaktivität genutzt. Meist ist es so, dass besonders die Leute, die diese Lebensmittel nicht mögen, sie am ehesten bräuchten. Aber keine Sorge: man gewöhnt sich sehr schnell daran und entwickelt sogar eine Sympathie dafür, sobald sich ein besseres Wohlbefinden eingestellt hat.

Bitterstoffe:
-   Sie regen die Produktion von Magensäure und Pepsin an
-   Sie fördern die Ausschüttung von Gastrin
-   Sie verbessern die Beweglichkeit der Gallenblase
-   Sie bereiten die Bauchspeicheldrüse auf die Mahlzeit vor

Folgende bittere Lebensmittel eigenen sich gut als kleine Vorspeise vor dem eigentlichen Hauptgericht um die Magensäureproduktion anzuregen: Bittere Salate wie Rucola, Chicorée, Endiviensalat, Frisée, Löwenzahn, Jiaogulan, z.B. mit Grapefruit oder einem Zitronen-/Essigdressing.

Bitterstoffe wirken schon im Mund. Das heißt, dass bereits der bittere Geschmack im Mund ausreichend ist, um die Verdauung anzuregen. Auch ein kleines Glas Wasser mit etwas Zitrone oder ein Löffel mit Apfelessig vor dem Essen kann die Verdauung anregen.

Hauptgerichte sollten regelmäßig mit frischen Kräutern, wie Rosmarin, Thymian, Salbei, Lorbeer, Kresse etc. und Gewürzen wie frisch gemahlenem Pfeffer, Ingwer, Chili, Kurkuma, Kümmel, Muskat oder auch Senf zubereitet werden.

Auch Wildkräuter wirken sich positiv auf die Produktion von Verdauungssäften aus: Löwenzahn, Gänseblümchen, Vogelmiere und Brennnessel. Sollten Sie einen Garten besitzen, werden Sie diese Kräuter dort finden. Ich verwende Sie im Sommer entweder für meine Smoothies oder gebe sie in den Salat.

Als Ergänzung dazu gibt es auch einige Präparate, die in Tropfenform vor der Mahlzeit eingenommen werden können. Sie enthalten meist eines oder mehrere der folgenden Kräuter:

- Enzian
- Wermut
- Tausendgüldenkraut
- Bitterklee/Fieberklee
- Kalmus
- Engelwurz
- Benediktenkraut
- Galgant
- Gelbwurz/Kurkuma

Enzian, ein super Kraut, um die Säurebildung im Magen anzuregen
Ich bin ein großer Fan von Enzian und nehme diesen gelegentlich vor den Mahlzeiten, in Form einer Tinktur, zu mir. Enzian kann mit seinen Bitterstoffen die Säurebildung im Magen erhöhen. Zudem kann es die Magen- Darmbewegungen anregen, sowie die Produktion des Bauchspeicheldrüsensaftes vermehrt antreiben. Durch Enzian schwellen die Schleimhäute des Magens an, was zur Wirkung hat, dass auch Nährstoffe aus dem Essen effizienter und schneller aufgenommen werden können. Zusätzlich können die ätherischen Öle der Enzianwurzel die Verdauung unterstützen, weil sie die Gallesaftbildung anregen und damit das aufgenommene Nahrungsfett schneller „zerlegt" und vom Körper aufgenommen werden kann.

Der medizinisch wirksamste Pflanzenteil des Enzians - oft auch gelber Enzian genannt - ist seine Wurzel. Im Wurzelwerk des Enzians verbergen sich zahlreiche Bitterstoffe. Der Enzian gehört mit zu den bittersten einheimischen Pflanzen überhaupt. Und genau diese Bitterwirkung macht man sich in der Pflanzenheilkunde zu Nutzen. Kurz gesagt: Enzian hilft dabei, die Verdauung anzukurbeln und Nährstoffe aus der Nahrung besser aufzunehmen.[28]

Enzian kann hervorragend eingesetzt werden bei: Appetitlosigkeit, Magen-Darmbeschwerden wie Verdauungsschwäche, Völlegefühl und Blähungen.

Einfach 5-10 Tropfen der Tinktur (aus einem Teil Pflanzenmaterial und fünf Teilen Ethanol) in einem kleinen Schluck Wasser auflösen und nun am besten häppchenweise trinken, um den Stimulationszeitraum zu verlängern. Es hat sich gezeigt, dass so die besten Resultate erzielt werden.

Da die Bitterstoffe die Produktion von Verdauungssäften im oberen Magen-Darm-Trakt anregen und durch einen langsamen viszeralen Reflex wirken, empfiehlt es sich, die Tinktur 10-15 Minuten vor der Mahlzeit einzunehmen.

Die Einnahme von Salzsäure (HCl) und Pepsin

Der beschriebene natürliche Weg mittels einer Enziantinktur oder anderen Bitterstoffen ist nicht bei jedem ausreichend. Bestehen die Probleme länger oder sehr massiv, kann die Magensäure über Ergänzungsmittel ersetzt werden. Ein sehr effektiver Weg ist, sie in Form von HCl-Kapseln einzunehmen. HCl (Salzsäure) sollte bestenfalls immer in Kombination mit Pepsin substituiert werden. Denn wenn ein Magen nicht genügend Magensäure produziert, kann er auch nicht angemessen Pepsin für die Eiweißverdauung ausschütten. Im Allgemeinen sind HCl und Pepsin in Form von Kapseln zu empfehlen, da sie in dieser Darreichungsform meist sehr gut verträglich sind.

Die beste Aufnahmeform von HCl bekommt man, wenn man ein HCl nimmt, dass an einen „Träger" gebunden ist: entweder an Betain oder Glutaminsäure.

Dr. Lane Lenard und Dr. Jonathan Wright empfehlen folgendes Einnahmeschema:
Damit so wenig Nebenwirkungen wie möglich auftreten, startet man am besten kurz vor einer Mahlzeit mit einer Kapsel Betain-HCl (ca. 425 mg) mit Pepsin. Treten nach zwei bis drei Tagen keine Nebenwirkungen auf, kann die Dosis auf zwei Kapseln vor der Mahlzeit erhöht werden. Nach weiteren zwei bis drei Tagen ohne Probleme, kann auf drei Kapseln gesteigert werden. Die Dosis der Kapseln wird schrittweise erhöht, bis die gewünschte Wirkung einsetzt. Bei einem „durchschnittlichen" Erwachsenen wird die beste Wirkung bei fünf bis sieben Kapseln Betain-HCl (und Pepsin) pro Mahlzeit erreicht. Von der HCl-Glutamat-Form ist etwas mehr notwendig, da sie weniger HCl beinhaltet.

Eine Therapie von 3-6 Monaten kann die eigene Magensäureproduktion bei gleichzeitiger Umstellung der Lebens- und Essgewohnheiten wieder soweit herstellen, so dass auf eine weitere Supplementierung mit HCl verzichtet werden kann.

Achtung:

- HCl sollte niemals aufgenommen werden, wenn entzündungshemmende Medikamente eingenommen werden. Darunterfallen: Corticosteroide, Aspirin, Paracetamol, Ibuprofen, Indomethacin (Antirheumatika) und weitere (nichtsteroidale) Entzündungshemmer. Diese Medikamente können die Schleimhaut des Magen-Darm-Traktes schädigen und durch die gleichzeitige Einnahme von HCl gegebenenfalls verschlimmert werden.

- Ist eine Aufnahme von HCl nicht möglich (durch welche Gründe auch immer), kann eine schrittweise steigernde Substitution von Zitronensaft, Enzian oder Essig in vielen Fällen zur Linderung sämtlicher Symptome führen. Aber auch wenn die Beschwerden des Magen-Darm-Traktes mit Essig, Enzian oder Zitronensaft gelindert werden können, ist die Verdauung und Resorption von Nährstoffen mit einer HCl-Substitution nochmals deutlich effizienter.

- Wenn Nebenwirkungen auftreten, was möglich ist - allerdings sehr selten vorkommt - dann geschieht dies meist bei Menschen, die eine besonders niedrige Magensäurekonzentration aufweisen. Mögliche Nebenwirkungen können Gasbildung, Schmerzen oder ähnliches sein. Höchstwahrscheinlich haben diese

Patienten eine stark verdünnte Magenschleimhaut (atrophische Gastritis) und reagieren daher bereits auf die geringste Menge Salzsäure sehr sensibel, im Gegensatz zu Menschen, die mit einer normalen, dickeren Magenschleimhaut ausgestattet sind. In solch einem Fall kurzzeitig mit der Einnahme aussetzen und dann bei erneuter Substitution die Dosis reduzieren.

Wie merke ich, ob die Behandlung wirkt?
Ob eine Behandlung wirkt sollten Sie in erster Linie an Ihrem eigenen Wohlbefinden merken!

Bei Asthma, Sodbrennen und weiteren Verdauungsbeschwerden, könnte es für den Arzt einer der ersten Schritte sein, eine Magensaftuntersuchung durchzuführen. Bei Refluxkrankheiten wird fast immer ein Säureüberschuss vorausgesetzt, ohne es jedoch genau zu wissen. Dabei liegen bei fast allen Refluxkrankheiten ein zu niedriger Magensäurespiegel vor.

Qualitative Bestimmung der Magensäure mittels einer Magensaftuntersuchung
Bei einer Magensaftuntersuchung wird ein wenig Magensaft entnommen und genaustens analysiert. Für diese Untersuchung muss der Patient vollkommen nüchtern sein.

Durchgeführt wird die Magensaftuntersuchung mit einer Magensonde, bei der es sich um einen elastischen, weichen Schlauch aus Kunststoff handelt. Zu Beginn der Untersuchung wird der Nasen- und Rachenraum der zu untersuchenden Person mit einem Anästhetikum besprüht und dadurch lokal betäubt. Damit die Magensonde besser in den Körper hineingleiten kann, wird sie mit einem Gleitmittel versehen.

Der Arzt schiebt die Sonde über den Mund oder die Nase in die Speiseröhre und weiter bis in den Magen. Dann setzt er auf den Schlauch eine Spritze auf, durch die er Magensaft ansaugen kann. Nachdem auf diese Weise der Magensaft entnommen wurde, wird die Sonde wieder aus dem Körper entfernt. Danach wird die Probe in ein Labor geschickt, wo sie gründlich auf Salzsäuregehalt, pH-Wert, Enzyme, usw. analysiert wird.[29]

Spektralphotometrie mit dem OligoScan

Ob Nahrungsbestandteile mittlerweile besser aufgenommen werden, können Sie hervorragend über einen Oligoscan erfahren. Ich bin sehr begeistert von diesem Untersuchungsverfahren, da der Oligoscan im Verlgeich zu anderen Untersuchungsmethoden 1. kostengünstiger, 2. schneller und 3. meist auch genauer ist.

Der OligoScan ist ein Diagnostik-Instrument, dass über die Haut die Menge der Spurenelemente, Mineralstoffe und Schwermetalle (des Gewebes) misst. Es handelt sich hierbei um eine quantitative Analyse, bei der mittels eines gebündelten Lichtstrahls Absorptionsgrad sowie optische Dichte einer chemischen Substanz gemessen werden. Jede chemische Komponente absorbiert und reflektiert dabei Licht auf einem bestimmten Wellenlängenbereich ("Lambert-Beersches Gesetz").[30]

Die optische Messung erfolgt völlig schmerzfrei über die Haut der Handinnenfläche und liefert in binnen Sekundenschnelle und unter Berücksichtigung von Körpergröße, Gewicht, Alter und Blutgruppe exakte Ergebnisse, die die Versorgung der Zellen widerspiegelt. Die Analyse umfasst die Messung von Mängeln wie auch Überschüssen folgender **20 Mineralien und Spurenelemente**:

Kalzium, Natrium, Selen, Chrom, Jod, Vanadium, Cobalt, Magnesium, Kalium, Zink, Mangan, Schwefel, Bor, Molybdän, Phosphor, Eisen, Kupfer, Silizium, Lithium, Germanium

Da sich giftige Schwermetalle im Körpergewebe ablagern, macht eine Blutanalyse nur im Falle einer akuten Vergiftung Sinn. Der OligoScan misst folgende **Schwermetalle im Körpergewebe**:

Aluminium, Cadmium, Antimon, Wismuth, Thallium, Arsen, Blei, Berrylium, Platin, Thorium, Quecksilber, Silber, Barium, Nickel

Anhand der gemessenen Mineralstoffe und Spurenelemente errechnet der OligoScan Ihre individuelle Gesamtbelastung mit toxischen Metallen, oxidativem Stress, Ihre Allergie-

und Diabetes-Neigung, Übersäuerung sowie die enzymatische Versorgung, Bindegewebsregeneration, Stoffwechselfunktion, Immunsystem, kognitive Funktion, Hormonstatus und die Funktion von Herz-Kreislauf- und Nervensystem.

Der Wert der enzymatischen Versorgung steht in einem engen Bezug zur Resorptionsfähigkeit unseres Darms. Denn erst wenn eine optimale Spaltungsaktivität der Enzyme gewährleistet ist, können die Nährstoffe adäquat aufgenommen werden. Dieser Wert basiert auf einem Algorithmus der Ergebnisse der Elemente: Zn (Zink), Fe (Eisen), Cu (Kupfer), Mn (Mangan) und Se (Selen).

Wenn sich das Niveau im grünen Bereich, zwischen 67 und 100 % befindet, besteht eine gute enzymatische Aktivität der Verdauungsenzyme. (Selbstverständlich können Patienten dennoch enzymatische Störungen aufweisen, die nichts mit dem Mineralien- oder Schwermetallspiegel zu tun haben.) Bereits im suboptimalen Bereich zeigen Patienten eine gewisse enzymatische Schwäche, welche meist mit Symptomen wie Blähungen, Völlegefühl und Gasbildung einhergeht.[31]

11. Kapitel

Infektionen mit Helicobacter pylori.

Warum Antibiotika und Magensäurehemmer hier kontraproduktiv wirken und welche Mittel stattdessen helfen.

Infektionen mit dem Helicobacter pylori

Helicobacter pylori ist ein Stäbchenbakterium, das in der menschlichen Magenschleimhaut günstige Lebensbedingungen vorfindet und diese dauerhaft besiedeln kann.

Mit einer Prävalenz von ca. 50 Prozent weltweit ist die Helicobacter-pylori-Infektion eine der häufigsten chronischen bakteriellen Infektionen. Hierbei ist die Infektionsrate in Entwicklungsländern sehr viel höher als in den Industrienationen. In Deutschland sind insgesamt etwa 33 Millionen Menschen mit H. pylori infiziert. Der Übertragungsweg von H. pylori ist bis heute ungeklärt. Es scheint sich vorwiegend auf fäkal-oralem Weg zu verbreiten, also Ausscheidung des Bakteriums über den Stuhl und eine Wiederaufnahme durch Wasser oder verschmutzte Nahrung.[1]

Sämtliche pathogene Keime und Parasiten gehen bei einem gesunden, niedrigen pH-Wert im Magen kaputt. Das Bakterium Helicobacter pylori schafft es jedoch der Säure standzuhalten. Der H. pylori stellt ein Enzym her, das die Bildung von Ammonium und Kohlendioxid katalysiert. Diese zwei Substanzen verbinden sich dann mit Wasser und werden zu Ammoniumhydrogencarbonat. Hydrogencarbonat-Moleküle haben die Funktion, die vorhandene Säure zu neutralisieren. Das korkenzieherförmige Bakterium befindet sich also rundum in seinem selbstgefertigten Schutzkleid; kann sich vermehren und durch die Schleimschicht ins Epithel der Magenschleimhaut hindurchdringen. Hier ist es auch gut vor Antibiotika geschützt, sodass eine Behandlung damit wenig Sinn macht.

Für die Entdeckung des Helicobacter pylori und seine Rolle bei der Entstehung der chronischen Magenentzündung, erhielten Robin Warren und Barry Marshall, 2005, den Nobelpreis für Physiologie.

Nicht jeder der einen H. pylori in sich trägt entwickelt Symptome, aber wie immer sind vor allem immungeschwächte Personen einem größeren Risiko ausgesetzt.

Helicobacter pylori-Infizierte haben häufig folgende Beschwerden und Symptome:

- Magenschmerzen
- Mundgeruch
- Blähungen
- Sodbrennen
- Durchfall
- Übelkeit und Erbrechen
- Jucken der Haut

Es kann auch sein, dass H. pylori Schübe eine Neurodermitis oder eine Schuppenflechte (Psoriasis) hervorruft bzw. verstärkt.

Ob Sie von einer H. pylori Infektion befallen sind, wurde bislang häufig mittels einer Magenspiegelung untersucht, wozu eine Gewebeprobe aus der Magenschleimhaut entnommen wurde. Doch das muss nicht sein! Ein einfacher, nicht invasiver, Atemtest kann das Bakterium ebenso zuverlässig nachweisen.

Bei dem sogenannten 13C-Harnstoff-Atemtest macht man sich den Stoffwechsel des Bakteriums zunutze, um Helicobacter pylori im Magen nachzuweisen.[2] Der Patient nimmt markierten Harnstoff (13C-Harnstoff) mit 200 ml Fruchtsaft auf. Vorher und 30 Minuten danach wird der Kohlenstoffdioxidgehalt der Ausatemluft gemessen. Hat man den Helicobacter pylori im Magen, setzt das Bakterium den Harnstoff in Kohlenstoffdioxid (CO_2) um, welches abgeatmet wird. Da das CO2 dann ebenfalls markiert ist und dadurch gemessen werden kann, ist ein Rückschluss auf das Vorhandensein der Bakterien im Magen möglich. Das Ergebnis der Analyse liegt nach wenigen Tagen vor. Die Kosten von circa 15 bis 20 Euro müssen meist selbst getragen werden. Nur unter bestimmten Voraussetzungen (wie z.B. Erstdiagnostik bei Kindern) bezahlt die gesetzliche Krankenkasse dieses Untersuchungsverfahren.

Eine weitere Untersuchung auf einen H. pylori ist per Stuhl-Antigentest möglich. Im Stuhl können Antigene von Helicobacter pylori nachgewiesen werden. Als Untersuchungsmaterial dient dazu eine erbsengroße Portion Stuhl, welches in ein Fachlabor eingeschickt wird.[3]

Weitere Untersuchungsverfahren auf H. pylori per Blut, Speichel oder Urin sind zwar auch möglich, aber nicht so genau wie ein Atem- oder Stuhltest.

Helicobacter pylori verursacht atrophische Gastritis

Eine Infektion mit Helicobacter pylori gilt als führende Ursache von atrophischer Gastritis. In 80 bis 100 Prozent aller Fälle soll dieser Bakterienstamm dafür verantwortlich sein. Eine atrophische Gastritis wiederum ist eines der Hauptrisikofaktoren für Magenkrebs![4]

Wenn sich der H. pylori im zentral gelegenen Magenkörper ausbreitet (er kann sich auch woanders einnisten und dort andere Probleme verursachen), kommt es zu einer dauerhaften Entzündung der Magenschleimhaut und die normale Säuresekretion der lokalen Belegzellen wird unterdrückt. Wir haben eine atrophische Gastritis vorliegen.

Die atrophische Gastritis ist eine Art von Gastritis, deren charakteristisches Merkmal die Verdünnung der Schleimhaut der Magenwände ist, mit der folglich die Magensaftproduktion abnimmt. Die vielen möglichen Probleme durch einen Mangel an Magensäure kennen Sie bereits. Diese sind weitreichend: Allergien, Depressionen, Krebs, Nährstoffmangel (trotz ausgewogener Ernährung), überschießendes Wachstum von Parasiten und Keimen, rheumatoide Arthritis, Gallensteine, Osteoporose, usw.

Leider werden in der konventionellen Medizin Mittel herangezogen, die eine Infektion mit Helicobacter pylori verschlimmern: Antibiotika und Magensäurehemmer.[5]

Antibiotika und Magensäurehemmer helfen nicht gegen Helicobacter pylori

Helicobacter pylori ist weltweit sehr weit verbreitet und unterdrückt die Produktion von Magensäure als Überlebensstrategie. Fast jeder zweite Deutsche trägt den Magenkeim in sich. Anhand von Studien zeigt sich, dass sich eine Entzündung des Magens und epitheliale Wunden im Magenkörper VERSCHLECHTERN, wenn Patienten, die mit H. pylori belastet sind, Prilosec oder andere säureunterdrückende Mittel einnehmen. Es macht **keinerlei** therapeutischen Sinn und Nutzen, säureunterdrückende Medikamente einzunehmen. Es wirkt absolut kontraproduktiv und bringt das Risiko einer erheblichen Verschlechterung mit sich.[6]

Auch mit Antibiotika lässt sich H. pylori zum einen schlecht behandeln, zum anderen können durch Antibiotika schleichend eine ganze Palette an Beschwerden ausgelöst werden. Selbst wenn durch eine Antibiotikatherapie Besserung eintritt, wird diese nur von kurzer Dauer sein. Denn es löst nicht das Problem, dass diese Patienten mitunter zu wenig Magensäure produzieren. Daher sollten Sie UNBEDINGT Ihren Magensäurepegel normalisieren und zu effektiven, gesunden Mitteln greifen, die einen Helicobacter pylori aus dem Weg räumen.

Behandlungstipps gegen Helicobacter pylori:

Den Magensäurepegel normalisieren

Durch die Einnahme vieler Bitterstoffe wie Rucola, Chicorée, Endiviensalat, Frisée, Löwenzahn, Kümmel und Kurkuma kann der Magensäurepegel angeregt werden. Da es über die Nahrung allein nicht ausreichend sein wird, einen vernünftigen Magensäurespiegel herzustellen, sollten Sie außerdem Enzian oder Wermut in Form einer Tinktur zu sich nehmen und/oder Betain-HCl-Kapseln.

Mastix gegen H. pylori

Mastix ist ein Gummi, ein Harz, des immergrünen Mastix-Pistazienbaumes aus dem Mittelmeerraum und dem mittleren Osten. Seit langem wird es in der Volksmedizin als eine einzigartige Substanz zur Linderung von Verdauungsproblemen geschätzt. Es wurde von den Griechen, Ägyptern und Babyloniern benutzt. Obwohl Mastixbäume außerhalb der Mittelmeerinseln gefunden wurden, ist der Baum, der das heilende Harz produziert, ausschließlich auf der Insel Chios beheimatet. Werden andere Mastixbäume in anderen Gegenden mit ähnlichen Klimabedingungen verpflanzt, wachsen sie dort zwar sehr gut, aber sie produzieren NICHT das wohltuende, entzündungshemmende Harz, so wie es auf der griechischen Insel Chios der Fall ist.

Das Harz wird gewonnen, indem der Stamm und größere Äste nach genauem Fachwissen angeritzt werden. Das zähflüssige Harz tritt dann wie Tränen aus der Rinde des Mastixstrauches hervor, weswegen es auch „Tränen von Chios" genannt wird. Das Mastixharz tropft langsam zu Boden, wo es trocknet, in zwei bis drei Wochen aushärtet und später aufgesammelt wird. Vor der weiteren Verarbeitung muss es noch gereinigt werden, was teilweise viel Zeit in Anspruch nimmt. Um ein Kilogramm zu gewinnen, muss man etwa fünf Bäume anritzen.

Im 2. Jahrhundert nach Christus wies Galenus darauf hin, dass Mastix nützlich gegen Bronchitis sei und die Bluteigenschaften verbessere. Im 15. Jahrhundert schrieb Christoph Kolumbus, dass Mastix-Gummi antibakteriell sei und unter anderem gegen Cholera hilfreich ist.

Mastix schützt die Zellen des Magens sowie die Magenschleimhaut und behebt dort zugleich Läsionen, die durch Medikamente gegen Magensäure oder durch Schmerzmittel wie Aspirin ausgelöst wurden. Sogar bei geringer Dosierung – 1 Gramm täglich über zwei Wochen – erweist sich das Baumharz gegen Helicobacter pylori-Bakterienstämme als wirksam, die gegenüber Tabletten oder Antibiotika meist resistent sind. Die bakterizide Wirkung von Mastix auf Helicobacter pylori wurde in den letzten Jahrzehnten besonders gut untersucht.

1998 demonstrierte beispielsweise eine Studie im New England Journal of Medicine, dass das Chios-Harz etliche H. pylori-Stämme abtötete – darunter auch einige, die gegenüber herkömmlichen Antibiotika resistent waren.[7]

Eine tierexperimentelle Studie der Universität von Athen im Jahr 2007 stützt die Arbeit im New England Journal of Medicine: Mäuse, die über einen Zeitraum von 3 Monaten Mastix-Gummi erhielten, wiesen eine 30-fache Reduktion der H. pylori-Besiedelung auf.[8]

Seitdem wurde Mastix-Gummi in fast allen Bereichen untersucht, von Morbus Crohn (chron. entzündliche Darmerkrankung) bis hin zu Krebs und Karies. Es zeigte sich bei all diesen Erkrankungen sehr positiv und es scheint eine ausgeprägte entzündungshemmende Wirkung zu besitzen. Neben der Beseitigung von H. pylori wurde ebenso erforscht, dass Mastix ein weites Spektrum an pathogenen Bakterien, Hefen und Pilzen vernichten kann.[9]

Dr. Leo Galland über Mastix: *„Da Mastix-Gummi praktisch keine Nebenwirkungen hat, und es als Lebensmittel im gesamten Mittelmeerraum genutzt wird, habe ich seine Anwendung in den Behandlungsplan all meiner Patienten mit gastrointestinalen Beschwerden - von Gastritis über Ulzera bis hin zu entzündlichen Darmerkrankungen - aufgenommen".[10]*

Dr. Galland verschreibt seinen Patienten, die H.-pylori-positiv sind und Symptome von Gastritis oder Magen-Darm-Geschwüren zeigen, 1 Gramm Mastix (in Form von Kapseln) zweimal täglich für dreißig Tage.

Wegen der guten Wirkung von Mastix auch auf die Mund- und Zahngesundheit ist das Harz schon seit biblischen Zeiten als äußerst wertvoller Naturstoff bekannt und wurde daher zu einem sehr beliebten und teuren Handelsgut.

Zitat aus der Bibel (1. Moses 43,11):
Nehmt von den besten Erzeugnissen des Landes in eurem Gepäck mit und überbringt es dem Mann als Geschenk: etwas Mastix, etwas Honig, Tragakant und Ladanum, Pistazien und Mandeln.

Im antiken Rom und Griechenland diente Mastix als Kaugummi zur Zahnpflege, da es desinfizierend wirkt und das Zahnfleisch stärkt. Und die Haremsdamen des Sultans von

Konstantinopel schätzten Mastix, weil es für einen angenehmen und frischen Atem sorgte. Im gesamten Orient war und ist Mastix noch heute als Lebensmittel und Gewürz beliebt.[11]

Bitte achten Sie beim Kauf eines Mastix-Produktes (wie auch bei anderen Produkten) darauf, dass es keine Zusatzstoffe wie Magnesiumstearat, Titandioxid oder sonstigen unnötigen Schnick-Schnack enthält. Am besten sind immer die Mittel, die fast ausschließlich den Inhaltstoff beinhalten. Dies kann ich nicht oft genug erwähnen.

Hochdosiertes Vitamin C gegen H. pylori

Mehrere klinische Studien haben gezeigt, dass eine hohe H. pylori-Infektionsrate mit einem niedrigen Vitamin C-Spiegel im Serum sowie im Magensaft zusammenhängt.[12]

Im Magensaft enthaltenes Vitamin C kann das Wachstum von H. pylori hemmen bzw. sogar komplett stoppen.[13] Empfehlenswert: Zwei bis dreimal täglich 1-3 Gramm Vitamin C zu den Mahlzeiten einnehmen.

> Am effektivsten kann unser Körper das Vitamin C in der
> liposomalen Form aufnehmen.

Manuka-Honig gegen H. pylori

Wissenschaftliche Studien der neuseeländischen University of Waikato belegen, dass sich Manuka-Honig äußerst effektiv bei der Bekämpfung von Escherichia coli und Helicobacter pylori erweist. Manuka-Honig konnte in den genannten Untersuchungen, in einer Konzentration von nur 5 Prozent, das Wachstum des Helicobacter pylori bremsen.[14]

Dieser Erfolg ist tatsächlich nur mit Manuka-Honig zu erzielen. Ein Honig mit vergleichbarer Wirksamkeit konnte bislang nicht gefunden werden.

Unter diesem Link www.honeyhousekuranda.com finden Sie mindestens 50 Studien, die die breitgefächerte Wirksamkeit von Honig und insbesondere Manuka-Honig bestätigen.

Zur Behandlung eines H. pylori würde ich einen Manuka-Honig mit einem MGO-Gehalt (Methylglyoxal) von mindestens 400+ verwenden. Die Einnahme des Honigs sollte pur, so nüchtern wie möglich und mindestens drei Mal am Tag erfolgen.

MMS (Chlordioxid) gegen H. pylori
In dem Buch „Gesundheit verboten", von Andreas Kalcker, ist auch ein Fall von H. pylori beschrieben, der erfolgreich mit MMS behandelt wurde. Ich zitiere aus dem Buch einen Brief, den ein ehemaliger Betroffener an Andreas Kalcker schreibt:

„Hallo Andreas,
der Arzt, der unsere Untersuchungen durchgeführt hat, ist ein Freund von mir und er erzählte uns von den verschiedenen Behandlungsmöglichkeiten mit Antibiotika. Zufälligerweise hat er selbst Helicobacter und bereits zwei verschiedene Antibiotika-Behandlungen gemacht. In beiden Fällen sagte er, dass man mindestens sieben bis zwölf Monate warten müsse, um die Ergebnisse zu erfahren und es gäbe keine Erfolgsgarantien.

Nach mehr als zwei Jahren, zwei Behandlungen und Untersuchungen fallen seine Testergebnisse immer noch positiv aus. Also überlegen wir was zu tun ist und sowohl ich als auch mein Bruder entschieden uns auf eigene Verantwortung dazu, dass MMS Protokoll 1000 *(Anmerkung v. Autor: d.h. man nimmt MMS eher niedrig dosiert, dafür fast stündlich mehrmals am Tag ein)* anzuwenden. Wir haben die Behandlung zusammen begonnen, genau zu dem Zeitpunkt, als wir unsere Testergebnisse erhielten (14.6.2012). Wir haben jetzt erneute Tests machen lassen, da wir wussten, dass du eine Konferenz abhalten würdest und das Ergebnis war erstklassig: „Negativ" in nur vier Monaten!!!"[15]

Hinweis: Vitamin C hebt die Wirkung von MMS auf. Daher bitte MMS und Vitamin C zeitversetzt einnehmen. Es sollten einige Stunden dazwischen liegen.

12. Kapitel

Asthma: Über einen Zusammenhang mit Antibtiotika, Impfstoffen, Medikamenten, einem Magensäuremangel und einem Nährstoffmangel. Und wie sich Asthma effektiv behandeln lässt.

Asthma: über einen Zusammenhang mit Antibiotika, Impfstoffen, Medikamenten, einem zu niedrigen Magensäurepegel und einem ausgeprägten Nährstoffmangel

Der Zusammenhang zwischen der steigenden Rate allergisch erkrankter Kinder und der zeitgleich zunehmenden Zahl und Dichte von Schutzimpfungen in den ersten Lebensjahren, lädt stark zum Nachdenken, Nachrecherchieren und Nachfragen ein.

Vornweg: Wenn Pharmabehörden oder Ärzte suggerieren, dass Impfungen für Kinder (und auch Erwachsene) einen Schutz darstellen, so ist das eine nicht nachgewiesene Aussage. Alle Impfstoffe, die von Anfang an eingeführt wurden, sind NIE anhand von Vergleichsstudien an ungeimpften Kindern durchgeführt worden. Obwohl genau solche Studien eine Möglichkeit gewesen wären, um etwas evidenzbasiertere Aussagen zu der Wirksamkeit von Impfungen machen zu können!

Erst seit kürzerer Zeit werden häufiger Studien zwischen Geimpften und Nichtgeimpften durchgeführt. Wenn Sie sich diese Vergleichsstudien ansehen - und nicht irgendwelche „Stellungnahmen" irgendwelcher Institute – werden Sie sehen, dass nicht geimpfte Kinder deutlich gesünder sind als geimpfte Kinder.[1] Ein Tatbestand, der auch immer öfter von Heilpraktikern und Ärzten bestätigt wird.

Auch das Auftreten von Allergien und Asthma tritt wesentlich häufiger unter geimpften Kindern auf. Es wäre super, wenn Sie die hier, von mir angegebenen Quellen nachrecherchieren, um sich selbst nochmal genau davon zu überzeugen. Und noch besser: Unterhalten Sie sich mit Eltern, deren Kinder nicht geimpft sind. Fragen Sie diese Eltern einfach, ob sie Ihre Impfentscheidung bereut haben; wie oft deren Kinder krank sind, usw. Oftmals ist es so, dass Eltern, die mehrere Kinder haben, ihre zuletzt geborenen nicht mehr impfen ließen, da es bei ihren vorherigen Kindern nach den Impfungen zu viele Komplikationen gegeben hatte. Ich kenne inzwischen viele solcher Eltern und alle erzählten mir, dass die jüngeren, nicht mehr geimpften Kinder, eindeutig gesünder sind.

Ich selbst hatte auch einen ganz heftigen Impfschaden, der mich jahrelang in die Knie zwang. Mein Körper war nur noch ein Häufchen Elend. Ich kämpfte sieben Jahre lang mit chronischer Erschöpfung (Chronic Fatigue Syndrom). Sämtliche Ärzte konnten mir nicht weiterhelfen. So fing ich an, mich selbst zu therapieren. Ich stellte meine Ernährung um, begann mich zu entgiften, führte Parasitenausleitungen durch und sanierte meinen Darm. Stück für Stück ging es wieder aufwärts! Mein Hauptproblem war, dass mein Körper viel zu hohe Aluminiumwerte aufwies. Diese Werte sanken (und sinken immer noch) kontinuierlich und körperlich fühle ich mich besser und besser. Mein Energiestatus lag lange Zeit bei nur 15 Prozent. Mahlzeiten konnte ich damals auch nur im Liegen einnehmen, da das Sitzen schon zu anstrengend war. Mittlerweile verfüge ich wieder über 80% meiner Kräfte und es geht weiterhin aufwärts.

Mein Sohn ist gar nicht geimpft. Er ist ein sehr gesundes Kind und wenn er im Winter z.B. ein wenig erkältet ist oder ein anderes Wehwehchen hat, bekommt er hauptsächlich das entsprechende Homöopathikum, Wasserstoffperoxid, MMS, einen Zwiebeltee mit Honig, Propolis oder ähnliches, dann ist er schnell wieder fit. Die Masernerkrankung hatte er übrigens auch und ich hatte nie Angst vor diesem Krankheitsbild, denn es wird in der Öffentlichkeit bewusst viel Angst darüber geschürt. Zu Unrecht! Die Masernerkrankung ist wie eine Erkältungskrankheit mit Ausschlag. Wenn dem Kind die nötige Ruhe, Zeit und Zuneigung gewidmet wird, treten keine Komplikationen auf. Problematisch und absolute Behandlungsfehler bei Masern sind Fiebersenker und Antibiotika!!!

Der Verlauf der Masernerkrankung meines Sohnes war wie im Lehrbuch:
Prodromalstadium: 1. Tag: verquollene Augen (sah aus als hätte er geweint). 2. Tag: etwas Fieber (um die 39°C). 3. Tag: sog. Koplikssche Flecken an der Wangenschleimhaut (weiße, kalkspritzerähnliche Läsionen – blieben bis ins Exanthemstadium bestehen)

Exanthemstadium: nach kurzem Fieberabfall, am 4. und 5. Tag: erneuter, höherer Fieberanstieg (er hatte zwischen 40°C und 41°C Fieber). Unter diesem Fieberanstieg kam dann das Masernexanthem hervor: zuerst hellrote, später etwas dunklere, etwa drei bis sechs Millimeter große Flecken, die etwas erhaben, also tastbar waren. Diese Flecken hatte er zuerst hinter den Ohren, dann im Gesicht und sie breiteten sich schließlich über den ganzen Körper nach unten aus. Seine Augen waren ein wenig lichtempfindlich und er hatte Husten *(auch maserntypisch)*. Sein Exanthem verschwand bereits nach genau einem Tag *(kann bis zu drei Tagen dauern)*, das Fieber verschwand nach ungefähr 3 Tagen.

Ich bin mit ihm nicht zum Arzt. Ich habe ihm die nötige Ruhe und Zuneigung gegeben, sowie ein paar entsprechende homöopathische Mittel. Heute würde ich ihm zusätzlich noch hochdosiertes Vitamin A verabreichen. Für gut zwei Wochen habe ich ihn nicht in den Kindergarten. Denn diese Zeit hat er letztendlich benötigt, bis er wieder tip-top fit war. Nach der Masernerkrankung konnten mein Mann und ich einen starken Entwicklungsschub bei ihm wahrnehmen. So viel zu den Masern, dass ich hierzu unbedingt loswerden wollte…

Die erste Frage über Impfungen, die ich mir damals stellte, als bei meinem Sohn Toni allmählich die erste Impfung fällig wurde, war: Welche Substanzen sind in Impfstoffen überhaupt enthalten? Es sind:

Aluminium, Quecksilber, Formaldehyd, Antibotika, Fremderreger, Phenol, Hühnereiweiß, Nanopartikel, Zellen von menschlichen abgetriebenen Föten, Ethanol, uvm.

Und die zweite Frage lautete, bei der ich mir besonders wünsche, dass auch Sie sich einmal - ganz unabhängig von irgendwelchen Studien oder sonstigem Mainstream - Gedanken machen: Benötigt ein Körper zum Leben, all diese Substanzen?

Legen Sie dieses Buch nun beiseite und denken Sie für wenigstens 10 Minuten ganz in Ruhe darüber nach!!! Schalten Sie Radio, Handy und Fernseher aus. Sind all dies essentielle Spurenelemente, die ein Körper für Reife und Wachstum benötigt???

Es gibt KEINE EINZIGE Studie, die aufführt, dass Quecksilber oder Aluminium für unseren Körper gesund ist. Aber es gibt hunderte von Studien, die aufzeigen, dass diese Metalle hochtoxische Nervengifte für unseren Organismus sind![2]

Denken Sie auch darüber nach: 1. Punkt: Quecksilber und Aluminium haben einen sehr starken synergistischen Effekt. Spuren von Quecksilber reichen aus, um die Schädlichkeit von Aluminium um ein Vielfaches zu verstärken.[3]

2. Punkt: Aluminium aus der Nahrungsaufnahme wird zu 99% durch unser Verdauungssystem ausgeschieden. *„Bei der Injektion von Aluminium mittels Impfung ins Muskelgewebe verbleibt rund 60- bis 100-mal mehr Aluminium im Organismus als bei oraler Aufnahme. Sogar wenn man die Alu-Lösung intravenös unmittelbar in den Blutkreislauf verabreicht, wird deutlich weniger Aluminium aufgenommen als bei einer Impfung ins Muskelgewebe."* (Prof. Dr. Gherardi)

Auf derartige Unterschiede scheint von den Gesundheitsbehörden überhaupt nicht eingegangen zu werden. Da scheint es keinerlei Unterschied zu spielen, ob man eine Alu-belastete Laugenbrezel isst oder ob man einem Neugeborenen die aluminiumhaltige Impfung injiziert. Wenn man diese Unterschiede berücksichtigt und den Grenzwert der Lebensmittelbehörden [1mg/kg/KG/Wo] - entsprechend Gherardis Angaben - mit 60 oder 100 multipliziert, kommt man auf eine katastrophale Überschreitung der "tolerierbaren wöchentlichen Aufnahme", die bei einem Milligramm liegt [1mg/kg/KG/Wo]. Und das auch noch in einer hochsensiblen Lebensphase. Babys bekommen bei uns ihre ersten Impfungen üblicherweise im Alter zwischen zwei und drei Monaten.

Des Weiteren befinden sich in einigen Impfstoffdosen, neben Leicht- und Schwermetallen, Zelllinien von abgetriebenen Föten. Bereits im Jahre 1966 extrahierten Wissenschaftler Lungengewebe eines nach 14 Schwangerschaftswochen abgetriebenen Babys und entwickelten aus dieser Gewebeprobe eine Zelllinie, die als MRC-5 bekannt ist. MRC-5 ist in einigen Windpockenimpfstoffen, Hepatitis-A-Impfstoffen und in Kombinationsimpfstoffen. Außerdem erscheint es im Beipackzettel von manchen Impfstoffen gegen Grippe, Polio und Tollwut.

Zwei Jahre zuvor hatte man die Zelllinie RA 27/3 entwickelt. Sie stammt ebenfalls aus den Zellen eines abgetriebenen Kindes und ist heute noch bei der Herstellung von häufig eingesetzten Impfstoffen im Einsatz.

Wenn Sie wissen möchten, ob Ihr Kind mit einem dieser Impfstoffe geimpft wurde oder geimpft werden soll, dann werfen Sie einen Blick auf den Beipackzettel. Dort sehen Sie, ob MRC-5-Zelllinien oder RA-27/3-Zelllinien enthalten sind.

Wie will ein Körper von diesen Substanzen gesund bleiben oder gesund werden??? Zumal sind diese verwendeten Zellen von abgetriebenen Föten unethisch bis zum geht nicht mehr! Aber dies sei nur mal am Rande erwähnt...

Um zu sehen, dass ich hier keinen Mist schreibe, recherchieren Sie bitte selbst nach, was genau in Impfstoffen enthalten ist. Oder noch besser, fordern Sie von Ihrem Arzt einen Beipackzettel der Impfstoffe an. Vermutlich haben Sie solch einen noch NIE von Ihrem Arzt vorgelegt bekommen. Dabei sollte dies das A und O sein, ehe Sie eine Impfung bejaen. Und wenn Sie schon beim Recherchieren sind, so schauen Sie bei der Gelegenheit mal nach, dass der Staat Mississippi die HÖCHSTE Impfrate (fast 100%) aufweist, dort aber die UNGESÜNDESTEN Kinder leben. Na, hoppla – hier läuft doch was schief.[5]

Das Thema Impfungen ist ein riesen Kapitel für sich und ich könnte allein darüber ein weiteres dickes Buch schreiben. (Vielleicht kommt es auch noch). Ich möchte es hier gar nicht zu sehr vertiefen... Viel mehr möchte ich Ihnen hier aufzeigen, was man gegen Asthma tun kann, damit Linderung oder Heilung eintreten kann. Dazu gilt es zu überlegen, was außer den Impfstoffen - bzw. folglich durch die Impfungen – im Körper geschieht und was eine Asthmaerkrankung begünstigt.

In einer Publikation aus dem Jahre 1931 stellte der Asthma-Spezialist Dr. George Bray fest, dass die Magensäure- und Pepsinproduktion bei 80% der 200 asthmakranken Kindern, die untersucht wurden, viel zu mangelhaft war.[6] Genau das hat aber auch zur Folge, dass die Verdauung und Nährstoffaufnahme eingeschränkt wird und Nahrungsmittelallergien entstehen können. Aus diesem Grund verordnete Dr. George Bray seinen Asthma-Kindern eine verdünnte Salzsäurelösung und Pepsin, die sie vor oder während ihrer Mahlzeiten einnehmen sollten. Im Zeitraum von nur drei Monaten führte diese Säureverabreichung dazu, dass die Kinder wieder mehr Appetit hatten, an Gewicht zulegten und ihre Pfeifatmung zurückging. Im weiteren Behandlungsverlauf hörten die Asthmaanfälle vollständig auf.

Ganz interessant wird in diesem Zusammenhang auch der Beipackzettel des magensaftresistenten Medikaments OMEP® Hexal, der unter möglich auftretenden Nebenwirkungen aufführt, dass es bei der Verwendung dieses Medikamentes zu einer

„plötzlich auftretenden pfeifenden Atmung" kommen kann.[7]

Meines Wissens und Verständnisses nach haben Asthmatiker einen Mangel an Magensäure und folglich daraus häufig einen Mangel an Nährstoffen, parasitären Belastungen und bakteriellen Dysbiosen. Klingt aufs erste hart, zeigt aber zugleich den Lösungsweg auf!

Liebe Eltern von asthmageplagten Kindern, es liegt nun in Ihrem Wissen und Ihrem Handeln. Entweder Sie setzen weiterhin Ihre Hoffnung auf entzündungshemmende Corticosteroide und Bronchodilatatoren und bleiben möglicherweise ein Leben lang von diesen Pharmazeutika abhängig oder aber Sie fassen sich ein Herz und fangen damit an, eine natürliche und langfristige Heilung mit nicht schädlichen Mitteln, an der Wurzel des Übels, herbeizuführen.

In der medizinischen Literatur ist der Zusammenhang zwischen Asthma und dem Magen seit über 300 Jahren bekannt. Sir John Floyers schreibt im Jahre 1698 in seiner Abhandlung („A Treatise of the Asthma") über Asthma: „Diese Verdauungsschwäche und der zähe Schleim im Magen sind nicht zu übersehen, sie sind auch von anderen Autoren beobachtet worden."[8]

Was den Magen-Darm-Trakt, neben den Impfungen sehr strapaziert, sind frühzeitige Einnahmen von Antibiotika. Adnan Custovic von der Manchester-University veröffentlichte 2014 mit seinen Kollegen eine Arbeit, die untermauert, dass das Risiko durch die Einnahme von Antibiotika im frühen Lebensalter, das Auftreten von Asthma oder anderen Atemproblemen in den kommenden Jahren, deutlich erhöht.[9]

Verwunderlich erscheint all dies nicht, somal der Magen-Darm-Trakt eines Säuglings/Kleinkindes in etwa drei Jahre benötigt, um sich anständig zu entwickeln. Pfuscht man dauernd mit heftigen Medikamenten dazwischen, werden diese kleinen Kinder empfindsamer für gewisse Erkrankungen.

Auch andere Medikamente, wie Paracetamol, Betablocker, Antidepressiva und Säureblocker, lassen nachweislich das Risiko auf eine asthmatische Erkrankung erheblich erhöhen. Besonders, wenn diese Mittel bereits während der Schwangerschaft eingenommen worden sind.[10]

All diese Medikamente blockieren die Produktion von Magensäure und schädigen die Magenschleimhaut. Auch Quecksilberbelastungen aus Amalgamfüllungen sowie andere toxische Zahnmaterialien reizen die Schleimhaut des Magens. Bei einer zurückgebildeten, spröden Magenschleimhaut - so wie es bei einer atrophischen Gastritis der Fall ist - ist es nicht möglich den Intrinsischen-Faktor herzustellen. Der Intrinsic-Faktor ist allerdings notwendig, damit eine Bindung und spätere Aufnahme von Vitamin B12 im Dünndarm erfolgen kann.

Absolut nicht zu unterschätzen sind auch Kuhmilchprodukte. Bei einigen Kindern setzt die Pfeifatmung besonders dann ein, nachdem sie ein Glas Milch konsumiert haben. Leider lassen uns Gewohnheit, Werbung und Mainstream in dem Glauben, dass vor allem Kinder unbedingt Kuhmilch zum Heranwachsen benötigen. Dabei ist es so, dass Kuhmilch:[11]

- Die Magenschleimhaut stark entzünden kann
- Gastroösophagealen Reflux auslösen kann
- Häufig Allergien und Unverträglichkeiten hervorruft
- Beim Herstellungsprozess, der Pasteurisierung, viele Nährstoffe verliert
- Osteoporose fördert
- Das Krebswachstum fördert

All diese Fakten sind wissenschaftlich belegt, dennoch hat sich der angeblich wichtige, tägliche Milchkonsum in den meisten Köpfen fest verankert.

Die Universität Harvard testete 75.000 Frauen über einen Zeitraum von zwölf Jahren hinsichtlich der Wirkung von Milch auf ihre Knochen. Es zeigte sich, dass Milch die Widerstandsfähigkeit der Knochen **nicht** verbesserte, sondern vielmehr das Risiko für Knochenbrüche erhöhte. Diese Problematik entsteht dadurch, weil der Organismus aufgrund des Milchkonsums übersäuert. Der Körper muss nun die anfallenden Säuren mit Kalzium aus den Knochen neutralisieren – das Resultat sind auf Dauer weiche Knochen.

Verbessern ließ sich die Knochendichte hingegen durch die Aufnahme von Kalzium aus Gemüse. Während die Kalziumaufnahme aus der Milch bei 30 Prozent liegt, zeigt sich, dass die Ausbeute des Minerals aus Brokkoli, Rosenkohl oder Blattsalaten zwischen 40 und 60 Prozent liegt.

Diverse Krebsarten wurden mit dem Konsum von Milchprodukten in Verbindung gebracht. Das Kasein macht die Hauptkomponente im Milcheiweiß aus. Milch hat etwa 3,3 % Eiweiß und 80 % davon sind Kasein, also etwa 2,6 g pro 100 ml oder 6,5 g pro Glas (250 ml). Das Kasein ist jenes Protein, welches bei der Gerinnung von Milch in der gestockten Masse bleibt. Die anderen Proteine gehen in die wässrige Molke über und werden daher als „Molkeproteine" oder „Whey Proteine" bezeichnet. Dies sind vor allem Albumine und Globuline. Kasein bildet somit die Hauptmasse des Käseeiweißes und ist auch jenes Milchprotein, welches die Milchallergie hervorruft und das Krebswachstum anregt.[12]

Ein Land wie Kanada macht sich Gedanken über Milch und tierische Lebensmittel. Die neue Ernährungspyramide Kanadas sieht ziemlich vegan aus. So stehen viel Gemüse, Obst, Vollkorn und pflanzliches Protein, statt tierisches Protein an wichtigster Stelle. Pflanzliche Proteinquellen aus Kichererbsen, Bohnen, Tofu und Nüssen werden als besonders gesund hervorgehoben.[13] Bei der Überarbeitung der aktuellen Ernährungspyramide seien bewusst Studien, die von der Fleisch- und Milchindustrie finanziert wurden, außen vorgelassen worden, so Doktor Hasan Hutchinson, Generaldirektor von Kanadas Gesundheitsministeriums für Ernährungspolitik und -förderung.[14]

Deutlich besser verwertbare Kalziumquellen, im Vergleich zur Milch, liefern Ihnen: Sesamsamen, Chiasamen, Mohn, Mandeln, Grünkohl, Rucola, Brokkoli oder getrocknete Feigen. Zudem gibt es viele leckere Drinks aus Reis, Mandel, Kokos, Hafer, usw. All diese sind wesentlich gesünder, enthalten keine Antibiotikarückstände, krebserregende Proteine und entzündungsauslösende Stoffe.

Asthmatiker haben neben den nervigen Asthmaanfällen meist noch das „Glück" sich zusätzlich mit Heuschnupfen, Nesselausschlägen, Akne, Migräne oder Nahrungsunverträglichkeiten herumzuquälen.

All die Dinge wie Impfungen, Milchkonsum, Antibiotika und andere Medikamente, erzeugen ein verändertes Milieu im Magen-Darm-Trakt. Ein Milieu aus Entzündungen, pathogenen Mikroorganismen und mangelnder Magensäuresekretion. Entzündet sich die Magenschleimhaut, sterben Belegzellen ab. Sterben Belegzellen ab, geht die Sekretion von Salzsäure zurück. Daraufhin kann wiederum nur sehr schwer Pepsin und der intrinsische Faktor gebildet werden. Wir haben also einen Kreislauf aus Entzündungen, niedrigem Magensäurespiegel, geringem Pepsinspiegel und mangelhafter Produktion des intrinsischen Faktors, was wiederum die Proteinverdauung sowie die Aufnahme und Verwertung von Vitamin-B12 erschwert.

Durch Entzündungen und eine fehlende Magensäuresekretion faulen und gären unverdaute Kohlenhydrate und Proteine vor sich hin. Nicht aufgeschlüsselte Proteine landen in den unteren Darmabschnitten und können so häufig Allergien auslösen. Zu alledem ist kein natürliches Desinfektionsbad vorhanden und pathogene Bakterienstämme und Parasiten können nicht nur überleben, sondern sich auch vorzüglich vermehren.

Ich empfehle allen asthmageplagten Kindern und Erwachsenen die Fehlfunktion des Magens-Darm-Traktes zu beseitigen. Und zwar folgendermaßen:

1. Umstellung der Ernährung: Anti-Parasiten-freundlich
Das heißt, eine gesund vegane Ernährung mit viel Gemüse und Salat und möglichst wenig Zucker.
Keine Kuhmilchprodukte. Also kein Milcheis, kein Käse, kein Fleisch, keine Milch.

Bei Asthmatikern lassen sich – neben einem Magensäuremangel - meist spezielle Parasitengattungen nachweisen (Spulwurmlarven, Trichinen, Lamblien).[15] Und was lieben Parasiten besonders? Genau, Milchprodukte. Daher unbedingt darauf verzichten.

Auch jegliche Form von Zucker lieben sie. Obst in geringen Mengen ist in Ordnung, aber ansonsten auf andere künstliche Zuckerarten verzichten.

Eine ausreichend stabile Magensäure wäre nun in der Lage Parasiten abzutöten, doch diese ist bei asthmatischen Patienten ja fast immer mangelhaft.

2. Einnahme von Salzsäure, Pepsin und MSM

Nehmen Sie Salzsäure-Kapseln (HCL-Betain) und Pepsin ein. Durch die Säure im Magen können unsere Nährstoffe erst ausreichend aufgespalten werden. Mithilfe des Enzyms Pepsin werden Proteine des Magens zu Aminosäuren abgebaut. Das sind Aminosäuren wie beispielsweise Tryptophan und Phenylalanin. Aus diesen wiederum können erst unsere wichtigen Botenstoffe wie Serotonin und Dopamin entstehen.

Außerdem: nehmen Sie organischen Schwefel in Form von **MSM** (**M**ethyl-**S**ulfonyl-**M**ethan) zu sich. Schwefelmangel ist weit verbreitet und Schwefelmangel kann folgende Beschwerden/Krankheiten bedeuten: Gelenkbeschwerden, Probleme mit der Leber, Durchblutungsstörungen, Niedergeschlagenheit, Ängste, stumpfes Haar, fahle Haut, grauer Star, brüchige Fingernägel, schlaffes Bindegewebe, usw.

Methyl-Sulfonyl-Methan, kurz MSM genannt, kann den Körper mit dem dringend benötigten Schwefel versorgen!

Menschen mit Pollenallergien (Heuschnupfen), Nahrungsmittelallergien und Allergien gegen Hausstaub oder Tierhaare berichten oft schon nach wenigen Tagen der MSM-Einnahme von einer gravierenden Besserung ihrer allergischen Symptome. Diese Wirkungen konnten inzwischen auch von medizinischer Seite mehrfach bestätigt werden, z.B. von einem amerikanischen Forscherteam, vom GENESIS Center for Integrative Medicine. An dieser Studie nahmen 50 Probanden teil, die 30 Tage lang täglich 2.600 mg MSM verabreicht bekamen. Bereits am siebten Tag hatten sich die typischen Allergiesymptome der oberen Atemwege ganz signifikant verbessert. In der dritten Woche waren auch die Symptome der unteren Atemwege viel besser geworden. Die Patienten spürten darüber hinaus ab der zweiten Woche der MSM-Einnahme eine Zunahme ihres Energielevels.[16]

MSM verbessert überdies allgemein die Magen-Darmfunktion und sorgt für ein gesundes Milieu, so dass sich weder Pilze wie Candida albicans als auch Parasiten nicht so leicht ansiedeln können. Ebenso wird die Säureproduktion im Magen reguliert. MSM verbessert die Durchlässigkeit der Zellmembranen und somit auch den Stoffwechsel: Nährstoffe können somit von den Zellen besser aufgenommen und überschüssige Stoffwechselprodukte und Abfallstoffe besser aus den Zellen herauskatapultiert werden. MSM verstärkt daher auch die Wirkung vieler Vitamine und anderer Nährstoffe. Ein gründlich entschlackter und gut mit Vitalstoffen versorgter Körper weist hohe Energiewerte und ein starkes Immunsystem auf und ist daher besser gegen Krankheiten aller Art gewappnet, auch gegen Asthma und Krebs.

Aufnahme von Vitamin B12

In den späten 1940er Jahren und den frühen 1950er Jahren entdeckte man, dass neben einem normalisierten Magensäurespiegel, eine zusätzliche Aufnahme von Vitamin B12-Injektionen für Asthmatiker sehr wirksam sein können.

Durch die Injektionen umgehen Sie den Magen-Darm-Trakt und das Vitamin B12 kann effektiver vom Körper aufgenommen werden. Sie wissen, wenn Sie es oral aufnehmen und nicht genügend Magensäure zur Verfügung haben, dann haben Sie folglich auch nicht ausreichend Pepsin und keinen oder kaum intrinsischen Faktor zur Verfügung, welcher wiederum notwendig ist, um das Vitamin B12 aufzunehmen.[17]

Die Vitamin B12-Injektionen bitte mit einer geringen Menge Folsäure (Vitamin B9) ergänzen.
Das Vitamin B12 wirkt immer mit Folsäure zusammen und kann ohne diese, einen großen Teil seiner Wirkung, nicht entfalten.

Symptome eines leichten B12-Mangels sind: Ständige Erschöpfung und Müdigkeit, Immunschwäche, Infektanfälligkeit, allgemeine Schwäche, Entzündungen von Mund, Magen und Darm, Kopfschmerzen, eingerissene Mundwinkel, Appetitlosigkeit, Durchfall, Blässe, Stimmungsschwankungen, Antriebsschwäche/Lustlosigkeit, Konzentrationsschwäche, Reizbarkeit, Nervosität.

Symptome eines starken B12-Mangels sind: Blutarmut (Anämie), Kälte, Kribbeln und Taubheit in den Gliedmaßen, Lähmungen, Nervenschmerzen, spastische Störungen, Zuckungen, Muskelschwäche, Muskelzittern, Muskelkrämpfe, Koordinationsstörungen, Gangunsicherheit, gestörte Feinmotorik, Schwindel, Ohnmacht, Sehstörungen, Netzhautschäden, Brennen von Zunge und/oder Mund, Entzündung/Schwellung von Gelenken, Gewichtsverlust, Arteriosklerose, Herzinfarkt, Hirninfarkt, Inkontinenz, Unfruchtbarkeit, schwere Depressionen, Angstzustände, Apathie, Gedächtnisstörungen, starke Verwirrtheit, Demenz, Psychosen, Halluzinationen, Schlafstörungen und Persönlichkeitsstörungen.

Eine italienische Studie aus dem Jahre 1952 zeigt, dass täglich hochdosiertes intravenös verabreichtes Vitamin B12, eine sehr positive Wirkung auf Asthmatiker hat. Zwölf erwachsene Patienten nahmen täglich 30 Milligramm (= 30.000 Mikrogramm) ein. Nach 15 bis 20 Tagen hatte die Pfeifatmung bei zehn von diesen zwölf betroffenen Studienteilnehmern komplett aufgehört.[18]

Aufgrund dieser Studie, sowie vieler weiterer positiver Studien und Arztberichte mit Vitamin B12-Injektionen gegen Asthma, begannen Dr. Lane Lenard und Dr. Jonathan Wright im Jahre 1976, den Eltern von asthmageplagten Kindern, B12-Injektionen zu empfehlen. Je nach Alter und Gewicht entsprach die Tagesdosis des Vitamins zwischen 500 und 3.000 Mikrogramm. Innerhalb von 30 Behandlungstagen hörte bei der Hälfte der Kinder die Pfeifatmung vollständig auf. Bei weiteren 30 Prozent setzte eine starke Verbesserung ein. Meist zeigten sich nach der fünften, bis siebten Injektion, die ersten Besserungen. Sehr gute Resultate wurden mit einem gut aufgefüllten B12-Speicher nach ca. 30 Tagen erreicht.

> Seit den letzten Jahren existieren über 400 wissenschaftliche Artikel, die sich mit dem Zusammenhang zwischen Asthma und der Magensäure auseinandersetzen.[19]

Interessanterweise zeigt sich auch, dass eine der häufigsten Begleiterscheinungen von Asthma eine Refluxkrankheit ist, [20] sowie dass Sodbrennen die Asthmasymptome verstärken kann.[21]

Wie die erfolgreichen Behandlungsergebnisse mit der Einnahme von HCL, Pepsin und Vitamin B12 bestätigen, scheint das Problem, beginnend im Magen, bei einer verminderten Säuresekretion und geschwächten Vitamin B12-Verdauung zu liegen, und NICHT in der Lunge.

Auch sollte hier nicht wieder die Funktion des Nervus vagus außer Acht gelassen werden, der mit seinem Nervengeflecht unter anderem sowohl den Bauch- als auch den Brustraum versorgt. Der Nervus vagus ist unter anderem für die Magenmotorik und die Stimulation der Magensäure zuständig.[22]

Aufnahme von Magnesium, Vitamin B6 und Vitamin C

All diese Präparate sind wichtig zu einer Entgiftung und zur Stärkung unseres Immunsystems. Magnesium schützt u.a. vor Muskelkrämpfen; dies gilt auch für die Bronchialmuskulatur. Der Anteil von Magnesium - sowie auch anderen Mineralstoffen und Vitaminen - den wir mit der Nahrung aufnehmen, ist stark zurückgegangen.

Der US-Mediziner Dr. Al Sears meint: *„Sie müssen heute zehnmal so viel Obst und Gemüse essen, um die gleiche Menge an Vitaminen und Mineralstoffen wie vor 50 Jahren zu bekommen.“*[23]

Neben unreif geernteten Früchten, langen Transportwegen und Lagerzeiten werden die Landwirte durch das kapitalistische System dazu gezwungen, auf Quantität, anstatt auf Qualität zu setzen. Die Böden können sich nicht erholen, verlieren ihre Nährstoffe und werden zusätzlich mit Chemikalien (Düngemittel und Pestiziden) verseucht. Das ist eine Tragödie, die sich nur auf kurzfristiges Denken und Geldgier beschränkt. Aus Gift können wir keine Nährstoffe beziehen!

Ruinieren wir uns obendrauf noch unsere Magen-Darm-Trakte durch Antibiotika oder Säureblocker können wir noch weniger Nährstoffe aufnehmen, als dies sowieso schon der Fall ist.

Vergleichen Sie zwischen einer 1985, 1996 und 2002 erstellten Studie, aus einem Lebensmittellabor, die die Werte in Obst und Gemüse ermittelte:

Mineralien & Vitamine in mg je 100g Lebensmittel	Untersuchte Inhaltsstoffe	Ergebnis 1985	Ergebnis 1996	Ergebnis 2002	Differenz in % 1985 - 1996	Differenz in % 1985 - 2002
Brokkolie	Kalzium	103	33	28	-68	-73
	Folsäure	47	23	18	-52	-62
	Magnesium	24	18	11	-25	-55
Bohnen	Kalzium	56	34	22	-38	-51
	Folsäure	39	34	30	-12	-23
	Magnesium	26	22	18	-15	-31
	Vitamin B6	140	55	32	-61	-77
Kartoffeln	Kalzium	14	4	3	-70	-78
	Magnesium	27	18	14	-33	-48
Karotten	Kalzium	37	31	28	-17	-24
	Magnesium	21	9	6	-57	-75
Spinat	Magnesium	62	19	15	-68	-76
	Vitamin C	51	21	18	-58	-65
Äpfel	Vitamin C	5	1	2	-80	-60
Bananen	Kalzium	8	7	7	-12	-12
	Folsäure	23	3	5	-84	-79
	Magnesium	31	27	24	-13	-23
	Vitamin B6	330	22	18	-92	-95
Erdbeeren	Kalzium	21	18	12	-14	-43
	Vitamin C	60	13	8	-67	-87

Quelle: 1985 Pharmakonzern Geigy (Schweiz). 1996/2002 Lebensmittellabor Karlsruhe/Sanatorium Oberthal

Wie wird Magnesium am Effektivsten vom Körper aufgenommen?

Wird Magnesium transdermal - über die Haut - zugeführt, kann es zu nahezu 100% vom Körper aufgenommen werden. Die orale Magnesiumzufuhr, sei es über die Nahrung oder Ergänzungsmittel, ist zwar nicht schädlich, aber die Speicher werden nur langsam wieder gefüllt. Grund ist, dass Magnesium über den Darm immer nur zum Teil aufgenommen wird. Höhere orale Einnahmen führen zudem oft zu Durchfall. Über die Haut wird dieser Weg umgangen und die Magnesiummenge kann dem Körper vollständig zur Verfügung stehen.

Herkömmlicherweise kommt Magnesium in unserer Ernährung in ionischer Form vor und wird im Magen zu Magnesiumchlorid umgewandelt. Daher verwendet man zur Nahrungsergänzung gleich direkt Magnesiumchlorid. Empfehlen kann ich Ihnen Zechsteiner Magnesium-Flocken, aus dem Zechsteinmeer. Magnesiumchlorid in Form von Flocken weisen die höchste Magnesiumkonzentration auf. 1 g Zechstein Magnesium-Flocken enthalten 120 mg reines Magnesium.

Wenn Sie 300 Gramm Magnesiumchlorid-Flocken mit 1 l Wasser vermischen erhalten Sie ein 30%-iges Magnesiumöl, welches Sie so ganz einfach auf die Haut auftragen können. Um zu **358 mg Magnesium** zu gelangen, sollten Sie 10 ml (= ca. 50 Sprühstöße) auf die Haut sprühen. Am einfachsten ist es, wenn Sie morgens je 25 Sprüher und abends nochmals 25 Sprüher auf ihre Haut verteilen. Lassen Sie die Stellen, auf die Sie das Magnesiumöl aufgetragen haben, eine Zeit lang frei. Es dauert etwa 20 – 25 Minuten bis das Magnesium vollständig vom Körper resorbiert ist. Wenn Sie die Stellen bereits nach 10 – 15 Minuten oder sofort mit Kleidung bedecken, verringert sich die Aufnahme im Körper.

Das sogenannte Magnesiumöl ist eine gesättigte Wasser-Salz-Lösung, die sich ölig anfühlt, ohne jedoch ein Öl zu sein. Bei empfindlicher Haut kann es beim Auftragen zu einem Juckreiz kommen. Meist verschwindet dieser innerhalb von 20 – 25 Minuten, da die Magnesiumionen so lange brauchen, um vom Körper aufgenommen zu werden. Da es keine Rolle spielt, wo Sie Magnesiumöl auftragen, kann es abwechselnd auf unterschiedliche Körperstellen aufgesprüht werden.

Verfügt unser Körper über genügend Magnesium, können auch die Vitamine C und D wesentlich effizienter aufgenommen werden. Die offiziell empfohlene Magnesiumzufuhr liegt bei 300 - 400 mg pro Tag.

Aufnahme von Vitamin D

Asthmageplagten geht es im Winter meist wesentlich schlechter.[24] Der Grund hierfür scheint ein mitunter sehr mangelhafter Vitamin D-Spiegel der kalten und trüben Jahreszeit zu sein. Die Vitamin D-Speicher aus dem Sommer sind nach einigen Wochen aufgebraucht und der Sonnenstand im Winter ist einfach nicht hoch genug, um genügend Vitamin D aufzutanken. Über die Nahrung ist es uns auch nur möglich, geringe Spuren von Vitamin D aufzunehmen. Eine regelmäßige Substitution von Vitamin D im Winter, kann diesen Spiegel jedoch aufrechterhalten.

Da das Vitamin D ein fettlösliches Vitamin ist, sollte es mit etwas Öl eingenommen werden. Ich nehme es immer dann ein, wenn ich einen öligen Salat esse. Verstärkt wird die Aufnahmefunktion von Vitamin D, wenn Sie es zusätzlich mit Vitamin K2 ergänzen.

13. Kapitel

Jede Krankheit basiert auf einem Mangel an Energie.

Welche Mittel stehen uns zur Verfügung, die unserem Körper Energie spenden, und warum Chlordioxid gesünder und effektiver ist als jedes existierende Antibiotikum.

Jede Krankheit basiert auf einem Mangel an Energie!

Die Wissenschaft wird immer komplizierter, wodurch sie sich häufig immer weiter in Details verliert, ohne dabei die Basisgrundlagen ihrer Aussagen beweiskräftig zu demonstrieren. Die Fundamente, auf die eine Wissenschaft aufbaut, müssen der Logik nach jedoch immer einfach sein. Wenn niemand bestimmte Konzepte hinterfragt, die in nicht bewiesenen Theorien verankert sind, stellen sie eine falsche Grundlage dar, die danach zu vielen weiteren darauf aufbauenden Ideen führt.

In sämtlichen Fachberufen gibt es viele Experten, von denen einige nicht einmal das Grundlegendste erklären können. Unter Physikern z.B.: was ist Schwerkraft oder wie funktioniert ein Magnet? In der Medizin sieht es nicht anders aus. Im „Pschyrembel", dem medizinischen Nachschlagewerk für medizinische Fachbegriffe und Krankheiten, sowie im offiziellen Buch der Krankheiten, dem „Merck Manual", steht bei der Mehrheit aller chronischen Erkrankungen: „unbekannter Ursprung".

Was macht die Medizin? Sollte Sie nicht hinterfragen und wissen, dass der kleinste gemeinsame Nenner aller Krankheiten ein Energiemangel ist, der ein Ungleichgewicht im Körper hervorruft! Dieser Energiemangel zeigt sich nicht nur auf biophysischer Ebene, sondern auch auf psychologischer Ebene.

Damit ein Körper gesund sein kann, benötigt er eine ausgeglichene Grundlage. Die Heilungsfähigkeit unseres Organismus hängt von unserem inneren Milieu ab. Das stellten vor vielen Jahren bereits Otto Warburg, Luis Pasteur und Claude Bernard fest.

Sauerstoff als Energielieferant

Durch zu viel ungesundes Essen, Giftstoffe im Körper, Traumata (sowohl psychisch als auch physisch bedingt) hat der Körper zum einen nicht genügend Sauerstoff für unsere Zellen parat, die diese für Leistung benötigen und zum anderen können sich Bakterien, Pilze, Viren und Parasiten schneller vermehren, als dass sie unser Immunsystem durch den sogenannten Phagozytose-Prozess verschlingen kann. Somit kann man sagen, dass bei jedem Infekt, egal ob viral oder bakteriell, ein Wettlauf gegen die Zeit stattfindet.

Ein Trauma, egal ob es mental oder körperlich ist, nimmt viel Energie in Anspruch. Der Körper muss hierbei einen enormen Energieverlust hinnehmen und diesen ausgleichen. Diese Energie fehlt dann wiederum in einem anderen körperlichen Bereich. Dieser wird geschwächt und es kommt leichter zu Krankheiten.

Hat eine Person beispielsweise häufig Wutattacken, erkrankt dieser Mensch schnell an Leberproblemen, denn zwischen unseren Emotionen und unseren unterschiedlichsten Organen existieren direkte Zusammenhänge. Daher ist es bei vielen Krankheiten auch von großer Bedeutung psychische Traumata zu beseitigen, damit der Körper seine körperlichen und psychischen Blockaden überwinden kann, um vollständig heilen zu können.

In dem Ort, wo ein Energiemangel herrscht, können sich jetzt ungeschützt Krankheitserreger einnisten und Toxine/Säure produzieren. Ein Mangel an Sauerstoff begünstigt auch gleichzeitig die Gärung, welche wiederum mehr Säure herstellt und das Wachstum von Krankheitserregern noch mehr beschleunigen lässt.

Krankheitserreger benötigen mehr Körperenergie. Parasiten, pathogene Bakterien oder Pilze an sich sind nicht das Problem, jedoch ihre sauren, metabolischen Stoffwechselgifte, die sie im System ausschütten. Somit verschlimmert sich die Situation allmählich bis sich ein chronisches oder heftiges Krankheitsbild entwickelt.

Jede akute und chronische Erkrankung – sei diese nicht gerade orthopädisch unfallbedingt – entsteht immer aufgrund eines Energiemangels: Der Körper übersäuert → es enteht ein Sauerstoffmangel → Krankheitserreger breiten sich aus → der Energiehaushalt sinkt → wir werden krank.

Die Mikrobe ist nichts – das Milieu ist alles!

Wenn der Mensch als Ganzes aus Körper, Geist und Seele intakt und harmonisch ist, er sein wahres ICH auslebt, positive Gedanken hat, sich naturgemäß ernährt, genügend gutes Wasser zu sich nimmt und auf ausreichend Bewegung, Schlaf und Sonnenlicht achtet, dann wird auch sein ÖKO-System, sein Milieu, in Ordnung sein.

Um all diese Dinge wird sich jedoch keiner Ihrer Ärzte oder Therapeuten kümmern können. Sie selbst müssen die Verantwortung für diese Dinge übernehmen. Ihr Körper wird dann von einem starken, schlagkräftigen Immunsystem profitieren. Alle daran teilhabenden Mikroorganismen, Zellen und Organe werden es krankmachenden Bakterien und anderen Pathogenen nicht leicht machen, sich im menschlichen Körper zu entfachen und diesen schließlich lahmzulegen.

Hierzu ein gutes Beispiel, warum in erster Linie nicht die Mikrobe an Krankheiten schuld ist, sondern unser Milieu:
Wim Hof ist ein Mann, der über 20 Weltrekorde im Ausdauern extremer Temperaturen hält. Unter anderen hält er den Rekord im längsten Eisbaden (80 Minuten!). Er ist einen Marathon, sowohl barfüßig bei -20° C über dem Polarkreis, als auch in der Namib-Wüste bei heißen 50° C, ohne Essen und Trinken gelaufen.

Außerdem konnte er unter wissenschaftlichen Bedingungen beweisen, dass er sein Immunsystem bewusst regulieren kann. Bei einer Studie wurde Wim Hof das Endotoxin E. coli injiziert, welches normalerweise zu starken Grippesymptomen wie Husten, Fieber, Schüttelfrost, Erbrechen und Kopfschmerzen führt. Im Vergleich zu den vorherigen Testpersonen (240 Personen), die alle Krankheitssymptome entwickelten, schaffte es Wim Hof, innerhalb kurzer Zeit, den Krankheitsverlauf zu unterbrechen.

Als die Ärzte ihn für einen Ausnahmefall hielten schlug Wim vor, eine erneute Studie durchzuführen. Es nahmen daran 12 normale Personen und 12 Personen, die von ihm trainiert wurden, teil. Allen 24 Personen wurden die Krankheitserreger injiziert. Die zwölf „normalen" Personen wiesen allesamt die typischen Krankheitssymptome auf, während die trainierten Testpersonen alle in der Lage waren die Krankheitsreaktion zu unterbinden.

Wie war dies möglich?
Wims´ Training setzt sich neben der Zufuhr von Kälter aus einer speziellen Atemtechnik zusammen, wobei die Körperzellen und das Blut eine enorme Sauerstoffzufuhr erhalten und dadurch einen sehr positiven Effekt auf den Körper haben.[1] Wim hat bewiesen, dass der Mensch in der Lage ist, mit seiner speziellen sauerstoffsättigenden Atemmethode,

krankmachende Keime zunichte zu machen. Die Mikrobe ist eben nichts, das Terrain alles!

Die konventionell behandelnde Medizin richtet sich jedoch meist nach diesem Schema: „die Mikrobe ist an allem Schuld und muss daher vernichtet werden!" Wir wissen, dass die Ursache nicht das Symptom darstellt und dennoch wird danach therapiert. Kopfschmerzen = Kopfschmerztabletten, Verstopfung = Abführmittel, Sodbrennen = säurepuffernde Mittel, Gelenkschmerzen = Antirheumatika, Akne = Cortisonsalben, Tumor = Tumorentfernung, usw.

Stellen Sie sich einen traumhaft schönen Badesee vor, in dem das Wasser so klar ist, dass man weit nach unten schauen kann. Sie sehen auf diesem See, Enten und Seerosen, und abends hören sie Frösche und Kröten darauf quaken. Wenn Sie in dem See schwimmen ist das Wasser auf ihrer Haut angenehm und weich. So schön, so gut. Eines Tages jedoch siedeln Menschen in der Nähe dieses Badesees. Bequemerweise werden deren Toiletten-, Spül- und Waschmaschinenabfälle in den Badesee geleitet. Irgendwann kommen noch Geschäfte und Industrien hinzu, mit samt deren Abwässer. Alles sickert in den See.

Der Badesee war einst ein wunderschöner, gepflegter See. Sein ganzes ökologisches System war in Ordnung. Billiarden von Mikroorgansimen sorgten für ein biologisches Gleichgewicht und somit für sauberes Wasser.
Seit der See mit Haus- und Industrieabfällen überschwemmt wurde, stinkt der See, ist überfüllt mit Algen und toten Fischen. Seerosen und quakende Frösche gibt es auch nicht mehr. Die Mikrobiologie des Sees wurde durch Fremdstoffe aus dem Gleichgewicht gebracht. Daraufhin haben sich bakterielle Fäulnis- und Gärerreger im Milieu ausgebreitet.

Untersuchungen werden vorgenommen, wobei festgestellt wird, dass die Algen vernichtet werden müssen, weil sie an allem Schuld tragen. (Sie erinnern sich an das schulmedizinische, symptomatische-ursachen-Denken: die Mikrobe ist an allem Schuld und muss daher vernichtet werden. Werden z.B. Krebserreger gefunden, werden etappenweise hochtoxische Zytostatika in ihren bereits sowieso schon übersäuerten Körper hineingepumpt.) Ha, der Schuldige ist gefunden! Literweise Algenvernichter werden nun in den See gekippt, doch die Algen kommen immer wieder zurück, weil sie sich genau unter solchen schmutzigen Bedingungen wohlfühlen.

Ich hoffe mit diesem Beispiel verdeutlicht zu haben, dass ein Badesee und auch WIR nur dauerhaft gesunden können, wenn unser Milieu wieder ordnungsgemäß hergestellt ist. Mit unserem Milieu meine ich alle Teile, die sich daraus Zusammensetzen: das Stoffwechselsystem, das Immunsystem, das Verdauungssystem, unsere Ernährung, unsere Psyche und unsere Lebensführung. Unser Körper ist ein in sich geschlossenes System und weitaus mehr als die Summe seiner Einzelteile.

Ist das ökologische System des Menschen gestört, haben Würmer, Pilze und pathogene Bakterien leichtes Spiel, um das Gleichgewicht im Organismus durcheinander zu bringen und uns krank zu machen. Denn all diese pathogenen Mikroorganismen fühlen sich genau unter solch sauren, sauerstoffarmen Lebensumständen pudelwohl.

Wie ist es möglich, die fehlende Energie zurückzugewinnen?

Zuallererst muss der wahre Ursprung der Krankheit gefunden werden. Sonst ist jegliche Therapie nutzlos oder nicht von langer Genesungsdauer. Haben Sie beispielsweise Amalgamfüllungen (also Quecksilber) intus und entgiften sich, aber entfernen diese Plomben nicht, dann drehen Sie sich wie in einem Hamsterrad. Es ist ein Fass ohne Boden, verschwendete Zeit und verschwendetes Geld, dass Sie in eine Entgiftung stecken.

Haben Sie einen Job, der Sie so richtig ankotzt, dann müssen Sie hier zu neuen Wegen bereit sein. Viele Menschen, die Ihren Job nicht mögen, erleiden am frühen Morgen, während sie sich für die Arbeit fertigmachen, einen Herzinfarkt. Sie müssen sich zu etwas zwingen, was sie selbst nicht sind und nicht machen wollen. Tun Sie nicht Dinge, die Ihrem innersten nicht entsprechen. Tun Sie das, was Sie lieben und wirklich von Herzen machen wollen. Auch wenn Sie Angst haben dabei zu versagen, weil Sie sich nicht gut genug dafür finden. Bitte tun Sie es! Vollbringen Sie Leistung aus Leidenschaft; Sie werden mit Ihren Aufgaben wachsen. Noch keiner konnte binnen kurzer Zeit alles. Wachsen Sie Stück für Stück mit Aufgaben und Herausforderungen. Und wenn Sie etwas wirklich wollen – Ihr primäres ausleben, dann wird das Glück und der Erfolg von ganz allein, sekundär hinzukommen.

Wenn Sie acht Stunden mit Freude an etwas arbeiten, werden Sie mehr Energie übrighaben, als wenn Sie über drei Stunden etwas tun, was nicht Ihrem inneren Wunsch entspricht. Denn das wird Ihnen Energie ohne Ende kosten und Sie letztendlich krankmachen. Das gilt nicht nur für die Arbeit, sondern auch z.B. für Ihre zwischenmenschlichen Beziehungen und Beziehung zu Ihrem Partner oder Ehemann. Wenn Ihnen z.B. ihre nervige Schwiegermutter Energie ohne Ende raubt, dann gehen Sie ihr aus dem Weg. Sie braucht Sie vielleicht, aber Sie sind nicht auf Sie angewiesen. Verharren Sie nicht in einer Ehe, die Sie fix und alle macht, nur aufgrund der Kinder oder aus Angst, dass man über Sie spottet. Tun Sie das, was Ihnen Gut tut und pfeiffen Sie darauf, was andere über Sie reden. Sie werden es sowieso nie allen recht machen können. Erst wenn Sie mit sich zufrieden und gesund sind, können Sie für andere Menschen da sein.

Um den Energiehaushalt in unserem Körper zu steigern, ist es außerdem notwendig jegliche Giftstoffe zu vermeiden. Gifte, wie Rauchen, Alkohol, Drogen, Impfungen, unangemessene, industriell hergestellte Nahrung, die aus Farb- und Schadstoffen besteht, übersäuern Ihren Organismus und entziehen Ihnen somit eine Menge Energie.

Ist ein Körper erkrankt, muss die Leistung der Verbrennung gesteigert werden, damit wir mehr Energie erlangen. Zur Verbrennung benötigen wir neben dem richtigen Brennmaterial (einer guten Ernährung) auch genügend Sauerstoff, der unsere tägliche Lebensgrundlage bildet. Ohne Sauerstoff ist keine Verbrennung möglich. Gleichzeitig benötigen wir ihn dafür, um unseren Säure-Basen-Haushalt im Gleichgewicht zu halten, der für ein optimales Funktionieren enorm wichtig ist. Der lebensnotwendige Sauerstoff wird von den roten Blutkörperchen (Erythrozyten) in unserem Blut transportiert und kommt aus der Entstehung von Wasser (Wasserstoff + Sauerstoff).

Durch intensive Atemübungen wie sie Wim Hof betreibt und den Körper dadurch stark mit Sauerstoff sättigt, ist es möglich, dem Körper ein gutes Milieu zu präsentieren. Aber auch durch Mittel wie Chlordioxid. Chlordioxid, was vereinfacht gesagt nur Salzione und Sauerstoff ist, ist unter anderem eine Substanz, die dazu fähig ist, den Körper mit Sauerstoff anzureichern.

Chlordioxid als leistungsfähiges Oxidationsmittel im Kampf gegen pathogene Bakterien, Viren, Pilze und Parasiten!

Chlordioxid versorgt den Körper mit Sauerstoff. Genau wie die roten Blutkörperchen ist diese Substanz in der Lage, Sauerstoff zu speichern und zu transportieren, und genau wie das Blut setzt es diesen im säuerlichsten Bereich frei. Dies geschieht durch die Reaktion, wenn sich das Chlordioxid-Molekül auflöst und als Oxidationsvorgang zu Salz und Sauerstoff auflöst. Dieser Zerfall setzt elektrochemische Energie frei und beseitigt gleichzeitig säuerliche Erreger aus unserem Körper, indem diese zu alkalischer „Asche" verändert werden.

Das Chlordioxid ist durch seine Zusammensetzung höchst wasserlöslich und löst sich somit stärker als das eigene Blut auf, welches schwerer ist. Diese Löslichkeit ermöglicht eine optimale Sauerstoffversorgung von Teilen des Körpers, die normalerweise nicht versorgt werden, wie beispielsweise Knorpel, Amnionflüssigkeiten (Fruchtwasser) und Schleimhäute.[2]

Wenn Sie in irgendwelchen Artikeln aus dem World-Wide-Web oder Zeitschriften lesen können, Chlordioxid sei „ein aggressives, gefährliches Desinfektionsmittel", so ist dies absoluter Bullshit. Menschen, die so über Chlordioxid schreiben, haben anscheinend selbst noch nie MMS eingenommen, geschweige denn überhaupt selbst einmal angefertigt.

Im Internet kann man z.B. lesen, dass Chlordioxid ein giftiges Gas und ein Oxidationsmittel sei, welches zur Bleiche von Textilien und Papier eingesetzt wird. Wenn man sich diese allerdings im Detail anschaut, kann man feststellen, dass die Mengen an Chlordioxid, die zur Papierbleiche eingesetzt werden, in keinem Verhältnis zu den beschriebenen Mengen stehen, die für eine medizinische Anwendung empfohlen werden. Für die Bleiche von Papier und Seide wird hochkonzentriertes Chlordioxid zusammen mit Methanol verwendet. Die verwendete Konzentration beträgt: 11 Gramm pro Liter (!), zusammen mit 138 Gramm Natriumchlorat ($NaClO^3$), welches ein wesentlich aggressiveres, schädlicheres Oxidationsmittel ist. Das ergibt insgesamt 149 Gramm pro

Liter! Die zu medizinischen Zwecken übliche Konzentration ist nicht mehr als 0,0025 Gramm und die höchste beschriebene Dosis zur Behandlung von Malaria beträgt 0,0225 Gramm.

Wenn man über Chlordioxid als Industrie-Bleichmittel spricht, geht es also um eine Lösung, die 59.600-mal konzentrierter ist![3] Des Weiteren hat diese Lösung in den meisten Fällen durch die Beigabe von Chlorat eine wesentlich stärkere chemische Zusammensetzung. Somit muss man sich darüber klar sein, dass sich diese falschen Behauptungen nur als polemische Schlagzeilen in den unprofessionellen Sensationsmedien aufhalten, jedoch weit entfernt von der Realität einer medizinischen Anwendung sind.

Paradoxerweise wird Chlordioxid in Deutschland zu jeder Trinkwasserreinigung benutzt! Auch in vielen Medikamenten wird Chlordioxid beigefügt. Viele Patente sind seit Jahren auf Basis von Chlordioxid angemeldet. Dennoch wird häufig verlautet es gäbe keine anerkannten Studien zu Chlordioxid. Wie sollen diese Produkte ohne entsprechend positive Studien patentiert und zugelassen worden sein?[4]

An dieser Stelle sollte das Medikament SOLUMIUM®-Lösung hervorgehoben werden. Es enthält 0,12 % Chlordioxid und 99,88 % Wasser. Der Hersteller dieses Medikaments, welches auch in Deutschland zur Anwendung kommt, gibt als Anwendungsgebiet folgendes an:
"Solumium (Chlordioxid) ist eines der wirksamsten Desinfektionsmittel überhaupt. Es tötet alle Erreger wie Bakterien, Pilze und Viren, und dass alles ohne Schädigung, es gibt keine bekannten Nebenwirkungen."

Die Einsatzgebiete von SOLUMIUM® werden wie folgt klassifiziert: Krebswunden, Herpes, Hautverletzungen, offene Wunden, Blasenentzündung, Hautinfektionen, Pilzinfektionen der Haut, Halsschmerzen, MRSA (!), Zahnfleischentzündungen, Parodontose, Mundgeruch, Zahnschmerzen, Wurzelbehandlungen, Oralchirurgie, ansteckende Krankheiten im Mund, verstopfte Nase, Mandelentzündung, Juckreiz, Gerstenkörner, vaginale und rektale Einläufe.

SOLUMIUM® gewann zudem im Jahre 2015 den GRAN-Preis, eine hohe Auszeichnung der Schwedischen Handelskammer, ausgezeichnet an der schwedischen Board of Trade. Ein Auszug aus der Pressemitteilung, wie sie die Botschaft von Schweden hierzu veröffentlichte: *"Dr. Zoltán Noszticzius und seine Anwendung mit Solumium wurde als Gewinner des 2015 interdisziplinären Innovationspreises bekannt gegeben. Solumium ist ein sehr effektives, umwelt- und menschenfreundliches Desinfektionsmittel auf Basis hoher Reinheit von Chlordioxid. Wir gratulieren Professor Noszticzius für den Empfang des Gran-Preises. Der Board of Trade Preis hat zum Ziel, die allgemeine Lebensqualität der Menschen zu verbessern. Prof. Dr. Zoltán Noszticzius, mit dem Polanyi-Preis ausgezeichneter Professor, Professor und Doktor der chemischen Wissenschaften, gewann dieses Jahr den "Gran Price", für das Präparat **"Solumium", das hocheffiziente und umweltfreundliche Desinfektionsmittel, welches helfen kann, das globale Problem der Antibiotikaresistenz zu lösen.***"[5]*

Zumindest Schweden hat den hohen medizinischen Wert von Chlordioxid (CDS) erkannt und sieht darin die Lösung des globalen Problems der Antibiotikaresistenz.

Es sei darauf hingewiesen, dass Chlordioxid zwar in ungebundener Form als Gas giftig ist. Pur wird es jedoch zu einer medizinischen Behandlung NIE empfohlen und auch NIE verwendet. Während des Herstellungsverfahrens wird das Chlordioxid immer mit Wasser verdünnt – in dieser Form ist es nicht schädlich.

Chlor und Chlordioxid ist nicht das Gleiche!
Obwohl der Name Chlordioxid (ClO2) Chlor beinhaltet, ist die Chemie des Chlordioxids ganz anders zu der des Chlors. Ein einziges Atom reicht nun mal aus, um alles zu verändern. Der Unterschied zwischen Chlor und Chlordioxid entstammt ihrer ungleichartigen chemischen Struktur und sie ist es auch, die verantwortlich für deren chemisches Verhalten ist.

Haushalts-Bleiche, Chlorbleiche, Schwimmbadchlorierung sind schädlich und etwas ganz anderes als MMS/Chlordioxid!

Seit über fünf Jahren verwende ich für mich und meine Familie regelmäßig Chlordioxid. Es ist bei der richtigen Dosierung und Anwendung ein absolut sicheres und hocheffektives Mittel. Das Mittel wird NIE pur getrunken, sondern immer mit Wasser verdünnt.

Immer mehr selbstverantwortliche Anwender kurieren ihre Leiden mithilfe von Chlordioxid aus und geben ihre guten Erfahrungen weiter. Auch das US-Militär hat MMS für sich entdeckt und bestätigt dessen breite Wirksamkeit bei allerlei Krankheitserregern. Jeder gute Chemiker wird Ihnen bestätigen können, dass Chlordioxid ein harmloses Mittel ist, dass sich im Körper zu Wasser, Sauerstoff und winzigen Mengen Salz zersetzt. Und wer es einmal genommen hat, der möchte es nicht mehr missen.

Chlordioxid führt im Körper zu einem Oxidationsprozess. Chlordioxid ist ein starker Elektronenräuber, der allen pathogenen Viren oder Giftstoffen fünf Elektronen entzieht. Einen solch heftigen Oxidationsprozess überstehen die pathogenen Keime nicht und zerfallen. Auch Schwermetallbelastungen des Körpers können auf diese Weise durch Oxidation beseitigt werden. Das Chlordioxid-Molekül (ClO_2) zerfällt durch die im Körper stattfindende chemische Reaktion: Der daraus freigesetzte Sauerstoff (O_2) verbindet sich entweder mit Wasserstoff (H_2) zu Wasser (H_2O) oder mit Kohlenstoff (C) zu Kohlendioxid (CO_2). Das nun ladungsneutrale Chlor-Ion verbindet sich mit Natrium zu ganz gewöhnlichem Speisesalz (NaCl).

So werden aus einem aggressiven Chlordioxid Oxidationsmolekül, in unserem Körper, drei vollkommen harmlose Grundsubstanzen gebildet, während schädliche Mikroben diese chemische Umwandlung nicht überleben.

Bemerkenswert ist, dass sich unter dem Dunkelfeldmikroskop zeigt, dass die Wirkung von MMS offenbar belebend wirkt. In einem belasteten Blutbild zeichnen sich die Oberflächen der roten Blutkörperchen deutlich schlechter ab. Oft sind diese miteinander verklebt („Geldrollen"-Phänomen), was auf Übersäuerung und einen Mangel an Wasser und Mineralstoffen hinweist. Kurz nach der Einnahme von Chlordioxid zeigt sich, dass die Erythrozyten weniger verklumpen und – was noch viel wichtiger ist – die weißen Blutzellen des Immunsystems positiver agieren können.[6]

Chlordioxid eliminiert folgende pathogene Keime, auch die gegen fast alle Antibiotika resistenten Bakterien Acinetobacter baumannii und Staphylococcus aureus:

Adenovirus, Aspergillus flavus, Bacillus circulans, Bacillus subtilis, Campylobacter jejuni, Candida albicans, Clostridium difficile, Clostridium sporogenes, Corynebacterium, E. coli, Enterococcus faecalis, Arten der Gattung Flavobacteriun, Arten der Gattung Scopulariopsis, Staphylococcus aureus, Staphylococcus epidermidis, Fusarium, Hafnia alvei (Enterobacter hafniae), Iridovirus, Klebsiella pneumoniae, Enteroviren (z.B. Echovirus), Aspergillus niger, Bacillus cereus, Bacillus megaterium, Candida, Clostridium perfringens, Coliforme Bakterien, Culex quinquefasciatus (Mücke), Enterobacter cloacae, Streptococcus faecalis, Streptococcus pyogenes (A-Streptokokken), Fonsecaea pedrosoi, Fusobacterium nucleatum, Influenza/Virusgrippe, Microccocus luteus, H5N1, Mucor, Mycobacterium kansasii, Mycobacterium tuberculosis, felines Parvovirus, Togaviridae (Togviren), Proteus vulgaris, Pseudomonas Spezies, Salmonella gallinarum, Salmonella typhimurium/enterica, Trichophyton mentagrophytes, Trichophyton rubrum, Vacciniavirus (VACV), Coxsackie-Virus, Yersinia enterocolitica, Mycobacterium smegmatis, Mycoplasma pneumoniae, Poliovirus, Pseudomona, Pseudomona aeruginosa, Salmonellen, Salmonella enterica, Salmonella typhi, Vibrio cholerae, Paramyxovirus (Newcastle-Krankheit), Vesicular Stomatitis Virus (VSV), Blauzungenvirus, Herpes-simplex-Virus Typ 1 (HSV-1), Herpes-simplex-Virus Typ 2 (HSV-2), Parainfluenzaviren, Mouse Hepatitis Virus, Mouse Parvovirus.

Im Gegensatz zu Antibiotika tötet Chlordioxid nicht nur pathogene Bakterien, sondern auch Viren, Pilze, Parasiten und Biofilme ab. Auch Ebola und Malaria!

Es gibt weltweit ca. zehntausende dokumentierte Fälle von Menschen, die als „unheilbar" galten, sich daraufhin selbst mit Chlordioxid therapierten und schließlich wieder gesund wurden. Darunter: Arthrose, Autismus, Eppstein-Barr-Virus, verschiedene Krebsarten, Borreliose, Fibromyalgie, Herpes, Hepatitis, Malaria, Multiple Sklerose, Morbus Crohn, HIV, Schuppenflechte, Staphylokokken-Infektionen, Pilzerkrankungen, Verbrennungen, Zysten, uvm.

In Uganda wurde vom WRC (Water Reference Center) des internationalen Roten Kreuzes am 12.12.2012 eine Studie mit MMS zur Bekämfpung der Malariakrankheit durchgeführt. 154 Menschen waren mit Malaria infiziert. 143 Personen waren nach nur einer Dosis und die restlichen 11 nach einer zweiten Dosis geheilt.[7]

Anstatt eine riesengroße jubelnde Welle die Zeitungen und Medienlandschaften mit dieser positiven Nachricht überrollte, wurde von außen, massiver negativer Druck ausgeübt. *Unter anderem von Klaus Proseman, Direktor des WRC, Zweigstelle des Roten Kreuzes.* Videobeweise zur Studie sollten vernichtet werden, Ärzten des Roten Kreuzes wurde gedroht ihren Job zu verlieren, wenn Sie sich positiv zu dieser Studie outeten, u.v.m. Auch der Verleger meines Buches, Leo Koehof, der bei dieser Studie mit vor Ort war, wurde stark unter Druck gesetzt, sämtliches Beweismaterial dazu zu vernichten bzw. nicht zu veröffentlichen. Es ist unglaublich was in dieser Welt abgeht!

Malaria ist ein weltweites Problem, das mehr als hundert Länder betrifft. Jedes Jahr erkranken zwischen 300 und 500 Millionen Menschen an Malaria und jährlich sterben ungefähr 3 Millionen Menschen daran. Am häufigsten davon betroffen sind Kinder! Zirka 2.000 Kinder sterben pro Tag auf der ganzen Welt an dieser Krankheit. Malaria tötet JEDES JAHR in etwa so viele Menschen wie AIDS in den letzten 15 Jahren.[8]

All das müsste nicht sein! Doch selbst wenn Malaria mit nur einer einzigen Dosis MMS geheilt werden kann, es interessiert NIEMANDEN in den großen Pharmakonzernen. Diese erfreuliche Tatsache ist ihnen zuwider, denn ein paar Tropfen MMS sind im Gegensatz zu anderen Medikamenten für wenige Cent zu erwerben. Es lässt sich kein großes Geschäft daraus machen.

Wie mische ich mir mein eigenes Chlordioxid (MMS) zusammen?

Wer keine fertig abgemischte Chlordioxidlösung (CDL/CDS) kaufen möchte und zur kostengünstigeren Variante greifen will, der kann sich sein MMS problemlos selbst herstellen. Dazu benötigt man Natriumchlorit und einen Aktivator. Als Aktivator eignen sich am besten Salzsäure, Weinsteinsäure oder Milchsäure. Ich persönlich benutze eine 25%-ige Natriumchlorit-Lösung und zum Aktivieren eine 4%-ige Salzsäure-Lösung. Salzsäure scheint mir am bekömmlichsten.

So wird die Natriumchloritlösung mit einer Säure zu Chlordioxid/MMS aktiviert:

Aktivator	Mischungsverhältnis	Aktivierungszeit
Weinsteinsäure 50%, L(+)-Milchsäure 21% oder 4%ige Salzsäure	1:1	30 Sekunden

Die Mittel bitte unzugänglich für Kinder aufbewahren und vor Sonneneinstrahlung schützen.

Anwendung: Sie brauchen ein sauberes, trockenes Glas, einen Porzellan- oder einen Kunststoffbecher, kein Metallgefäß! Durch das Metall geht ansonsten ein Teil der Oxidationskraft unnütz verloren.

Man gebe 1 Tropfen 25%-ige-Natriumchlorit-Lösung und 1 Tropfen des entsprechenden Aktivators in ein Glas. Sobald Sie die Tropfen ins Glas gegeben haben, schwenken Sie das Glas etwas, warten die Aktivierungszeit von ca. 30 Sekunden ab. (Die aktivierte Lösung weist eine goldbraune Farbe auf.) Fügen Sie dann noch 150 - 300ml Wasser hinzu.

Durch das rechtzeitige Hinzufügen von Wasser wird das Chlordioxid im Wasser gelöst und kann nun noch bis zu vier Tage genutzt werden, wenn die Lösung kühl, dunkel und verschlossen aufbewahrt wird.

Ein Beispiel: 1 Tropfen Natriumchlorit (25%) + 1 Tropfen Salzsäure (4%) → Glas leicht schwenken → 30 Sekunden warten → 150 – 300 ml Wasser hinzugeben → trinken!

Beachte: Vitamin C reagiert mit Chlordioxid und hebt die Wirkung von MMS auf. Deswegen sollten Vitamin-C-Tabletten, Infusionen oder liposomales Vitamin C bis **vier Stunden vor** oder **nach der MMS-Anwendung** eingenommen werden. Wenn Ihnen das MMS zu widerwärtig schmeckt können Sie dennoch Säfte (ohne Vitamin-C-Zusätze), wie z. B. Apfelsaft, Kirschsaft, Traubensaft, Ananassaft mit in das MMS-Wasser geben. Auch wenn diese Säfte Vitamin C enthalten, ist diese Menge zu gering, so dass keine relevanten Wirkverluste festgestellt werden konnten. Oft reicht schon ein kleiner Schluck Saft aus, um den MMS-Geschmack zu neutralisieren.

Einnahmezeit und Dosierung von MMS:

Am besten starten Sie mit nur einem Tropfen MMS (mit Wasser verdünnt) und steigern die Tropfenanzahl allmählich Stück für Stück. Aber nur so weit, so dass Sie sich dabei gut fühlen.

Die günstigste Einnahmezeit liegt bei den meisten Anwendern etwa 50 bis 60 Minuten nach dem Essen, besonders bei Menschen mit einem empfindlichen Magen. Auf nüchternen Magen wirkt es intensiver.

Mögliche Nebenwirkungen:

Übelkeit, Kopfschmerzen, Bauchschmerzen oder Durchfall sind ein Zeichen dafür, dass Chlordioxid mehr Erreger abtötet, als abgebaut werden können. In diesem Fall sollten Sie die Einnahme für einen Tag stoppen und die Einnahmedosis am nächsten Tag um je 2 Tropfen reduzieren.

Damit die Gifte schneller ausgeschieden werden können, sollten Sie besonders viel trinken. Außerdem sind Einläufe äußerst hilfreich, damit die abgesonderten Gifte den Körper schnellstmöglich verlassen können. Da die Leber den größten Teil der Giftstoffe beseitigt, sind besonders Kaffeeeinläufe ratsam, denn Kaffeeeinläufe wirken besonders entgiftend auf die Leber.

Die Aufnahme von Chlordioxid ist bekömmlicher, wenn sie als sogenannte Chlordioxid-Lösung bzw. Chlorine Dioxide Solution eingenommen wird.

Verträglicher ist das Chlordioxid, wenn Sie es sich fertig abgemischt mittels CDL (Chlordioxid-Lösung) oder CDS (Chlorine Dioxide Solution) kaufen. Hier liegt das Chlordioxid bereits gebunden/aktiviert in Wasser vor. Mit CDS/CDL können deutlich höhere Mengen konsumiert werden, ohne dabei Nebenwirkungen zu erlangen.

Das eigenständige zusammenmischen zu einer aktivierten MMS-Lösung zeigt bei Falschdosierung möglicherweise Nebenwirkungen wie Durchfall, Bauchschmerzen, Übelkeit, Kopfschmerzen oder Haut- und Schleimhaut-Reizungen. Bisherigen Beobachtungen zufolge könnten diese Reaktionen bei der Einnahme einer gebrauchsfertigen und entsprechend verdünnten, wässrigen Chlordioxidlösung in Form von CDL/CDS vermieden werden.

CDS bzw. CDL sollte als wassergelöstes Gas, in der Dosierung 3000 ppm (> 0,30%ige Chlordioxidlösung) vorliegen.

Die fertig abgemischte Chlordioxidlösung sollte im Kühlschrank aufbewahrt werden, da sich bei über 11 Grad Celsius das Gas aus dem Wasser schnell verflüchtigt. Unter 11 Grad Celsius bleibt diese Lösung etwa 4 Monate haltbar.

Die wesentlichen Unterschiede von CDS/CDL zu MMS: weniger Geruch, weniger Geschmack, pH-neutral (daher gut zur intramuskulären Verabreichung geeignet), bessere Verträglichkeit. Einziger Nachteil: nicht ganz so lange haltbar.[9]

DMSO (DiMethylSulfOxid)

Eine weitere und hervorragende Substanz ist das Dimethylsulfoxid (DMSO), welches, wie auch das Chlordioxid, innerlich und äußerlich eigenverantwortlich angewendet werden kann. DMSO ist ein hervorragender Trägerstoff für Chlordioxid, wie auch für andere Wirksubstanzen in der naturheilkundlichen Therapie. DMSO ist eine natürliche Verbindung, ein organisches Lösungsmittel und fällt bei der Zellstoffgewinnung aus Baumholz an. DMSO ist ein sehr sicheres Therapeutikum. Laut Dr. Hartmut Fischer sind bereits mehr als 40.000 Fachartikel über DMSO verfasst worden und die verschiedensten Anwendungsbereiche darin beschrieben.[10]

DMSO wurde erstmalig 1867, ein Jahr nach der Entdeckung, in einer deutschen Chemie-Fachzeitschrift erwähnt, geriet dann aber wieder in Vergessenheit. Erst 1948 wurde die Substanz als Lösungsmittel wiederentdeckt. Im Jahre 1956 wurde DMSO zum ersten Mal in der Medizin eingesetzt. Britische Wissenschaftler entdeckten die Verwendung als Frostschutz zum Einfrieren von Zellen, Geweben und roten Blutkörperchen.

Besonders Dr. Robert Herschler und Dr. Stanley Jacob widmeten sich der Forschung von DMSO. In Ihren Arbeiten konnten sie belegen, dass DMSO Schmerzen lindert, die Blutversorgung verbessert, das Bakterienwachstum verlangsamt, Heilung von Entzündungen begünstigt und die Wirksamkeit von anderen Medikamenten erhöht. Später wurden weitere positive Wirkungen beobachtet und die Indikationen für die Verwendung erweitert.

DMSO kann oral, intravenös und auch äußerlich verabreicht werden. Während des Abbauprozesses im Körper entsteht zwischenzeitlich auch das als Nahrungsergänzungsmittel bekannte MSM (Methylsulfonylmethan). Es ist wahrscheinlich gerade dieser methylisierte Schwefelanteil, der für viele therapeutische Anwendungen so nutzbringend ist.

DMSO durchdringt lebendes Gewebe schnell und tief, ohne dabei Schaden anzurichten. Sehr häufig werden deshalb auch Organe für Transplantationen in DMSO-Lösungen eingelegt. Außerdem wird es in Salben als Transportmittel und Wirkverstärker eingesetzt.

In den MMS-Anwendungen ist DMSO ein gern gesehenes Hilfsmittel. Es ist ein bedeutender Wirkverstärker. Es kann sowohl äußerlich als auch innerlich bei Chlordioxidbehandlungen verwendet werden. Dabei bringt DMSO das Chlordioxid schnell in tieferes Gewebe, wo es wirken kann oder durch die Blutbahnen aufgenommen und im ganzen Körper verteilt wird.

Sehr deutlich ist dies bei der MMS-Mundspülung zu erkennen. Während die reine MMS Anwendung hier nur die Oberfläche der Mundschleimhaut, der Zunge und der Zähne desinfiziert, kann durch die Beigabe von ein paar Tropfen DMSO auch tieferliegende Entzündungen des Zahnfleisches, des Kieferknochens und der Zahnwurzeln effizient behandelt werden. Auch orale Chlordioxid Anwendungen werden durch die Kombination mit DMSO deutlich intensiviert. DMSO darf dabei aber immer erst nach der eigentlichen Aktivierung von MMS (inkl. Wasser) hinzugegeben werden. In der Regel sollen immer genau so viel DMSO Tropfen hinzugegeben werden, wie MMS/CDL Tropfen aktiviert wurden.

Nimmt man MMS über das 1000er-Protokoll ein, darf das DMSO dort nicht gleich mit hineingetropft werden, sondern erst jedes Mal, wenn man sich davon eine Portion abgegossen hat. Also unmittelbar vor der Einnahme.

DMSO hat eine entwässernde, entzündungshemmende und schmerzlindernde Wirkung, und hilft bei Durchblutungsstörungen, Entzündungen, Hautausschlägen, Allergien, Schuppenflechte, Neurodermitis, Gelenk- und Muskelschmerzen, offenen Wunden und fördert die Wund- und Narbenheilung.

DMSO wirkt nachweislich hilfreich bei Sklerodermie (Verhärtung des Bindegewebes), Verbrennungen, Entzündungs- und Schmerzzuständen, Sportverletzungen wie Prellungen und Blutergüssen, Arthritis und rheumatoider Arthritis, Nasennebenhöhleninfektionen, interstitieller Zystitis (= nicht bakterielle Blasenentzündung), Herpes und Gürtelrose, Multipler Sklerose, systemischem Lupus erythematodes, Sarkoidose, Thyreoiditis, Colitis ulcerosa, Lepra, Krebs und anderen Krankheitszuständen.

1971 hat Dr. De la Torre Experimente mit DMSO bei Schädigungen des zentralen Nervensystems durchgeführt und festgestellt, dass DMSO in der Lage ist den intrakraniellen Druck besser als jede andere (bis dato) bekannte Substanz zu senken. Dr. De la Torre bekräftigt, dass DMSO vermutlich das Mittel der Wahl zur Behandlung von Schlaganfällen ist. In den Untersuchungen zeigten sich bei Tieren, dass sich die Blutgerinnsel mittels DMSO-Injektionen auflösten. Eine negative Toxizität konnte dabei nicht beobachtet werden.

Neben der positiven Wirkung bei der Behandlung von Schlaganfällen, scheint DMSO sehr positiv bei Schmerzzuständen und Entzündungsprozessen zu wirken. Es ist ein starkes Antirheumatikum und kann bei Arthritis, Arthrose, Rheuma, Verstauchungen und Zerrungen eingesetzt werden. Bei einer Testgruppe konnte durch den Einsatz von DMSO auf Morphium verzichtet werden. In der Tiermedizin (v.a. bei Pferden) wird DMSO auch häufig angewendet, da es dort als nichtsteroidales Antirheumatikum eingestuft wird.

Anwendung und Dosierung:
Die Dosierungen richten sich nach den Anwendungsbereichen. Die Behandlung sollte als angenehm empfunden werden. Sollte sich dennoch ein unangenehmes Gefühl einstellen, kann die Lösung weiter verdünnt werden. Es sollte zunächst mit einer kleinen Menge begonnen werden, um die Verträglichkeit einschätzen zu können.

DMSO hat in der Basislösung einen Reinheitsgrad von 99,8 % und liegt somit als Reinsubstanz vor. Um Überdosierungen und die damit verbundenen unerwünschten Wirkungen zu vermeiden, wird die Stammlösung individuell und je nach Indikation verdünnt.

Um unerwünschte Wirkungen von DMSO zu vermeiden, wurden Richtlinien zur Konzentration von DMSO je nach Anwendungsgebiet erstellt:

- 1 % DMSO-Lösung: Augentropfen
- 15 % DMSO-Lösung: Injektionslösung in steriler Form

- 25 % DMSO-Lösung: Gesichts- und Kopfbereich
- 50 % DMSO-Lösung: Rumpfbereich, Arme und Hals
- 75 % DMSO-Lösung: Warzen, Aphten und Furunkel an Füßen und Beinen

---

DMSO-Anwendung bei einem Schlaganfall:
1 Teelöffel DMSO + 1 Teelöffel Olivenöl mischen und auf die betroffenen Extremitäten auftragen.

Bevor das verdünnte DMSO angewendet wird, sollte die betreffende Hautpartie gründlich gereinigt werden, damit Substanzen wie Kosmetika und Cremes nicht vom Körper aufgenommen werden können. Waschen Sie die Hautpartien gründlich bis sich keine Rückstände mehr auf den zu behandelnden Hautpartien befinden, bevor Sie DMSO anwenden. Bis zum vollständigen Einziehen in die Haut, darf die Lösung nicht mit Kleidung bedeckt werden. DMSO kann die Farbe aus den Textilien lösen und auch diese in das Gewebe einbringen. Ebenso ist alles aus Gummi wie z.B. Gummihandschuhe von DMSO fernzuhalten, da es auch Gummi auflöst und dessen Bestandteile mit in die Haut trägt.

Die innerliche Anwendung erfolgt so wie die von Chlordioxid. Man startet mit wenigen Tropfen und steigert gefühlsmäßig. Die Lösung wird nie pur getrunken, sondern immer mit Wasser vermischt.

Bei einem Herzinfarkt gibt es folgende Empfehlung:
1 Teelöffel DMSO mit einem Teelöffel Saft mischen. Im akuten Fall alle 15 Minuten diese Mischung einnehmen. Nach eintretender Besserung insgesamt fünf- bis sechsmal am Tag.

DMSO + MMS gegen Multiresistente Keime:

Chlordioxid schafft es problemlos MRSA Keime, wie auch hundert weitere Pathogene, zu beseitigen. Wird Chlordioxid zusätzlich mit DMSO kombiniert und somit in seiner Wirkung verstärkt, sollten multiresistente Keime langsam wirklich der Vergangenheit angehören.

Hinweis: DMSO wird unter 18 Grad kristallin und fest. Es kann also durchaus sein, dass Sie im Winter eine feste Flasche bekommen. Diese kann in einem warmen Wasserbad (keine Mikrowelle!) erwärmt und somit wieder verflüssigt werden. DMSO bitte immer bei Raumtemperatur aufbewahren (nicht im Kühlschrank!).

Kontraindikation von DMSO:

- Hauterkrankungen wie Neurodermitis oder Schuppenflechte
- Kleinkinder unter 5 Jahren
- Schwangerschaft, Stillzeit
- Überempfindlichkeit gegenüber DMSO
- schwere Funktionsstörungen von Leber und Nieren

Mögliche Nebenwirkungen:

Bei der Behandlung mit DMSO sind bei richtiger Anwendung und Dosierung keinerlei Nebenwirkungen zu erwarten. Während der Therapie kommt es vorübergehend zu einem Geruch, der an Bärlauch bzw. Knoblauch erinnert. Dimethylsulfoxid wird über die Haut und die Lungen abgebaut, sodass es zu Mundgeruch und Körpergeruch kommen kann. Dieser Geruch entsteht bei der Verstoffwechselung des Dimethylsulfoxid, verschwindet aber nach ein bis zwei Tagen. Zu den seltenen unerwünschten Nebenwirkungen zählen Hautrötungen, Brennen, Übelkeit, Erbrechen, Durchfall oder Verstopfung. Diese treten meist bei Überdosierung und zu starker Konzentration auf.[11]

Die Rizol-Therapie (Rizol = Rizinus- + Olivenöl)

Die ersten Berichte über die therapeutische Verwendung von Ozoniden erschienen im Jahre 1916 in den USA, als der Arzt Dr. James Todd mit diesen Substanzen Infektionskrankheiten bei Mensch und Tier heilte. Ozonide sind langkettige sauerstoffreiche Substanzen, die aus natürlichen Ölen, wie Oliven- oder Rizinusöl und Sauerstoff in Form des Ozons hergestellt werden. Nach zahlreichen Veröffentlichungen zu klinischen Anwendungen in amerikanischen medizinischen Fachzeitschriften wurde die Verwendung von Ozoniden dennoch ab dem Jahre 1947 eingestellt. Der Grund waren neue Erfindungen wie Penicillin, Sulfonamide und andere Antibiotika, die einen besseren Erfolg bei der Behandlung von Infektionskrankheiten versprachen. Zu Unrecht, wie sich heute zeigt.[12]

Der Chemiker Dr. Gerhard Steidl hat die Therapieform von Ozoniden wiederentdeckt, modernisiert und erzielt seither, unter dem Namen Rizol-Therapie, in vielen Fällen erstaunliche Heilerfolge. Das Einsatzgebiet reicht von Pilzinfektionen über Borreliose und Hautkrankheiten wie Schuppenflechte, bis hin zu einem geschwächten Immunsystem und chronischer Müdigkeit.[13]

Die Wirkungsweise der Rizol-Therapie ist ganz einfach und tut letztendlich nichts anderes wie auch Wasserstoffperoxid und Chlordioxid: Rizol erhöht den Sauerstoffgehalt im Organismus.

Um ausreichend Sauerstoff in den Körper schleusen zu können, hat Gerhard Steidl sogenannte Ozonide entwickelt. Eine Rezeptur aus Rizinus- und Olivenöl, die mit Ozon aus Luftsauerstoff angereichert ist. Diese Ozonide sind wasserfreie, dickflüssige Öle, die in einem Jahr nur etwa 10 % an Sauerstoff verlieren. Mit Wasser vermischt, werden die Öle tropfenweise eingenommen. Im Körper geben sie dann den Sauerstoff ans Gewebe ab und schaffen so ein Milieu, in dem anaerob l(i)ebende Keime, Pilze und Parasiten nicht mehr lebensfähig sind. Gleichzeitig werden durch den Sauerstoff die Abwehrkräfte angeregt, das Immunsystem entlastet und die Blutwerte normalisiert.

Besonders gut eignet sich das Rizol zur Darmreinigung. Die Wirkung beruht dabei auf der guten Benetzungsfähigkeit der Darmschleimhaut, der kapillaraktiven Eigenschaft und der Emulsionsbildung, wodurch die Inhaltsstoffe gleichmäßig im Darm und auch in den Darmnischen verteilt werden, in denen eventuell Pilznester sitzen. Diese gute Verteilung kann mit den gängig eingesetzten Anti-Pilz-Medikamenten nicht erzielt werden!

Die erwünschte Wirkung des Rizols (= Rinzinusöl + Olivenöl) kann durch den Zusatz von Walnuss-, Nelken- und Wermutöl erheblich gesteigert werden. Die Rezeptur wirkt dann nicht nur breitbandig auf pathogene Keime, sondern löst darüber hinaus einen Reiz zur Ausscheidung von Toxinen aus.

Eine von der Karl und Veronica Carstens Stiftung geförderte Forschungsarbeit untersuchte das Verhalten von Tumorzellen in Kultur gegenüber Ozoniden. Das Ergebnis zeigte, dass die Ozonide aufgrund ihrer Sauerstoffverbindungen zu einem Absterben der Krebserreger führten.

Statt dem Körper also gutes – in Form von Sauerstoff - zu geben, vergreift sich die traditionelle Medizin bei Krebs an Zytostatika, die den Körper aufgrund ihrer Toxizität noch mehr schwächen. Dass das Ganze nicht funktionieren kann, sieht man letztendlich daran, dass die Chemotherapie einen Heilerfolg von gerade einmal 2 Prozent hat. (Gemessen an einer Überlebensrate von fünf Jahren.) Die Zahl bezieht sich auf Daten aus dem Jahre 2004, die anhand von fast 73.000 Patienten in Australien und knapp 155.000 Patienten in Amerika ausgewertet wurden, die allesamt Chemotherapien erhielten. Hier kann wohl niemand behaupten, es handle sich nur um die Daten ein paar weniger Patienten und ist somit irrelevant.[14]

So gut wie alle konventionellen, verschreibungspflichtigen Medikamente stellen eine Reaktion des Körpers auf den Erreger oder den Giftstoff dar, aber keines dieser Medikamente ist in der Lage die körperliche Energie zu steigern. Jede Krankheit basiert auf einem Mangel an Energie und um diese Energie zurückzugewinnen, muss die Qualität und die Leistungsfähigkeit der Verbrennung gesteigert werden. Eine Zunahme der Verbrennung hängt nicht nur vom Brennstoff ab, sondern auch davon, ob genügend Sauerstoff zur Verfügung steht. Denken Sie an einen Holzofen. Er kann neben gutem

Holz, erst dann gut brennen und wärme spenden, wenn er ausreichend Sauerstoff hat. Mit Sauerstoff liegt ein Element vor, das für unsere Zellen lebensnotwendig ist. Durch einen gesteigerten Sauerstoffhaushalt verfügen Sie über mehr Energie und folglich einer schnelleren Genesung.

Lebewesen wie der Mensch verwenden Sauerstoff in mindestens dreifacher Weise:

1. Einbau von Sauerstoff in das Hämoglobin, Transport in Erythrozyten durch die Gefäße, Kapillaren und Membranen an die Gewebszellen. Übergabe an Enzymsysteme zur Oxidation von Substraten unter Freisetzung von Wärme und Lebensenergie in den Mitochondrien. Für den Energiestoffwechsel werden ca. 97 % des transportierten Sauerstoffs verwendet.

2. Ca. 3 % des Sauerstoffs werden in den weißen Blutkörperchen zur Produktion von Sauerstoffradikalen benötigt; den besten Waffen des Immunabwehrsystems gegen körperfremde Zellen.

3. Der im Hämoglobin gebundene Sauerstoff stellt außerdem die Gewebeoxygenierung sicher. Damit sollen Sauerstoffmangelzustände im Gewebe verhindert werden.

Wir benötigen zum Leben ein oxidatives und ein antioxidatives System. Sauerstoff ist zwar für alle Lebensfunktionen notwendig, andererseits müssen einige Komponenten des biochemischen Systems, wie z.B. oxidationsempfindliche Enzyme vor einem Überschuss an Sauerstoff geschützt werden. Z.B. müssen körpereigene Zellen wie das Eisen im Hämoglobin vor Sauerstoffradikalen und vor zu viel oxidativem Stress geschützt werden. Diesen Zweck erfüllt das sogenannte antioxidative System. Es besteht u. a. aus Substanzen wie Glutathion, Selen, Vitaminen und vor allem aus dem Enzym Superoxiddismutase. Die Superoxiddismutase ist ein kupferhaltiges Enzym, welches u.a. in den Erythrozyten vorkommt. Es enthält zusätzlich Zink und Mangan und dient der Entfernung von Sauerstoffradikalen.

Anaerob (ohne Sauerstoff) lebende Bakterien fehlt dieses Enzym. Sie sind daher gegen Sauerstoff und sauerstoffreiche Verbindungen empfindlich. Ein gesunder, robuster Organismus ist an ein Gleichgewicht zwischen dem oxidativen und dem antioxidativen System gebunden.

Ozonide, wie auch Wasserstoffperoxid und Chlordioxid sind in der Lage, das Darmmilieu grundlegend aerob zu bereinigen und damit vielen, sich unter Sauerstoffmangel vermehrenden Keimen, die Existenzgrundlage zu entziehen. Es gibt einige Bakterien-, Pilz- und Parasitenarten, die mit „einfachen" Ozoniden nur schwer vertrieben werden können, weil sie in ihrem Überleben extrem hartnäckig sind. Dazu gehören z. B. Schimmelpilze wie der Aspergillus niger.

Ein Rückgriff auf die Phytotherapie verschafft hier allerdings Abhilfe. Schon in den alten Büchern des Mittelalters werden bestimmte Pflanzen wie Rainfarn, Wermut, Storchenschnabel, Gewürznelken, Walnussschalen und andere als entzündungs- und parasitenwidrig beschrieben. Die aktuellen Erfahrungen beweisen, dass diese Eigenschaften auch heute noch bestehen und therapeutisch effektiv genutzt werden können. Wasserfreie Extrakte dieser Pflanzen lassen sich vorteilhaft mit den Ozonid-Ölen kombinieren. Die bisher beste Kombination ist das sogenannte Rizol-R-Gamma nach Dr. Steidl, welches neben dem Sauerstoffkomplex auch noch Wermut, Gewürznelken und Walnussöl beinhaltet.

Das R-Gamma-Rizol ist von der pharmakologischen Wirkung her gleich doppelt effektiv: Sauerstoff plus Bitterstoffe. Die Erfahrung hat gezeigt, dass diese Kombination, die Reinigung des Verdauungssystems besonders gut aktiviert. Auch im Kampf gegen den zähen Aspergillus niger.

Der **Wermut** eignet sich prima, um die Sekretion des Verdauungskanals anzukurbeln. Er regt den Appetit an, behebt Verdauungsstörungen, bekämpft Magenkrämpfe und Blähungen. Die Bitterstoffe sind stark verdauungsfördernd. Zudem ist Wermut einer der wichtigsten Pflanzen für eine gesunde Leber.

Die **Gewürznelken** sind aromatisch, appetitanregend, verdauungsfördernd und antiseptisch.

Die **Walnuss** ist auch in Form des fetten Öls bitter, verdauungsfördernd und reinigend. Das Öl besitzt sehr gute benetzende und in die Schleimhaut durchdringende Eigenschaften, und kann daher als Transportmittel für die anderen Bestandteile der Rezeptur dienen.

Mit Bitterstoffen betreiben wir immer eine wohltuende Gesundheitspflege. Bitterstoffe versorgen nicht nur den Darm, sondern auch die Leber und das Blut. Außerdem sind so gut wie alle Bitterstoffe hervorragende Parasitenkiller. Die drei genannten (Wermut, Nelken und Walnuss) aus dem R-Gamma-Rizol ganz besonders.

Das Rizol nimmt man zusammen in einem Glas Wasser ein. Vorsichtshalber mit nur einem Tropfen starten, um zu sehen, ob nicht evtl. eine allergische Disposition oder sonstige Unverträglichkeit besteht.

Aus der Erfahrung ergaben sich für die Dosierung folgende Hinweise, die beachtet werden müssen:

- Vor der Anwendung einen Verträglichkeitstest mit 1 Tropfen machen.
- Wenn nicht anders angegeben: die Dosierung einschleichend mit dreimal 1 Tropfen täglich in kaltem Wasser ca. ½ Stunde vor dem Essen einnehmen.
- Die Dosis langsam um einen weiteren Tropfen steigern.
- Achtung: Eine Überdosierung kann zu einer Giftflut aus abgetöteten Bakterien-, Pilz-, Parasiten- und anderen Toxinen führen. Diese Toxin-Ausscheidungen zeigen sich überwiegend über die Haut, wo es zu Bläschen mit Eiter oder starkem Juckreiz kommen kann.
- Die Dauer der Einnahme beträgt 3 bis 4 Wochen, in schwerwiegenderen Fällen ungefähr 8 bis 10 Wochen.

- Bei Allergien und entzündlichen Prozessen vorsichtig anwenden. Bei Unverträglichkeit absetzen.
- Nicht im Auge und am Augenlid anwenden.
- In der Schwangerschaft sollte das Rizol, das Wermut enthält, nicht eingenommen werden.
- Vorsicht ist auch bei gleichzeitiger Einnahme von Psychopharmaka geboten.
- Es ist sinnvoll, die Giftausscheidung über die Leber und Nieren mit Kräutern, wie z.B. Fenchel, Katzenkralle, Goldrute, Brennnessel, Löwenzahn oder Mariendistel, zu unterstützen.
- Denken Sie daran, zu jeder Entgiftung immer ausreichend Wasser/Tee zu trinken.

Hier ein paar Behandlungs-Fallbeispiele mit R-Gamma-Rizol[15]

Fall 1 (37 Jahre, weiblich):
Diagnose: Schwerster Eisenmangel, der anscheinend durch nichts zu beheben ist. Laufende Verschlechterung über 2 - 3 Jahre, trotz ständiger Substitution. Fühlt sich miserabel.
Therapie: Zwei R-Gamma-Rizol-Kuren über je 8 Wochen mit 4 Wochen Pause eingenommen. Dosis gesteigert, bis 3 mal 10 Tropfen täglich in kaltem Wasser, vor dem Essen. Weitere Eisen-Substitution.
Ergebnis: Nach 3 Monaten Behandlung konstant bleibender Eisenspiegel, über mehr als 6 Monate konstant bleibend, auch nach Absetzen aller Arzneimittel. Fühlt sich gut.

Fall 2 (45 Jahre, weiblich):
Diagnose: Chronische Müdigkeit, Depressionen.
Befund: Candida-Pilz und Parasiten.
Therapie: 8 Wochen R-Gamma-Rizol eingenommen. Dosis gesteigert, bis 3 mal 10 Tropfen täglich in kaltem Wasser, vor dem Essen.
Ergebnis: Befinden wie ausgewechselt, glaubt es selbst nicht, neues Körpergefühl, Stimmung gut, Müdigkeit weg.

Fall 3 (10 Jahre, männlich):
Diagnose: Hyperaktiv. Ekzem an beiden Armen, Analekzem.
Befund: Candida, Störung der Darmflora, E-Coli fehlen.
Therapie: Ritalin wurde von den Eltern verweigert. 3 Wochen R-Gamma-Rizol eingenommen. Dosis gesteigert, bis 3 mal 10 Tropfen täglich in kaltem Wasser, vor dem Essen eingenommen. (Die Ekzeme wurden nicht äußerlich behandelt.)
Ergebnis: Ekzeme sind weg, Patient fühlt sich gut, ruhiger geworden, kann sich wieder konzentrieren, hat wieder Appetit - isst das dreifache. Eltern sagen: wie ausgewechselt.

Fall 4 (6 Jahre, männlich):
Diagnose: Hyperaktivitätssyndrom, Albträume, Verfolgungswahn („Zwei schwarze Männer wollen mich immer mitnehmen").
Befund: Neurotransmitterstörung. Positiv getestet: Darmegel, Madenwürmer, Candida.
Therapie: Ritalin (nebenwirkungsreiches Medikament gegen ADHS) wurde von den Eltern verweigert. 4 Wochen R-Gamma-Rizol eingenommen. Die Dosis gesteigert, bis 3 mal 10 Tropfen täglich in kaltem Wasser, vor dem Essen.
Ergebnis: Sonstige Störungen sind weg, Albträume sind weg, das Verhalten hat sich auffallend verändert, Unruhe ist weg, sanftes Verhalten, Patient fühlt sich gut.

Fall 5 (80 Jahre, weiblich):
Diagnose: Massive chronische Durchfälle.
Therapie: 4 Wochen R-Gamma-Rizol eingenommen. Dosis gesteigert, bis 3 mal 10 Tropfen täglich in kaltem Wasser, vor dem Essen.
Ergebnis: Die Durchfälle sind weg, Patientin fühlt sich gut.

Fall 6 (30 Jahre, weiblich):
Diagnose: Heuschnupfen mit jahrelanger Verschlechterung, Allergieentwicklung.
Befund: Pilze im Darm.
Therapie: R-Gamma-Rizol eingenommen. Dosis gesteigert, bis 3 mal 10 Tropfen täglich in kaltem Wasser vor dem Essen.
Ergebnis: Pilze sind weg, Heuschnupfen ist weg, Wohlbefinden sehr gut.

Fall 7 (70 Jahre, weiblich):

Diagnose: Seit Jahren Rheuma, chronische Polyarthritis. Zwei Jahre vor der Konsultation Ekzembefall überall am Körper, auch an den Augen mit entsprechendem Juckreiz, der unerträglich wird. (Hundebesitzerin)

Befund: Mit Bioresonanz sieben Sorten Parasiten gefunden.

Therapie: 4 Wochen R-Gamma-Rizol eingenommen. Dosis gesteigert, bis 3 mal 10 Tropfen täglich in kaltem Wasser, vor dem Essen. Pause, dann nochmals vier Wochen.

Ergebnis: Hautausschlag und Juckreiz sind weg und das Wohlbefinden hat sich deutlich gebessert. Als erstes waren die Egel verschwunden, und nach den ersten 4 Wochen R-Gamma-Rizol wurden nur noch zwei Sorten Parasiten gefunden.

Wasserstoffperoxid

Es wirkt desodorierend und desinfizierend, beschleunigt die Wundheilung, tötet Viren, Bakterien, Pilze und Parasiten ab und zerfällt dabei in die zwei harmlosen Substanzen: Wasser und Sauerstoff. Wasserstoffperoxid ruft weder Allergien noch Resistenzen hervor und wurde früher erfolgreich bei vielen Krankheitsbildern eingesetzt, was auch wissenschaftlich dokumentiert ist. Für nur ca. 7,- € bekommen Sie 1 Liter Wasserstoffperoxid in ihrer Apotheke. Ich habe ein Fläschchen mit 250 ml und es hält einige Monate lang. Mit Wasserstoffperoxid haben sie ein hocheffektives Heilmittel vor sich liegen, ohne Nebenwirkungen - im Gegensatz zu Antibiotika.[16]

Wasserstoffperoxid kann sowohl innerlich als auch äußerlich angewendet werden und auch hervorragend zur Gegenstands- und Flächenreinigung eingesetzt werden.[17]

Es liegen Nachweise dafür vor, dass eine Wasserstoffperoxidvernebelung eine effektive Methode bei Raum- und Flächendekontaminationen ist und somit auch ein wichtiger Bestandteil eines Infektionspräventionsprogramms sein kann. So lautet die Schlussfolgerung eines systematischen Reviews von M.E. Falagas, der 2011 im Journal of Hospital Infection veröffentlicht wurde. Zehn einzelne Studien über Wasserstoffperoxid zeigten, in Bezug zur Raum- und Flächendekontamination, signifikante Ergebnisse für die Eliminierung von Krankheitserregern gegenüber anderen Reinigungsverfahren. Im Bericht wurde festgestellt, dass Wasserstoffperoxid dazu beitragen kann, Ausbrüche gefährlicher Infektionen in unterschiedlichen medizinischen Einrichtungen zu stoppen.

Eine Feldstudie in einem Hamburger Seniorenpark belegte ebenso die sehr positive Wirksamkeit der Wasserstoffperoxid-basierten Kaltvernebelung bei der Hygiene-Optimierung.[18]

Mit Wasserstoffperoxid können MRSA und andere Keime nicht nur auf Oberflächen beseitigt werden, sondern auch innerlich in unserem Körper. Geben Sie dazu ein paar wenige Tropfen in ein Glas Wasser. Fangen Sie mit 3-4 Tropfen an und steigern Sie die

Tropfenanzahl langsam entsprechend ihrem Wohlbefinden. Trinken Sie diese Dosis mehrmals am Tag. In der Krebsbehandlung können Sie auch so verfahren. Wichtig: die Dosis allmählich steigern und auf ihr Wohlbefinden achten.

Wenn mein Sohn, mein Mann oder ich eine Erkältung haben, gebe ich ebenso ein paar Tropfen Wasserstoffperoxid in ein Glas Wasser.

Rezepte und Anwendungen mit 3%-igem Wasserstoffperoxid (H2O2) nach Professor Iwan Pawlovitsch Neumiwakin:[19]

Sinusitis (Nasennebenhöhlenentzündung): Zur Behandlung werden 15 Tropfen Wasserstoffperoxid in einem Esslöffel Wasser verdünnt und in die Nase eingesogen. Vorsichtig den Schleim herausschnäuzen, der freigesetzt wird.

Bei **Halsschmerzen** einen Teelöffel Wasserstoffperoxid in einem Viertel Glas Wasser auflösen. Mit dieser Lösung spülen Sie den Mund- und Rachenraum - halten Sie die Flüssigkeit auf den Mandeln, indem Sie Lösung gurgeln. Die Behandlung mehrmals täglich durchführen. Bei einer **Erkältung** 3-5 Tropfen von dieser Mischung in jedes Nasenloch. Bei **Ohrenschmerzen** je 3-5 Tropfen in die Ohren.

Parodontitis und Zahnfleischbluten: Auf 3 g Backpulver (ca. ein halber Teelöffel) geben Sie 10 Tropfen Zitronensaft und 20 Tropfen Wasserstoffperoxid. Mit dieser Mischung putzen Sie sich die Zähne. Danach für 10-15 Minuten den Mund nicht spülen, nicht essen oder trinken.

Schmerzhafte Stellen: Es empfiehlt sich, Kompressen aufzulegen. Ein Tuch mit einer 3%-igen Wasserstoffperoxid-Lösung (drei Teelöffel in 1/4 Tasse Wasser) anfeuchten.

Warum empfiehlt unser Arzt anstatt Antibiotika, nicht Mittel wie Rizol, DMSO, Chlordioxid oder Wasserstoffperoxid??? Warum wissen die meisten Ärzte so wenig über natürliche Heilverfahren?

Liebe/r Leser/in, Sie müssen auf den traurigen Boden der Tatsachen zurück kommen und verstehen, dass die Pharmaindustrie wie auch die FDA (Food and Drug Administration = Lebensmittel- und Arzneimittelbehörder der USA) kein Interesse daran hat, eine erfolgreiche Therapie für Asthma, Depressionen, Krebs, Parkinson, usw., zu finden und vor allem preiszugeben. Das Geschäft mit dem Krebs ist ein 300 Milliarden Dollar Geschäft. An Säureneutralisierern und Säureblockern verdient Big-Pharma jährlich ungefähr 7 Milliarden Dollar – Tendenz steigend. Der jährliche Umsatz von Antibiotika wird auf ca. 40 Milliarden Dollar weltweit geschätzt.[20]

Der größte Teil des ärztlichen Wissens stammt direkt von den Handelsvertretern aus der Pharmabranche. Zum einen aus medizinischen Fachzeitschriften, die sich durch die Werbung für Pharmafirmen finanzieren, oder sie erlangen ihr Wissen über Seminare, die ebenso von Pharmakonzernen gesponsert werden. Von den meisten Ärzten wird verlangt, jährlich eine gewisse Anzahl an CME-Leistungspunkten (Continuing Medical Education/kontinuierliche berufsbegleitende Fortbildung) zu erlangen, um somit ihre Lizenz oder Berechtigung als Arzt weiterhin zu behalten. Diese CME-Punkte können durch das Teilnehmen an „Kursen" gesammelt werden, die per Internet, E-Mail, persönlichen Treffen, Seminaren oder ähnlichem stattfinden. Obwohl solche Veranstaltungen neutral sein sollten, werden diese in der Regel ausschließlich von Pharmaunternehmen gesponsert. Die Dozenten der Fortbildungen stehen dabei fast immer auf der Gehaltsliste des beteiligten Unternehmens. Auch die Auswahl des Themengebietes, sowie die „passende" Behandlung dazu, werden häufig durch den Wunsch des Sponsors angekurbelt. Oft sind solche Fortbildungsschulungen nichts anderes als schlecht verschleierte Werbeveranstaltungen, bei denen „rein zufällig", nebenbei für bestimmte Medikamente propagiert wird.

Die Aufgabe der FDA (Lebensmittelüberwachungs- und Arzneimittelbehörde) ist es Medikamente und Nahrungsmittel, die in den USA auf den Markt erscheinen, als unbedenklich und wirksam, sicherzustellen. Dazu hat die FDA einen Arzneimittelzulassungsprozess eingerichtet. Da dieser Arzneimittelzulassungsprozess allerdings sehr sehr teuer ist, wird praktisch garantiert, dass es sich nur Pharmaunternehmen leisten können, neue Behandlungsmethoden zu entwickeln und eine Zulassung erzielen.

Aufgrund dieser Vorgehensweise sind natürliche Therapien dazu verdammt – ganz egal wie wirksam und unbedenklich sie sind – für immer das Merkmal "unbewiesen" zu tragen. Zudem werden kleine unabhängige Studien über „alternative Behandlungsmöglichkeiten" äußerst selten in wichtigen medizinischen Fachzeitschriften veröffentlicht. Auch auf Ärztekongressen wird nicht begeistert davon berichtet, da diese überwiegend von Pharmaunternehmen gesponsert werden. „Unbewiesene" Behandlungsmethoden werden stattdessen als Geldverschwendung oder schlimmstenfalls als „gefährlich" abgetan.

Wie unschädlich und wirksam viele Heilmittel sein können, können wir hauptsächlich durch ehemalige Patienten erfahren, die sich entweder selbst ein tiefgreifendes Wissen über Gesundwerden und Gesundbleiben angeeignet haben oder aber durch Therapeuten, die wieder Menschen auf die Beine gebracht haben, die an „unheilbaren" chronischen Krankheiten gelitten haben. Fragen Sie all solche Menschen, die sie kennen, was Sie unternommen haben, damit sie wieder gesund wurden.

Ohne ausreichende Forschung werden Pharmaunternehmen niemals realisieren können, wie heilsam viele natürliche Heilmethoden sein können. Aber das wollen Sie ja auch nicht, denn damit wäre dauerhaft nichts verdient. Als Beispiel das Paradox des Chlordioxids: Chlordioxid wird zu jeder Trinkwasseraufbereitung verwendet, da es sicher und effektiv Keime abtötet. Für die breite Bevölkerung wird jedoch ein völlig anderes Bild aufgeführt: In den Medien wird Chlordioxid als giftige Chlorbleiche und Rohrreiniger hingestellt. Tatsachen werden auf haarsträubende Weise verdreht und MMS-Anwender sowie Therapeuten werden als dumme und gefährliche Menschen denunziert.

Wie kann es aber nun sein, dass die gleichen Behörden in einem anderen Zusammenhang (und zwar bei der gesundheitlichen Behandlung am Menschen) vor Chlordioxid (MMS) eindringlich warnen? Das ist ganz einfach zu beantworten. Weil mit effektiven, preisgünstigen und nicht-patentierbaren Mitteln kaum Geld verdient werden kann! Chlordioxid wirkt extrem breitbandig (unter anderem gegen MRSA-Keime und schwere Krankheiten wie Diabetes, Malaria und Krebs) und könnte zahlreiche kostenintensive Medikamente ersetzen und vom Markt verdrängen.

Auch Wasserstoffperoxid ist ein hervorragendes Mittel gegen Krebs und viele andere Erkrankungen. Die Patienten würden gesund werden und somit nicht als Dauerkunden bestehen bleiben. Daher gibt es sicherlich auch einige von der Pharmaindustrie bezahlte Journalisten, die dafür sorgen, dass genau diese tollen Mittel als giftig und gefährlich publiziert werden. Nichtsahnende, von der Pharmaindustrie bezahlte Journalisten hacken auf diesen harmlosen Mitteln herum und verurteilen diese Mittel als ätzende krankmachende Chemikalien, von denen Sie angeblich furchtbar krank werden oder gar sterben könnten. Hetzkampagnen nennt man so etwas.

Unglaublich, aber wahr ist hingegen der Sachbestand, dass hochgiftige Chemotherapien akzeptiert, schöngeredet und von sämtlichen Ärzten und Patienten hingenommen werden. Ein riesen Witz ist so etwas. Oder sagen wir besser, eine riesen Schweinerei!

Eine Chemotherapie basiert auf Senfgas. Ich sollte hier gar nicht groß erwähnen müssen (denn das werden die meisten von Ihnen wissen), dass Senfgas hochtoxisch ist und aus diesem Grund, seit der Genfer Konvention von 1925 ausdrücklich für den Gebrauch von chemischen und biologischen Waffen verboten ist! Doch genau diese Substanz wird kranken Menschen via Chemotherapie injiziert. Chemotherapeutika werden in unserer Gesellschaft als „normal" abgetan. Von Seiten der meisten Journalisten, Pharmazeuten und Ärzte müsse eine Krebserkrankung ausnahmsweise so giftig und radikal bekämpft werden. Absoluter Blödsinn! Genau aus diesem Grund haben Sie ja Krebs bekommen. Weil Sie irgendwo zu radikal und giftig mit Ihrem Körper umgegangen sind. Anstatt Ihr Immunsystem nun mit guten Mitteln zu stärken, wird es mit hochtoxischen Zytostatika noch weiter vergiftet und somit noch weiter in den Keller gefahren. Wer denkt, dass Heilung so funktioniert, hat den Prozess Heilung und auch den Prozess des krank werdens bzw. krank seins, nicht verstanden. Und Menschen, die für solch chemotherapeutische Mittel werben und diese injizieren, denken meist nicht mit Ihrem Herzen, sondern mit Ihrem Geldbeutel.[21]

Ich verwende alle Mittel, die hier in diesem Buch aufgeführt sind, bereits seit vielen Jahren. Auch habe ich teilweise sehr hohe Dosen ausgereizt, um zu testen, ob Sie wirklich so „gefährlich" sind, wie sie gerne mal hingestellt werden. Seit ich diese Mittel einnehme, geht es mir deutlich besser und bei einem Arzt war ich seither auch nicht mehr. Auch mein Sohn bekommt keine anderen Mittel als „nur" einige, die hier im Buch beschrieben sind. Bis auf diese ganzen U-Untersuchungen, wüsste ich auch nicht, wann ich schon mal mit ihm beim Arzt war.

Bitte suchen Sie einen guten Chemiker auf. Er wird Ihnen mitteilen können, dass Chlordioxid und Wasserstoffperoxid Mittel sind, die den Körper stark mit Sauerstoff anreichern. Nicht umsonst bildet der Körper daher bei Entzündungen VON SELBST Wasserstoffperoxid, um gegen die vorhandene Entzündung anzukämpfen.

Es liegen über Chlordioxid, Wasserstoffperoxid und DMSO mittlerweile jede Menge Bücher und Fachinformationen vor. Neben der genauen Einnahme und Dosierung dieser Mittel, können Sie zudem über tausende von positiven Erfahrungsberichten ehemals betroffener Patienten lesen, die durch die Einnahme dieser Mittel wieder gesund wurden.

In einer Studie des Institutes für Hygiene und Umweltmedizin der Charité in Berlin, warnt Elisabeth Meyer davor, dass sich die Zahl der weltweiten Todesopfer von multiresistenten Keimen von derzeit etwa 700.000 jährlich im Jahr 2050 auf zehn Millionen erhöhen könnte.

Doch grundsätzlich bräuchten wir gar keine weiteren Antibiotika mehr! Todesopfer aufgrund multiresistenter Keime könnten uns erspart bleiben, wenn Chlordioxid endlich die breite Masse der Öffentlichkeit – darunter v.a. die Ärzte – erreichen würde.

> **Die komplette Antibiotikaforschung gegen multiresistente Keime ist überflüssig!**
> Chlordioxid ist bei der richtigen Anwendung weder giftig, noch erzeugt es irgendwelche Resistenzen. Es ist nachgewiesen, dass Chlordioxid 100%-ige Wirksamkeit gegen multiresistente Keime zeigt.

Im Januar 2015 veröffentlichte das Japanische Journal für Infektionskrankheiten eine wissenschaftliche Studie mit dem Titel „Chlorine dioxide is a superior disinfectant against multi-drug resistant Staphylococcus aureus, Pseudomonas aeruginosa and Acinetobacter baumannii."[22]

Diese Veröffentlichung belegt die überragende Wirksamkeit von Chlordioxid. Durch den industriell vermarkteten Antibiotikagroßeinsatz der letzten Jahrzehnte wurden multiresistente Keime in Massen gezüchtet, die die Menschheit heute gefährden. Mit Chlordioxid (MMS) hingegen können keine multiresistenten Keime entstehen!

Die Krebs- und Antibiotikaforschung befindet sich in einer Sackgasse. Es wird geforscht und geforscht, doch die Krebsfälle sowie Patienten mit multiresistenten Keimen wächst mehr und mehr an. Diese Mittel scheinen nicht sehr wirksam zu sein. Doch es lässt sich eben eine Menge Geld damit einfahren.

Chlordioxid kann für wenige Cent von jedem Patienten in Eigenverantwortung selbst hergestellt werden. Chlordioxid (MMS) ist das weltweit wirksamste Mittel gegen Bakterienstämme, Viren und Pilze – ohne dabei gutes kaputtzumachen. All dies sind Gründe dafür, Chlordioxid öffentlich zu diffamieren und Befürworter mundtot zu machen.

14. Kapitel

Wir benötigen dringend ein neues Gesundheitssystem!

Jährlich sterben weltweit 700.000 Menschen aufgrund von multiresistenten Keimen.

Schulmedizinische oberflächliche 0-8-15-Therapien

Statt an den Patienten individuell angepasste Therapien erfolgen meist Standardtherapien durch Cortison, Psychopharmaka, Fiebersenker und Breitbandantibiotika. Doch mit all diesen Formen der Therapie werden bereits Kleinkinder in eine Infektionskette hineintherapiert. Auch wenn diese Therapieformen kurzweilig hilfreich und von Ihrem Arzt gut gemeint sein mögen, so sind es letztendlich nur oberflächliche Symptomenkiller, die zumeist später weitere, schleichende Probleme mit sich bringen. Im Fachjargon sagt man iatrogen (altgriechisch: „durch den Arzt hervorgerufen"). Mit dieser Bezeichnung werden Krankheitsbilder bezeichnet, die durch ärztliche Maßnahmen verursacht wurden.

In der schulmedizinischen Behandlungsweise werden in der Regel nur die Symptome behandelt. Bei Unfällen wie Knochenbrüche, Luxationen, offenen Wunden, etc. macht dies durchaus Sinn und ist enorm hilfreich. Bei allen anderen – v.a. chronischen Erkrankungen – kann eine Symptomentherapie jedoch keine dauerhaften Erfolge aufweisen. Warum?

Hat ein Patient beispielsweise Rheuma, so greift die konventionelle Medizin gerne zu Cortison oder Antirheumatika. Gegen Migräne gibt es Kopfschmerztabletten, gegen Verstopfung diverse Abführmittel und gegen Blasen- oder Mittelohrentzündungen Antibiotika. All das hilft ja auch! Es ist nur eine Frage der Zeit bis alle Beschwerden wieder von vorne beginnen und dann meist noch schlimmer als zuvor, denn die auf den Körper einwirkende Chemie bringt auf Dauer nur noch weitere Beschwerden mit sich. Plötzlich leidet der Patient jetzt auch noch an einer Nahrungsmittelunverträglichkeit, an Sodbrennen, Fußpilz, Haarausfall oder einer Bronchitis.

Der Patient muss ganzheitlich gesehen werden! Es muss genauer nachrecherchiert werden und erst darauf kann eine entsprechende kausale Therapie aufbauen. Nehmen wir als Beispiel die Migräne und die Verstopfung. Hier gilt es u.a. zu kontrollieren: Was isst der Patient? Was und wieviel trinkt er/sie? Wie ist die Darmbeschaffenheit? Liegen Pilze, Würmer oder pathogene Bakterien vor? Steht der Patient unter starker psychischer Belastung – in Familie, Beruf, etc.?

Es gilt den Menschen (Patienten) als ein individuelles, göttliches Geschöpf zu sehen und zu verstehen. Jedoch haben viele Ärzte kaum Zeit zum Zuhören, denn die Wartezimmer sind überfüllt und in den üblichen 5-10 Behandlungsminuten ist kaum mehr möglich als sich nur um das geschilderte Symptom des Patienten zu kümmern. Unter dieser Zeitnot gehen allerdings viele entscheidende Informationen des Patienten verloren. Z.B. wie der Patient sich selbst sieht, wie er sein Krankheitsbild wahrnimmt, wie und wann und unter welchen Bedingungen das alles begonnen hat und wie es jetzt für ihn weitergeht?

Selbst bei einer symptomgerechten Therapie eines Arm- oder Beinbruchs dürfen wir nicht vergessen, dass auch hier immer der ganze Mensch, geschaffen aus Körper-Geist-Seele, daran hängt.

Grundsätzlich sollte ein Patient vielmehr als Mensch und weniger als Patient betrachtet werden. Ein Mensch, der von Medizin und Therapie kaum eine Ahnung hat und der in seiner Ohnmacht Hilfe bei seinem zuständigen Behandler sucht. Ein Mensch, der in den Teilen seiner Summe, aus Ängsten, Schmerzen, Hoffnung oder Hoffnungslosigkeit besteht. Doch wie läuft es heutzutage in der Praxis ab….

„Na, wie geht es uns denn heute? Messen wir doch mal den Puls und Blutdruck. Haben Sie noch genug von ihren Tabletten? Ist der Impfschutz noch ausreichend? Nein, na dann machen wir doch gleich eine kleine Spritze! Kleinen Moment, ich schreibe ihnen noch ein neues Mittel auf, derweil können Sie schon einmal ins Labor und auf den Weg dorthin bitte gleich noch einen Becherchen mit Urin befüllen. Also dann, bis zum nächsten Mal …"

Schön wäre es, wenn bei einem Arzt häufiger ein partnerschaftliches Begegnen auf der Ebene des Ich-Mensch/Du-Mensch stattfände. Ein Arzt, der seinem gegenübersitzenden Laien – in einfachem Deutsch - erklärt, wie es zur Krankheitsentstehung kommen konnte. Doch es ist verständlich, dass ein Behandler wenig aufklären kann, kaum mehr fröhlich und partnerschaftlich sein kann, da in übervollen Wartezimmern zwangsläufig Stress entsteht. Da muss es nun mal hopp-hopp gehen und eine Symptomenbehandlung oben auf sein.

Die Lösung dieses Stress-Problems wäre, wenn Ärzte deutlich weniger Patienten pro Tag zur Behandlung hätten. Dies wäre zum Beispiel möglich, wenn manch einer nicht wegen jeder Kleinigkeit zum Arzt rennen würde, wie z.B. bei einer Erkältung. Vielleicht kennen Sie diesen Spruch: mit Medikamenten dauert eine Erkältung sieben Tage – ohne Medikamente eine Woche. Bleiben Sie stattdessen zuhause, ruhen Sie sich aus, schlafen Sie genug, trinken Sie außerdem ausreichend und nehmen Sie dazu ein paar gute Hausmittelchen zu sich. Übernehmen Sie bitte ein wenig Selbstverantwortung! Was wollen Sie denn erwarten, wenn Sie bei einer Erkältung zum Arzt gehen, außer irgendeine Pille, die für Ihren Körper dauerhaft nichts Gutes ist?!

Eine weitere und durchaus bessere Lösung für Arzt als auch Patient wäre es, wenn wir ein anständiges Gesundheitssystem (mit weniger kranken Menschen) hätten. Denn was wir momentan haben, ist im eigentlichen Sinne ein Krankheitssystem. Oder wie deuten Sie das, wenn Krebspatienten erst operiert werden und dann zusätzlich eine giftige Medizin bekommen, die auf Senfgas basiert?

In der Gesundheitspolitik geht es wie in so vielen anderen Bereichen des Lebens leider auch nur um Geld und Macht. Vorhandene Heilmöglichkeiten werden entweder gleich totgeschwiegen und/oder wer sich darüber äußert wird mundtot gemacht oder für einen furchtbaren Verschwörungstheoretiker gehalten.

Ich möchte hier keine Ärzte angreifen. Sie sind nicht schuld an diesem katastrophalen Gesundheitszustand der Bevölkerung. Schuld ist das falsche System, das wie gesagt kein Gesundheitssystem ist, sondern ein Krankheitssystem! Die Patienten werden chronisch krank gehalten, weil eine Symptomenbehandlung an oberster Stelle steht.

Das System muss geändert werden!!

Wir brauchen ein richtiges Gesundheitssystem, eines welches es ehrlich mit UNS und unserer Gesundheit meint. Die Ärzte könnten dennoch davon leben und zwar indem sie dem Ziel nachkommen den Menschen gesund zu erhalten. Solch ein Gesundheits(erhaltungs)system gab es früher im alten China. Der Hausarzt bekommt eine Pauschale und muss dafür sorgen, dass die Familie gesund bleibt.

Hiervon profitieren alle:

1. Der Arzt hat deutlich weniger Arbeit, verdient aber dennoch das Gleiche.

2. Der Patient wird informiert wie er seine Gesundheit optimal erhalten kann.

3. Investiert wird von den Kassen beispielsweise in Gesundheitsseminare oder prophylaktische Kurse.

4. Auch die Pharmaindustrie wird noch mehr als genug Geld verdienen, da es immer kranke Menschen geben wird, weil nicht jeder Lust hat aktiv an seiner Gesunderhaltung mitzuwirken. Es gibt sehr gute Mittel, für die wir die Pharmaindustrie bräuchten; z.B Gc-MAF. Sie müsste sich dazu nur auf diese hilfreichen, unschädlichen Mittel umstellen.

Der weltweite Verbrauch von Antibiotika ist in den letzten 15 Jahren um 65 Prozent angestiegen!

Die Gesamtmenge des Antibiotikaverbrauchs wurde im Jahr 2015, in der Humanmedizin für Deutschland, laut Germap-Report*, auf ca. 700-800 Tonnen geschätzt. Das Verordnungsvolumen im ambulanten Bereich macht mit ca. 85% des gesamten Antibiotikaverbrauchs den größten Teil in der Humanmedizin aus.[1]

Bereits im Germap-Bericht von 2012 konnte man lesen, dass insbesondere der Anteil an Rerserveantibiotika am Gesamtverbrauch, ohne erkennbaren Grund, weiter zugenommen hat. Reserveantibiotika sollten normalerweise nur als Mittel der zweiten Wahl – also nach

---

*Germap-Report = Bericht über den Antibiotikaverbrauch und die Verbreitung von Antbiotikaresistenzen in der Human- und Veterinärmedizin in Deutschland

Versagen eines Standardantibiotikums – dienen oder bzw. wenn ein „einfacheres" nicht als geeignet erscheint. Viel zu häufig eingesetzt werden vor allem die Reserve-Antibiotikamittel Cephalosporine und Fluorchinolone.

Der aktuellste Germap-Bericht von 2015, der sich auf die Jahre 2011 – 2014 bezieht, zeigt leider keine Besserung. Cephalosporine und Fluorchinolone werden weiterhin besonders im ambulanten Bereich viel zu reichlich eingesetzt. Diese üben einen besonders hohen Druck zugunsten der Entstehung multiresistenter Keime aus.

Eine ganz aktuelle Hochrechnung aus dem Jahre 2018 zeigt, dass der weltweite Antibiotikaverbrauch in den vergangenen 15 Jahren sogar um rund 65 Prozent gestiegen ist. Bis 2030 könnte der Gesamtverbrauch an Antibiotika, den Forschern zufolge, weltweit sogar um bis zu 200 Prozent steigen. Besonders in wirtschaftlich aufstrebenden Ländern sei die Zunahme "dramatisch", berichten Wissenschaftler um Eili Klein vom US-Forschungszentrum.[2]

Seit 2001: Antibiotikaverbrauch auf Intensivstationen Deutschlands um 19 Prozent gestiegen.

Seit dem Jahr 2001 ist der Antibiotikaverbrauch auf Intensivstationen in Deutschland um 19 Prozent gestiegen. Dies ist das Ergebnis der Kohortenstudie „Surveillance der Antibiotika-Anwendung und der bakteriellen Resistenzen auf deutschen Intensivstationen (SARI)". Auf den teilnehmenden 77 Intensivstationen nahm in dem Zeitraum bis 2015 auch die Resistenzdichte multiresistenter Erreger deutlich zu. Ihnen erscheint plausibel, dass der gestiegene Verbrauch von Breitband- und Reserveantibiotika diese Entwicklung begünstigt hat.[3]

Höheres Gesundheitsrisiko besonders durch die Einnahme von Reserveantibiotika

Reserveantibiotika wie Fluorchinolone (Ciprofloxacin), Monobactame (Aztreonam), Glycylcycline (Tigecyclin), Polymyxine (Colistin), zyklische Lipopeptide (Daptomycin), Cephalosporine (Ceftarolin, Cefepim), Expoide (Fosfomycin)[4] sind eigentlich dafür erschaffen worden, wenn herkömmliche Antibiotika nicht mehr helfen. Sie sollen das letzte wirksame Mittel im Kampf gegen resistente Keime sein. Leider werden diese Reserveprodukte tatsächlich nicht als Notfallmittel eingesetzt, sondern bereits voreilig

bei Erkrankungen, wo andere, „harmlosere" Antibiotika ausreichen könnten. Resistenzen gegen Reserveantibiotika sind weit verbreitet. Sonst hätten wir jährlich ja auch nicht so viele Todesopfer, die an MRSA-Keimen sterben, weil keine Antibiotika mehr nützen.[5]

Es ist nicht nur ein gigantisches Problem, dass Reserveantibiotika gleich viel zu oft verordnet werden, sondern dass sie noch wesentlich heftigere Nebenwirkungen auslösen als gängige Antibiotika. Mittlerweile vom Markt genommene humanmedizinische Fluorchinolone sind: Fleroxacin, Gatifloxacin, Grepafloxacin, Pefloxacin, Sparfloxacin, Temafloxacin, Trovafloxacin.[6]

Grepafloxacin führte bei vielen Patienten zu heftigsten Nebenwirkungen. Es kam darunter sogar zu sieben Todesfällen! Sie erlitten ein QT-Syndrom. Das ist eine Herzrhythmusstörung, die bei sonst herzgesunden Menschen zum plötzlichen Tode führt.[7]

Die US-amerikanische Arzneibehörde FDA warnt dringend vor einem umsichtigeren Einsatz des Reserveantibiotikums Tigecyclin. Anlass dazu, ist ebenso ein erhöhtes Sterberisiko, welches klinische Studien ermittelten. In einer von der FDA durchgeführten gepolten Analyse von 13 klinischen Studien war die Mortalität bei den Tigecyclin-Anwendern höher als beim Einsatz anderer Antibiotika. Insgesamt starben 150 von 3.788 Patienten (4,0 Prozent) gegenüber 110 von 3.646 Patienten (3,0 Prozent), die mit anderen Antibiotika behandelt wurden. Die FDA rät den Ärzten deshalb bei Patienten mit schweren Infektionen Alternativen zu Tigecyclin in Erwägung zu ziehen.[8]

Grundsätzlich können alle heutigen auf dem Markt existierenden Reserveantibiotika schwere Nebenwirkungen verursachen. Die Gruppe der Fluorchinolone können schon kurz nach der Einnahme schwere Nervenschäden hervorrufen.[9] Zum Beispiel eine periphere Neuropathie. Das ist eine Nervenstörung, die in den Armen oder Beinen auftritt. Symptome sind Schmerzen, Brennen, Kribbeln, Taubheitsgefühl, Schwäche oder eine Veränderung in der Empfindung von Berührung, Schmerz oder Temperatur. Auch können Sehstörungen oder diverse andere Augenprobleme durch Fluorchinolone ausgelöst werden.[10]

Eine Minderung der Sehnenfestigkeit kann besonders (auch nach kurzer Einnahme) bei den Gyrasehemmern auftreten. Es kann zu Achillessehnenentzündungen und sogar Achillessehnenrissen kommen.[11]

Auch von sämtlichen anderen Antibiotika-Gruppen ist es durchaus bekannt, dass sie starke Nebenwirkungen verursachen können. Diese Nebenwirkungen reichen weiter von chronischen Schmerzen bis hin zu heftigsten Nervenschäden,[12] dem Leaky-Gut-Syndrom, Pilzbefall, Allergien, Autoimmunerkrankungen, Depressionen, usw. Doch all diese Nebenwirkungen werden sehr oft nicht – weder von Arzt oder Patient - mit Antibiotika in Verbindung gebracht!

Antibiotikaverbrauch in der Tiermedizin

Im Bereich der Veterinärmedizin gibt es erstmals seit 2011 Daten über die Gesamtabgabemengen von Antibiotika an Tierärzte. Seit diesem Jahr muss die pharmazeutische Industrie erfassen, welche Mengen an Tierarzneimitteln - insbesondere Antibiotika - jährlich an Tierärzte abgeben werden. Diese Daten werden dann an ein zentrales Register gemeldet. Grundlage dafür ist die DIMDI-Arzneimittelverordnung vom 24. Februar 2010. Das Register wird beim Deutschen Institut für Medizinische Dokumentation und Information (DIMDI) in Köln geführt. Das Bundesamt für Verbraucherschutz und Lebensmittelsicherheit (BVL) in Berlin nimmt die jährliche Auswertung der Daten vor.

Hierbei lag der Antibiotika-Verbrauch für Deutschland im Jahr 2011 bei insgesamt 1.706 Tonen. Im Jahr 2014 bei 1.238 Tonnen und im Jahre 2017 nur noch bei 733 Tonnen.[13]

Aber Achtung, aufgemerkt: Nach diversen Recherchen von NDR, WDR und Süddeutscher Zeitung sind all diese Daten ohne jegliche Substanz! Die Reporter stellten fest, dass tausende Betriebe komplett datenlos waren. In Schleswig-Holstein lagen z.B. für 40% der Betriebe keinerlei Daten vor. Jetzt würde man als guter Statistiker solche Betriebe mit fehlenden Daten einfach herausrechnen, um nur die Betriebe auszuwerten, die Daten eingereicht hatten. Wie ging das Ministerium vor? Betriebe, die keine Daten geliefert hatten, wurden einfach als Betriebe gezählt, die keine Antibiotika eingesetzt hatten.[14] Was soll man dazu sagen? Statistiken können Sie glauben – aber nicht dem Statistiker!

Betrachten wir ein paar andere Daten....
In 78,1 Prozent der 2012 und 2013 untersuchten Schweinemastbetriebe wurden MRSA-Keime nachgewiesen.

> 65% der Discounter Fleischprodukte weisen antibiotikaresistente Keime auf!

Deutschlands größte Tierrechtsorganisation PETA ließ abgepacktes Fleisch aus fünf namhaften Supermärkten und Discountern in einem Fachlabor auf MRSA und ESBL untersuchen. ESBL steht für „Extended-Spectrum-Beta-Lactamase". Beta-Lactamasen sind bakterielle Enzyme, die bestimmte Antibiotika unwirksam machen können. Insgesamt wurden in 65 Prozent der 57 Fleischproben ein oder beide Faktoren gefunden.

MRSA wurde vom Fachlabor in 31 Prozent der Proben und die ESBL sogar in 45 Prozent der Proben nachgewiesen. Besonders gravierend sahen die Testergebnisse beim Geflügelfleisch aus: In 86 Prozent der 30 untersuchten Hühner- und Putenfleischproben wurden ESBL und/oder MRSA analysiert. Beim Hackfleisch (12 Proben) waren es knapp über 66 Prozent. Na dann, Mahlzeit![15]

Puten werden im Schnitt 151 Tage „gemästet" und bekommen in dieser Zeit an durchschnittlich 20,4 Tagen 3,1 verschiedene antibiotisch wirksame Medikamente. Sogenannte Masthähnchen bekommen an 10 ihrer nur 39 Lebenstage Antibiotika – also jeden vierten Tag. Und das alles ist gesetzlich erlaubt, solange ein Tierarzt diese Medikamente verschreibt.[16]

„In neun von zehn Praxen, in denen ein Landwirt den Tierarzt um eine Flasche Penicillin bittet, bekommt ein Tierhalter das Medikament sofort – auch ohne Untersuchung", so Peter Ebner, ehemaliger Vizepräsident der bayrischen Landestierärztekammer.[17]

Findet ein Tierarzt unter 30.000 Küken EIN krankes Tier, reiche das, um alle Tiere vorsorglich mit Antibiotika zu behandeln. „Oft schreibt der Tierarzt sogar bewusst eine falsche Diagnose aufs Papier, um eine legale Anwendung mit dem Antibiotikum vorzutäuschen." So Ebner.

Ein großer Teil der Antibiotika werden eingesetzt, um Erkrankungen und Verletzungen der Tiere zu behandeln, die aufgrund der Haltung entstehen. Daher muss dringend an der Ursache angesetzt und die Haltungsbedingungen verbessert werden! Wir benötigen einen Systemwechsel: Die industrielle Intensivhaltung von Tieren in der Landwirtschaft muss abgeschafft werden und einer Haltung weichen, die die arteigenen Bedürfnisse und Verhaltensweisen der Tiere berücksichtigt und ohne den systematischen Einsatz von Medikamenten auskommt.

Außerdem müssen die verfügbaren antibiotischen Wirkstoffgruppen differenzierter und verantwortungsbewusster eingesetzt werden, um Resistenzentwicklungen nicht weiter zu fördern. Dies gilt bei den Tieren wie auch beim Menschen allen voran für die Reserveantibiotika.

Zurück in eine Zeit: in das VOR-Penicillin Zeitalter

Multiresistente Keime sind Keime, für die es keinerlei Gegenmittel aus den Laboratorien der Pharmahersteller mehr gibt. Menschen, die davon betroffen sind, sind von Seiten der Pharmakologen unausweichlich dem Tode geliefert!

> Jährlich sterben weltweit 700.000 Menschen an Infektionen durch multiresistente Keime! [18]

Sehen Sie mal, wir leben im 21. Jahrhundert, was die Todesfallzahlen aufgrund nicht mehr wirkender Antibiotika anbelangt, befinden wir uns allerdings wieder im „Vor-Penicillin-Zeitalter". Wow, da sind wir weit gekommen!

Die weltweite Zunahme von Antibiotika-Resistenzen gehört nach Einschätzungen der Weltgesundheitsorganisation (WHO) zu den größten Gefahren für die menschliche Gesundheit des 21. Jahrhunderts. [19]

Laut Angaben der United Nations (UN) nehme die Antibiotikaresistenz bei den Geschlechtskrankheiten Syphilis, Gonorrhoe und Chlamydiose immer weiter zu. Die auslösenden Bakterien seien in zunehmendem Maße resistent gegenüber Antibiotika, warnte die Weltgesundheitsorganisation. [20]

Antibiotika gelten als medizinischer Fortschritt in der Medizin. Wir müssen heute jedoch realisieren, dass ihre Wirksamkeit überschätzt wurde. Bereits im Jahre 1945 verkündete Alexander Fleming, in seiner Nobelpreis-Rede, die drohende Resistenzentwicklung gegen das von ihm entdeckte Mittel Penicillin. Seine Warnung macht sich heute mehr denn je bemerkbar. Das Desaster der Antibiotikaresistenzen haben wir uns selbst eingebrockt, da diese Mittel viel zu leichtfertig und unvernünftig verschrieben und eingenommen werden. Auch dienen Antibiotika mittlerweile als fester Bestandteil unserer Nahrungskette, da sie völlig übertrieben in der Massentierhaltung eingesetzt und über den Fleischverzehr mit aufgenommen werden. Die Antibiotika, die in der Massentierhaltung den Masttieren gespritzt oder ins Futter gemischt werden, gelangen außerdem über die Ausscheidungsorgane ins Erdreich und somit auch ins Oberflächen- und Grundwasser. Sodann finden wir Antibiotika natürlich auch in unserem Trinkwasser wieder. [21]

JÄHRLICH sterben in der europäischen Union durchschnittlich 33.000 Menschen durch Infektionen, weil keine Antibiotika mehr wirken![22]

Bei der heutigen Antibiotika-Verschreibungsfreudigkeit brauchen wir uns darüber gar nicht wundern, dass so viele Menschen an Infektionskrankheiten sterben. Kommen noch Medikamente, glyphosathaltige Nahrung, ungesunde Ernährung, quecksilbergefüllte Impfungen und Amalgamplomben hinzu, kann ein vorbelasteter Darm noch wesentlich schneller Resistenzen gegen Antibiotika entwickeln, als es sowieso schon der Fall ist.

Wie nahe uns die bedrohliche Resistenzentwicklung bereits gekommen ist, zeigt uns die Tatsache auf, dass weltweit jährlich 700.000 Menschen an Infektionen durch multiresistente Keime sterben. Insgesamt, so schätzen Wissenschaftler, sei die Belastung durch antibiotikaresistente Bakterien so groß wie die von HIV/AIDS, Grippe und Tuberkulose zusammengenommen.[23]

Welch weiteren dramatischen Verlauf diese Situation nehmen kann, wenn nichts getan wird, zeigen aktuelle Zahlen (November 2018) der Organisation für wirtschaftliche Zusammenarbeit und Entwicklung (OECD). Sie hat berechnet, dass in Europa, Nordamerika und Australien bis zum Jahr 2050 rund 2,4 Millionen Menschen durch multiresistente Bakterien sterben könnten, sollten keine Gegenmaßnahmen getroffen werden.

Diesen Trend bestätigt auch eine Studie des Europäischen Zentrums für die Prävention und Kontrolle von Krankheiten (ECDC), die im Lancet-Magazin erschienen ist. Demnach hat sich die Zahl der Infektionen mit resistenten Keimen in der EU von 2007 bis 2015 fast verdoppelt. Laut der Studie starben 2015 in der europäischen Union etwa 33.000 Menschen an resistenten Keimen. Das sind 8000 mehr Menschen als noch im Jahr 2007. Für Deutschland lag im Jahr 2015 die Zahl der bakteriellen Infektionen bei 54.509 und die Zahl der Todesfälle bei 2.363. Besonders betroffen waren Kinder unter einem Jahr und Ältere über 65 Jahren.

Wie Sie sehen schreitet die Wachstumskurve von pathogenen Mikroorganismen unerbittlich voran. Es bleibt nur noch eine Frage der Zeit, bis es zu heftigen Epidemien resistenter Mikroorgansimen kommt, wenn wir nicht endlich in ein Umdenken und zielgerechtes Handeln kommen!

UMDENKEN und entsprechendes Handeln ist gefragt! Und nicht erst morgen oder übermorgen, sondern JETZT!!!
Die meisten Ansteckungen mit Antibiotika-resistenten Keimen erfolgen in Deuschland in Krankenhäusern und anderen Gesundheitseinrichtungen.[24] Dort, wo eigentlich Heilung stattfinden sollte!

Laut dem „European Antimicrobial Surveillance System Report" ist die Häufigkeit des Problemkeimes MRSA in den Niederlanden 15-mal niedriger als in Deutschland. In Holland werden (bereits seit dem Jahr 1989) alle Patienten bei der Aufnahme in eine Klinik vorsorglich einem Schnelltest unterzogen. Bei dem Verdacht einer Infektion kommen Risikopatienten unter Quarantäne, bis ein Nasenabstrich beweist, dass sie keimfrei sind. Beim Nachweis des Erregers werden die Patienten sofort isoliert und lediglich von Pflegepersonal in Schutzkleidung behandelt. Auch von allen Patienten, mit denen sie in Kontakt waren, werden Abstriche genommen.

Zwar gibt es vom obersten Gesundheitsinstitut, dem Robert-Koch-Institut, eine hygienische Richtlinie, wie man sich bei MRSA zu verhalten hat, aber diese Richtlinie ist nicht zwingend verpflichtend. Es bleibt einer Klinik in Deutschland selbst überlassen, wie ernst sie MRSA nimmt und was sie dagegen unternimmt.

Ein weiterer, viel gravierender Punkt, warum unser Nachbarland Holland weniger MRSA-Patienten zu verzeichnen hat, ist die Zurückhaltung in der Verordnung von Antibiotika!!!

An MRSA-Keimen zu sterben ist ein qualvoller Tod, der eigentlich nicht sein müsste. Es ist ein sinnloser Tod, den wir heute im 21. Jahrhundert gut vermeiden könnten. Und dabei geht es besonders um eine drastische Reduktion der Antibiotikaverordnungen.

Anstatt der vielen Medikamenten-Pillen und Antibiotikagaben im Krankenhaus, sollten Patienten lieber überwiegend mit ausreichend gutem Wasser, gesunder Nahrung, genügend Sonnenlicht (oder zumindest hochdosiert Vitamin D3) und weiteren notwendigen Vitalstoffen gestärkt werden.

Die Menschheit muss sich (wieder) darüber bewusstwerden, dass unser Organismus nur durch natürliche Prozesse genesen kann. Dies geschieht unterstützend durch Mittel wie Chlordioxid, Rizol oder Wasserstoffperoxid, da sie den Körper mit Sauerstoff anreichern. Oder durch Heilkräuter aus unserer wunderschönen, genialen Natur. Jahrtausend alte biblische Heilkräuter sollten nicht als Larifari-wirkendes Zeugs unter Öko-Freaks abgestempelt werden, denn viele Heilkräuter enthalten tausende antibiotisch wirkende Stoffe. In der Natur findet der Mensch alles was er braucht. Das sollten wir nicht ignorieren! Bakterien entwickeln keine Resistenzen gegen medizinische Kräuter. Sie können es nicht. Pflanzen haben sich schon mit Bakterien auseinandergesetzt, bevor die menschliche Spezies überhaupt existierte.

Um es erst gar nicht so weit kommen zu lassen, dass sich pathogene Keime in uns ausbreiten, benötigen wir ein schlagfertiges Immunsystem. Ein intaktes Immunsystem aus wenig Umweltgiften, vitalstoffreicher Nahrung, einem gesunden Darm, wenig Stress, genügend Sonnenlicht, Bewegung und Wasser!

Unsere Kläranlagen und Äcker sind mit pathogenen Keimen überfordert
Sowohl Antibiotikawirkstoffe, also die Medikamente selbst, als auch resistente Keime gelangen in unsere Umwelt, weil die Kläranlagen (zumindest derzeit) nicht dafür ausgerüstet sind, Arzneimittel und Keime komplett herauszufiltern.

Laut der Behörde des Umweltbundesamtes ist jedoch die Ausbreitung über Dünger am problematischsten. So gelangen Reste, der in der Tierhaltung eingesetzten Medikamente und resistente Bakterien auf Äcker. Von dort können sie sich vermehren, ausbreiten und über Lebensmittel oder Badegewässer zum Menschen gelangen.

Antibiotikaresistenzen aufgrund von Quecksilber

Dr. Anne Summers, Dr. Murray und ein Team aus weiteren Wissenschaftlern veröffentlichten eine Arbeit, die aufzeigte, dass Quecksilber aus Amalgamfüllungen, Bakterien im Organismus resistent gegenüber Antibiotika werden lässt.[25]

Um einen Zusammenhang zwischen Quecksilber (aus Amalgamfüllungen) und einer möglichen Resistenz gegenüber Antibiotika näher zu untersuchen, wurden 6 Affen je 16 Amalgamfüllungen gelegt. Die Resistenz gegenüber Antibiotika und Quecksilber in der Mund- und Darmflora wurde **vor** Einsetzen der Füllungen, **während** die Füllungen lagen, und **nach** Entfernen der Füllungen gemessen. Fünf Wochen nach dem Legen der Füllungen und fünf Wochen nach dem Entfernen kam es zu einem signifikanten Anstieg einer Quecksilberresistenz in der Darmflora. Dieser Anstieg entsprach dem Anstieg in der Quecksilberausscheidung mit dem Kot.

Diese quecksilberresistenten Darmbakterien wurden isoliert und auf eine Resistenz gegenüber Antibiotika überprüft. Es zeigte sich eine signifikant höhere Resistenz gegenüber mehreren Antibiotika (Ampicillin, Tetracyclin, Streptomycin, Kanamycin, and Chloramphenicol). Nach Entfernung der Amalgamfüllungen verloren die Bakterien ihre Resistenz gegenüber Quecksilber und Antibiotika wieder.[26]

Die meisten Amalgamfüllungen, die viele von uns noch teilweise im Mund haben, enthalten zu 50% Quecksilber. Nach dem Essen geht der Quecksilberspiegel meistens für zwei Stunden nach oben. Denn durch das kauen der Nahrung werden von den Füllungen Quecksilber-Ionen ausgeschwemmt. Diese werden über den Speichel aufgenommen und gelangen dann über den Magen-Darm-Trakt ins Blut. Von hier aus haftet es sich an bestimmte Zellen, in der Niere, Leber und im Darm. Man nennt diese Funktion Haptenfunktion. Das Metall Quecksilber ist ein Hapten. Es hängt sich an die Zelle im Körper und diese Zelle wird dann für das eigene Immunsystem als Feind markiert. Aber auch andere Metalle wie Gold, Platin, Silber und Nickel verhalten sich so. All diese Metalle, die wir im Mund haben, sind häufig die Hauptursache für Autoimmunerkrankungen (Lupus erythematodes, Arthritis, Schilddrüsenprobleme, Multiple Sklerose, Migräne, Colitis ulcerosa, Morbus Crohn). Quecksilber ist neben Arsen, Blei und Flourid einer der toxischsten Substanzen auf der Erde. Die Toxizität von

Quecksilber erhöht sich überproportional, wenn weitere Schwermetalle kombiniert im Körper auftreten.

Wissenschaftler aus den USA, Kanada und Russland konnten nachweisen, dass Aluminium und Quecksilber hinsichtlich neurotoxischer Phänomene synergistisch wirken. Festgestellt wurde dies in einer Zellkultur von neuronalen Gliazellen, der Aluminium und Quecksilber hinzugefügt wurde. Wenn der Zellkultur beide Metalle gleichzeitig hinzugegeben wurden, waren die Entzündungssignale deutlich stärker als bei einem Metall.[27]

Wichtig zu wissen: Sobald Quecksilber im Körper ist, wird es nicht automatisch vom Körper ausgeschieden, sondern gesammelt. Einmal Quecksilber im Körper, immer Quecksilber im Körper – wenn es nicht bewusst entgiftet wird! Quecksilber stört Entgiftungsabläufe in unserem Organismus! Somit werden über die Jahre auch andere Gifte (Aluminium, Glyphosate, Blei, etc.) eingelagert, die der Körper sonst – ohne Quecksilberbelastung – von selbst entgiften würde.

Quecksilberaufnahme durch Impfstoffe
Neben dem Quecksilber-Hauptlieferanten aus Amalgamfüllungen, kommen als weiterer Quecksilber-Lieferant, die Impfstoffe hinzu. Quecksilber ist hier in Form von Thiomersal – eine 50%-ige Quecksilberverbindung - vertreten. Weitere unnatürliche Stoffe in Impfungen sind u.a. Formaldehyd und Aluminium. Eine Impfstoffdosis, die aus Wasser und dem Fremderreger (z.B. Grippeviren, Diphterietoxin) allein bestehen würde, würde bei den meisten Menschen kaum eine Immunreaktion hervorrufen. Das Immunsystem der meisten Menschen wäre dazu in der Lage, diese Fremderreger ohne großen Aufwand abzuwehren. Die Antikörpertiter würden demnach nur eine minimale Reaktion zeigen. Da die Laboratorien aber etwas messen wollen, um einen Beweis der „wirkenden Impfung" niederlegen zu können, benötigen sie etwas, dass die Antikörpertiter noch weiter nach oben treibt. Also werden sogenannte Wirkverstärker wie Aluminium hinzugegeben. Zweck des Aluminiums soll sein, dass eine stärkere Reaktion des Immunsystems ausgelöst wird, demzufolge die Antikörper höher ansteigen und somit ein Labornachweis erbracht werden kann.

Je öfter geimpft wird, umso mehr reagiert demnach das Immunsystem. Wenn es blöd läuft, gelangt es bei dem Ein oder Anderen komplett aus dem Gleichgewicht. So kann es passieren, dass sich das Immunsystem gegen die eigenen Körperzellen, also gegen den eigenen Körper richtet. Autoimmunerkrankungen, Allergien und Lebensmittelunverträglichkeiten entstehen! Gegen diese Krankheiten und Beschwerden bekommen die Patienten dann oftmals Antibiotika verordnet. Doch woher soll der Normalbürger, der sich nicht mit medizinischen Themen befasst, wissen, dass Antibiotika in diesem Falle nutzlos sind und den Krankheitsverlauf stattdessen nur noch weiter verschlimmern. Eine Entgiftung wäre hier stattdessen angebracht!

Kaum ein Arzt wird Ihnen sagen, entgiften Sie sich, Sie haben zu hohe Quecksilber- und/oder Aluminiumwerte im Körper. Daran kann man kaum etwas verdienen. Immerhin verdient die Pharmaindustrie täglich Millionen durch die Symptom-Behandlung bei kranken, hilflosen Menschen.[28]

Für die direkte Impfvermarktung im Fernsehen, im Radio, den Zeitungen und anderen Medien, gab die pharmazeutische Industrie im Jahre 2013 3,8 Milliarden Dollar aus. Im Jahre 2005 hat man für diesen Zweck bereits 5,4 Milliarden Dollar ausgegeben. Jegliche Diskussionen über die Impfsicherheit werden verschwiegen.[29]

Wir wissen heute, dass ca. 60% der Quecksilbermenge der Mutter, durch die Schwangerschaft und Stillzeit, an das erstgeborene Baby weitergegeben werden.[30] Quecksilber kann lückenlos durch die Plazenta hindurch gelangen. Lernstörungen, Autismus, Legasthenie sind Schwermetallerkrankungen, welche bereits durch diaplazentare Transmission hervorgerufen werden können. Die Erstgeborenen sind stärker betroffen als die Nachgeborenen.

Aus den meisten Impfstoffen wurde Thiomersal weitgehendst entfernt und ist dort „nur noch in Spuren enthalten",[31] wurde aber zum größten Teil durch Phenol oder 2-Phenoxyethanol ersetzt.

Thiomersal ist zwar 27-mal giftiger wie Phenol; sehr harmlos ist Phenol aber dennoch nicht. Phenol ist ebenfalls eine sehr giftige Substanz, die früher von den Nationalsozialisten benutzt wurde, um den Menschen mittels Injektion zu töten. In einem Artikel des Spiegels von 1988, zu dem Buch „Ärzte im Dritten Reich", lautet der erste Satz: *„Die medizinische Tötungsmethode per excellence, in Auschwitz ziemlich von Anfang an eingesetzt, war die Phenolspritze."*[32]

Die meisten von Ihnen werden sich genauestens darüber informieren, wenn Sie sich ein neues Auto kaufen. Informieren Sie sich bitte unbedingt auch genau darüber, was in Impfstoffen enthalten ist und ob Sie das für sich und Ihre Kinder tatsächlich wollen und brauchen!

Thiomersal befindet sich inzwischen „nur noch" in höheren Mengen in den epidemischen Impfstoffen und Grippeimpfstoffen. Doch genau welche Impfung wird schwangeren Frauen empfohlen? Ja genau, die Grippeimpfung – die noch schön hohe Mengen an Thiomersal aufweist. Die EU-Kommission hat seit Juli 2018 beschlossen, dass Zahnärzte Amalgam bei Kindern, stillenden Müttern und schwangeren Frauen nur noch in absoluten Ausnahmefällen einsetzen dürfen.[33]

Es ist zutiefst traurig, dass sich werdende Mütter mit ihrem Winzling im Bauch genau diesem Gift aussetzen sollen, dabei ist durchaus bekannt, dass Quecksilber über die Plazenta das Gehirn des Fötus erreicht und dort neurologische Störungen im zentralen Nervensystem des Fötus auslöst.[34]

Die FDA (die amerikanische Lebensmittelüberwachungs- und Arzneimittelbehörde) hat seit ca. 20 Jahren, die Anwendung dieses Nervengiftes bei anderen Arzneimitteln verboten und die Beseitigung bei über tausenden von frei verkäuflichen Medikamenten angeordnet. In Impfstoffen scheint es gerne ignoriert zu werden. Immerhin werden in Amerika jährlich noch 50 Millionen thiomersalhaltige Impfstoffe an Erwachsene, schwangere Frauen und Kinder verabreicht.[35]

Die CDC schreibt im Jahr 2013:

„Seit 2001 hat kein neuer Impfstoff, der von der FDA für den Gebrauch bei Kindern lizenziert wurde, Thiomersal als Konservierungsstoff enthalten, und alle Impfstoffe, die von der CDC routinemäßig für unter 6-jährige Kinder empfohlen wurden, sind (seit 2001) Thiomersal-frei gewesen, oder enthalten nur Spuren von Thiomersal, außer in einigen Rezepturen des Influenza-Impfstoffs."[36]

Warum ist ausgerechnet Quecksilber noch im Influenza(Grippe)-Impfstoff???

Robert F. Kennedy (der Neffe von John F. Kennedy) hat im Jahre 2014, zusammen mit Dr. Mark Hyman und Dr. Martha Herbert ein Buch mit dem Titel *Thiomersal: Let the Science Speak*, veröffentlicht. Eine umfassende Bewertung von hunderten von Fachuntersuchungen, die sich mit den Wirkungen von Thiomersal bei Menschen und Tieren beschäftigen. Bei diesen Untersuchungen wurden eine ganze Reihe schwerwiegender neurologischer Störungen auf die Verwendung von Thiomersal zurückgeführt. Störungen, die bei Kindern jetzt epidemisch sind: z.B. ADHS, Sprachhemmungen, Ticks und Autismus.

In den Untersuchungen wurde weiterhin festgestellt, dass Thiomersal Asthma verursacht sowie einen zehnfachen Anstieg der Fälle von Alzheimer bei Erwachsenen, denen das Mittel über Impfstoffe verabreicht wurde. Robert F. Kennedy konnte mit seinem Forscherteam während seiner dreijährigen Forschungszeit an keine öffentlich zugängliche Studie in der Medizinliteratur gelangen, die den Nachweis erbringt, das Thiomersal unbedenklich sei.

R. F. Kennedy schreibt in dem Buch „Vaccine Whistleblower", das Quecksilber ein sehr starkes Hirngift ist, hundert Mal giftiger als Blei. Außerdem ist das in Thiomersal enthaltene Ethylquecksilber fünfzig Mal giftiger für unsere Gehirnzellen und verbleibt zweimal so lange im Gehirn, wie das Methylquecksilber aus dem Fischverzehr.

Thiomersal ist so giftig, dass, falls ein Arzt ausversehen eine Ampulle zerbricht, das gesamte Gebäude evakuiert und von speziell dafür ausgebildeten Teams mit Schutzanzügen, Handschuhen und Atemmasken gesäubert werden muss.

In dem Bericht „A Review of Thimerosal (Merthiolate) and its Ethylmercury breakdown product", aus dem Jahre 2007, der in der medizinischen Fachzeitschrift „Journal of Toxicology and Environmental Health" erschien, wurden sämtliche Studien über die Giftigkeit von Thiomersal seit 1927 zusammengefasst.[37] Es ist ein 20-seitiger englischsprachiger Bericht. Wer sich dieser Sprache mächtig ist, dem empfehle ich, sich dieses Dokument durchzulesen. Wer dann immer noch behauptet, Thiomersal sei harmlos - der kann kein Englisch! Unter anderem können Sie dort nachlesen, dass bereits seit den frühen 1930er Jahren nicht nur bekannt ist, dass Thiomersal schon in winzigen Mengen giftig ist, sondern zudem als antimikrobieller Konservierungsstoff fast wirkungslos ist.[38]

Es ist in der medizinischen Literatur KEINE EINZIGE Studie zu finden, die den Nachweis erbringt, dass Thiomersal sicher ist!!!

Die Gesundheitsbehörden behaupten, Impfstoffe und Impfungen seien sicher. Die Basis dieser Behauptung beruht auf einem Nicht-Wissen. Denn bisher wurde keine für den Menschen sichere Quecksilbermenge wissenschaftlich ermittelt. Bisher gibt es weltweit keine einzige Studie, in der die toxikologische Unbedenklichkeit von Quecksilber nachgewiesen wurde. Es gibt aber **mehr als 15.000 Artikel in der medizinischen Fachliteratur, die beschreiben, dass Quecksilber gesundheitsschädliche Auswirkungen auf den menschlichen Körper hat.**[39] Es gibt massenhaft Studien, die belegen, dass Quecksilber hochtoxisch ist und auch bei Suizid, Depressionen, Krebs und Alzheimer eine gravierende Rolle spielt. Die Halbwertszeit von anorganischem Quecksilber beträgt in menschlichen Gehirnen bis hin zu mehreren Jahrzehnten.[40]

Dr. Thompson, ein Mitarbeiter der CDC, der Autor und Mitautor aller drei führenden CDC-Studien (DeStefano 2004, Thompson 2007, Price 2010), die die Impfstoffe als Ursache für Autismus ausschließen, hat eingeräumt, dass diese Studien manipuliert sind und BEWUSST gefälscht wurden.

Zitate von Dr. Thompson:
„Ich habe einen Vorgesetzten, der mich auffordert zu lügen. Die Leute in den höheren Positionen wollten bestimmte Sachen durchziehen, und ich habe da mitgemacht..."

„Thiomersal aus Impfstoffen verursacht Ticks. Ich kann behaupten, dass Ticks bei Kindern mit Autismus viermal häufiger auftreten. Es gibt biologische Beweise, dass Thiomersal autismusartige Merkmale hervorruft."

„Ich empfinde ein tiefes Schamgefühl, wenn ich Familien mit Kindern treffe, die an Autismus leiden – denn ich war ein Teil des Problems."[41]

Was bringt den Doktor um sein Brot?
a) Die Gesundheit b) der Tod,
drum hält der Arzt auf das er lebe,
uns zwischen beiden in der Schwebe!
(Eugen Roth)

Es ist mir egal, ob Sie Ihre Amalgamfüllungen weitertragen wollen oder sich und Ihre Kinder impfen lassen, aber mir geht es darum, dass Sie solch wichtigen Dinge nicht ignorieren und darüber nachdenken. Vielleicht irre ich mich auch und Quecksilber ist ein hervorragendes Spurenelement für unseren Körper. Vielleicht finden Sie auch eine Studie, die aussagt, dass Quecksilber gesund für uns ist. Sie können mir solch eine Studie dann bitte gerne zukommen lassen. Noch habe ich nämlich keine gefunden!

In Sachen Impfungen nehmen viele dieser Schwermetalle für sich und ihre Kinder in Kauf, weil sie von angstpropagierenden Impflobbyisten dazu geleitet werden. Es ist ein Geschäft mit der Angst und ich kann diese Eltern nur zu gut verstehen, die sich für eine Impfung entscheiden. Viele Eltern wissen zudem einfach nicht, was sie im Falle einer auftretenden Kinderkrankheit tun können.

Was bei Kinderkrankheiten ausgezeichnet hilft, sind beispielsweise: Honigprodukte, die Homöopathie, Heilkräuter, eine ausreichende Flüssigkeitszufuhr, Wasserstoffperoxid,

Chlordioxid, Vitalstoffe (bei Masern Vitamin A!), viel Ruhe, Zuneigung, Liebe und Zeit.

Kinderkrankheiten wie Masern, Mumps und Röteln sind nur daher nicht mehr so schlimm und nicht mehr so weit verbreitet, weil wir eine bessere Hygiene, größere Wohnräume und eine ausgewogenere Ernährung aufweisen. Fast alle Kinderkrankheiten waren bereits kurz vor der Impfeinführung stark rückläufig. Dies ist unserem Wohlstand geschuldet und nicht den Impfungen.[42]

Können Sie sich noch an die Cholera-, Pest-, Typhus und Skorbut-Impfung erinnern? Ach, die gab es nicht...! Warum verschwanden diese Krankheiten bei uns? Weil man die Trinkwasseranlagen verbesserte! Skorbut verschwand, weil wir ein vielfältigeres Angebot an Vitaminen aufzuweisen haben. Die Ursache von Skorbut ist auf einen Mangel von Vitamin C zurückzuführen. In armen Ländern, wie z.B. Indien oder Uganda sind all diese Krankheiten noch keineswegs besiegt, weil hier katastrophale hygienische Bedingungen und Hungersnot (und somit Vitalstoffmängel!) herrschen.

Darmzerstörung durch Quecksilber

Über 90 Prozent des aufgenommenen Quecksilbers gelangen über den Verdauungstrakt in den Körper. Hier kann eine Belastung mit dem Schwermetall zu einer Beeinträchtigung der Verdauungsenzyme Trypsin, Chymotrypsin und Pepsin führen. Bauchschmerzen, Verdauungsstörungen, Entzündungen, chronisch-entzündliche Darmerkrankungen, Geschwüre und blutige Durchfälle sind typische Begleitsymptome dafür.

Die Darmflora wird von Quecksilber nachhaltig geschädigt, was zu einer Vermehrung von unverdauten Nahrungskomponenten im Blut führen kann, die wiederum für eine Immunantwort sorgen, die von einer Schwächung bzw. Irritation des Immunsystems begleitet ist. Die Folge: erhöhte Infekt- und Allergieneigung. Daher sollte man bei Personen, die ständig an Infektionen oder Allergien leiden, oder Probleme mit dem Magen-Darm-Trakt haben, auch immer an eine Belastung mit Quecksilber (oder anderen Metallen) denken.

Der Platz, wo Quecksilber letztlich im Körper mündet

Nach Amalgamentfernungen werden häufig Laboranalysen über das Vollblut gemacht, um zu sehen wie viel Quecksilber noch im Körper vorhanden ist. Diese Werte sind oft ganz normal oder nicht wesentlich erhöht. Man denkt: Quecksilber draußen, Blutwerte gut, also alles in Ordnung.

Aber aufgemerkt: Dort wo sich Quecksilber besonders gerne einnistet, sind:

1. Das Bindegewebe: Hier kann es zur sogenannten Fibromyalgie kommen. Eine Erkrankung, die mit allgemeinen Muskelschmerzen, teilweise Depressionen und Schlaflosigkeit, einhergeht. Besonders unter Frauen ist die Fibromyalgie verbreitet.
2. Das Nervensystem, Rückenmark, Gehirn, Nebennieren, Hormondrüsen (Eierstöcke und Hoden) und die Darmwand.

Quecksilber gelangt ins Blut, von dort aus in die Darmschleimhaut und wiederum von dort wandert es in andere Körperareale, wo es sich für den Rest des Lebens einnistet, wenn es nicht ordentlich entgiftet wird.[43]

Schwermetalldiagnostik per Oligcoscan

Ein zuverlässiger Test auf eine Quecksilber- oder andere Schwermetallbelastung bietet Ihnen der Oligoscan. Eine Untersuchungsmethode, die per Lichtspektrum (Spektralphotometrie) misst, wie hoch die Giftbelastung nicht im Blut, sondern im Zellgewebe der Haut ist. Die Messung erfolgt gemäß dem Lambert-Beerschen Gesetz: Jede Substanz absorbiert und emittiert Licht eines bestimmten Wellenlängenbereichs. Je konzentrierter eine Substanz ist, desto mehr Licht wird absorbiert.

Vorteile des Oligoscans sind, dass die Messergebnisse binnen einer Minute vorliegen. Die Kosten für eine vollständige Diagnostik mit dem Oligoscan liegen zwischen 60,- und 80,- €. (Andere Messverfahren liegen meist deutlich höher.) Der Oligoscan kann 14 giftige Metalle sowie 20 Mineralstoffe erfassen.

Es wurde eine Reihe von Tests und Vergleichsstudien von Wissenschaftlern durchgeführt, bei denen die Ergebnisse des Oligoscans und die Laborergebnisse in Korrelation gesetzt wurden.[44]

(Quecksilber-)Entgiftung durch die Chlorella-Alge

Laut dem Entgiftungsexperten Dr. Joachim Mutter entgiftet die Leber 90 Prozent des Quecksilbers aus dem Blut und transportiert es in den Darm. Leider wird es hier nicht, wie man glauben möchte, ausgeschieden, sondern in den letzten Dünndarmabschnitten wieder ins Blut resorbiert, erneut zur Leber gebracht und zirkuliert in diesem Kreislauf wieder endlos durch den Körper. Doch das Quecksilber wandert nicht nur endlos durch den Körper, es lagert sich auch richtig sesshaft im Gewebe, den Nerven und im Gehirn ab. Ist Quecksilber einmal im Körper angekommen, kann es ohne entsprechende Entgiftungsmaßnahmen nicht oder kaum mehr beseitigt werden.

Es gibt erfreulicherweise eine kleine niedliche Alge, die genau den oben genannten Teufelskreislauf unterbinden kann und Quecksilber - wie auch weitere Schwermetalle und Toxine - im Verdauungstrakt binden kann und somit auch zur Ausscheidung bringen kann. Diese Alge heißt Chlorella-Alge.

Die höchste Bindungskapazität von Schwermetallen und anderen toxischen Substanzen liefert Ihnen die Chlorella pyrenoidosa. Sie verfügt über einen hohen Eiweißanteil (über 50%) und hat daher eine starke Bindungsfähigkeit. Die Chlorella vulgaris hat einen geringeren Eiweißanteil und hat somit eine etwas schwächere Bindungskapazität. (Einzige Ausnahme, die über eine hohe Bindungskraft verfügt und dennoch auf einer Vulgarisalge basierenden Züchtung beruht, ist die Chlorenergy®.)

Auf dem Markt existiert ein großes Angebot an Chlorella-Algen. Sie müssen hier sehr aufpassen, woher Sie Ihre Algen beziehen, denn die überwiegende Anzahl beinhaltet selbst Schwermetalle oder Pestizide. Bis jetzt habe ich nur eine handvoll guter Anbieter für Chlorella-Algen gefunden. Für Infos hierzu, können Sie mich gerne kontaktieren.

> Wichtig: Bei Nebenwirkungen der Alge nicht die Dosis reduzieren, sondern ERHÖHEN!

Wenn Sie eine gute Chlorella-Alge haben, kann diese wahre Wunder bewirken. Ich spreche aus Erfahrung! Wenn Sie die Alge aber nicht ausreichend hochdosiert zu sich nehmen, kann es passieren, dass es Ihnen nach der Einnahme schlecht geht. Kopfschmerzen, Müdigkeit, Übelkeit, Blähungen, usw. können sich bemerkbar machen. Dies lässt sich daraufhin zurückführen, dass es zu einer starken Mobilisation von Quecksilber kam und nicht ausreichend gebunden werden konnte. Hier zeigt sich aus Erfahrung (auch aus persönlicher), dass die Chlorella-Dosis um ein Vielfaches gesteigert werden muss, damit letztlich mehr Gifte gebunden als mobilisiert werden. Es kann durchaus sein, dass Sie dann 100-200 Algen einnehmen müssen.

Wenn Sie Chlorella-Algen zu sich nehmen, tun Sie sich nicht nur Gutes, indem Sie sich entgiften, sondern Sie führen sich zugleich eine Menge guter Nährstoffe zu, die diese kleine grüne Alge beinhaltet.

Vitamine: Vitamin B1, Vitamin B2, Vitamin B5, Vitamin B6, Vitamin B12, Vitamin C, Vitamin E, Niacin, Biotin, Beta Carotin, Carotin, Folsäure

Mineralstoffe: Eisen, Calcium, Kalium, Magnesium, Zink, Mangan, Kupfer

Aminosäuren: Isoleucin, Leucin, Lysin, Methionin, Phenylalanin, Threonin, Tryptophan, Arginin, Cystein, Glutaminsäure, Tyrosin, usw.[45]

Neben Quecksilber entgiftet Chlorella auch Aluminium, Cadmium, Blei, Nickel, Gold, Platin, Palladium (die vier letztgenannten werden besonders in der Zahnmedizin angewandt) sowie alle gängigen Umweltgifte wie Dioxin, Formaldehyd, Insektenschutzmittel, etc.[46]

Besonders für Frauen ist die Chlorella-Alge während und nach der Schwangerschaft ein geniales Nahrungsergänzungsmittel. Zum einen versorgt es die Mutter und somit auch das heranwachsende Kind mit wertvollen Nährstoffen und zum anderen schützt es das Kind vor toxischen Belastungen. Dadurch gelangen auch später beim Stillen nur gute Nährstoffe über die Muttermilch zum Kind, da die Alge die Giftstoffe bindet.[47]

Es hat sich optimalerweise gezeigt, die Algen 30 Minuten vor der Mahlzeit einzunehmen, um bestmöglich damit entgiften zu können.

In der Literatur lassen sich gute Arbeiten darüber finden, wie sich Chlorella-Algen positiv bei Magen-Darm-Geschwüren, Colitits ulercosa, Fibromyalgie und Bluthochdruck bewährt haben.[48]

Dr. Randall Merchant, Professor für Neurochirurgie an der medizinischen Fakultät in Virginia, veröffentlichte fünf wichtige Studien über Chlorella. Darunter auch eine, die die Lebensqualität von Patienten mit Hirntumoren deutlich verbesserte: weniger Schmerzen, weniger Stress, mehr Freude und sogar einige Remissionen.[49]

Chorella bindet Metalle durch Biosorption im Verdauungstrakt. Diese sehr stabile chemische Bindung hat nachgewiesene Ausleitungseffekte für toxische Metalle, Pestizide und andere Chemikalien. Um allerdings die giftigen Substanzen aus ihren Verbindungen in den Zellen, im Gewebe, in Organen und Gefäßen herauszulösen, benötigt es noch weitere Hilfsmittel, die dazu in der Lage sind. Hierfür eignet sich zum Beispiel sehr gut Koriander. Dr. Dietrich Klinghardt verwendet und empfiehlt schon seit vielen Jahren die Kombination von Chlorella und Koriander.[50]

Entgiftung mit Koriander

Der Japaner Yoshiaki Omura hat festgestellt, dass sich durch den Verzehr von frischem Korianderkraut Schwermetalle eliminieren lassen. Dafür sind bestimmte aromatische Inhaltsstoffe verantwortlich, die an den Ionenkanälchen haftendes Quecksilber lösen.[51]

Doch nicht nur Quecksilber, sondern auch Cadmium, Blei und sogar radioaktive Metalle, kann Koriander mobilisieren.

> Es wirkt nur frisches Korianderkraut oder eine Tinktur aus der frischen Pflanze, kein getrocknetes Kraut.

Koriander ist es auch möglich die Blut-Hirn-Schranke zu passieren und unterstützt somit die Entgiftung des Gehirns. Koriander hat jedoch „nur" eine Schwermetall-mobilisierende Funktion und kann die umher kursierenden Metalle nicht binden. Daher muss neben einer Aufnahme von Koriander unbedingt ein Bindemittel, wie Chlorella oder Zeolith eingenommen werden. Denn ohne die gleichzeitige Aufnahme von Chlorella werden die durch die Koriandertinktur gelösten Schwermetalle auf dem Weg zum Dünndarm wieder von den freien Nervenenden aufgenommen und gelangen erneut in den Körper.

Achtung: Vitamin C hebt die Wirkung von Koriander auf und sollte demnach nicht gleichzeitig eingenommen werden. Koriander kann Gebärmutterhalskontraktionen auslösen, daher sollten Schwangere kein Koriander zu sich nehmen. Solange Amalgamfüllungen im Mund sind, darf auch kein Koriander substituiert werden. Es würde hier absolut kontraproduktiv wirken, denn der stark Quecksilber-mobilisierende Effekt von Koriander kann zu einem Verschieben des giftigen Metalls ins zentrale Nervensystem führen und dadurch heftige gesundheitliche Schäden auslösen.

Eine Schwermetallausleitung mit Chlorella und Koriander kann je nach Belastung zwischen 6 und 24 Monaten dauern.[52]

Beginnen sollten Sie mit 2-3 Tropfen der Koriandertinktur. Falls keine Schwermetallsymptome wie Kopf- und Gliederschmerzen, Depressionen, Übelkeit, usw. auftreten, können Sie die Dosis langsam steigern. Treten Nebenwirkungen auf, sollten Sie unbedingt die Tropfenanzahl reduzieren. Noch besser ist es, Sie lassen sich die benötigte Dosis mittels kinesiologischem Muskeltest (= Autonomer Responstest/ART) von einem geschulten Therapeuten austesten.

Zu jeder Entgiftungsmaßnahme ist es wichtig, reichlich Wasser zu trinken. In diesem Falle wirkt Koriander sowieso harntreibend. Also schön viel Wasser aufnehmen.[53]

Auf unseren Magen-Darm-Trakt wirkt Koriander übrigens appetitanregend und stimuliert die Magensaftproduktion, wodurch die Verdauung gefördert wird. Also ist Koriander auch sehr gut für Autisten und Asthmatiker geeignet.

15. Kapitel

Wir müssen anfangen Verantwortung für uns und unsere Natur zu übernehmen!

Vom Antibiotikum nehmen, zum Antibiotikum werden – immer wird zerstört

Kriege, Mord und Gewalt führen zu NICHTS! Besonders der 1. und 2. Weltkrieg müsste uns diese traurige Erfahrung gelehrt haben. Jedem müsste klar sein, dass dieses sinnlose bekriegen absolut nichts bringt. Dennoch tun es einige. Neben der Gewalt, die zwischenmenschlich untereinander herrscht, bombardieren sich Menschen selbst mittels Chemotherapien, die genau wie Bomben auch auf Senfgas basieren. Trotzdem hoffen diese Menschen dadurch auf Heilung!

Auch mit unserer Natur wird von vielen ……………… (Sie können hier, mit einem für Sie passendem Wort ergänzen) Krieg betrieben. Das ÖKO-System unserer Natur wird verstandslos zerstört. All das, was in Millionen von Jahren um uns herum entstanden ist, wird mit einem Male von Menschen - die den Hals anscheinend nicht voll genug bekommen können - geschädigt und zerstört.

Tropische Regenwälder werden vernichtet. Der Himmel wird mit giftigen Aerosolen zur künstlichen Wolkenbildung besprüht. Genmanipulierte Pflanzen werden gesät. Herbizide, Fungizide, Insektizide, usw. werden auf Pflanzen, Gräser und Ackerland versprüht. All das sind gewaltsame Vorgehen gegen unsere Natur(gesetze). Nichts weiter als nur kurzfristig gedachte, oberflächliche, symptomatische, antibiotische (gegen das Leben!) Verhaltensweisen.

Die Natur selbst, hat dann nur noch zwei Möglichkeiten auf dieses antibiotische Prinzip zu reagieren:

1. Entweder, sie lässt sich zerstören und geht damit endgültig unter – und wir mit ihr! Oder:
2. Sie schafft sich neue, nach dem antibiotischen Prinzip, angepasste Lebensformen (so wie auch die Bakterien im Darm, die durch Mutation, d.h. Veränderung und Anpassung, überleben). Es ist dann aber kein Leben, vielmehr ein Überleben.

Was logischerweise zwangsläufig daraus resultiert, sind: Waldsterben, verschmutzte Flüsse und Meere, überdüngtes Grundwasser, verspritztes Ackerland, giftige Nahrungsmittel, Klimaveränderungen, Naturkatastrophen, kranke Menschen, kranke und tote Tiere.[1]

„Wenn die Biene einmal von der Erde verschwindet, hat der Mensch nur noch vier Jahre zu leben. Keine Bienen mehr, keine Bestäubung mehr, keine Pflanzen mehr, keine Tiere mehr, keine Menschen mehr."[2] (Albert Einstein)

Dadurch, dass massig Medikamente und Pestizide verbraucht werden, landen diese natürlich auch in unserem Leitungswasser. Der Arzneimittelverbrauch steigt und steigt. Die Pharmaindustrie als Verursacher sowie Sie als Endverbraucher von Medikamenten, sollten hierzu zunehmend mehr in die Verantwortung kommen. Sie sollten sich darüber klar werden, dass all die Mittel, die Sie sich einwerfen dauerhaft nicht nur Ihnen selbst, sondern auch anderen Menschen und Tieren sowie unserer Natur schaden. Denn selbst mit aufwendigen Reinigungsverfahren können Arzneimittelrückstände im Klärwerk nicht zu 100 Prozent herausgefiltert werden. Mittel, wie z.B. Diclofenac, die Anti-Babypille und Antibiotika sind schwierig abbaubar und es bleiben immer Restbestandteile in unserem Leitungswasser davon bestehen. In Bezug auf Antibiotika werden dadurch mehr und mehr Resistenzprobleme gefördert. Regelmäßige Messungen des Umweltbundesamtes können flächendeckend Reste von Medikamenten, nicht nur in Fließgewässern, sondern auch in Boden- und Grundwasserproben nachweisen.[3]

Wir werden das ernten, was wir säen!

Es gibt hunderte von wissenschaftlichen Studien, die aufzeigen, dass insbesondere das häufig verwendete Glyphosat (Herbizid) für Mensch, Tier und Natur, nicht gut ist.[4] Trotz dieser Erkenntnis findet es Verwendung! Warum? Weil wir in einer egoistischen, geldgeilen und konsumsüchtigen Welt leben. Und wenn sich langsam nichts daran ändert, werden unschuldige Menschen den Preis dafür tragen müssen. Ganz besonders unsere Kinder, unsere Nachkommen.

Das viel eingesetzte Pflanzenschmutzmittel Glyphosat kann ebenso wie Antibiotikum lebensnotwendige Bakterien zerstören und unser komplettes Mikrobiom durcheinanderbringen. Pestizide, wie insbesondere Glyphosat, wirken auf unseren Körper wie Antibiotika. Glyphosat zerstört unsere Darmflora und macht diese zu einer ständigen Gift- und Immunbelastung. Das Darmmilieu ändert sich und krankmachende Mikroben dominieren unseren Organismus. Folge: wir werden krank.[5]

Glyphosat steht im Zusammenhang mit Erkrankungen wie beispielsweise: Schilddrüsenkrebs, Leberkrebs, Blasenkrebs, Bauchspeicheldrüsenkrebs, Nierenkrebs, myeloische Leukämie, Alzheimer, diverse Darmerkrankungen (z.B. Morbus Crohn), Fettleibigkeit, Hauterkrankungen, Autismus, Atembeschwerden, Alzheimer, Parkinson, Depressionen und Unfruchtbarkeit.[6]

Auch haben Untersuchungen hinreichend belegt, dass Glyphosat eine stark Chelat-bildende Substanz ist, wichtige Spurenelemente wie Calcium, Mangan, Eisen, Zink und Magnesium an sich bindet und somit der Pflanze nicht mehr zur Verfügung steht. Wenn Glyphosat im menschlichen Körper ist, dann passiert genau das Gleiche. Es klaut uns all diese wichtigen Nährstoffe.[7]

Wir müssen anfangen Verantwortung für unsere Natur und unser Leben zu übernehmen
Ganz egal welche Gesetze täglich neu beschlossen werden. Egal, was Politiker tun oder nicht tun. Wenn wir eine Veränderung in dieser Welt sehen möchten, dann müssen WIR bei uns SELBST anfangen! WIR sind diejenigen, die darüber entscheiden können was wir essen, kaufen, tun oder nicht tun!

Chemische Spritz- und Düngemittel, Autoabgase, Industrieabgase, billige Supermarktnahrung (bestehend aus künstlichem Zucker, vielen Farbstoffen, antibiotika- und hormonbelasteten Fleischwaren), haufenweise Müllberge (insbesondere durch Plastikabfälle und weggeworfene Lebensmittel), Arzneimittel, Kunstschnee, etc. schaden unserem Körper und unserer Umwelt auf Dauer massivst.

Was die Summe dieser Chemie-, Fremd- und Schadstoffe auslöst, kann man täglich in Arzt-, Naturheil- und psychotherapeutischen Praxen sehen. Gesundheitliche Störungen, die heutzutage auch schon sehr oft bei Säuglingen anfangen. Anstatt die Schuld schließlich bei uns selbst zu suchen, versuchen wir sie in anderen zu suchen und andere für unser missglücktes Leben verantwortlich zu machen. Wir jammern daraufhin unserem Arzt oder Therapeuten die Ohren voll wie schlecht es uns getroffen hat und erwarten uns von diesem irgendein Medikament oder eine Wunderpille, die dafür sorgt, dass es uns wieder gut geht.

Doch wir müssen lernen, dass nur wir selbst uns gesundmachen können. Das heißt allen voran, dass wir Eigenverantwortung übernehmen müssen. Und wir sollten wieder mehr Fürsorge und Verantwortung für unsere Natur übernehmen, denn tun wir dies nicht, wird sie sich eines Tages an uns rächen. Naturkatastrophen sind bis jetzt „nur" ein Teil dieser Konsequenzen

Ihr Arzt, Therapeut oder dieses Buch kann Ihnen gute Ratschläge geben, die tatsächliche Heilung findet jedoch durch SIE SELBST statt. Denn um die folgenden Dinge können nur Sie selbst sich kümmern:

- Bewegen Sie sich täglich an der frischen Luft
- Trinken Sie ausreichend sauberes Wasser
- Tanken Sie genügend Sonnenlicht
- Schlafen Sie ausreichend
- Essen Sie viele unbehandelte, natürliche Lebensmittel
- Pflegen Sie gute Freundschaften und eine gute Partnerschaft
- Verbannen Sie alle negativen, energieraubenden Menschen aus Ihrem Leben
- Seien Sie der Mensch, der Sie sind – leben Sie Ihr wahres ICH aus

Was wollen Sie also von ihrem Arzt erwarten, außer Medikamente, die ihre Probleme nur oberflächlich tuschieren? An den eben genannten Lebensnotwendigkeiten kann ein Arzt nichts verdienen und auch nichts ändern. Denn Sie sind die Person, die hierfür Verantwortung und Initiative ergreifen muss.

Bequemlichkeit dominiert und Eigenverantwortung wird abgegeben

Viele Menschen sind leider viel zu bequem, um an sich selbst zu arbeiten. Auch wollen Sie sich nicht selbst die Schuld für ihre Erkrankung eingestehen. Lieber reden sie sich ein, „meine Erkrankung ist halt genetisch bedingt“, oder „ausgerechnet mich hat dieser Schicksalsschlag getroffen“, usw. Es mag sein, dass Sie ein sogenannter Schicksalsschlag getroffen hat, dass möchte ich nicht ausschließen. Aber diese Menschen reden sich häufig ein, ihre Krankheit sei sowieso unheilbar und das Leben meint es einfach nicht fair mit ihnen, dass nun ausgerechnet sie davon betroffen sind. Doch was bringt es hier über fair und unfair zu diskutieren. Es bringt einen ja nicht weiter. Das einzige was in solch einer Situation hilft, ist für dieses Problem eine Lösung zu finden. Das Leben bietet uns hier eine Chance, aus der wir das beste machen können und über uns hinauswachsen können.

Ich bin mir sicher, dass eine Menge aller Krankheiten heilbar ist. Alle chronischen Erkrankungen - seien sie nicht orthopädisch-unfallbedingt - sind meines Erachtens nach heilbar oder zumindest deutlich verbesserungsfähig.

Denn alle diese, nicht unfallbedingten Erkrankungen, sind basierend auf einem Mangel an Energie! Es ist daher möglich, dass (schwere) chronische Leiden wieder verschwinden. Der Patient muss für eine Heilung aber selbst die Initiative ergreifen, evtl. seine Glaubenssätze ändern, aus seiner Bequemlichkeit herauskommen, in die Selbstliebe und in die Eigenverantwortung gelangen.

Hierzu ein paar kurze Beispiele:

1. Beispiel: Hat jemand starkes Übergewicht und ist mit seiner Statur unzufrieden, dann ist es der Betroffene selbst, der sich angemessen ernähren muss, der sich bewegen muss und der nicht erwarten darf, dass der Arzt ihm eine Pille dagegen verschreibt, damit er abnimmt. Der Betroffene selbst muss hinterfragen, was ihn zum ständigen (ungesunden) Essen antreibt. Ist es die Sucht auf Zucker, nach denen die veränderten Bakterien und Parasiten schreien? Ist es der Frust auf der Arbeit, in der Beziehung oder gar der Frust auf sich selbst – eine Unzufriedenheit, die einen ständig zum (Frust)essen verleiten lässt? Möglicherweise liegt ein unverarbeitetes Trauma vor?

Es sei unbedingt erwähnt, dass der Körper, um Gewicht verlieren zu können, häufig auch entgiftet und der Darm saniert werden muss. Ich kenne einige Menschen, die sehr wenig Nahrung zu sich nehmen und dennoch nicht abnehmen können. Es sollte hierbei bedacht werden, dass sehr wahrscheinlich ein schlechtes Mikrobiom vorliegt, welches den ganzen Stoffwechsel lahmlegt. An Würmer, Candida-Pilze oder andere Parasiten sollte unbedingt gedacht werden!

2. Beispiel: Regelmäßig einkehrende Kopfschmerzen. Es gibt hierfür kurzfristig helfende Tabletten. Aber Sie sollten, um auch hier dauerhaft beschwerdefrei zu werden, hinterfragen, woher das Ganze kommt. Vielleicht aufgrund der falschen Nahrungszufuhr? Oder weil Sie vielleicht zu wenig gutes Wasser aufnehmen und stattdessen zu viel Kaffee, Alkohol oder süße Limonaden trinken? Oder weil Sie fast den ganzen Tag nur buckelig vor Ihrem PC sitzen? Oder aber vielleicht, weil Sie wahnsinnig angespannt sind, eine Menge Stress auf der Arbeit oder innerhalb der Familie haben und sich somit nicht entspannen können?

3. Beispiel: Sie haben eine Krebserkrankung. Bestimmt ist sie genetisch bedingt und bestimmt hilft Ihnen in solch einem Falle Chemotherapie. Haha, wenn Sie das glauben, dann bitteschön! Vielmehr können Sie aber durch Lesen, Recherchieren und In-sich-selbst-gehen, diesen Glauben in Wissen eintauschen. Und dann würden Sie merken, dass Krebs schon lange heilbar ist (und sicher nicht mit Chemotherapien und Bestrahlungen) und kein Todesurteil bedeutet, sondern durch eine gesunde Lebensweise, Entgiftung und die Einnahme von nicht schädlichen Mitteln, super gut behandelbar ist.

Es gibt massig solcher Beispiele. Fakt ist, dass viele Menschen ihr Übergewicht, ihre chronischen Kopfschmerzen und ihren Krebs ablegen könnten. Aber Sie sind einfach zu träge etwas an ihrer Lage zu ändern und können nicht aus ihrem gewohnten Muster austreten. Weil der Mensch von Haus auf ein Gewohnheitstier ist, geht man lieber den einfacheren Weg, wenn es nur irgendwie möglich ist. Lieber greift man zu einer Tablette, anstatt an sich selbst etwas zu ändern. Und lieber jammert man ständig seinem Partner oder seinem Freundeskreis die Ohren voll, wie unzufrieden man sich fühlt, anstatt zu langfristigen Lösungswegen zu gelangen.

Es ist völlig in Ordnung, wenn man über seine Gewichtsprobleme, seine Krankheiten oder sonstigen Probleme jammert. Dass muss auch mal raus! Ich bin da auch nicht anders, wenn es mir nicht gut geht. Aber man muss sich auch bewusstwerden, dass man dem ganzen Gejammer nach einer gewissen Zeit ein Ende setzen sollte und stattdessen diese Zeit und Energie lieber in Lösungen stecken sollte. Am besten: 10% jammern, 90% lösungsorientiert sein.

Ändern Sie Ihre Glaubenssätze

Wenn Sie z.B. Gewicht verlieren möchten und über einen Zeitraum von vier Wochen Ihre Ernährung gesund umstellen, wird das auch funktionieren. Wenn Sie danach aber wieder ungezügelt und ungesund in sich hineinfuttern, wird es eben nicht mehr funktionieren.

Wenn Sie dauerhaft Gewicht verlieren möchten, dann müssen Sie Ihre Glaubenssätze und Ihre Überzeugungen ändern. Sie können nur langfristig schlank werden/bleiben, wenn Sie sich gesund ernähren, entgiften und ausreichend bewegen. Wenn Sie Frustessen betreiben, weil Ihr Partner Sie dauernd stresst, so sollten Sie für dieses Problem eine Lösung finden. Wenn Sie von Ihren Kollegen oder Ihrem Chef auf der Arbeit gemobbt werden, können Sie täglich dagegen meditieren, aber dies ist nur eine kurzfristige Lösung. Sie müssen das Grundproblem beheben! Planen und vollziehen Sie also langfristige Strategien.

Warum sind nicht alle Menschen gesund? Weil es nicht viele Menschen gibt, die Verantwortung für ihr Leben übernehmen. Wir haben unsere Ernährungsweise, unseren Umgangston und unser Verhalten größtenteils von unseren Eltern, Großeltern oder Lehrern übernommen. Sie präg(t)en unser Verhalten. Doch wir haben nicht hinterfragt, ob wir es wollen und ob es sich für uns richtig anfühlt. Glaubenssätze sind zufällig entstanden und in unserem Unterbewusstsein tief verwurzelt. Sie bewusst zu verändern, heißt Kontrolle zu übernehmen. Ich muss in Frage stellen ob ich mit diesen Glaubenssätzen glücklich werden kann; meine Ziele erreichen kann und das Leben führen kann, dass ich leben möchte, oder ob es möglicherweise andere hilfreiche Glaubenssätze gibt.

Auch kann es sehr hilfreich sein, nicht zu allem „Ja" und „Amen" zu sagen, nur um andere nicht enttäuschen zu wollen. Wenn Sie etwas nicht wollen, so sagen Sie dies mit einem einfachen „Nein", ohne sich dabei zu rechtfertigen. Oft handeln wir nicht aufgrund unserer logischen Einsichten, sondern aufgrund unserer Glaubenssätze. Verändern Sie daher gegebenenfalls Ihre Glaubenssätze und programmieren Sie sich neu; denn ob wir etwas müssen oder nicht, liegt an Ihrem Glaubenssatz.

Und Nein, das hat nichts mit Egoismus zu tun. Denn nur wenn Sie das tun, was SIE lieben, und sich nicht dauernd etwas aufzwingen was Sie gar nicht wollen, wird es Ihnen gut gehen. Und erst wenn es Ihnen gut geht und Sie mit sich im reinen sind, können Sie sich selbst lieben und diese liebe auch nach außen weitergeben und anderen hilfsbereit zur Seite stehen.

Achten Sie darauf, dass Sie nicht zu Marionetten der heutigen Zeit werden
Geben Sie darauf acht, dass Sie nicht wie ein ferngesteuerter Lemming umherwandeln. Getreu nach dem Motto: Wenn es die meisten tun, wird es schon richtig sein! Folgen Sie nicht blind der Masse, sondern fragen Sie sich selbst, was sich für SIE richtig anfühlt.

Wir leben in einem System, indem wir darauf getrimmt werden baldmöglichst Geld zu verdienen und dieses dann wieder auszugeben, um einem destruktiven Wirtschaftssystem zu dienen. Doch wie viele Menschen gibt es da draußen, die sich ein tolles Ding (fettes Auto, fettes Haus, Pool, teuerstes und neuestes Handy, usw.) nach dem anderen kaufen und dennoch nicht glücklich sind?

In der Werbung werden uns Produkte aufgeführt, die (angeblich) höchste Glücksgefühle auslösen. Werbeleute wissen natürlich schon lange wie man Menschen dazu bringen kann, gewisse Dinge zu tun, wenn es gelingt Ängste oder Sehnsüchte im Menschen zu wecken. Tägliche Werbeslogans, die uns aus dem Radio, den Zeitungen oder dem Fernseher vorgesetzt werden, lauten da in etwa: „Wenn Sie dieses erstklassige Produkt hier verwenden, werden Sie überglücklich sein und ein besseres Leben als zuvor führen."

Eine Botschaft, die mit dem entsprechendem, angepriesenem Produkt nicht nur dafür sorgt, dass man sich in Besitz dessen erfüllt fühlt, sondern, dass man bei einem nicht-Besitz dieses Produktes daran gehindert wird, überhaupt glücklich zu sein/werden.

Mein Tipp: Ehe Sie sich etwas Neues kaufen und dem Konsum verfallen, gehen Sie in sich und reflektieren Sie für wenigstens zehn Minuten, ob Sie dieses Produkt tatsächlich unbedingt benötigen. Noch besser: schlafen Sie eine Nacht darüber. Jeder Konsum entspringt zu allererst immer aus einem emotionalen Impuls heraus. Manchmal ist dies auch gut, sehr häufig jedoch überflüssig. Viele Menschen setzen weniger Konsum mit Minimalismus bzw. Einschränkungen gleich. Dabei ist es genau umgekehrt: Weniger Konsum führt zu mehr Zufriedenheit. „Wer wenig braucht, hat alles!"

All dies soll jetzt nicht heißen, dass man nie etwas kaufen soll. Jeder Mensch kann tun und lassen was er möchte. Ein fettes Auto, eine Yacht, ein Swimming-Pool, ein großes Haus, 100 Spielsachen für die Kinder, etc. Alles schön und gut! Ich möchte Sie lediglich darauf hinweisen und ins Nachdenken bringen, ob es in solch einem Ausmaß, wie wir es oft betreiben, tatsächlich notwendig ist und ob Sie all dieses Zeugs tatsächlich benötigen, um Ihr wahres Glück zu finden!

Wissen Sie, viel zu oft verwechseln wir nachdenken mit umschauen. Meist lassen wir uns von unserem Umfeld beeinflussen, anstatt zu hinterfragen, ob es UNS SELBST erfüllt. Wir lassen uns von Werbebotschaften vereinnahmen und denken letztendlich, dass Glück und Erfüllung durch ein Produkt oder eine Dienstleistung zu erlangen sind. Hat der Nachbar das fette Auto oder den großen Pool, möchten sich viele ebenso damit messen. Doch alle diese Dinge kosten natürlich Geld. So hetzen wir einem Job hinterher, der möglicherweise nicht ideal ist und der uns auch viele Stunden unseres Lebens klaut. Aber wir müssen ja all die gekauften Dinge wieder abbezahlen. Dazu reden wir uns ein, dass alles nur vorübergehend ist und dass man bald einer anderen Arbeit nachgehen wird, was dem entspricht, was man wirklich tun möchte. Viele Menschen sehnen sich nach dem Tag, wo sie endlich in den Ruhestand gehen können. Sie träumen von dem Tag, wo sie in ihrem Leben endlich das tun können, was Sie wollen. Doch warum tun wir es nicht schon JETZT??? Wieso warten wir? Auf was denn?

Es scheint, als würden sich viele Menschen zum Ausgleich Ihrer unbefriedigten Situation Dinge kaufen und dann darauf hoffen, dass diese Ihnen einen kleinen Funken Erfüllung und Glück schenken. Eine Erfüllung, die Ihnen die tägliche Arbeit oder eine schlechte Beziehung nicht bieten kann. Wollen Sie tatsächlich das große Haus oder das teure Fahrzeug? Oder sind all das oberflächliche Ersatzbefriedigungen für ein nicht ausgelebtes Leben? Erfüllt es Sie, wenn Sie ein teures Gefährt besitzen, im Gegenzug dafür aber einen großen Schuldenberg auf sich nehmen müssen? Und selbst wenn Sie das Geld dazu hätten, macht es Sie wirklich glücklich mit einer Edelkarosse herumzufahren, oder bedeutet das in Wirklichkeit für Sie gar nicht so viel, sondern wollen Sie einfach nur das Ansehen der anderen Leute? Viele Menschen träumten oft vom großen eigenen Haus mit Garten. Im Nachhinein stellten sie jedoch mit Bedauern fest, dass ihnen dieses große Haus mit Garten viel zu viel Arbeit bereitete und sie sich darin auch gar nicht so wohl fühlten.

Fangen Sie an zu Leben und folgen Sie Ihren innersten Herzenswünschen, so werden und bleiben Sie gesund

Viele tolle Produkte und viel Geld wird Sie nicht glücklich machen. Es ist toll, schöne Dinge zu haben und es ist toll, viel Geld zu haben. Ich selbst gönne mir ab und zu etwas schönes Neues und freue mich darüber. Doch dies ist nun mal nicht alles im Leben, sondern nur ein kleiner oberflächlicher Teil.

Wir leben in einer absoluten Überkonsumwelt. Geil auf immer mehr, mehr und noch mehr, weil uns wunderschöne Dinge vor Augen gehalten werden. Aber all das Materielle wird uns nicht erfüllen, weil es meist nicht mit dem übereinstimmt, was wir tatsächlich brauchen. Um optimalen Wohlstand zu erreichen, müssen alle Ebenen des Lebens ausgewogen sein. Darunter verstehe ich: LIEBE, Gesundheit, gute Beziehungen, Motivation, Wachstum und dass zu tun was Freude bereitet und wonach unser Innerstes strebt. All das, bedeutet für mich LEBEN. Fehlt einem etwas von diesen Bereichen, dann sind wir nicht ausgewogen. Leben heißt, die Fülle und Ausgeglichenheit auf diesen ganzen Ebenen. Wir können nicht nur Arbeiten, um glücklich zu sein/werden. Wir benötigen zum Ausgleich Freunde, Familie, Hobbies, gutes Essen, gute Musik, etc. Und allen voran müssen wir zu uns selbst finden, um zu erfahren was besonders mich im Einzelnen glücklich macht. Dazu müssen wir raus aus dieser hektischen Welt; wieder vermehrt zur Ruhe finden und uns selbst fragen was mich in meinem Leben erfüllt und glücklich macht.

Viele auf uns gerichtete Medienbotschaften laden uns ein, diversen Zerstreuungen hinzugeben, ohne dass wir dabei Rücksicht nehmen, was uns unser Instinkt sagt. Um überhaupt erst einmal herauszufinden wer wir sind und was wir wollen, benötigen wir ZEIT und einen Ort der RUHE.

Wenn Sie IHR Sein verwirklichen und IHR Leben leben, so ist dies einer der wichtigsten Faktoren, um gesund zu werden, gesund zu bleiben und ein erfülltes, glückliches Leben zu führen.

> Tun Sie Dinge, die SIE lieben, egal was andere über Sie denken oder reden.
> Es ist nicht Ihr Problem!

Konzentrieren Sie sich darauf außergewöhnliches zu vollbringen. Geben Sie dabei Ihr Bestes, aber vergleichen Sie sich nicht mit Anderen. Messen Sie Ihr Leben an IHREN Träumen und IHREN Stärken.

Leben Sie Ihr Sein und nicht den Schein

Viele Menschen sind in der Außenwelt erfolgreich. Tief in ihrem Inneren verschließen sie aber die Augen vor dem was sie wirklich wollen und fühlen. Sie leben nicht ihren wahren Charakter aus, sondern streben nur nach sekundärer Größe: Geld, Macht, Aussehen, Anerkennung, Titel, usw. Häufig leben sie den Schein, aber nicht ihr Sein!

All diese Menschen leben nicht ihr primäres. Also nicht das, was sie in ihrem Innersten sind. In ihrem Inneren sind sie anders als sie sich nach außen geben. Sie gehen ständig Kompromisse ein, nur um nach Außen gut dazustehen. Sie ziehen ihre Prioritätenliste quasi rückwärts auf. Doch das Ergebnis sind: verpasste Ziele, unechte Freundschaften, schlecht laufende Beziehungen, eine nicht zufriedenstellende Arbeit, etc. Gesundheitlich leidet erst ihre Seele darunter, dann ihr Körper. Burnout und Depressionen sind hierfür nur ein Beispiel von vielen weiteren Erkrankungen, die dadurch zum Vorschein kommen können.

Wenn Sie beispielsweise einen Job haben, den Sie nicht leiden können, dann kann Ihr Partner Sie noch so sehr über alles lieben – und Sie Ihn, aber es wird dennoch ein Mangel an unerfüllter Liebe in Ihrem Innersten bestehen bleiben. Denn Sie müssen das tun, was SIE von Herzen möchten, sonst wird immer ein unerfülltes Loch in Ihnen bleiben.

> Äußerer Erfolg ist nichts wert, solange er nicht mit innerem Erfolg gepaart ist.

Wir müssen uns unbedingt über unseren Charakter und unsere inneren Motive klarwerden. Was sind unsere Stärken, was unsere Schwächen, wo wollen wir hin. Und wenn wir uns nach einem erfüllten Leben sehnen, müssen wir unseren Charakter und unsere Motive möglicherweise an anderen Prinzipien/Glaubenssätzen ausrichten als wir es bisher getan haben. Vielleicht ist es an der Zeit, dass wir einen Charaktermangel beseitigen – zum Beispiel die Angewohnheit, alles auf die lange Bank zu schieben. Auch Neid, Eifersucht oder eine egoistische Grundhaltung fallen darunter. Zudem sollten wir keine Vorurteile gegenüber anderen haben. Zu oft habe ich früher Menschen voreilig in eine Schublade gesteckt. Aber wir kennen deren Probleme, Überzeugungen und Lebenserfahrungen nicht. Also haben wir auch kein recht voreilig darüber zu urteilen.

Sollte Ihnen jemand unfreundlich gegenübertreten, darf man dieses Verhalten nicht immer persönlich nehmen. Wir wissen nicht, was diese Person zurzeit durchmacht oder was ihr kurz vorher wiederfahren ist. Vielleicht hat sie eben eine schlechte Nachricht erfahren, steckt gerade in einer Ehekrise oder brütet momentan eine Krankheit aus. Wir wissen es nicht! Und daher sollten wir auch nicht voreilig über jemanden urteilen bzw. dessen unpassende Reaktion persönlich nehmen.

Wir müssen uns damit auseinandersetzen, wer wir in unserem Innersten wirklich sind. Unser Leben gilt es nach den wahren Prinzipien auszurichten. Auch wenn es nicht leicht ist, aber nur so kann ein zufriedenes Leben gelingen.

Das streben nach sekundärer Größe (Macht, Annerkennung, Prestige, Geld, Titel) sollten wir hinter uns lassen und uns stattdessen auf die primäre Größe konzentrieren. Denn streben wir nach primärer Größe – dass, was wir tatsächlich sind - und leben dies auch aus, dann bekommen wir automatisch die sekundären Faktoren hinzugeschenkt.[8]

„Erfolgsmenschen" orientieren sich dabei auf naturgegebene Prinzipien, die da lauten:

- ✓ authentisch sein
- ✓ sich einbringen
- ✓ die eigenen Prioritäten leben
- ✓ sich zurücknehmen
- ✓ das Gegenüber wahrnehmen
- ✓ Verantwortung übernehmen
- ✓ nicht schlecht über Dritte reden
- ✓ Gewinn/Gewinn denken
- ✓ Vielfalt suchen und fördern
- ✓ nicht aufhören zu lernen
- ✓ Kraft aus der eigenen Erneuerung schöpfen
- ✓ gelerntes weitervermitteln

> Wir ALLE sind Erfolgsmenschen. Wir müssen „nur" das tun, was wir lieben.

Damit wir wissen, was genau dies ist, müssen wir in erster Linie zur Ruhe und ins Nachdenken kommen. Doch mir kommt es teilweise so vor, dass viele Menschen gar nicht zur Ruhe kommen wollen. Sie wollen sich gar nicht mit sich selbst befassen, denn es könnten Dinge ans Licht kommen, von denen Sie gar nichts wissen wollen. Sie können der Wahrheit nicht ins Gesicht sehen, machen sich lieber etwas vor, haben Angst vor der Wahrheit, vor Veränderungen und leben daher lieber ihr bisheriges gewohntes Leben weiter. Denn Veränderung heißt immer raus aus der Bequemlichkeit, und das verlangt - v.a. in der Anfangszeit - besonders viel Kraft.

Raus aus der Komfortzone

Die meisten Menschen suchen nach Erfolg, der sie keine Anstrengung kostet. So etwas ist aber nicht wirklich möglich. Es sollte jedem klar sein, dass negative Eigenschaften wie Faulheit, Aufschieberitis und Unnatürlichkeit die entsprechenden Konsequenzen mit sich bringen. Kommen Sie daher raus aus Ihrer Komfortzone und vollbringen Sie die Dinge, die Sie zu Ihren sehnlichsten Träumen führen. Tun Sie das, was Sie tief in Ihrem innersten schon immer wollten. Haben Sie keine Angst vor möglichem Versagen! Selbst wenn es nicht auf anhieb glatt läuft und das Ergebnis nicht sofort Ihren Erwartungen entspricht; Fehler gehören zu jedem Leben dazu. Niemand ist perfekt und nur durch Fehler kann erneutes Wachstum stattfinden. Ihr Mut und Durchhaltevermögen wird früher oder später belohnt. Nur mutige Menschen werden belohnt und kommen im Leben weiter.

Nehmen wir als krasses Beispiel dafür, den Erfinder der Glühbirne. Als Thomas Alva Edison während seines damals tausendsten erfolglosen Versuches einer marktreifen Glühbirnenentwicklung scheiterte und daraufhin gefragt wurde, ob er denn nun nicht damit aufhören möchte, sagte er: „Ich bin nicht gescheitert. Ich kenne jetzt 1000 Wege, wie man keine Glühbirne baut."

> Wir werden nicht für jedes Risiko belohnt, dass wir eingehen.
> Aber eines wird nie belohnt: Stillstand!

Als ich sehr krank war und mir keinerlei Ärzte und Therapeuten wirklich helfen konnten, sah ich meine Krankheit als eine Chance an. Ich dachte mir: „Ich werde die volle Verantwortung für mich übernehmen. Ich werde solange nachdenken, recherchieren und probieren, bis ich wieder gesund bin. Auch wenn es 30 Jahre und länger dauert. Aber aufgeben ist keine Option! Ich werde es euch allen da draußen zeigen und wenn ich es schaffe mich zu heilen, dann kann ich mein gelerntes auch an andere weitergeben und hoffentlich vielen weiteren Menschen helfen."

Genau wie ich mich eben zitiert habe, war immer dieses Gedankengut tief in mir. Natürlich hatte ich zwischendurch Phasen tiefster Traurigkeit und Phasen voller Ängste. Sehr oft sogar. Ganze Seen habe ich zusammengeweint. Was, wenn ich mein Leben lang so krank bleiben werde? Wie werde ich die Zukunft mit meinem Kind bewältigen können? Wird mich mein Mann eines Tages verlassen, sollte ich nicht mehr gesund werden? All das wühlte jahrelang immer wieder in mir. Angst- und Panikzustände machten sich breit. Aber dennoch war der Glaube und der Wille in mir stärker, solange zu kämpfen, bis Besserung eintritt. Nicht einmal die volle Genesung, sondern wenigstens eine Verbesserung meiner körperlichen Kräfte von 20 Prozent, das wäre schon genial. Und dafür kämpfte ich Tag für Tag – so gut ich konnte.

Fragen Sie nicht nach dem WIE, sondern nach dem WARUM!

Ich wusste nicht WIE ich gesund werden konnte, aber ich wusste WARUM ich gesund werden wollte. Wenn Sie etwas wollen, dann fragen Sie immer zuerst nach dem Warum.

Das WARUM ist in erster Linie entscheidender als das WIE!

So auswegslos die Situation erscheinen mag, aber für das Wie lassen sich immer Lösungen finden.

Das Warum veranlasste mich nach dem Wie zu streben! Anfangs hatte ich keinen Plan wie das WIE aussah. Ich wusste nicht wo ich in Sachen Heilung beginnen konnte. Wenn mir die Ärzte nicht helfen konnten, ja, was konnte ich dann überhaupt noch tun? Doch es war immer in mir: „Da muss es noch mehr geben. Es muss möglich sein wieder gesund zu werden. Man hörte doch schon öfter grandiose Geschichten von schwerkranken Menschen, die wieder auf die Beine kamen. Also schaffe ich das auch."

Mein Körper war zwar im Eimer, aber das einzige worauf ich mich verlassen konnte und was sehr gut funktionierte, war mein Kopf. Also verbrachte ich täglich Stunden mit Lesen, Lesen, Lesen. Über Krankheit, Gesundheit und das Leben allgemein. In den Stunden wo ich nichts las, dachte ich über all das gelesene sehr intensiv nach. Eine Flut an Wörtern prasselte auf mich ein. Der Eine schreibt so, der Andere wieder so. Doch was ist nun richtig und was ist falsch? Richtig und falsch, eine Sache über die man jetzt lange philosophieren könnte. Denn gibt es überhaupt ein Richtig und Falsch?

Für mich erwies sich das „Richtig" (neben dem heranziehen von Fakten und Studien), indem ich mich vor allem mit Menschen austauschte, die krank waren und wieder gesund wurden. Weiters fragte ich mich, was sich für MICH als „richtig" anfühlt. Ergibt es für MICH einen Sinn, Behandlung X durchzuführen oder Mittel Y einzunehmen?

Was sich nach vielen Recherchen und Erfahrungsberichten für mich stimmig anfühlte, wandte ich schließlich an mir selbst an. Die Mittel, die ich verwendete, nahm ich anfangs immer ganz niedrig dosiert zu mir, um zu sehen, wie ich darauf reagierte. Traten keine besonderen Nebenwirkungen hervor, steigerte ich allmählich die Dosierung.

Im Laufe meiner Behandlungen wurde mir das Geschehen von Krankheit und Gesundheit immer klarer und verständlicher. Dadurch ergaben sich Stück für Stück immer mehr Möglichkeiten, was ich alles tun könnte, um wieder gesund zu werden. Und alles was icht tat, brachte mich in meinem Genesungsverlauf immer ein Stückchen weiter. Ernährungsumstellung, Entgiftung, Mineral- und Vitalstoffzufur sowie Darmsanierung – alles half zusammen, sodass ich von meinen damaligen 15 Prozent, wieder bei über 80 Prozent meiner Kräfte stehe! 😊

Ich weiß an welchen Schwerpunkten ich noch arbeiten muss und was es weiterhin zu tun gibt, um vollständig zu genesen. Doch es gilt, sich hierbei auch in Geduld zu üben. Eine Geduld, die ich mittlerweile gelernt habe.

In Ausnahmefällen können „Schnellheilungen" geschehen, aber wenn wir uns bewusst machen, dass chronische Krankheiten längere Prozesse sind und nicht von heute auf morgen entstehen, so sollte uns klar sein, dass wir nicht ungeduldig erwarten dürfen, dass diese binnen wenigen Tagen/Wochen wieder verschwinden. Es KANN sein, aber meist benötigt es Geduld und Ausdauer. Immerhin haben wir über Jahre hinweg unseren Körper mit etwas belastet oder bereits bestehende Hilfeschreie/Symptome unseres Körpers unterdrückt.

Mir persönlich hat vor allem die Sanierung meines Darmes (mittels Schwefel, Balsamterpentinöl Probiobiotika, etc.) und die Entgiftung von Aluminium (mittels Parasitenausleitung, Silizium, Zeolith, Ackerschachtelhalm-Tee, ionische Fußbäder, Melatonin, Koriander und Chlorellaalgen) am meisten geholfen.

Traumverwirklichung

Es ist wahr geworden! Ich habe es geschafft, aus der für die Ärzte „aussichtslosen Situation", herauszukommen. Ich fühle mich wieder prima und kann das Leben voll und ganz genießen. Ein Traum wurde wahr! Doch nicht nur gesundheitlich geht es mir wieder gut, noch viele weitere Träume habe ich mir bereits erfüllt.

Ich habe mir den Traum erfüllt, mein Wissen an Sie weiterzugeben, indem ich anfing Bücher zu schreiben. Es macht mir sehr stolz, mein erlerntes an Sie weitergeben zu dürfen.

Letzten Sommer erklomm ich mit meinem Rennrad einen der härtesten Rennradpässe; das Stilfser Joch in Südtirol (1.950 Höhenmeter). Wenige Wochen später folgte dann sogar noch das Timmelsjoch (Österreich) - gefahren von der Nord- und Südseite - mit insgesamt über 3.000 Höhenmetern! Ich liebte Sport schon immer und bin jeden Tag zutiefst dafür dankbar, genau dies wieder tun zu können. Auch ein musikalischer Traum ging in Erfüllung. Da ich schon sehr lange Songs schreibe, habe ich kürzlich meinen ersten eigenen Song professionell produzieren lassen. 😊

Verwirklichen auch Sie Ihre Träume. Kommen Sie heraus aus Ihrer Komfortzone und beweisen Sie Ihren Mitmenschen und ganz besonders sich selbst, dass Träume keine Schäume sind. Sehen Sie Probleme und Krankheiten als Herausforderung, um über sich selbst hinauszuwachsen. Auch wenn es noch so schwierig erscheinen mag.

Durch meine Krankheit bin nicht nur ich gewachsen, sondern die komplette Beziehung zwischen mir und meinem Mann ist daran gewachsen. Meinem Mann habe ich überhaupt eine Menge zu verdanken, denn er hat mich in dieser harten Zeit mit unendlich viel Liebe unterstützt. Ich durfte erfahren, dass eine gute Beziehung an den heftigsten Problemen wachsen kann! Außerdem wächst das eigene Selbstwertgefühl, wenn man weiß, man hat bereits schwierige Dinge des Lebens gemeistert. Man kann sich immer wieder auf diese harte durchgemachte Erfahrung zurückbesinnen.

Durch das gelernte aus der Vergangenheit können neue Probleme/Herausforderungen kraftvoller und selbstbewusster angegangen werden. Aber wir müssen das Selbstvertrauen haben, unsere Zweifel beiseitelegen und aus unserer Komfortzone herauskommen. Wenn man nichts riskiert, kann man nichts verlieren – gewinnen aber auch nichts. Natürlich können Sie jeden Tag auch nur auf Ihrem Sofa sitzen und zum Fenster hinausschauen. Es spricht nichts dagegen, solange es Sie in Ihrem Innersten erfüllt.

Wenn Sie während des Lesens dieses Buches das Gefühl haben, neues dazugelernt zu haben, so sollten Sie das Neuerlernte baldmöglichst in die Tat umsetzen. Der Satz „Wissen ist Macht" ist nicht ganz korrekt! Vielmehr müsste es lauten: „Angewandtes Wissen ist Macht". Es wird Ihnen nicht viel bringen dieses Buch zu lesen und hinterher zu sagen, „Ach, das war ja ganz nett". Solange Sie nicht ins Handeln kommen, werden Sie nicht viel von diesem Buch haben. Die meisten Menschen wissen im Theoretischen sehr viel, setzen es aber nicht in die Tat um. Bevor Sie zum hundertsten Mal darüber nachdenken… TUN Sie es endlich!

Seien Sie ehrlich zu sich selbst und überlegen Sie, ob Sie etwas zum Positiven ändern möchten, indem Sie Ihren Darm z.B. durch eine Schwefelkur einmal ordentlich durchputzen wollen, um sich hinterher frischer und gesünder zu fühlen. Oder ob Sie mit Ihrer Ernährung bewusster umgehen wollen. Verschieben Sie das praktische Vorgehen nicht ständig, sondern fangen Sie am Besten SOFORT oder zumindest baldmöglichst damit an. Denn wenn Sie es jetzt nicht tun, dann vermutlich gar nicht mehr.

Halten Sie sich von Energieräubern wie z.B. dauerhaft schlecht gelaunten oder narzisstischen Menschen fern. Denn auf die Dauer wird Sie das psychisch und physisch nach unten ziehen. Orientieren Sie sich an Gewinnern und nicht an verletzenden, jammernden oder unzufriedenen Menschen. Gejammer hilft nicht weiter. Lösungen müssen her, und dazu müssen wir ab und zu einmal unsere Komfortzone verlassen.

Zudem sollte Ihnen bewusst sein, dass negative Eigenschaften wie Faulheit, Aufschieberitis, Unaufrichtigkeit und Suchtverhalten (Drogen, Pornographie, Alkohol) natürliche Konsequenzen haben. Kommen Sie weg von all diesen negativen Gedanken und Eigenschaften und fangen Sie an Ihr Leben zu leben und nicht nur zu träumen.

Arbeiten Sie nicht an Ihren Schwächen, sondern bauen Sie Ihre Stärken weiter aus.

Jeder Mensch hat Schwächen, das ist ganz normal, aber halten Sie sich Ihre Stärken vor Augen und setzen Sie diese für sich und Ihre Mitmenschen ein. Wie Sie bestimmt schon gehört haben heißt es, man solle „an seinen Schwächen arbeiten". Ehrlich gesagt halte ich dies für Zeitverschwendung, denn: Nobody is perfect! Man kann versuchen seine Schwächen etwas einzudämmen, aber jeder hat seine Macken und Kanten und jeder kann nicht alles. Daher halte ich es für wesentlich ratsamer, seine Schwächen zu akzeptieren und vielmehr seine Stärken einzusetzen und weiter auszubauen.

Man wächst mit seinen Aufgaben, aber nur wenn man sich darauf einlässt.

Der Sinn des Lebens besteht aus Wachstums- und Reifeprozessen. Wir müssen anfangen Probleme des Lebens als Herausforderung zu nehmen, als Chancen, in denen wir über uns hinauswachsen können. Übrigens, ich weiß, es ist leichter gesagt als getan. Auch ich selbst muss täglich an mir arbeiten, um mein Glück und meine Zufriedenheit weiter auszubauen.

Überlegen Sie für einen Moment, was Sie in den letzten zehn Jahren alles erreicht haben. Hätten Sie dies jemals für möglich gehalten, all das zu bewerkstelligen? Herzlichen Glückwunsch. Sie können sehr stolz auf sich sein! All das haben Sie nur erreicht, weil Sie Ihre Komfortzone verlassen haben.

Jede chronische Krankheit, sei sie nicht gerade unfallbedingt, ist heilbar. Aber nicht jeder Patient ist heilbar! Der erste Schritt, bzw. die ersten zwei Fragen, in Richtung optimale Gesundheit müssen lauten:
1. Will ich überhaupt wieder gesund werden?
2. Bin ich zu allem notwendigen bereit, um wieder gesund zu werden?

Wenn Sie schwer krank sind und wieder gesund werden wollen, so müssen Sie zu 100% alles Notwendige dafür tun. Wenn Sie es von sich aus nicht wollen, dann werden Sie es auch nicht schaffen. Sind Sie nur halbherzig, mit ca. 60% dabei, ist das zwar nicht schlecht, aber nicht ausreichend genug. Erwarten Sie nicht, dass ein Arzt Sie gesund machen kann. Auch ich kann Ihnen durch dieses Buch nur wertvolle Tipps geben. Letztendlich müssen jedoch Sie, raus aus der Bequemlichkeit, vom positiven Wissen und Denken, ins positive Handeln übergehen.

Suchen Sie nach Lösungskonzepten, anstatt andere und sich selbst mit Ihren Problemen zu quälen. Kein Mensch spricht gerne über Nörgler oder Versager. Am liebsten werden großartige Geschichten von großartigen Menschen erzählt, die unglaubliches vollbracht haben. Lernen Sie von solch wunderbaren Geschöpfen! Natürlich ist es in Ordnung auch Frust raus zu lassen und einem guten Freund oder Ihrem Partner von ihren Schwierigkeiten zu berichten. Es ist ja auch gut, wenn man den Kummer nicht in sich „hineinfrisst". Aber setzen Sie dem Ganzen nach einer gewissen Zeit ein Ende und bündeln Sie Ihre Energie in Lösungskonzepte. Dabei ist der erste Schritt oft der Schwierigste. Aber wenn dieser getan ist, kommt die Sache immer weiter, Stück für Stück ins Rollen. Und hier gilt es: setzen Sie sich Teilziele, kleine Etappen, die Sie täglich/wöchentlich/monatlich erreichen möchten. Vergessen Sie dabei nicht die Pausen. Der beste Sportler mag noch so viel trainieren; aber es wird ihm nicht die optimale Leistung bescheren, wenn er nicht regeneriert.

Wenn Sie etwas von Herzen wollen, ein brennendes Bedürfnis in sich haben, dann schaffen Sie es auch. Überlegen Sie was Ihr Daseinsgrund ist und was Sie erreichen wollen. Und überlegen Sie, welche Quellen der Ablenkung und Verzerrung Sie von Ihren höchsten und besten Prioritäten wegreißen. Erfüllen Sie sich Ihre Herzenswünsche und schreiten Sie dabei in Ihrem Tempo voran – ohne Stress und Hektik.

Stress und Hektik regieren unser Leben. Dabei ist weniger oft mehr!
Ein weiteres Dilemma der heutigen Zeit - wobei Ihnen Ihr Arzt auch nicht helfen kann - ist, dass wir uns selbst unwahrscheinlich hohen Druck auferlegen. Fragen Sie mal, wer heutzutage nicht im Stress ist! In Wirklichkeit sieht es aber so aus, dass viele tatsächlich gar keinen Stress haben, sich diesen jedoch selbst erzeugen. Denn es gilt hier lediglich zu unterscheiden was gerade wirklich oberste Priorität hat und was Sie wirklich möchten.

Wir hetzen von Ort zu Ort, „müssen" dies und das erledigen; und alles wird auch irgendwie erledigt, doch können wir dabei qualitativ sein und v.a. können wir dabei genießen was wir tun?

Brechen Sie aus, aus unserer heutigen Leistungsgesellschaft und tun Sie nur das und so viel, wie Ihnen guttut. Dies kann bei dem einen mehr, beim anderen deutlich weniger sein. Jeder ist unterschiedlich belastbar. Sagen Sie nicht zu allem „Ja", nur damit sie nach außen hin gut dastehen und niemanden enttäuschen. Ersetzen Sie Quantität durch Qualität.

Ich habe die beste Erfahrung damit gemacht, pro Tag nur maximal zwei Unternehmungen einzuplanen. Vormittags zu arbeiten, wenn mein Sohn im Kindergarten ist, gehört dabei zum festen Tagesablaufgeschehen. Aber das, was täglich noch neu hinzukommt, sollten bei mir nicht mehr wie zwei Unternehmungen sein, da es sonst hektisch und ungenießbar wird. Als Beispiel: Schwimmbadbesuch und Einkaufen gehen. Fertig! Oder: Freunde besuchen und Radfahren.

Besonders durch Internet, Handy und Fernseher sind wir umgeben von Quellen der Ablenkung und Verzerrung, die uns von unseren höchsten Prioritäten wegreißen können. Legen Sie diese Dinge öfter beiseite und verbringen Sie stattdessen in Ruhe mehr Zeit mit Ihrer Familie oder mit anderen sinnvolleren Beschäftigungen, wie z.B. Meditation, Lesen, Sport, Musik, einem Spaziergang im Wald oder was auch immer Ihnen guttut.

Das Problem in dieser hektischen Welt ist es, dass wir uns zu sehr von der gestressten Lebensweise der anderen Menschen aus unserem täglichen Umfeld beeinflussen lassen. Es ist Tatsache, dass Sie kein Buch und kein Studium auch nur annähernd so stark beeinflusst und gestaltet, wie die Menschen, die uns tagtäglich umgeben. Wir neigen dazu, uns mit anderen Mitmenschen zu vergleichen.

Der Mann geht 40 Stunden in der Woche arbeiten. Die Frau bringt das erst 6-Monate junge Kind in der Kindertagesstätte unter, damit auch sie arbeiten und Geld verdienen kann. Machen alle anderen ja auch so! Es gilt heutzutage als uncool drei Jahre Mutterzeit mit Kind in Anspruch zu nehmen. Da wird man schon fast als faul abgestempelt. Zwingend notwendig ist außerdem ein teures Auto, weil der Nachbar und auch der beste Kumpel solch ein tolles Fahrzeug besitzen. Nicht fehlen darf natürlich zweimal im Jahr ein teurer Urlaub, der bei den meisten besser geplant wird als ihr ganzes Leben.

Zu Arbeiten ist (zumindest wie ich es empfinde) prima und in den Urlaub verreisen auch, jedoch sieht der Mainstream so aus, dass die allermeisten zwischen Kindergarten/Schule, Arbeit und Alltag hin und her hetzten und wenn überhaupt, erst im kurzweiligen Urlaub ruhe finden. Aber spätestens danach geht die Hektik wieder von neuem los.

Vor lauter Arbeit und sonstigen Termine haben die meisten überhaupt keine Zeit zum Nachdenken und Hinterfragen was sie wirklich wollen, was gut für sie ist, wer sie sind und was sie erreichen wollen. Die besten Kreativitätsphasen kommen jedoch in der Ruhe, in den oft unterschätzten Pausen. Dazu fällt mir der schöne Spruch ein: „Jede Krankheit ist oft besser als zehn Jahre Meditation." Ich kann das nur zu gut bestätigen. Während meiner Krankheitsphase habe ich so viel nachgedacht, wie wahrscheinlich nahezu in meinem ganzen vorherigen Leben nicht. Es hat mir in vielerlei Dinge meine Augen und mein Herz geöffnet.

Sie haben vielleicht schon von Menschen gehört, die sich morgens im Bad für die Arbeit waschen und anziehen und genau dort, plötzlich Tod, zusammenbrechen. Das sind Menschen, die sich bis aufs äußerste von ihrem Job gestresst fühlen, bzw. die keinen Bock auf ihre Arbeit haben. Wenn man etwas tut, was man nicht will, kann das einen buchstäblich umbringen.

Die Menschen haben Stress, weil Sie sich zu viel aufladen. Sie trauen sich nicht „Nein" zu sagen und unterscheiden nicht zwischen dringend und wichtig. Weil dringende Dinge sofortiges Handeln erfordern, neigen wir dazu, sie für wichtig zu halten. Konzentrieren Sie sich in erster Linie jedoch auf Ihre Prioritäten! Machen Sie sich keinen unnötigen Stress, indem Sie lernen zu den unwichtigen Dingen (vorerst) „Nein" zu sagen. Denn was für Stress sorgt, ist in der Regel nicht die eine große Sache, sondern mehrere kleine Dinge, die sich anhäufen.

In der Ruhe liegen die Kraft und die Genesung

Im Krankheitsfall lassen wir uns sowie unseren Kindern zu wenig Zeit, um wieder gesund zu werden. Wird vom Arzt ein Antibiotikum angeboten, erhoffen sich dadurch viele eine schnellere Genesung. Gedanklich sind die meisten schon wieder bei ihrer Arbeit oder in der Schule. Denn die Arbeit ist ja wichtig und viel wichtiger noch die Schule. Unter diesem Druck müssen viele Erwachsene und Kinder möglichst schnell gesundtherapiert werden. Insbesondere unser Schulsystem übt enormen Druck auf uns aus, weil Kenntnisse blitzschnell gelehrt werden und schon nach ein bis zwei Wochen Schulausfall fällt es dem Schüler schwer, wieder einigermaßen im Unterrichtsgeschehen hinterherzukommen.

Mittel wie Antibiotika oder Fiebersenker kommen hier also gerade recht. Nicht nur der Arzt verschreibt diese Mittel gerne, sondern auch von Seiten der Eltern wird gerne danach verlangt. *„Es gibt durchaus Patienten, die beim Arzt eine Behandlung mit Antibiotika verlangen"*,[9] sagt Prof. Markus Dettenkofer vom Institut für Umweltmedizin und Krankenhaushygiene des Universitätsklinikums Freiburg. Er verweist auf Eltern mit schmerzgeplagten Kindern, aber auch auf Berufstätige, die rasch voll einsatzfähig sein wollen.

Was vielen allerdings nicht bekannt zu sein scheint, ist, dass diese effektiven Schnelltherapien zumeist negative Folgen mit sich bringen. Die nächste Infektion oder Krankheit wird unsichtbar vorprogrammiert. Wir leben in einer Zeit, wo alles immer schneller gehen soll, auch das Gesundwerden. Dabei vergessen einige, die Krankheit als dazugehörigen, natürlichen Prozess des Lebens mitanzusehen. Krankheiten sind ein Zeichen, damit wir zu Ruhe gezwungen werden. Entweder um körperlich, geistig oder seelisch zu genesen. Unsere Großeltern wussten noch, dass vor allem Krankheiten im Kindesalter mit zum natürlichen Entwicklungsprozess des Lebens gehören. Und es war ihnen durchaus bewusst, dass zu einer optimalen Genesung die entsprechende Zeit nötig war. Doch über diese notwendige Zeit verfügen nur noch sehr wenige Menschen. Geduld und Einfühlungsvermögen bleiben ebenso häufig auf der Strecke. Dabei wären genau diese Dinge so wichtig.

Wir müssen (Kinder-)Krankheiten als einen natürlichen Prozess des Lebens sehen und nicht als einen Feind, der schnell bekämpft werden muss, in Form von Antibiotika, Fiebersenkern, Impfstoffen, etc. Kinderkrankheiten dienen zur Entwicklung! Auch ist Fieber ein wichtiger Prozess, der da häufig mit dazugehört. Leider führt uns der ganze Mainstream nichts anderes vor Augen, indem uns Angst eingejagt wird und Kinderkrankheiten unbedingt schnell bekämpft werden müssen, sonst könnten wir qualvoll daran sterben!

Vergessen Sie in dieser „Hopp-hopp-Welt" nicht die wichigen Dinge des Lebens zu hinterfragen. Hören Sie auf Ihr Innerstes und lassen Sie sich nicht von anderen einlullen und einschüchtern. Was Sie tun oder nicht tun, muss sich für SIE gut anfühlen. Und nur weil uns etwas häufig vor Augen gehalten wird, muss dies noch lange nicht richtig sein.

Jeder Mensch ist ein Geschenk Gottes, ein einzigartiges göttliches Lebewesen
Fangen Sie an wieder mehr Verantwortung für sich selbst zu übernehmen. Machen Sie sich außerdem (wieder) bewusst, dass Sie mehr als nur ein biologischer Körper sind. JEDER von uns ist ein göttliches Wesen. Ein Seelenleben - ein geistiges Lichtwesen, welches in einem psychischen und physischen Körper innewohnt. Jeder einzelne Mensch besitzt seinen Seelenplan. Jedes Individuum benötigt etwas anderes, dass ihn vorantreibt und glücklich macht.

Erst wenn wir uns selbst von Herzen lieben und zufrieden sind, können wir auch andere lieben. Und erst wenn wir selbst gesund sind, können wir anderen Mitmenschen kraftvoll zur Seite stehen.

Wenn wir eine positive Veränderung in dieser Welt sehen möchten,
müssen wir bei uns selbst beginnen!
Erst wenn wir zur Selbstliebe finden, kann Liebe nach außen weitergetragen werden
und Frieden auf dieser Welt geschehen.

Gelassenheitsspruch:

Gott, gebe mir die **Gelassenheit,** Dinge hinzunehmen, die ich nicht ändern kann,

den **Mut**, Dinge zu ändern, die ich ändern kann und die **Weisheit**, das eine vom anderen zu unterscheiden.

Gott, gebe mir die **Geduld**, mit Veränderungen, die ihre Zeit brauchen, und **Wertschätzung** für alles, was ich habe.

Toleranz gegenüber jenen, mit anderen Schwierigkeiten und die Kraft, aufzustehen und es wieder zu versuchen – nur für heute.

(Reinhold Niebuhr)

16. Kapitel

Die Nebenwirkungen der Antibiotika.

Die Nebenwirkungen der Antibiotika:

Leaky-Gut-Syndrom (= Allergien, Autoimmunerkrankungen und diverse Magen-Darm-Beschwerden)

Durch Antibiotika kann es zu Entzündungsreaktionen in bzw. an der Darmschleimhaut kommen, welche die Stabilität dieser verletzen und dadurch einen „löchrigen Darm", das sogenannte Leaky-Gut-Syndrom hervorrufen. Dort wo eigentlich eine Schutzbarriere sein sollte, können nun Mikroorganismen, Giftstoffe und unverdaute Nahrungsmittel ins Blut übergehen, sich überall nach Lust und Laune verteilen und Allergien, chronischen Schnupfen, Erschöpfung, Schwindel, Kopfschmerzen, Durchfall, Bauchkrämpfe, Verstopfungen, Blähungen, Hauterkrankungen, Haarausfall, Autoimmunerkrankungen, Gewichtsabnahme bzw. Gewichtszunahme und vieles mehr auslösen.

Pilzinfektionen

Antibiotika dezimieren wichtige Bakterienstämme und führen stattdessen zu einer Pilzüberwucherung. Besonders schädliche Pilze wie der häufig vorkommende Candida albicans kann sich an den Zellen der Darmschleimhaut festhalten, dort festwachsen und sich vermehren. Die Lieblingsnahrung der Hefepilze ist Zucker, den sie zu Kohlendioxid (Gasbildung) und Alkohol verstoffwechseln. Ein Pilzbefall des Darmes äußert sich u.a. durch Gasbildung mit Blähungen, Heißhunger nach Süßem, Appetitlosigkeit, Abgeschlagenheit und Völlegefühl. Liegt nun auch noch ein „löchriger Darm" vor, können die Pilze überall im Körper ansiedeln: Genitalpilz, Hautpilz, Fußpilz und Nagelpilz sind die Folge.

Leberschädigungen

Sehr viele Antibiotika werden aus Pilzen gewonnen. Wiederum die Stoffwechselprodukte der Pilze sind sogenannte Mykotoxine. Das bekannteste Mykotoxin ist der Alkohol. Er wird von Hefepilzen gebildet, indem sie Kohlenhydrate vergären. Im menschlichen Organismus belastet dieses Gift vor allem die Leber und die Nieren, was weitreichende gesundheitliche Auswirkungen zur Folge hat. Auch Krebs! Man kann also auch dann alkoholbedingte Leberschäden erleiden, wenn man nie einen Tropfen Alkohol getrunken hat.[1]

Krebs

Nach Brust- und Prostatakrebs ist der Darmkrebs in Deutschland die häufigste Krebsform. Viele Studien zeigen eklatant auf, dass der langfristige Einsatz von Antibiotika das Risiko auf Krebs, insbesondere Darmkrebs, deutlich erhöht.[2] Aber auch Lungen-, Speiseröhren-, Magen-, Bauchspeicheldrüsen- und Prostatakrebs können unter der Verwendung diverser Antibiotika resultieren. Das Risiko diverser Krebsarten stieg mit zunehmender Anzahl der verordneten Antibiotikaeinnahmen. Besonders die Penicilline werden mit einem höheren Krebsrisiko assoziiert.[3]

Dr. Costantini sagt, dass Menschen, die in ihrem Leben insgesamt zwei oder mehrere Monate lang Antibiotika eingenommen haben, ein um 40 Prozent erhöhtes Risiko tragen, einmal an einem Lymphom (= Tumor des Lymphsystems) zu erkranken.[4]

Nierenschäden

Nierenschädigende Eigenschaften können besonders bei den Aminoglykosiden, Amphotericin B, Cotrimoxacol und den Cephalosporinen auftreten.

Die oft in Krankenhäusern hervorgerufenen akuten Nierenversagen gehen häufig auf Kosten der Aminoglykoside. 5 bis 35 Prozent aller Patienten, die hochdosiert oder längere Zeit mit Aminoglykosiden therapiert wurden, erleiden demzufolge ein Nierenversagen.[5]

Penicilline, Cephalosporine, Chinolone sowie Rifampicin können eine interstitielle Nephritis, eine entzündliche Nierenerkrankung, hervorrufen.

Diabetes

Eine Untersuchung von 2015 zeigt, dass Antibiotika mit Diabetes Typ 2 in Verbindung stehen. Dänische Forscher hatten die Daten von mehr als 1,5 Millionen Menschen untersucht und festgestellt, dass jene, die in den Jahren vor ihrer Diagnose zwei- bis viermal Antibiotika eingenommen hatten, ein um 23 Prozent höheres Risiko hatten, Diabetes zu bekommen – im Vergleich zu Personen die nie Antibiotika genommen hatten.

Wer fünfmal und öfter Antibiotika nehmen musste, hatte sogar ein um 53 Prozent erhöhtes Diabetesrisiko.[6]

Eine andere, an Tieren untersuchte Studie, belegte ein erhöhtes Risiko an Diabetes Typ 1 zu erkranken. Wissenschaftler des Langone Medical Center in New York behandelten Mäuse mit Antibiotika, die ein höheres genetisches Risiko hatten, an Typ-1-Diabetes zu erkranken. Dazu wurde einer Gruppe Mäuse kontinuierlich eine geringe Dosis Antibiotika verabreicht. Eine zweite Gruppe Mäuse wurde abschnittsweise mit einer höheren Menge Antibiotika behandelt. Und zwar die Menge, mit der man auch Infektionskrankheiten bei Kindern behandeln würde. Zusätzlich gab es eine Kontrollgruppe mit Nagern, die nicht mit Antibiotika behandelt wurden.

Das Ergebnis: Tiere, welche immer wieder für kurze Zeit, dafür aber höher dosierte Antibiotika-Gaben erhielten, erkrankten doppelt so häufig an Diabetes Typ 1 wie die Kontrollmäuse. Das galt zumindest für die männlichen Nager, bei den weiblichen Mäusen fiel das Ergebnis nicht ganz so eindeutig aus.[7]

Fettleibigkeit durch Antibiotika

„Die bakterielle Besiedelung des Darms verändert sich so gravierend, dass das zu Übergewicht führen kann",[8] so der Forscher für Mikroökologie Andreas Schwiertz.

Seitdem es Mitte der 1940er Jahre Antibiotika gibt, stellte sich in derselben Zeit heraus, dass Hühner unter Antibiotikagabe fast doppelt so groß wurden. Kurz darauf setzten Landwirte Antibiotika sehr breitflächig ein: auch Rinder, Schweine und Schafe wurden fetter.

Ist unser Öko-System von pathogenen Keimen besiedelt, schreien diese regelrecht nach zuckerhaltigen Speisen, denn das ist ihre liebste Nahrung - man verspürt ständig Heißhungerattacken auf Naschereien. Ein gestörtes Gleichgewicht im Darm kann zudem zu Durchfall oder auch Verstopfung führen.

So belegte etwa ein Mäuse-Experiment des Infektiologen Martin Blaser von der New York University aus dem Jahr 2014, dass schon der Einsatz geringer Mengen Antibiotika derart in den Stoffwechsel der jungen Tiere eingriff, dass sie doppelt so fett wurden wie deren Artgenossen, die antibiotikafrei blieben.[9]

In der Massentierhaltung werden Antibiotika ja auch nicht nur dazu eingesetzt, um Ausbrüche von Krankheiten und Seuchen zu verhindern, sondern dass die Tiere schneller fett werden, weil ihre Darmflora vollends zerstört wird. Erkenntnisse dazu, wie sich Antibiotika beim Menschen auswirken, sammelte Martin Blaser ebenfalls. Der Forscher wertete dazu Gesundheitsdaten von über 11.000 britischen Kindern aus. Ein Drittel von ihnen hatte vor dem sechsten Lebensmonat Antibiotika bekommen. Das Risiko dieser Kinder, Übergewicht zu bekommen, stieg auf 22 Prozent.[10]

Bei einer weiteren großangelegten Studie - anhand von 64.580 Daten von Kindern aus Philadelphia - die mit Breitspektrum-Antibiotika v.a. in den ersten beiden Lebensjahren behandelt wurden, ergab sich ein erhöhtes Adipositasrisiko besonders zwischen dem zweiten bis vierten Lebensjahr.[11] Die Autoren um L. Charles Bailey von der Kinderklinik in Philadelphia sehen "in der wiederholten Anwendung von Breitspektrum-Antibiotika bei Säuglingen einen modifizierbaren Risikofaktor für eine spätere Adipositas".

Auch der schwedische Mikrobiologe Frederik Bäckhed erkannte bereits im Jahre 2004, dass pathogene Darmmikroben eine Gewichtszunahme bewirken können.[12]

Ein guter Tipp: Wenn Sie Gewicht verlieren wollen, ihre Ernährung bereits auf viel rohe Kost und auf wenig Süßes umgestellt haben, aber dennoch nicht abnehmen können, so kann ich Ihnen bestens empfehlen: entgiften Sie sich und sanieren Sie ihren Darm, dann ist eine Gewichtsreduktion möglich!

EKG- und Blutbild-Veränderungen
Erythromycin, Clarithromycin, Gatifloxacin und Levofloxacin können eine QT-Verlängerung verursachen, wodurch es zu Herzrhythmusstörungen und Kammerflimmern

kommen kann. Wenn es ganz blöd läuft, kann es sogar zu einem plötzlichen Herztod kommen. (Das QT-Intervall ist ein im EKG messbares Zeitintervall, dass die Phase der myokardialen Erregungsausbreitung und -rückbildung beinhaltet.)[13]

Das Blutbild und die Blutgerinnung können durch Antibiotika ebenso negativ verändert werden.

Drug fever

Das Drug fever, sogenanntes Medikamentenfieber, kann fünf bis zehn Tage nach einer Antibiotikaeinnahme auftreten. Symptome können sein: Schüttelfrost, Muskelschmerzen, verlangsamte Herzschlagfrequenz und Kopfschmerzen. Die häufigsten Auslöser für das „Drug fever" sind: Amphotericin B, Penicilline, Cephalosporine, Isoniazid und Rifampicin.

Neurotoxische Wirkungen

Cephalosporine können dafür verantwortlich sein, einen sogenannten Antabuseffekt hervorzurufen. Antabuseffekt heißt, dass das Antibiotikum in Verbindung mit Rauchen oder Alkohol zu Kopfschmerzen, Schwindel und Erbrechen führen kann.

Hochdosierte Penicilline können epileptische Anfälle auslösen. Der antibiotische Wirkstoff Imipenem kann Krämpfe verursachen und Chinolon-Antibiotika können zentralnervöse Störungen hervorrufen. Aminoglykosid-Antibiotika können bei hoher Dosierung und Langzeiteinnahmen zu Ausfällen des Gleichgewichtsorganes und Schwindel führen.

Durchfall

Durchfall gehört neben Blähungen und Bauchkrämpfen zu den häufigsten Nebenwirkungen der Antibiotika. Bei vielen Patienten beginnt der Durchfall schon während der Antibiotikaeinnahme und kann auch danach fortan bestehen bleiben.

Bei manchen Patienten kann sich der antibiotikabedingte Durchfall sogar zu einem lebensgefährlichen Durchfall manifestieren. Dieser wird zumeist vom Clostridioides difficile verursacht – einem Bakterium, das normalerweise auch in der Darmflora gesunder Menschen vorkommt – jedoch nur in geringer Zahl, weil es dort von den nützlichen Darmbakterien in Schach gehalten wird. Wird die nützliche Darmflora allerdings von einem Antibiotikum stark zurückgedrängt, dann kann sich das Bakterium Clostridioides difficile problemlos ausbreiten. Seine giftigen Ausscheidungen lösen schwere, teilweise lebensbedrohliche Durchfälle aus. Man spricht von der sogenannten pseudomembranösen Colitis. Der Clostridioides difficile gehört mit zu den Krankenhauskeimen, gegen die bereits zahlreiche Desinfektionsmittel und auch einige Antibiotika resistent sind.[14]

Allergien und Herzkreislaufprobleme

Bei manchen Menschen richtet sich das Immunsystem sehr heftig gegen bestimmte Antibiotika. Ihr Immunsystem wird so stark in Alarmbereitschaft versetzt, dass es zu allergischen Reaktionen, von leichten Symptomen wie Juckreiz und Nesselausschlag, bis hin zu lebensbedrohlichen Zuständen mit Erstickungsanfällen, Kreislaufproblemen und Schocks führen kann.[15]

Vitalstoffaufnahmeblocker

Ein weiteres Problem der Antibiotika ist, dass sie die Aufnahme von Vitalstoffen behindern bzw. deren Verbrauch steigen lässt. So können sich früher oder später Mangelsymptome einstellen.[16]

Eisenmangel

Frauen leiden häufig unter einem Eisenmangel, welche per Laboruntersuchung festgestellt wurde. Daraufhin verordnet Ihnen ihr Behandler Eisenpräparate oder auch Injektionen. Trotz dieser Eisenaufnahme steigen bei den Betroffenen die Eisenwerte seltsamerweise aber kaum an.

Liegt eine gestörte Darmflora vor, kann das Darmsystem Eisen schlecht aufnehmen. Die Darmflora ist nicht nur am stoffwechselbedingten Umsetzungsprozess von Vitaminen beteiligt, sondern auch von Spurenelementen und Mineralien wie Eisen. Wird das Darmsystem saniert, werden die Eisenpräparate gut vom Körper aufgenommen; oft müssen daraufhin sogar überhaupt keine Eisenmittel eingenommen werden, da das Eisen über die Nahrung wesentlich effizienter aufgenommen und verwertet werden kann.

Sodbrennen

Antibiotika können Sodbrennen begünstigen, indem sie eine Erschlaffung des unteren Ösophagussphinkters (unterer Speiseröhrenverschlussmuskel) begünstigen. Hierfür sind besonders die Makrolid-Antibiotika verantwortlich.

Makrolide binden sich in der Magenschleimhaut an das gastrointestinale Peptidhormon Motilin. Dies führt neben einer geringeren Schließmuskelkontraktion zu einer gesteigerten Magen-Darm-Beweglichkeit. Die gesteigerte Magen-Darm-Tätigkeit, in Verbindung mit einem erniedrigten Druck des Ösophagussphinkters, können sich in Form von Sodbrennen, aber auch Übelkeit, Bauchschmerzen und Blähungen äußern. Zu den Makroliden zählen Antibiotika wie Erythromycin, Azythromycin und Clindamyzin.

Eine Reizung der Magenschleimhaut ist eine andere häufige Ursache für Sodbrennen. Dafür sind besonders Tetrazykline-Antibiotika verantwortlich. Vertreter, wie beispielsweise Doxycyclin, Minocyclin oder Tigecyclin, reizen die Magenschleimhaut lokal und führen dadurch zu unspezifischen Beschwerden wie Magenschmerzen, Übelkeit oder Sodbrennen.[17]

Multiresistente Keime

Zu starke oder zu viele Antibiotika rufen multiresistente Keime hervor. Weit verbreitet sind MRSA-Keime (Bakterien der Art Staphylococcus aureus). Frisch operierte oder immungeschwächte Patienten sind für diesen Keim besonders anfällig. Dringt der Keim in eine Wunde oder über einen Katheter in den Körper ein, löst das Bakterium schwere

Entzündungen aus, bis hin zur Blutvergiftung. Dieser Keim ist resistent gegen die meisten Antibiotika.[18]

Aufgrund von multiresistenten Keimen wie MRSA sterben in Europa jährlich durchschnittlich 33.000 Menschen. Weltweit sind es im Jahr 700.000! Und sogar weitaus mehr schätzt man, weil oft eine falsche Todesursache diagnostiziert und angegeben wird.

Fruktoseintoleranz

Menschen mit einer Fruktoseintoleranz können Fruchtzucker nicht richitg verdauen. Ursache für eine Fruktoseintoleranz ist eine mangelhafte Aufnahme von Fruchtzucker (Fruktosemalabsorption) und eine zusätzliche funktionelle Darmstörung. Bei der Fruktosemalabsorption wird dem Speisebrei im Dünndarm nicht genug Fruktose entzogen, sodass ein größerer Teil dieser Fruktose in den Dickdarm gelangt. Die funktionelle Darmstörung führt dann dazu, dass die in den Dickdarm gelangende Fruktose unangenehme Symptome wie Durchfall, Blähungen oder Schmerzen verursacht, d. h. diesen Teil der Fruktose unverträglich macht.[19]

Eine Fruktoseintoleranz kann durch Antibiotikaeinnahmen entstehen, kann aber ursächlich auch durch z.B. Impfungen, Medikamente oder langfristige Fehlernährung hervorgerufen werden. Grundsätzlich liegt immer eine gestörte Darmsymbiose vor und diese gilt es zu beheben.[20]

Achillessehnenentzündungen und -risse

Die Antibiotika der Fluorchinolone können innerhalb weniger Stunden nach der Einnahme oder mehrere Wochen später zu einem Abriss der Achillessehne führen. Das Fluorchinolone Sehnenschäden in Form von Entzündungen und Rupturen auslösen können, ist schon seit Mitte der 90er Jahre bekannt.[21]

Depressionen und Suizidalität

Besonders durch Reserveantibiotika aus der Gruppe der Fluorchinolone kann es zu heftigen psychischen Nebenwirkungen kommen. Dazu gehören nicht nur Depressionen, auch Persönlichkeitsveränderungen bis hin zu geistigen Verwirrtheitszuständen und Suiziden können daraus resultieren.

Dies findet auch Ausdruck in verschiedenen Fachinformationen, zum Beispiel zu Ciprofloxacin-ratiopharm, in der „psychotische Reaktionen (bis hin zur Selbstgefährdung)" genannt werden. Weiterhin ist vermerkt, dass „diese Reaktionen teilweise schon nach Erstanwendung auftraten". In der Fachinformation zu Ofloxacin (Tarivid®) ist unter der Rubrik „Nebenwirkungen" aufgeführt, dass psychotische Reaktionen bis hin zu Selbstgefährdung auftreten können. Dennoch scheinen gerade diese Nebenwirkungen nicht ausreichend bekannt zu sein.[22]

Colitis ulcerosa

Die Colitis Ulcerosa gehört zur Gruppe der chronisch-entzündlichen Darmerkrankungen. Sie ist durch einen entzündlichen Befall des Dickdarms gekennzeichnet. Blutiger Durchfall, Bauchkrämpfe und Müdigkeit sind die Folge.

Bei einer Colitis ulcerosa liegt eine veränderte Zusammensetzung der Darmbakterien vor, was folglich mit einer niedrigeren Produktion von kurzkettigen Fettsäuren (Buttersäure, Essigsäure, Propionsäure) einhergeht. Dies wiederum führt zu einer Hemmung der Aktivierung von T-Zellen. Kommt es zu einer mangelnden Bereitschaft von T-Zellen, entstehen überschießenden Entzündungsreaktionen, wie sie typisch sind bei Autoimmunerkrankungen, Allergien oder Lebensmittelunverträglichkeiten.[23]

Diese überschießenden Entzündungsreaktionen führen zu einer Schädigung der Schleimhautzellen und damit auch zu einer Zerstörung der wichtigen Schleimhaut-Barriere. Ein Leaky-Gut-Syndrom („löchriger Darm") entsteht.

Morbus Crohn

Morbus Crohn gehört wie die Colitits ulcerosa zur Gruppe der chronisch-entzündlichen Darmerkrankungen. Im Gegensatz zur Colitis ulcerosa kann sich beim Morbus Crohn die Schleimhaut des gesamten Verdauungstraktes von der Mundhöhle bis zum After entzünden. Am häufigsten befällt er allerdings den letzten Teil des Dünndarms. Ein „löchriger Darm" ist, wie auch bei der Colitits ulcerosa, quasi immer einhergehend.

Eines der Leitsymptome von Morbus Crohn sind wässrige, teils schleimige Durchfälle. Sie können mehrere Wochen lang auftreten und die Betroffenen stark schwächen. Dazu kommen Fieber, Blut im Stuhl, Bauchschmerzen, Unterbauch-Schmerzen, Reizdarm sowie erhöhte Leberwerte. Unspezifische Symptome umfassen Gewichtsverlust, Appetitlosigkeit, Knochen- oder Gelenkschmerzen, chronische Müdigkeit, Augenentzündung und Gallensteine.

Statistische Analysen von Forschern aus Thailand und den USA ergaben, dass es einen Zusammenhang zwischen der Antibiotikaeinnahme und der Entwicklung einer chronischen Darmentzündung gab. Das Risiko an einer chronischen Darmentzündung zu erkranken, war den Berechnungen zufolge etwa 3-mal höher, wenn die Person zuvor Antibiotika verwendet hat, als wenn sie darauf verzichten konnte.

Dies galt sowohl für das Morbus Crohn-Risiko als auch für das Risiko an Colitis ulcerosa zu erkranken. Wie stark sich das Risiko für die Erkrankungen erhöhte, hing davon ab, wie alt die Person zum Zeitpunkt der Antibiotikaeinnahme war. War die Person noch minderjährig, als ihr Antibiotika verschrieben wurden, lag das Risiko für eine chronische Darmentzündung um mehr als 4-fach höher. War die Person bei der Antibiotikaeinnahme zwischen 18 und 60 Jahre alt, war das Risiko etwa 3-mal so hoch, und war die Person über 60 Jahre alt, war das Risiko 2,7-fach erhöht. Doch nicht nur das Alter zum Zeitpunkt der Antibiotikaeinnahme hatte einen Einfluss darauf wie stark sich das Risiko für chronische Darmentzündungen erhöhte, sondern auch die Gesamtdauer der Antibiotikaeinnahme. Wurden die Antibiotika insgesamt mindestens 30 Tage lang eingenommen, war das Risiko für Morbus Crohn oder Colitis ulcerosa 6-mal so hoch wie ohne Antibiotikagebrauch.[24]

Während Morbus Crohn und Colitits ulcerosa vor etwa vierzig Jahren noch zu den seltenen Erkrankungen zählten, sind heute circa 400.000 Menschen in Deutschland davon betroffen. Die Tendenz ist steigend.[25]

Weitere Antibiotika-Nebenwirkungen sind: Gelbfärbung der Zähne, gravierende Hormonstörungen und Knochenmarksdepressionen (das ist das Aussetzen der normalen Blutbildung im Knochenmark).[26]

…. All diese Nebenwirkungen von Antibiotika können und müssen nicht zwangsläufig auftreten. Bestimmt gibt es auch noch viele weitere Krankheitsbilder, die durch Antibiotika ausgelöst werden können. Immerhin stecken in einem gesunden Darm ca. 80% unseres Immunsystems. Denken Sie daran:

Mit jedem Antibiotikum wird unsere Darmflora negativ verändert.
Eine gestörte Darmflora kann Nahrungsmittelunverträglichkeiten, Krebs,
Allergien und diverse andere chronische Krankheiten verursachen!

---

17. Kapitel

Nachwort

Kurzübersicht an Behandlungsmöglichkeiten nach Krankheiten von A-Z.

Gedanken zum Schluss

Mit Antibiotika wird das ökologische System des Menschen – allen voran des Darms - gestört und bei häufigen Gaben sogar zerstört. Somit fällt nicht nur die stärkende Aktivierung unseres Immunsystems weg, sondern das gestörte mikrobiologische System des Darms wird nun selbst durch krankmachende pathogene Bakterien und deren toxischen Ausscheidungen und Zerfallsgiften zu einer enormen Belastung für das Immunsystem. Kommen zu einer gestörten bakteriellen Besiedelung auch noch Umweltgifte sowie Pilz- und/oder Parasitenbefall, inklusive deren toxischen Ausscheidungen hinzu, bedeutet dies für unser Immunsystem eine ungeheure Belastung und letzten Endes eine massive Schwächung im gesamten Körper.

Unser Immunsystem muss besonders mit der Abwehrfunktion seines Darmsystems aktiv werden, um hier die Summe aller Gifte abzufangen und zu eliminieren. 99% unserer Gifte werden über den Darm abgebaut! Die Summierung von giftstreuenden Bakterien, Pilzen und Parasiten aus dem Darmsystem können jedoch zu einem Zusammenbruch unseres Immunsystems führen. Infolgedessen können nun heftige, chronische Erkrankungen ausgelöst werden!

Das größte Problem der konventionellen Medizin: Es wird nicht der wahre Hintergrund begutachtet und erkannt, sondern nur die Symptome, welche folglich wieder mit Antibiotika bekämpft werden und das Krankheitsbild somit weiter und weiter verschlimmern oder gar neue Krankheiten hervorrufen.Von einem ehemals segensreichen, eliminierenden Mittel von Seuchen- und Infektionskrankheiten, haben wir heute das Drama des Antibiotikums. Es ist ein ungewollter Wegbereiter für sämtliche Folgeerkrankungen im heutigen Menschen. Ein Teufelskreislauf, welcher viele Patienten wegen gesundheitlicher Störungen jahrelang hilflos von Behandler zu Behandler treibt. Der Arzt mag davon profitieren, indem er sich einen Dauerkunden erschafft. Der Depp bleibt dabei jedoch immer der Patient, der mit Hoffnung und Zuversicht denkt, die richtige Therapiemaßnahme erhalten zu haben.

Leider müssen wir bedenken, dass die Pharmaindustrien mit ihren oberflächlichen Symptomenbehandlungen vorrangig ihre Medikamente unter die Leute bringen wollen, um daraus Profit zu erzielen. Ob es Ihnen damit gut geht, ist häufig eher zweitrangig. Was meinen Sie, was ich mit diesem Buch bezwecken möchte?

Liebe/r Leser/in, ich möchte Gutes nicht für mich behalten, sondern an Sie weitergeben und hoffe, dass auch Sie Gutes an viele Menschen weiterreichen. Ich möchte kein kleiner Klugscheißer sein, denn auch ich weiß sehr viel aus dem medizinischen Wissensgebiet nicht. Da dieser Bereich so umfangreich ist, weiß hier keiner alles. Aber wenn ich etwas weiß, dann weiß ich aus jahrelanger Krankheit selbst, dass Heilung nur funktionieren kann, wenn man seinem Körper giftiges entzieht und gutes, stärkendes zufügt.

Krankheiten wie Depressionen, Asthma, Parkinson, Autismus, usw. liegen meines Wissens nach überwiegend in einem gestörten Magen-Darm-Trakt. Natürlich möchte ich mich nicht zu 100% darauf festlegen, denn beispielsweise können Depressionen auch durch traumatisch bedingte Erlebnisse hervortreten. ABER unser Darm ist sowohl für viel Gesundheit als auch für viel Krankheit und Leid verantwortlich, und er wird in all seinen Funktionen, nicht nur von vielen Patienten, sondern auch von vielen Ärzten, noch sehr unterschätzt. Wir sollten ihm mehr Aufmerksamkeit widmen – auch was die Forschung anbelangt! Durch eine Sanierung des Magen-Darm-Traktes können hunderte von Krankheiten ausgeheilt werden. Sie müssten nicht mehr von schädlichen Medikamenten abhängig sein; Sie müssten nicht mehr schlapp, müde und depressiv sein und Sie könnten über mehr Lebensenergie und Lebensfreude verfügen, wenn Sie bereit sind aus Ihrer Komfortzone herauszukommen und das neu erlangte Wissen aus diesem Buch anwenden!

Verschieben Sie es nicht auf morgen, fangen Sie so bald wie möglich damit an. Sie haben nichts zu verlieren – im Gegenteil, Sie werden nur davon profitieren. Sie müssen z.B. nicht von heute auf morgen zum Veganer werden. Sie müssen nicht alles aus diesem Buch sofort und 100% umsetzen. Suchen Sie sich etwas davon aus und probieren Sie es, Stück für Stück. Z. B. kann ich Ihnen empfehlen mit einer Schwefelkur zu starten. Sehr effektiv und sehr kostengünstig.

Kommen Sie heraus aus Ihrer Komfortzone. Probieren Sie etwas Neues und Effektives. Aller Anfang ist schwer! Doch mit dem ersten Schritt ist bereits der wichtigste getan!!!

Wenn Sie es erst einmal ausprobiert haben, sei es ein Einlauf, eine Schwefelkur oder Terpentinkur, werden Sie mega stolz und dankbar auf sich sein und oft bereits nach kurzer Zeit merken, dass Sie sich wesentlich besser fühlen.

Ich würde mich riesig darüber freuen, wenn Sie mir Ihre Behandlungsergebnisse mittteilen. Zum Beispiel per Facebook oder per E-mail. (#FB: Christine Reichel, #e-mail: tine.reichel@web.de). Noch schöner wäre es, wenn wir uns einmal in echt treffen und austauschen könnten. Eventuell sehen wir uns einmal auf einem Seminar oder einer anderen Veranstaltung.

Ich will Ihnen keine Medikamente oder sonstiges verkaufen. Das Ziel dieses Buches ist, dass ich aus tiefstem Herzen möchte, dass es Ihnen besser geht!!! Dauerhafte Gesundheit zu erlangen ist oft viel leichter als sich viele vorstellen können. Geschenkt wird Sie Ihnen jedoch nicht. Sie müssen selbst in die Verantwortung kommen und sagen „Ich schaffe das und ich möchte alles dafür tun, dass ich wieder gesund werde und/oder bleibe!". Sie können zum Beispiel nicht rauchen wie ein Schlot und dann herumheulen „ich habe Lungenkrebs". Was wir säen, das werden wir ernten! Es ist ganz simpel! Es ergibt übrigens auch keinen Sinn, wenn Sie einerseits natürliche Heilmittel einnehmen und zugleich toxische Medikamente. Dies ist eine Vorgehensweise, die häufig praktiziert wird, jedoch zu wenig oder keinem Erfolg führen wird.

Es gibt viele schädliche Medikamente, die den Magen-Darm-Trakt ruinieren. Eines der heftigsten Mittel ist das Antibiotikum. Zwar werden mit Antibiotika pathogene Bakterien vernichtet, aber auch massenweise gute Bakterien. Zudem wird ein überhandnehmendes Pilzwachstum gefördert, was wiederum etliche Krankheiten zur Folge hat. Krankheiten, die ein Arzt selten auf einen kaputten Darm, aufgrund von Antibiotikaeinnahmen zurückführt. Viel zu häufig werden Antibiotika verschrieben. Selbst bei „einfachen" Erkältungskrankheiten, bei denen sie sowieso nicht wirken. Bei Kindern sind die Konsequenzen noch viel stärker, weil dort noch gar kein Gleichgewicht der Darmflora gesichert ist. Die Besiedelung des Darms mit nützlichen Bakterien ist ein Prozess, der in etwa bis zum 3. Lebensjahr eines Kindes abläuft.

Nicht nur Antibiotika schaden unseren guten Darmbakterien, sondern auch eine ungesunde Ernährung durch zu viel tierisches Eiweiß, zu viel Weißmehlprodukte, Fertigprodukte und alle Arten von Zucker. Abgesehen von dieser Fehlernährung wird unsere Darmflora außerdem durch Schwermetalle, giftige Kosmetikprodukte, Süßstoffe (Aspartam!), geschwefelte Nahrungsmittel (z.B. in Trockenfrüchten und Wein), Chemikalien (Fluorid!) und elektromagnetische Felder (Handys, Mikrowellen, Induktionsherde) geschädigt. Die Folge: Parasiten, Pilze und pathogene Bakterien breiten sich aus und ein löchriger Darm (Leaky-Gut-Syndrom) entsteht. D.h. unverdaute Nahrungsbestandteile gelangen ins Blut und lösen daraufhin Nahrungsmittelallergien und Unverträglichkeiten aus. Auch Krankheitserreger können durch den löchrigen Darm in die Blutbahn eindringen und (häufig unerkannte chronische!) Infektionen hervorrufen.

Neben all den genannten möglichen Verursachern für einen kaputten Darm, haben besonders die Antibiotika ein leichtes Spiel, um den Darm löchrig zu bekommen. Allen voran dann, wenn Sie häufig eingenommen werden. Unsere guten Bakterienstämme werden durch Antibiotika so schnell verändert und zerstört, dass ein großes Problem der Antibiotika zum Tragen kommt: Multiresistente-Keime. Und nun? Die Laboratorien der Pharmaindustrien haben KEIN Gegenmittel im Petto. Was wir folglich mit ansehen müssen, ist, dass jährlich allein in Europa durchschnittlich 33.000 Menschen an multiresistenten Keimen sterben. Es wird davon ausgegangen, dass die Dunkelziffer weitaus höher liegt. Der massenhafte Antibiotikaverbrauch sowie die Belastung mit mutiresistenten Keimen spiegelt sich auch bei Tieren nieder. Wir benötigen daher unbedingt einen sorgsamen Umgang mit Antibiotika. Nur so gelangen wir zu einer Nachhaltigkeit!

Und die Frage der Fragen! Benötigen wir überhaupt Antibiotika? Die in diesem Buch vorgestellten Mittel haben für mich eine deutlich höhere Wirkkraft und zudem keinerlei bzw. keine ernsthaften, gefährlichen Nebenwirkungen. Chlordioxid ist hochwirksam, hilft gegen Bakterien, Viren, Pilze und andere Parasiten. Es ist bewiesen, dass Chlordioxid multiresistente Keime bekämpfen kann - ohne Resistenzen zu bilden. Außerdem zeigt es bei richtiger Dosierung keinerlei Nebenwirkungen. Persönlich ist es mein absolutes Lieblings-„Antibiotika" und es könnte schon längst alle anderen herkömmlichen Antibiotika ablösen. Ich selbst verwende Chlordioxid für mich und meine Familie schon seit vielen Jahren und konnte sehr positive Erfahrungen damit machen.

Jeder von uns verfügt über den freien Willen. Es bleibt jedem selbst überlassen was er tut oder nicht tut. Jedes noch so gute Buch und jedes noch so gute Coaching wird Ihnen erst etwas bringen, wenn SIE es WOLLEN und schließlich auch UMSETZEN. Treffen Sie in aller Ruhe und Selbstreflexion Ihre Entscheidungen. Machen Sie sich in RUHE darüber bewusst, mit welchen Substanzen Sie sich und Ihren Kindern eine optimale Darmflora und Immunität gewährleisten können.

Gott hat unsere Natur und uns als Mensch perfekt geschaffen. Es ist mehr als genial was für ein Wunderwerk der Mensch - aus Körper, Geist und Seele - ist. Es ist unglaublich und wundervoll, dass ein noch so winziges Sperma oder Samenkorn zu etwas großem heranwachsen kann. Wir wurden von unserem Schöpfer PERFEKT ausgestattet; darunter mit Selbstheilungskräften. Um diese anzukurbeln müssen wir mit der Physiologie des Körpers arbeiten und nicht dagegen! Nur das macht Sinn und hat Erfolg!

Ich wünsche Ihnen von Herzen alles Liebe und viel Gesundheit,

Tine

Kurzübersicht: Bei was, hilft was?

Diese Übersicht zeigt Ihnen eine Auswahl an effektiven Behandlungsmöglichkeiten zu diversen Krankheitsbildern. Eine bewusst gesunde Ernährung, sowie eine ausreichende, gesunde Flüssigkeitszufuhr setze ich voraus.

Es sei darauf hingewiesen, dass diese Liste nicht vollständig ist und auf der momentanen Meinung und Erfahrung des Autors beruht. Die Anwendung erfolgt auf eigene Gefahr! Nehmen Sie sich zur Unterstützung besser einen erfahrenen Heilpraktiker oder einen alternativ behandelnden Arzt hinzu.

Akne: keine Milchprodukte, Zuckerkonsum reduzieren, Darmsanierung (z.B. mit anorganischem Schwefel), Vitamin D + Vitamin K2
Allergien: Darmsanierung (z.B. mit anorganischem Schwefel, Probiotika, Balsamterpentinöl), vegane Ernährung, keine Gluten, ggf. Parasitenkur
Aluminiumausleitung: Parasitenkur, Einläufe, Silizium, Ackerschachtelhalm, Koriander, Chlorellaalgen, Zeolith, ionisches Fußbad
Alzheimer: s. Aluminium- und Quecksilberausleitung
Angina pectoris („Brustenge"): Strophanthin, DMSO, L-Carnitin, Coenzym Q10, ausreichend Omega-3-Fettsäuren
Asthma: Parasitenkur, Salzsäure (HCl-Betain), Vitamin B12-Injektionen + Folsäure, im Winter hochdosiert Vitamin D substituieren + Vitamin K2
Autismus: Parasitenkur!!! (z.B. Parasitenprotokoll nach A. Kalcker, Hulda Clark oder Alex Green), kein Zucker, vegane glutenfreie Ernährung, Einläufe mit Chlordioxid, ionisches Fußbad, Magensäureproduktion steigern z.B. durch Enzian, Apfelessig oder HCl-Betain Kapseln, Melatonin, Gc-MAF, Megasporebiotics, Cannabis
Bluthochdruck: vegane Ernährung, Darmsanierung (z.B. mit anorganischem Schwefel, Probiotika) Vitamin D, Traubenkernextrakt (OPC), Magnesiumchlorid (transdermal), Knoblauch, Strophanthin, Enzym Nattokinase, Aminosäure L-Arginin, Coenzym Q10, ausreichend Omega-3 Fettsäuren aufnehmen, ausreichend Bewegung, fluoridhaltiges Salz durch z.B. Himalayasalz ergänzen.

Candida-Pilz: Balsamterpentinöl, Grapefruitkernextrakt, Oregano-Öl, Kokosöl, Manuka-Honig, Propolis, Kurkuma, Vitamin C, möglichst vegane und zuckerfreie Ernährung

Cellulite: Entgiftung, Silizium, Zeolith, Chlorellaalgen, MSM, Parasitenkur

Chronisches Erschöpfungssyndrom (CFS): Parasitenkur, Darmsanierung (z.B. mit Balsamterpentinöl, anorganischem Schwefel, Probiotika), Entgiftung, Vitalstoffmängel beheben

Colitis ulcerosa: Parasitenkur, glutenfreie vegane Ernährung, Darmsanierung (z.B. mit anorganischem Schwefel, Megasporebiotics), MSM, Chlordioxid

Depressionen: Parasitenkur, Darmsanierung (z.B. mit anorganischem Schwefel, Probiotika), Kaffeeeinläufe, Aminosäure Tryptophan, Vitamin D, Selbstverwirklichung, Trauma-Auflösung, Kanna sceletium tortuosum

Diabetes mellitus Typ 2: Bewegung, Ernährungsumstellung, Parasitenkur, Darmsanierung

Eisenmangel: Darmsanierung, eisenhaltige Lebensmittel (z.B. Reiskleie, Mohn, Leinsamen, Kürbiskerne, Sonnenblumenkerne, Pistazien, Cashew-Kerne, Pinienkerne, Aprikosenkerne, Sojabohnen, Kidneybohnen, Mungbohnen, weiße Bohnen, Linsen, Hirse, Kichererbsen, Sesam, Pfifferlinge, Amaranth) ggf. Eisenpräparate

Erkältung/Grippe: Vitamin D (+ Vitamin K2), Vitamin C, Zink, Homöopathie, Eukalyptusöl (Cineol), Myrtol, Zwiebeltee, Zistrosentee, Traubenkernextrakt (OPC), Grapefruitkernextrakt, (Manuka-)Honig, Propolis, Ingwer, Knoblauch, Rettich, Salbei, Zimt

Fieber: Fiebern lassen (keine medikamentösen Fiebersenker), Homöopathie, Bettruhe, auf genügend Flüssigkeitszufuhr achten, gegebenenfalls Chlordioxid oder Wasserstoffperoxid. Temperaturregulation: bei Frieren zudecken, bei Schwitzen aufdecken.

Fruktoseintoleranz: Darmsanierung (z.B. mit anorganischem Schwefel, Probiotika)

Fibromyalgie: Parasitenkur, Entgiftung, ggf. Darmsanierung (z.B. mit anorganischem Schwefel oder Balsamterpentinöl), Einläufe, DMSO, Cannabis

Gewichtsreduktion: Ernährungsumstellung, Parasitenkur, Darmsanierung (z.B. mit anorganischem Schwefel, Probiotika, ggf. Balsamterpentinöl oder Petroleum), ausreichend Bewegung

Haarausfall/Juckende, trockene Kopfhaut: Silizium, Zeolith, organischer Schwefel (MSM), ggf. Salzsäure, Stressreduktion

Hashimoto-Thyreoiditis (chron. Schilddrüsenentzüdnung): Darmsanierung, Entgiftung, Lugolsche Lösung oder Kelp-Algen, Selen, Vitamin D (+ Vitamin K2), Vitamin B 12, Folsäure, Zink, keine fluoridierten Lebensmittel und keine fluoridierten Zahncremes! Gluten und Milchprodukte weglassen/meiden. Ausreichend die Aminosäure Phenylalanin (= Thyrosin = Thyroxin) aufnehmen.

Helicobacter pylori: Ernährungsumstellung, Mastix, hochdosiert Vitamin C, Kurkuma, Zimt

Impfschaden: Parasitenkur! Entgiftung z.B. mit: Zeolith, ionisches Fußbad, Silizium, Chlorellaalgen, Koriander, Melatonin, Einläufe.

Insektenstiche: kühle Umschläge, Wasserstoffperoxid, (Manuka-)Honig, aufgeschnittene Zwiebel, Zistrosen-Umschläge

(Keuch)Husten: Zwiebeltee, (Manuka-)Honig, Propolis, Cineol, Myrtol, Zistrosentee, Vitamin C, Vitamin D, OPC (Traubenkernextrakt), Homöopathie

Krebs: Neben einer möglichst veganen und zuckerfreien Ernährung (auch wenig Fruchtzucker) steht bei Krebs besonders eine Entgiftung im Vordergrund. Giftige Ursachen müssen gemieden und entfernt werden, um dauerhaft krebsfrei zu werden/bleiben. Darunter fallen: Fluoride, Aspartam, Amalgamplomben, Zigaretten, zu viel Alkohol, giftige Medikamente, Impfungen, Stress, ungesunde Ernährung, usw.

Die besten Mittel gegen Krebs sind: Chlordioxid, Wasserstoffperoxid, bittere Aprikosenkerne, gereinigtes Petroleum (G 179), Balsamterpentinöl, Cannabis und Gc-MAF.

Da Krebs eine parasitäre Erkrankung ist (einzellige Parasiten), sollten Sie außerdem auf folgende Pflanzen zurückgreifen: Knoblauch, Artemisia (Beifuß), Cannabis, Löwenzahnwurzeln, Moringa oleifera, Jiaogulan, Papayakerne, Kürbiskerne, Kurkuma, Schwarzwalnuss(tinktur), Wermut, Nelken, Neem und viele (weitere) Bitterstoffe.

Achten Sie darauf, genügend zu trinken sowie Einläufe (z.B. mit Chlordioxid oder Kaffee)

durchzuführen, damit abgestorbene Krebserreger/Parasiten den Körper schnellstmöglich verlassen können. Zum Binden der Giftstoffe sollten außerdem Chlorellaalgen, Zeolith oder Bentonit eingenommen werden.

Nach einer Parasitenkur können Sie sich außerdem entgiften mit: Silizium, Chlorellaalgen, Melatonin, Koriander, ionischem Fußbad (+ Koriander), Chelat-Ausleitungen (EDTA, DMSA, DMPS), Kaffeeinläufe, Leberreinigungen (z.B. nach Andreas Moritz)

Im Anschluss an eine Parasitenkur sollte der Körper außerdem mit ausreichend Vitalstoffen aufgefüllt werden. Häufige Defizite sind Vitamin C, Vitamin D, Vitamin B12, Selen und Jod. Über einen Oligoscan bekommen Sie eine gute Übersicht, an welchen Nährstoffen es Ihnen mangelt.

Leaky-Gut-Syndrom: Darmsanierung (z.B. mit anorganischem Schwefel, Megasporebiotics), keine Gluten, Entgiftung
Lippenherpes: Darmsanierung (z.B. mit anorganischem Schwefel oder Probiotika)
Lungenentzündung: hochdosiertes Vitamin D (+ Vitamin K2), Chlordioxid, (Manuka-)Honig, Zistrosentee
Masern: Homöopathie, Vitamin A!, Vitamin C, Bettruhe, ausreichende Flüssigkeitszufuhr.
Fiebersenker und Antibiotika können den Heilungsverlauf stören sowie die Erkrankung drastisch verschlimmern!
Menstruationsbeschwerden: Entgiftung, Darmsanierung (z.B. mit anorganischem Schwefel), Traubenkernextrakt (OPC), Zistrosentee, MSM, Ingwer
Morbus Crohn: Darmsanierung (z.B. mit anorganischem Schwefel, Probiotika, Balsamterpentinöl), Parasitenkur, Einläufe, OPC (Traubenkernextrakt), MSM
Morbus Parkinson: Darmsanierung, Parasitenkur, Entgiftung, Substitution von L-Tyrosin
Multiple Sklerose: Entgiftung (v.a. Quecksilber!) mit: Zeolith, Koriander, Chlorella, ionisches Fußbad, Melatonin, Chelattherapie. Hochdosiert Vitamin D (+ Vitamin K2), ggf. Selen

Multiresistente Keime: Chlordioxid!, Wasserstoffperoxid, Manuka-Honig, Immunsystem stärken mit vielen Kräutern und Nährstoffen

Muskelkater: organischer Schwefel (MSM)

Neurodermitis: Entgiftung z.B. mit: Zeolith, Chlorellaalgen, Silizium, Koriander, Ackerschachtelhalm, ionisches Fußbad. Darmsanierung (z.B. mit anorganischem Schwefel, Probiotika, ggf. Balsamterpentinöl). Propolis, Zistrosentee, vegane Ernährung, wenig/kein Zucker, keine Cortisonsalben! Auch psychisch-seelische Konflikte in Betracht ziehen!

Ohrenschmerzen: Homöopathie, Zwiebelsäckchen, Chlordioxid, Wasserstoffperoxid, (Manuka-)Honig

Osteoporose: Vitamin D (+ Vitamin K2), tierische Produkte meiden/reduzieren, Entgiftung, Bewegung

Parasiten: Parasitenprotokoll z.B. nach A. Kalcker, Hulda Clark oder Alex Green. Die besten Entwurmungsmittel sind: Kieselgur, Neem, bittere Aprikosenkerne, Karotten, Knoblauch, Kürbiskerne, Wermut, Nelken, Schwarzwalnuss, Papayakerne, Oreganoöl, Jiaogulan, Artemisia (Beifuß), organischer Schwefel (MSM), gereinigtes Petroleum (G 179), Balsamterpentinöl (bei Petroleum und Balsamterpentinöl ist Zucker eine Ausnahme). Eine möglichst vegane, zuckerfreie Ernährung (auch wenig Fruchtzucker). Einläufe mit Chlordioxid (löst den Biofilm auf).
Zu jeder Parasitenkur gehören Einläufe, damit die Gifte der abgestorbenen Parasiten den Körper schnellstmöglich verlassen können. Zum Binden der Gifte sollten Sie außerdem immer Chlorellaalgen, Zeolith oder Bentonit einnehmen.

Quecksilberausleitung: Parasitenkur, Koriander, Zeolith, Chlorellaalgen, ionisches Fußbad, Melatonin, Chelattherapie (DMPS)

Rheuma: Parasitenkur, Entgiftung (z.B. Chlorella, Zeolith, Koriander), Darmsanierung, MSM

Rosacea-Krankheit (Kupferrose): Magensäure erhöhen (z.B. mit Apfelessig, Enzian, Wermut, HCl-Betain-Kapseln), Darmsanierung

Rückenschmerzen: Bewegung, muskuläre Dysbalancen durch entsprechendes Training/Übungen ausgleichen, Stressreduktion/Entspannung, ausreichende Flüssigkeitszufuhr (unsere Bandscheiben bestehen zu ca. 90% aus Wasser), ggf. Ernährungsumstellung, im Akutfall helfen: DMSO (innerlich oder äußerlich) und CBD-Öl

Scharlach: Homöopathie (häufig ist Belladonna indiziert), keine Fiebersenker, keine Antibiotika, ausreichende Flüssigkeitszufuhr, ggf. Chlordioxid

Scheidenpilz: siehe Candida-Pilz

Schilddrüsenüber-/unterfunktion: Jod in Form von Lugolscher Lösung oder Kelp-Algen, Darmsanierung, keine fluoridierten Lebensmittel sowie keine fluoridierten Zahncremes!

Schizophrenie/Halluzinationen: Parasitenkur, Entgiftung (Zeolith, Chlorella, Koriander), Darmsanierung, Kaffeeeinläufe

Schlafstörungen: Darmsanierung (z.B. mit anorganischem Schwefel, Probiotika), Parasitenkur, Entgiftung (z.B. mit Melatonin, Koriander → dazu Bindemittel wie Zeolith, Bentonit oder Chlorella einnehmen), Cannabis, Stressreduktion, W-lan ausschalten, Handy ausschalten

Schmerzen: CBD-Öl, DMSO, MSM, gereinigtes Petroleum, Kurkuma

Schuppenflechte: Entgiftung, vegane Ernährung, Darmsanierung

Sodbrennen: Kaffeekonsum, Zuckerkonsum sowie tierische Produkte meiden/reduzieren, KEINE Magensäureblocker/-neutralisierer einnehmen! Bitterstoffe einnehmen, um die Magensäureproduktion anzukurbeln: Enzian, Wermut, Apfelessig, ggf. HCl-Betain-Kapseln.

Tuberkulose: Vitamin D (+ Vitamin K2), Vitamin C, Kurkuma, Moringa oleifera, Wasserstoffperoxid

Verstopfung: ausreichende Flüssigkeitszufuhr und Bewegung, ballaststoffreiche Ernährung (Nüsse, Gemüse, Hülsenfrüchte, Obst und Vollkorngetreide), im Akutfall helfen: Flohsamenschalen, Einläufe, Rizinusöl, Rizol-Öl

Wundheilung: Wasserstoffperoxid, Chlordioxid, (Manuka-)Honig, Calendula (Ringelblume), vitalstoffreiche Ernährung

Zähneknirschen: Parasitenkur!, Stressreduktion, Handy, W-lan & Co. zumindest über Nacht ausschalten

Zeckenbiss: Nichts auf die Zecke aufsprühen! Mit einr Pinzette eng an der Haut ansetzen und nach oben ziehen (nicht drehen – Zecken haben kein Gewinde). Zecke auf ein Taschentuch legen, um zu sehen ob sie vollständig entfernt wurde. Sind noch Zeckenbestandteile in der Haut, diese noch beseitigen. Ist die Zecke draußen, auf die Bisssstelle etwas Wasserstoffperoxid (verdünnt mit Wasser) oder Chlordioxid (verdünnt mit Wasser) geben. Gegebenenfalls können Sie zusätzlich noch ein Glas Wasser mit wenigen Tropfen Wasserstoffperoxid oder Chlordioxid trinken. Die Bissstelle über die nächsten 2-3 Tage beobachten.

All diese Mittel können Ihnen helfen – nichts muss!

Achten Sie beim Kauf Ihrer Produkte UNBEDINGT auf eine gute Qualität. Denn haben Sie ein minderwertiges Produkt, kann sich dies für Ihren Heilungsverlauf kontraproduktiv auswirken.

Zur Dosierung möchte ich keine detaillierten Angaben hinterlassen. Jeder ist individuell und benötigt daher andere Mengen. Viele Mittel können sehr hochdosiert eingenommen werden, ohne Schaden anzurichten. Doch denken Sie daran: auch an zu viel Wasser auf einmal können Sie sterben.

Um schneller zu gesunden kann ich eine gesunde (zumindest größtenteils) vegane Ernährungsweise mit hohem Rohkostanteil empfehlen. Doch entscheidend für einen Heilungsverlauf ist nicht nur das Zuführen von guten Nährstoffen, sondern auch das weglassen/beseitigen von ungesunden Dingen. Nicht empfehlen kann ich u.a.: Aspartam, Isoglukose und andere künstliche Zucker, Amalgam, Fluoride, Impfungen, diverse Medikamente, wie z.B. Magensäurehemmer/-neutralisierer oder Statine, die Antibaby-Pille, Mikrowellen, Chemotherapien, Junkfood, usw.

So gut wie jeder ist heutzutage mit Parasiten irgendeiner Art (Candida-Pilz, einzellige Parasiten oder Würmer) belastet. Eine Parasitenkur sollte immer einer anderweitigen Entgiftung vorausgehen. Besonders mehrzellige Parasiten akkumulieren Giftstoffe – wie Quecksilber, Aluminium, Cadmium, Blei, usw. - um ein Vielfaches. Durch die Ausscheidung von Parasiten können daher am Schnellsten und Effektivsten Schwermetalle und andere toxische Substanzen aus dem Körper beseitigt werden.

Zu einem Heilungsverlauf sollte auch immer der Zahn- und Kieferbereich mit in Betracht gezogen werden. Sehr viele Krankheiten können von dort aus verursacht werden und ernsthafte, problematische Beschwerden auslösen. Krankheitsbilder, wie z.B. Kopfschmerzen, Migräne, Krebs, Morbus Crohn, Colitits ulcerosa, Herzinfarkt, Schlaganfälle, rheumatoide Arthritis, diverse Autoimmunkrankheiten, etc. können aus einer schlechten Zahngesundheit hervorgehen.

Gute Diagnoseverfahren bieten Ihnen z.B. der Oligoscan (besonders Schwermetalle), die Dunkelfeldmikroskopie und die Kinesiologie. Zur Krebsdiagnose kann ich Ihnen eine Blutuntersuchung auf das Enzym N-acetyl-Galactosaminidase (Nagalase) empfehlen.

Denken Sie daran: Je länger Ihre Krankheit bereits existiert, umso länger wird höchstwahrscheinlich die Genesung dauern. Aber: Wenn Sie wirklich gesund werden wollen, dann werden Sie es auch schaffen und alles Notwendige dafür tun!

Mein Wissen beruht auf meinen derzeitigen Erfahrungen und Kenntnissen.
Änderungen sind jederzeit vorbehalten.

Über die Autorin

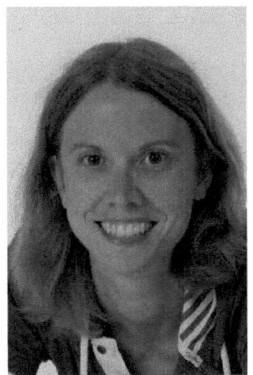

Christine Reichel

wurde 1986 geboren und lebt mit Ihrem
Mann und Sohn in der Fränkischen Schweiz.

2017 erschien Ihr erstes Buch
„Chemo – ein Mordsgeschäft".

Alles, was Sie in Ihren Büchern lesen können, hat Sie aufgrund langer Krankheit bei sich selbst erfolgreich angewendet.

Dieser Grund veranlasste Sie, Ihr Wissen in Bücher niederzuschreiben, um die Lebensqualität möglichst vieler Menschen zu verbessern und Ihnen die Ängste vor Ihrer Krankheit zu nehmen. Denn heutzutage ist so gut wie jede chronische Krankheit heilbar. Man muss nur wissen wie….

Quellennachweise

Verweise 1. Kapitel

[1] https://medlexi.de/Piperacillin
[2] https://www.geschichte-oesterreich.com/entdeckungen/penicillins.html
[3] https://www.deutsche-apotheker-zeitung.de/news/artikel/2018/09/12/antibiotika-resistenzen-bereits-fleming-warnte/chapter:all
[4] https://de.wikipedia.org/wiki/Antibiotikum
[5] Antibiotika aus der Natur, Marion und Michael Grandt, 6. Auflage
[6] https://flexikon.doccheck.com/de/Antibiotikum
[7] http://www.naturheilt.com/Inhalt/Antibio.htm

Verweise 2. Kapitel

[1] http://www.thelancet.com/journals/lancetid/article/PIIS1473-3099%2812%2970300-6/abstract
[2] http://www.gesundheit.de/medizin/wirkstoffe/antibiotika/antibiotika-richtige-einnahme
[3] https://www.welt.de/politik/deutschland/article133728804/Deutschlands-Aerzte-verschreiben-zu-oft-Antibiotika.html
[4] Dr. Suzanne Humphries - Die Impfillusion, S. 307-308, 1.Auflage 2015
[5] http://jamanetwork.com/journals/jama/article-abstract/1872806
[6] https://www.welt.de/politik/deutschland/article133728804/Deutschlands-Aerzte-verschreiben-zu-oft-Antibiotika.html
[7] http://erj.ersjournals.com/content/38/1/119.abstract
[8] http://www.aerztezeitung.de/medizin/krankheiten/atemwegskrankheiten/article/672249/antibiotika-bronchitis-oft-unnoetig.html
[9] https://de.wikipedia.org/wiki/Antibiotikum
[10] http://www.naturheilt.com/Inhalt/Antibio.htm
[11] http://www.awmf.org/uploads/tx_szleitlinien/017-049k_S2k_Rhinosinusitis_2011-abgelaufen.pdf
[12] https://www.ncbi.nlm.nih.gov/pubmed/10994153

13 https://www.ncbi.nlm.nih.gov/pmc/articles/PMC3842692/

14 https://www.thieme-connect.de/products/ejournals/abstract/10.1055/s-0035-1565933

15 https://www.ncbi.nlm.nih.gov/pmc/articles/PMC3842692/

16 https://www.thieme-connect.de/products/ejournals/abstract/10.1055/s-0035-1565933

17 https://www.deutsche-apotheker-zeitung.de/daz-az/2009/daz-51-2009/cineol-bei-akuter-rhinosinusitis

18 http://www.rundschau-online.de/ratgeber/gesundheit/-risiko-resistenz-die-nebenwirkungen-von-antibiotika-5586824

19 https://www.homoeopathie-online.info/ohrenschmerzen/

20 http://www.healthcareaboveall.com/this-is-the-most-powerful-natural-antibiotic-ever-kills-any-infections-in-the-body-1/

21 Stephen H. Buhner, Pflanzliche Antibiotika (Wirksame Alternativen bei Infektionen durch resistente Bakterien, Krankenhauskeime und MRSA), S. 15

22 http://www.dietoflife.com/your-garlic-is-being-imported-from-china-filled-with-bleach-and-chemicals-here-is-how-to-spot-it/

23 http://www.postswitch.de/wissenswertes/kurkumin-stellt-dein-gehirn-wieder-her.htm

24 https://www.artimondo.de/magazine/zimt-ein-alleskoenner-fuer-ihre-gesundheit/

25 Dr. Suzanne Humphries, Die Impfillusion, S. 387-390

26 http://www.who.int/wer/2009/wer8435.pdf?ua=1

27 http://www.who.int/nutrition/publications/vad_consequences.pdf

28 http://www.who.int/elena/titles/bbc/vitamina_pneumonia_children/en/

29https://www.rki.de/DE/Content/Infekt/EpidBull/Merkblaetter/Ratgeber_Masern.html#doc2374536bodyText10

30 Stephen H. Buhner, Pflanzliche Antibiotika (Wirksame Alternativen bei Infektionen durch resistente Bakterien, Krankenhauskeime und MRSA)

31 https://www.welt.de/wissenschaft/article866597/Warum-Honig-bei-der-Heilung-hilft.html

32 https://www.aerzteblatt.de/archiv/47099/Honig-oder-Acyclovir-bei-Herpes-simplex

33 http://www.zeitung.de/gesundheit/ernaehrung/superfoods/propolis/

34 http://www.gesundheit.de/medizin/naturheilmittel/hausmittel/propolis

35 https://www.ncbi.nlm.nih.gov/pubmed/21903658

36 http://www.ncbi.nlm.nih.gov/pubmed/22580031

http://www.ncbi.nlm.nih.gov/pubmed/22294681

http://www.ncbi.nlm.nih.gov/pubmed/22240847

http://www.ncbi.nlm.nih.gov/pubmed/15125017

http://www.ncbi.nlm.nih.gov/pubmed/22287464

[37] https://www.schnupfen.net/manuka-honig-gegen-schnupfen/

[38] https://www.ncbi.nlm.nih.gov/pubmed/22114423

[39] https://roempp.thieme.de/roempp4.0/do/data/RD-13-04693#Literatur

[40] https://www.manukahonig-neuseeland.de/medihoney/

[41] http://www.medihoney.de/wissenschaftliche-publikationen.html

[42] https://idw-online.de/de/news169860

[43] http://www.cistus-heilpflanze.de/

[44] https://www.regenbogenkreis.de/blog/gesundheit-und-ernaehrung/gesund-schoen-und-zeckenfrei-die-zistrose

[45] https://www.sonnen-apotheke-waldniel.de/2017/11/zistrose-cistus-der-olympische-virenkiller-mit-dem-knitter-look/

[46] https://www.heilkraeuter.de/lexikon/zistrose.htm

[47] https://www.gesundheit.com/beauty-pflege/1/zistrose-hilft-bei-problemhaut

[48] http://www.horusmedia.de/2001-cystus/cystus.php

[49] https://www.psoriasis-netz.de/community/topic/20842-nach-22-jahren-pso-verschwunden-dank-vitamin-d3/

[50] https://www.uni-muenchen.de/informationen_fuer/presse/presseinformationen/2011/f-30-11.html

[51] https://www.naturepower.de/vitalstoff-journal/aus-der-forschung/vitamine/die-heilkraft-von-vitamin-d/

[52] https://www.dge.de/wissenschaft/referenzwerte/vitamin-d/

[53] https://www.biomedical-center.de/neue-bahnbrechende-studie-zu-vitamin-d/

[54] MVZ Labor Dr. Kirkamm GmbH, 15.01.2016

[55] https://de.wikipedia.org/wiki/Cholecalciferol#cite_note-Gesundheitsamt_Bremen-16

[56] https://www.aerzteblatt.de/nachrichten/44165/Vitamin-D-beschleunigt-Heilung-bei-Tuberkulose

http://www.vitamind.net/mangel/depression/

http://www.awmf.org/uploads/tx_szleitlinien/174-007l_S1_Vitamin-D-Mangel_Rachitis_2016-04.pdf

https://www.ncbi.nlm.nih.gov/pubmed/24780061

https://www.sciencedaily.com/releases/2014/05/140501075053.htm

https://www.ncbi.nlm.nih.gov/pubmed/19758226

[57] https://www.lungeninformationsdienst.de/aktuelles/news/alle-news-im-ueberblick/aktuelles/article/niedrige-vitamin-d-spiegel-steigern-das-risiko-von-lungenentzuendungen//index.html

[58] F. R. Klenner „The Treamtent of Poliomyelitis and other Virus Diseases with Vitamin C", Southern Medicine and Surgery Band 111, Nr. 7, Juli 1949, S. 209 – 214

[59] C. G. King und M. L. Menton, „The Influence oft Vitamin C Level upon Resistance to Diphtheria Toxin", The Journal of Nutrition, Band 10, Nr. 2, S. 129 – 140

[60.] Dr. med. Fred R. Klenner „The Use of Vitamin C as an Antibiotic", Journal of Applied Nutrition, 1953

[61] https://www.seanet.com/~alexs/ascorbate/193x/otani-t-klin_wchnschr-1936-v15-n51-p1884-eng.htm
https://www.seanet.com/~alexs/ascorbate/193x/vermillion-el-etal-kansas_city_med_j-1938-v39-n11-p469.htm

[62] E. Gubéran „Tendances de la mortalité en Suisse", Schweizerische Medizinische Wochenschrift, Band 110, 1980, S. 574

[63.] https://www.ncbi.nlm.nih.gov/pubmed/?term=30069463&fbclid=IwAR2_ys_ktfiK8XX1P
FFfTBRwbCnWmHcVa_8ea8iWmHGVnqJZ6dtFx1CdwvE

[64] http://www.asia-herbs.com/?p=liposomales_vitamin_C
http://www.naturalhealth365.com/liposomal-c.html/

[65] Christine Reichel, Chemo – ein Mordsgeschäft

[66] https://www.hashimoto-info.de/naturheilkunde/grapefruitkernextrakt.html

Verweise 3. Kapitel

[1] https://www.br.de/radio/bayern2/sendungen/gesundheitsgespraech/themen/mikrobiom-darm-darmflora-bakterien-verdauung-102.html

[2] Dr. J. Mutter – Lass Dich nicht vergiften S. 24

[3] https://de.wikipedia.org/wiki/Darmflora
http://www.medizin.de/ratgeber/darmgesundheit-durch-bakterien.html

[4] Carlo Weichert – Krank durch Antibiotika

[5] https://www.ncbi.nlm.nih.gov/pmc/articles/PMC4709861/
Kuvaeva et al., 1984; Penders et al., 2006; Wang et al., 2008; Bisgaard et al., 2011; Abrahamsson et al., 2012

439

[6] https://www.ncbi.nlm.nih.gov/pubmed/11799364
https://www.ncbi.nlm.nih.gov/pubmed/19255032
https://www.ncbi.nlm.nih.gov/pubmed/21190986
[7] https://www.ncbi.nlm.nih.gov/m/pubmed/16881601
[8] https://www.ncbi.nlm.nih.gov/pubmed/17936308
[9] http://www.spiegel.de/gesundheit/diagnose/blinddarm-bei-entzuendung-wird-meist-operiert-a-1132667.html
[10] https://www.netdoktor.de/krankheiten/mandelentzuendung/tonsillektomie/
[11] http://symptomat.de/Kotstein
[12] https://www.ncbi.nlm.nih.gov/pmc/articles/PMC2000241/
[13] https://link.springer.com/article/10.2478/s11536-009-0045-2
[14] https://digitalcollection.zhaw.ch/bitstream/11475/1281/1/Baumann_Fabienne_Gianom_Michelle_HB14_BA17.pdf
[15] Giulia Enders, Darm mit Charme

Verweise 4. Kapitel

[1] Homöopathie Zeitschrift Sonderheft Miasmen 2003
[2] http://www.dgmh.org/Miasmen.html
[3] http://www.naturheilpraxis-ines-deckert.com/miasmen.html
[4] http://www.homoeopathie-merk.de/was-sind-miasmen.html
[5] https://www.zeitenschrift.com/artikel/autismus-wegen-masern-impfung
[6] http://www.tisani-verlag.de/KinderKrankheiten.pdf
[7] Manfred von Ungern-Sternberg – Vom Sinn der Kinderkrankheiten, S. 38-41
[8] https://www.ncbi.nlm.nih.gov/pmc/articles/PMC4145646/ El-Radhi, et al., 2012
[9] http://journals.sagepub.com/doi/abs/10.1177/0009922806293922 Liebelt und Wright et al., 2007
[10] https://www.ncbi.nlm.nih.gov/pubmed/21054454 Toussaint et al., 2010
[11] https://www.kinderaerzte-im-netz.de/media/53eca4f133af614b7301a2a8/source/20120516213620_2011-reckert-fieberberatung.pdf
[12] http://www.akademiska.se/Global/Neuro/Plastikkirurgi%20och%20k%C3%A4kkirurgi/Dokument/Br%C3%A4nnskadecentrum/Roth%20et%20al%20Neurol%20Clinics%202006.pdf Roth, 2006
[13] https://www.ncbi.nlm.nih.gov/pubmed/8852974, Mackowiak und Boulant, 1996

[14]http://www.akademiska.se/Global/Neuro/Plastikkirurgi%20och%20k%C3%A4kkirurgi/Dokument/Br%C3%A4nnskadecentrum/Roth%20et%20al%20Neurol%20Clinics%202006.pdf Roth, 2006

[15] https://www.ncbi.nlm.nih.gov/pubmed/8852974 Mackowiak und Boulant, 1996

[16] https://www.ncbi.nlm.nih.gov/pmc/articles/PMC2839418/ Imeri und Opp, 2009

[17] http://www.thelancet.com/journals/lancet/article/PIIS0140-6736(09)61208-3/abstract

[18] http://www.kinderarzt-muenster.de/index.php?id=1575

[19] https://www.ncbi.nlm.nih.gov/pubmed/10099689 Feder und Hofmann, 1999

[20] https://www.ncbi.nlm.nih.gov/pmc/articles/PMC312879/ Hasday und Singh, 2000

[21] https://de.wikipedia.org/wiki/Fieber

[22] https://www.ncbi.nlm.nih.gov/pubmed/16433601 Schulman et al., 2005

[23] https://www.ncbi.nlm.nih.gov/labs/articles/16912933/ Brüderlein et al., 2006

Verweise 5. Kapitel

[1] https://www.ncbi.nlm.nih.gov/pmc/articles/PMC3179073/

[2] https://www.ncbi.nlm.nih.gov/pmc/articles/PMC3839572/

[3] https://www.ncbi.nlm.nih.gov/pmc/articles/PMC5319175/

[4] http://www.pharmazeutische-zeitung.de/index.php?id=23369

[5] https://www.ncbi.nlm.nih.gov/pubmed/21683077

[6]https://www.bfarm.de/SharedDocs/Downloads/DE/Arzneimittel/Pharmakovigilanz/Risikoinformationen/RisikoBewVerf/a-f/antidepressiva/antidepressiva_bescheid.pdf?__blob=publicationFile&v=3

[7] http://www.baumhedlundlaw.com/01.pdf

[8] https://www.depression-heute.de/skandale/eli-lilly-fluctin-prozac-fluoxetin

[9] https://www.ncbi.nlm.nih.gov/pubmed/12775615

[10] https://www.nejm.org/doi/full/10.1056/NEJMsa065779

[11] https://www.huffpost.com/entry/antidepressants-the-emper_b_442205

[12] http://www.vitalstoff-lexikon.de/Aminosaeuren/Tryptophan/Lebensmittel.html

[13]https://www.aerztezeitung.de/medizin/krankheiten/infektionskrankheiten/article/828914/toxoplasmose-parasiten-suizid-getrieben.html

[14] https://www.ncbi.nlm.nih.gov/pubmed/16694206

[15] https://quantisana.ch/serotonin-im-darm-3-erstaunliche-fakten/

[16] https://www.dr-kirkamm.de/videos/alle-gesundheitsvideos/vi/darm-serotonin/

[17] https://www.ncbi.nlm.nih.gov/pubmed/8080345
https://www.ncbi.nlm.nih.gov/pubmed/8914119

https://www.ncbi.nlm.nih.gov/pubmed/9093253
https://www.ncbi.nlm.nih.gov/pubmed/10721039
https://www.ncbi.nlm.nih.gov/pubmed/10721042
[18] http://dr-schnedl.at/uncategorized/der-darm-braucht-bakterien-um-serotonin-zu-erzeugen/
[19] https://www.imd-berlin.de/spezielle-
kompetenzen/nahrungsmittelunvertraeglichkeiten/fruktosemalabsorption.html
[20] https://www.drperlmutter.com/wp-content/uploads/2014/11/Messaoudi-et-al.-2011-Probio-
Stick-human2_GM.pdf
[21] https://www.pnas.org/content/early/2011/08/26/1102999108
[22] https://www.ncbi.nlm.nih.gov/pubmed/19367213
[23] https://www.herbano.com/de/ratgeber/serotonin
[24] https://jamanetwork.com/journals/jamapsychiatry/article-abstract/2552796
[25] https://www.johanniskraut.net/docs/johanniskraut-depression.pdf
https://www.johanniskraut.net/depression-erfahrungen-und-dosierung.html
https://www.johanniskraut.net/docs/johanniskraut-psychopharmaka-vergleich.pdf
[26] https://www.deutsche-apotheker-zeitung.de/daz-az/2014/daz-24-2014/johanniskraut-bei-
depression
[27] https://www.deutsche-apotheker-zeitung.de/daz-az/2003/daz-40-2003/uid-10717
[28] http://www.kanna-sceletium-tortuosum.com/de/anwendung/
[29] https://herbalafrica.co.za/sceletium.html
[30] http://www.parkinson-gesellschaft.de/die-dpg/morbus-parkinson.html
[31] http://gesundpedia.de/Nervus_vagus
[32] http://n.neurology.org/content/early/2017/04/26/WNL.0000000000003961
[33] https://www.ncbi.nlm.nih.gov/pubmed/29039141
[34] https://link.springer.com/article/10.1007%2Fs00426-014-0610-4
[35] https://www.strunz.com/de/news/tyrosin-fuer-den-gesunden-spannungszustand.html
[36] Vaccine Whistleblower – Betrug in der Impfforschung, Kevin Barry
[37] https://www.cdc.gov/nchs/data/databriefs/db291.pdf
[38] http://cdautism.org/
[39] https://asunow.asu.edu/content/clues-about-autism-may-come-gut
https://www.ncbi.nlm.nih.gov/pmc/articles/PMC5408485/
[40] https://www.youtube.com/watch?v=aK2M_Fg1NFw
[41] http://www.histaminintoleranz.ch/de/einleitung_kurzfassung.html
[42] http://www.darmversteher.de/wp-
content/uploads/Histamin_und_seine_Auswirkungen_auf_den_Darm-
Der_Darmversteher.pdf

43 http://www.tolzin.de/download/Impf-Friedhof.pdf

44 https://www.impfen-nein-danke.de/autismus/

45 Vaccine Whistleblower – Betrug in der Impfforschung, Kevin Barry

46 http://www.initiative.cc/Artikel/2016_02_13_Impf-Report-109.pdf

47 https://vaccines.procon.org/sourcefiles/DTaP_Tripedia.pdf

48 http://soundchoice.org/research/

49 https://www.pei.de/SharedDocs/Downloads/vigilanz/pharmakovigilanz/ifsg-meldebogen-verdacht-impfkomplikation.pdf?__blob=publicationFile&v=6

50 https://www.impfkritik.de/upload/pdf/fachinfo/MMR-Triplovax-Aventis-2003-01.pdf

51 https://www.impfkritik.de/upload/pdf/fachinfo/Priorix-Glaxo-2003-01.pdf

52 https://portal.dimdi.de/amispb/doc/pei/Web/2613154-palde-20130301.pdf

53 https://www.msd.de/fileadmin/files/gebrauchsinformationen/GI_Varivax.pdf

54 https://www.apomio.de/uploads/package-inserts/product/25522.pdf

55 https://www.ncbi.nlm.nih.gov/pmc/articles/PMC4526020/
http://vaccineimpact.com/2015/new-fetal-cell-line-from-live-abortion-emerges-for-vaccine-production/

56 http://soundchoice.org/wp-content/uploads/2012/08/DNA_Contaminants_in_Vaccines_Can_Integrate_Into_Childrens_Genes.pdf

57 https://www.pei.de/SharedDocs/Downloads/bundesgesundheitsblatt/2009/2009-sicherheit-impfstoffe.pdf?__blob=publicationFile&v=1

58 http://www.pharmawiki.ch/wiki/index.php?wiki=Neomycin

59 https://www.ncbi.nlm.nih.gov/pmc/articles/PMC3654040/

60 https://de.wikipedia.org/wiki/Neomycin

61 https://www.researchgate.net/publication/316601847_Glyphosate_pathways_to_modern_diseases_VI_Prions_amyloidoses_and_autoimmune_neurological_diseases
https://www.impfen-nein-danke.de/glyphosat/

62 https://d3n8a8pro7vhmx.cloudfront.net/yesmaam/pages/1707/attachments/original/1473092174/312_Honeycutt_Zen_Glyphosate_10_Samples_Version_1.2.pdf?1473092174
https://d3n8a8pro7vhmx.cloudfront.net/yesmaam/pages/1707/attachments/original/1473130173/FullGlyphosateinVaccinesReport_(6).pdf?1473130173

63 https://www.ncbi.nlm.nih.gov/pubmed/23756170
https://www.ncbi.nlm.nih.gov/pubmed/25883837

64 https://mbio.asm.org/content/6/2/e00009-15

65 http://www.zaronews.world/zaronews-presseberichte/alternative-heilung-gcmaf-und-der-mysterioese-tod-von-14-aerzten/
http://sustainable.media/cancer-industry-profits-by-nagalase-molecule-injected-into-humans-via-vaccines/

[66] Christine Reichel, Chemo – ein Mordsgeschäft, 2. Auflage, S. 226
[67] https://www.biopure.eu/umwelttechnik/fussbad/304349/fussbad-am500
[68] https://lavavitae.wistia.com/medias/os6zusmwqq
[69] https://www.sophiahealth.de/therapieverfahren/fussbad
[70] https://klinghardtinstitute.com/wp-content/uploads/2017/08/Biologische-Medizin.pdf
[71] http://sustainable.media/cancer-industry-profits-by-nagalase-molecule-injected-into-humans-via-vaccines/
[72] https://www.ralf-kollinger.de/wp/?p=5047
[73] Fortildungsseminar C3M (Consilium Dritte Meinung), 10.-11.Oktober 2015, Bad Reichenhall
[74] https://www.researchgate.net/publication/289473748_Concentrations_of_some_heavy_met als_in_Ligula_intestinalis_plerocercoids_Cestoda_and_Philometra_ovata_Nematoda_compa red_to_some_their_hosts_Osteichthyes
https://www.ncbi.nlm.nih.gov/pubmed/21816122
[75] https://www.youtube.com/watch?v=oIaSwbPMy1k
https://klinghardtinstitute.com/wp-content/uploads/2016/01/London-infections.pdf
[76] http://www.spiritofhealthmagazin.com/2015/12/07/autismus-die-eigentlichen-ursachen-und-heilungsmoeglichkeiten/
[77] https://www.meine-gesundheit.de/krankheit/krankheiten/wuermer
[78] http://www.pronatu.com/images/De/Infoblatt_Parasitosen.pdf
[79] https://journals.plos.org/plosntds/article?id=10.1371/journal.pntd.0000680
[80] http://faq4h.bplaced.net/parasiten_und_heilung.php
[81] https://munchies.vice.com/de/article/d755kx/fast-jede-wilde-fischart-ist-mit-wurmern-infiziert-261
[82] https://andreaskalcker.com/de/pp-parasitaer-protokoll/
[83] https://de.wikipedia.org/wiki/Lobotomie
https://www.aerzteblatt.de/archiv/60000/Die-Lobotomie-Wie-ein-Relikt-aus-finsterer-Zeit

Verweise 6. Kapitel

[1] Dtsch. Ärztebl Int 2012; 109(10): 180-7; DOI: 10.3238/arztebl.2012.0180
[2] https://www.aerzteblatt.de/archiv/123240/Diagnostik-und-Therapie-der-minimalen-hepatischen-Enzephalopathie
[3] http://www.drjacobsweg.eu/darm-und-lebensmittelunvertraeglichkeiten/darm-und-lebensmittel-unvertraeglichkeiten-ausfuehrlicher-artikel/

Verweise 7. Kapitel

[1] https://www.zentrum-der-gesundheit.de/candida-albicans-ia.html
[2] Ann Boroch – Endlich frei von Candida
[3] https://www.haut-haare-naegel.net/candida-infektion-symptome-und-risikofaktoren/
[4] https://www.kadefungin.de/scheidenpilz/formen-scheidenpilz/
https://www.zentrum-der-gesundheit.de/scheidenpilz.html
[5] http://www.naturheilt.com/Inhalt/Darmpilze-Candida-Albicans.htm
[6] https://de.wikipedia.org/wiki/Nystatin
[7] https://www.drugs.com/mtm/nystatin.html
[8] http://www.ehealthme.com/ds/nystatin/stevens-johnson-syndrome/
[9] https://www.drugs.com/mtm/fluconazole.html
https://www.medikamente-per-klick.de/images/ecommerce/00/29/00296495_2006-09_de_o.pdf
[10] https://www.embryotox.de/fluconazol.html
[11] http://www.naturheilt.com/Inhalt/Scheidenpilz.htm Im
[12] https://www.frauenaerzte-im-netz.de/de_scheidenpilz-vaginalmykose-candida-was-ist-ein-scheidenpilz-_736.html
[13] http://ispub.com/IJH/11/1/7510
[14] https://www.ajol.info/index.php/ajb/article/view/57021
[15] http://www.health-science-spirit.com/Petroleum.pdf
http://www.files.bermibs.de/fileadmin/pdf/naturarzt_und_anderes/petroleum-therapie-erfahrungsbericht_candida.de.pdf
[16] Andreas Kalcker – Gesundheit verboten, S. 107-117
[17] http://www.files.bermibs.de/fileadmin/pdf/naturarzt_und_anderes/petroleum-das_heilmittel.pdf
[18] https://www.docjones.de/wirkstoffe/kiefer/terpentinoel
[19] https://www.zentrum-der-gesundheit.de/pilzinfektion.html#toc-tipp-4-kokosol
[20] https://www.grapefruitkernextrakt-ratgeber.info/docs/Grapefruitkernextrakt%20Studie3.pdf
[21] Dr. med. Dietrich Klinghardt, Ariane Zappe – ImmunSymbiose, S. 282-283
[22] https://www.zentrum-der-gesundheit.de/darm-einlauf.html
[23] https://drkarinbendergonser.com/kaffee-und-seine-entgiftende-und-heilende-wirkung/
[24] https://www.conradi-nzn.de/2017/05/16/hello-world/

Verweise 8. Kapitel

[1] Giulia Enders – Darm mit Charme, S. 11-12
[2] Carlo Weichert – Krank durch Antibiotika, S. 168-169
[3] https://www.ncbi.nlm.nih.gov/pubmed/1574684
[4] https://www.imd-berlin.de/fachinformationen/diagnostikinformationen/zonulin-serummarker-zur-quantifizierung-der-darmpermeabilitaet.html
[5] https://heimtest-schnelltests.de/leaky-gut-syndrom-zonulin-test/
[6] https://www.enterosan.de/leistungen/stuhldiagnostik/leaky-gut-marker/zonulin.html
[7] http://blog.foodlinx.de/diagnostik-leaky-gut-die-wichtigsten-biomarker/
[8] https://www.lenntech.de/data-pse/elektronegativitat.htm
[9] https://www.youtube.com/watch?v=AW5V_Lqvllk, Dr. Karl Probst
[10] https://www.youtube.com/watch?v=alXUukphmjU, Dr. Karl Probst
[11] https://www.eatmovefeel.de/warum-barfuss-laufen-gesund-ist/
[12] http://ernaehrenswert.de/darm-gesund-kerngesund-darm-krank-mensch-krank/
[13] https://www.aerzteblatt.de/archiv/45953/Probiotika-Praebiotika-und-Synbiotika-Stellenwert-in-Klinik-und-Praxis, https://www.omni-biotic.com/de/forschung/forschungsprojekte/
[14] https://www.dairyreporter.com/Article/2016/05/09/Study-says-probiotics-relieved-exam-stress-for-medical-students
[15] https://articles.mercola.com/sites/articles/archive/2017/10/08/sporebiotics.aspx

Verweise 9. Kapitel

[1] https://www.fid-gesundheitswissen.de/ernaehrung/fertigprodukte/
[2] https://www.dge.de/presse/pm/mehr-ballaststoffe-bitte/
[3] http://www.umweltlexikon-aktuell.de/RUBernaehrunglebensmittel/Ballaststoffe.php
[4] Freire C et al: Hair mercury levels, fish consumption, and cognitive development in preschool children from Granada, Spain; Environ Res. 2009 Nov 10
[5] Diez S et al: Prenatal and early childhood exposure to mercury and methylmercury in spain, a high-fish-consumer country; Arch Environ Contam Toxicol., 2009 Apr; 56(3): 615-22
[6] https://www.nikorittenau.com/wp-content/uploads/2017/11/Download-File.pdf
[7] https://www.essenundkrebs.net/2015/01/18/warum-sollte-tierisches-eiweiss-schaedlich-sein/
[8] Campbell T C, Campbell T M. China Study - Die wissenschaftliche Begründung für eine vegane Ernährungsweise, 2. Auflage

[9] http://www.frauenzimmer.de/cms/warum-vegan-10-erschreckende-fakten-ueber-lebensmittel-1923272.html

[10] https://www.petazwei.de/6-gruende-vegan-zu-leben

[11] https://www.provegan.info/de/infothek/aktuelles/die-gesundheitsindustrie/

[12]https://www.welthungerhilfe.de/fileadmin/pictures/publications/de/fact_sheets/topics/2016_factsheet_hunger.pdf

[13] https://secret-wiki.de/wiki/Fleisch

[14] https://www.simply-live-consciously.com/deutsch/ernährung-umwelt/16-kg-futter-pro-kg-fleisch/

[15] https://www.verbraucherzentrale.de/lebensmittelverschwendung

[16] https://www.simply-live-consciously.com/deutsch/ernährung-umwelt/51-der-treibhausgase/

[17] http://www.drjacobsweg.eu/darm-und-lebensmittelunvertraeglichkeiten/

[18] https://www.netzwerk-frauengesundheit.com/milchsaeure-laktat-unterstuetzung-fuer-darm-und-leber/

[19] https://www.fid-gesundheitswissen.de/ernaehrung/brottrunk/

[20] http://www.schnelles-gruenzeug.de/fermentation/

[21] http://www.schimmel-schimmelpilze.de/penicillium-roquefortii.html

[22] Dr. Mark Sircus – Natriumbicarbonat, S. 75, 3. Auflage

[23] https://de.wikipedia.org/wiki/Penicillium_roqueforti#cite_ref-10

[24] https://www.zentrum-der-gesundheit.de/zitronensaeure.html

[25] http://www.spiegel.de/spiegel/print/d-87997205.html

[26] https://www.wissenschaft.de/umwelt-natur/weniger-fruktose-weniger-fett/

[27] Uwe Karstädt – Die Säure des Lebens, S. 102-105

Verweise 10. Kapitel

[1] https://www.abda.de/pressemitteilung/7-von-10-bundesbuergern-leiden-gelegentlich-unter-magen-darm-beschwerden/

[2] https://www.ncbi.nlm.nih.gov/pubmed/10631362

[3] https://abcnews.go.com/Health/Healthday/story?id=4508500&page=1

[4] Jonathan V. Wright, M.D. und Lane Lenard, Ph. D. – Ein Lob der Magensäure, S. 21

[5] https://www.refluxgate.de/protonenpumpenhemmer

[6] https://www.nature.com/articles/nature14232

[7] https://www.patienteninfo-service.de/a-z-liste/n/nexiumR-mups-20-mg-40-mg-magensaftresistente-tabletten/#4

https://www.patienteninfo-service.de/a-z-liste/pq/pantozolR-40-mg-magensaftresistente-tabletten/filter/1/#4

http://www.nebenwirkungen.co/axid/

https://www.patienteninfo-service.de/a-z-liste/a/agoptonR-30-mg-kapseln/#4

[8] https://www.sodbrennen-wissen.de/sodbrennen/stark/ursachen/antibiotika

[9] https://www.ncbi.nlm.nih.gov/pubmed/8813871

https://www.ncbi.nlm.nih.gov/pubmed/8554363

https://www.ncbi.nlm.nih.gov/pubmed/10634297

[10] http://www.townsendletter.com/Dec2006/ThreeYearsofHClTherapy.pdf

[11] https://www.ncbi.nlm.nih.gov/pmc/articles/PMC1552819/ Eisen

https://www.ncbi.nlm.nih.gov/pubmed/7286584 Eisen

https://www.ncbi.nlm.nih.gov/pubmed/23303909 Calcium

https://www.ncbi.nlm.nih.gov/pubmed/7706591 Vitamin B12

https://www.ncbi.nlm.nih.gov/pubmed/3771980 Vitamin B12

https://www.ncbi.nlm.nih.gov/pubmed/8273984 Vitamin B12

https://www.ncbi.nlm.nih.gov/pubmed/378625 Vitamin B12

https://www.ncbi.nlm.nih.gov/pubmed/1894892 Zink

[12] https://www.ncbi.nlm.nih.gov/pmc/articles/PMC459778/

[13] Uwe Karstädt – Die Säure des Lebens

[14] https://www.ncbi.nlm.nih.gov/pubmed/3546004

[15] https://www.ncbi.nlm.nih.gov/pubmed/4567180

[16] https://www.ncbi.nlm.nih.gov/pubmed/7696445

[17] http://journals.plos.org/plosone/article?id=10.1371/journal.pone.0134116

[18] https://www.cabdirect.org/cabdirect/abstract/19712901963

[19] https://www.ncbi.nlm.nih.gov/pubmed/81410

[20] https://www.ncbi.nlm.nih.gov/pubmed/2254773

[21] https://www.ncbi.nlm.nih.gov/pubmed/10631362

https://www.ncbi.nlm.nih.gov/pubmed/8888720

[22] Biochemistry of Human Cancer, Oscar Bodansky

Dr. Jonathan V. Wright, Dr. Lane Lenard – Ein Lob der Magensäure

[23] https://www.ncbi.nlm.nih.gov/pubmed/3952447

[24] https://www.ncbi.nlm.nih.gov/pubmed/8482449

[25] https://www.ncbi.nlm.nih.gov/pubmed/1595843

[26] https://www.ncbi.nlm.nih.gov/pubmed/3991880

[27] Dr. Mark Sircus – Natriumbicarbonat: Krebstherapie für Jedermann, 3. Auflage 2015, S. 59

[28] https://www.docjones.de/wirkstoffe/gelber-enzian/enzianwurzel-extrakt
[29] https://www.netdoktor.de/diagnostik/magensaftuntersuchung/
[30] https://www.heilpraktiker-kristallbett-frankfurt.de/naturheilpraxis/diagnostik-1/oligoscan/
[31] https://www.oligoscan-official.com/fuer-therapeuten/indikationen/physiologie/

Verweise 11. Kapitel

[1] https://de.wikipedia.org/wiki/Helicobacter_pylori#Prophylaxe_–_Ausblick
[2] https://flexikon.doccheck.com/de/13C-Atemtest
[3] https://www.pharmazeutische-zeitung.de/inhalt-42-2001/pharm4-42-2001/
[4] https://www.ncbi.nlm.nih.gov/pubmed/7791437
https://www.ncbi.nlm.nih.gov/pubmed/8547530
[5] https://www.patienten-information.de/kurzinformationen/verdauungsorgane/helicobacter-infektion
[6] https://www.ncbi.nlm.nih.gov/pubmed/8527609
https://www.ncbi.nlm.nih.gov/pubmed/7661157
[7] https://www.nejm.org/doi/full/10.1056/nejm199812243392618
[8] https://www.ncbi.nlm.nih.gov/pubmed/17116667
[9] https://www.ncbi.nlm.nih.gov/pubmed/8808717
https://www.ncbi.nlm.nih.gov/pubmed/25157979
[10] https://docplayer.org/3408120-Focus-von-der-volksmedizin-zur-wissenschaft-neue-anwendungsmoeglichkeiten-in-dieser-ausgabe-von-mastix-gummi-ueber-die.html
[11] https://www.phytodoc.de/heilpflanzen/mastix
[12] https://www.ncbi.nlm.nih.gov/pubmed/8801192
https://www.ncbi.nlm.nih.gov/pubmed/9863475
https://www.ncbi.nlm.nih.gov/pubmed/12897042
[13] https://www.ncbi.nlm.nih.gov/pubmed/11012475
[14] https://roempp.thieme.de/roempp4.0/do/data/RD-13-04693#Literatur
[15] Andreas Kalcker – Gesundheit verboten, S. 305

Verweise 12. Kapitel

[1] http://newamericannews.com/wp-content/uploads/2017/02/MAWSON-STUDY.pdf
http://info.cmsri.org/the-driven-researcher-blog/vaccinated-vs.-unvaccinated-guess-who-is-sicker
http://www.efi-online.de/wp-content/uploads/2014/01/UngeimpfteGesuender.pdf
http://www.rolf-kron.de//media/Studie%20ohne%20Tetanus.pdf
[2] https://www.greenpeace.de/sites/www.greenpeace.de/files/publications/quecksilber-studie-jennrich-04062015.pdf
https://www.infomed.ch/pk_template.php?pkid=564
[3] https://www.youtube.com/watch?v=IrdYueB9pY4
[4] http://www.draloisdengg.at/zitate/68.htm
[5] https://www.thedailybeast.com/the-unhealthiest-state-in-america-has-the-best-vaccination-rate
https://thevaccinereaction.org/2017/12/mississippi-most-vaccinated-and-most-unhealthy/
[6] https://academic.oup.com/qjmed/article-abstract/os-24/94/181/1567390
[7] http://www.hexal.de/praeparate/dokumente/gi/2017_02_omep_hx_20mg_msr_tabl_gi.pdf
[8] https://www.ncbi.nlm.nih.gov/pmc/articles/PMC459778/
[9] http://www.thelancet.com/journals/lanres/article/PIIS2213-2600(14)70096-7/abstract
[10] http://www.gesundheits-lexikon.com/Lunge/Asthma-bronchiale/Ursachen.html
[11] Alissa Hamilton – Die Milch macht´s!
[12] http://dr.aspalter.at/2014/09/24/casein-und-krebs/
[13] https://food-guide.canada.ca/en/
[14] https://greenya.de/gute-nachrichten/milch-ist-unnoetig-kanada-verabschiedet-milchprodukte-aus-der-ernaehrungspyramide
[15] http://baklayan.de/portfolio-items/die-ursachen-fuer-das-asthma-bronchiale-geschichte-ihrer-entdeckung/
[16] https://www.ncbi.nlm.nih.gov/pubmed/12006124
https://www.zentrum-der-gesundheit.de/organischer-schwefel-msm-pi.html
[17] https://www.aerzteblatt.de/nachrichten/56894/Vitamin-B12-Mangel-durch-Saeureblocker-moeglich
[18] https://www.ncbi.nlm.nih.gov/pubmed/13004705
[19] Jonathan V. Wright, M.D. und Lane Lenard, Ph. D. – Ein Lob der Magensäure
[20] https://www.ncbi.nlm.nih.gov/pubmed/10452738
[21] https://onlinelibrary.wiley.com/doi/full/10.1111/resp.13149
[22] https://www.aerzteblatt.de/nachrichten/59492/Vagusnerv-steuert-Bronchokonstriktion-bei-allergischem-Asthma

[23] http://www.gesundheitlicheaufklaerung.de/obst-gemuese-verlieren-a-naehrstoffen
[24] https://www.welt.de/welt_print/wissen/article5718912/Vitamin-D-gegen-Asthma.html

Verweise 13. Kapitel

[1] http://www.practicinglife.com/blog/die-wim-hof-methode-enthullt-wie-du-dein-immunsystem-bewusst-kontrollieren-lernst
http://superchargeyourlife.de/wim-hof-methode-tiefes-atmen-und-kaeltetherapie-setzen-ungeahnte-superkraefte-frei
[2] Andreas Kalcker – Gesundheit verboten, S. 23-25
[3] https://andreaskalcker.com/de/toxizitaet/
[4] https://mms-seminar.com/unglaublich-viele-patente-auf-basis-chlordioxid/
[5] http://www.solumium.com/solumium/?lang=en
[6] https://www.rainer-taufertshoefer-medizinjournalist.de/therapie-chlordioxid-clo2-cdl-cds-mms-dmso
Antje Oswald – Das MMS-Handbuch, Gesundheit in eigener Verantwortung
[7] https://www.dasein.at/141-us-army-entdeckt-chlordioxid-clo2-mms-gegen-ebola
https://www.gesundheitsrebell.de/mms-studie-rotes-kreuz-uganda-malaria-nach-48h-komplett-geheilt
[8] Andreas Kalcker – Gesundheit verboten, S. 50-63
[9] https://www.wirksam-heilen.de/blog/weil-gesundwerden-machbar-ist/
[10] Dr. Hartmut Fischer - Das DMSO-Handbuch - Verborgenes Heilwissen aus der Natur
[11] http://dmso-dimethylsulfoxid.de/
[12] https://www.naturundheilen.de/fileadmin/Social_Media/Gratisdownloads/Rizol-Therapie_10-02.pdf
[13] http://www.elle.de/rizol-therapie
[14] https://www.ncbi.nlm.nih.gov/pubmed/15630849?dopt=Abstract
[15] https://www.naturundheilen.de/fileadmin/Social_Media/Gratisdownloads/Rizol-Therapie_10-02.pdf
[16] http://www.welt-im-wandel.tv/video/wasserstoffperoxid-das-vergessene-heilmittel/
[17] http://www.diopgmbh.com/typische-erreger/desinfektion-mrsa/
[18] https://seniorenheim-magazin.de/branchennews/die-wasserstoffperoxid-basierte-raum-und-flaechendesinfektion-in-der-altenpflege-4/
[19] https://spotttoelpel.net/drleonardcoldwellhierwachensieauf/2016/07/10/wasserstoffperoxid-guenstig-und-sehr-wirksam-nicht-nur-beim-bleichen-der-haare/

[20] http://www.manager-magazin.de/unternehmen/artikel/neues-antibiotikum-macht-us-startup-zum-uebernahmekandidaten-a-1011940.html
[21] Oliver Schröm, Niklas Schenck – Die Krebsmafia
[22] https://www.jstage.jst.go.jp/article/yoken/advpub/0/advpub_JJID.2014.294/_article/-char/en

Verweise 14. Kapitel

[1] https://www.p-e-g.org/germap-47.html
[2] http://www.pnas.org/content/115/15/E3463
[3] https://www.aerzteblatt.de/nachrichten/87075/Antibiotikaverbrauch-und-resistenzen-nehmen-zu
[4] http://www.wir-sind-tierarzt.de/2017/10/reserveantibiotikadisput-germanwatch-wir-sind-ttierarzt/
[5] https://www.deutsche-apotheker-zeitung.de/news/artikel/2016/05/27/resistenzgen-gegen-colistin-auch-in-den-usa-gefunden
[6] https://de.wikipedia.org/wiki/Fluorchinolone
[7] https://www.arznei-telegramm.de/html/1999_11/9911120_02.html
[8] https://www.aerzteblatt.de/nachrichten/42580/Reserveantibiotikum-Tigecyclin-erhoeht-Sterberisiko
[9] https://www.nature.com/articles/d41586-018-03267-5?utm_source=fbk_nnc&utm_medium=social&utm_campaign=naturenews&sf185146573=1
[10] http://www.bfarm.de/SharedDocs/Risikoinformationen/Pharmakovigilanz/DE/TA/PRAC-Signal/SB-fluorchinolone.pdf?__blob=publicationFile&v=6
https://netzfrauen.org/2016/01/15/ein-kartell-des-schweigens-nebenwirkungen-reserveantibiotika/
[11] https://de.wikipedia.org/wiki/Fluorchinolone#cite_note-4
[12] http://www.tagesschau.de/inland/tt-ciprofloxacin-101.html
[13] https://www.bvl.bund.de/DE/08_PresseInfothek/01_FuerJournalisten/01_Presse_und_Hintergrundinformationen/05_Tierarzneimittel/2015/2015_07_28_pi_Antibiotikaabgabemenge2014.html
[14] http://www.sueddeutsche.de/gesundheit/antibiotika-in-der-tierzucht-amt-fuer-verbraucherschutz-praesentiert-substanzlose-statistik-1.2456411
[15] https://www.peta.de/resistente-keime-im-fleisch

[16] https://www.peta.de/antibiotikaeinsatz-in-deutschen-staellen

[17] http://www.sueddeutsche.de/wirtschaft/massentierhaltung-vollgestopft-mit-antibiotika-1.1141294

[18]https://www.aerztezeitung.de/medizin/krankheiten/infektionskrankheiten/mre/article/97079 5/weltweit-jaehrlich-700000-tote-durch-antibiotika-resistenzen.html

[19] https://www.vitabook.de/mrsa-und-resistenz.php

[20] http://www.who.int/mediacentre/news/releases/2016/antibiotics-sexual-infections/en/

[21] https://www.wasserklinik.com/antibiotika-im-trinkwasser/

[22]https://www.aerztezeitung.de/medizin/krankheiten/infektionskrankheiten/mre/article/97540 5/33000-tote-jaehrlich-immer-todesfaelle-wegen-antibiotika-resistenzen.html

[23] https://www.tagesschau.de/ausland/antibiotika-gutachten-101.html

[24] https://www.tagesschau.de/inland/antibiotika-keime-resistent-101~_origin-03c7fec8-60f8-4716-a060-32c9efeacc46.html

[25] https://www.ncbi.nlm.nih.gov/pubmed/8280208

[26] https://www.ncbi.nlm.nih.gov/pmc/articles/PMC187773/

[27] https://www.diagnostisches-centrum.de/fach-infos/studien-und-schwermetalle/256-studien-schwermetalle-2018/1753-synergismus-von-aluminium-und-quecksilber.html

[28] http://www.t-online.de/gesundheit/id_78598496/so-funktioniert-das-milliardengeschaeft-mit-medikamenten.html

[29] Kevin Barry – Vaccine Whistleblower, S. 14

[30] https://elmar-schuerr.de/therapieaspekte/schwermetalle/

[31] https://www.pei.de/SharedDocs/Downloads/bundesgesundheitsblatt/2004/2004-thiomersal-impfungen.pdf?__blob=publicationFile&v=1

[32] http://www.spiegel.de/spiegel/print/d-13528966.html

[33] http://www.spiegel.de/gesundheit/diagnose/amalgam-ab-juli-2018-nicht-mehr-bei-schwangeren-und-kindern-a-1125008.html

[34] https://www.ncbi.nlm.nih.gov/pmc/articles/PMC4055906/

[35] Kevin Barry - Vaccine Whistleblower, S. 8

[36] http://www.conovers.org/ftp/CDC%20-%20Thimerosal%20and%202013-2014%20Seasonal%20Flu%20Vaccines%20_%20Seasonal%20Influenza%20(Flu).pdf

[37] http://mercury-freedrugs.org/docs/071130_Geier_etal_PublishedReviewOfThimerosalPaper1.pdf

[38] https://www.ncbi.nlm.nih.gov/pubmed/18049924

[39] http://www.nvic.org/Doctors-Corner/Aluminum-and-Vaccine-Ingredients.aspx
https://www.ncbi.nlm.nih.gov/pubmed/27906991
https://www.ncbi.nlm.nih.gov/pubmed/26560125

https://www.ncbi.nlm.nih.gov/pubmed/9588761
https://www.ncbi.nlm.nih.gov/pubmed/24420334
https://www.ncbi.nlm.nih.gov/pubmed/25617876
[40] https://www.ncbi.nlm.nih.gov/pubmed/28889024
[41] Kevin Barry - Vaccine Whistleblower, S. 10-12
[42] Dr. Suzanne Humphries – Die Impfillusion
Dr. Johann Loibner – Impfen, das Geschäft mit der Unwissenheit
Dr. Johann Loibner – Mythos Ansteckung
Daniel Trappitsch – Impfen, Fragen und Antworten
Dr. med. Friedrich Graf – Die Impfentscheidung
[43] http://ernaehrung-gesundes-und-heilsames.blogspot.de/2015/01/quecksilber-ist-eines-der-haufigsten.html
[44] http://oligoscan-deutschland.de/
[45] http://www.diegesundheitsseite.de/versorgung/sonstiges/chlorellawertvoll
[46] http://www.power-for-life.com/Schwermetall-Ausleitung/schwermetall.html
[47] https://www.ncbi.nlm.nih.gov/pubmed/17472477
[48] https://www.ncbi.nlm.nih.gov/pubmed/9342953
https://www.ncbi.nlm.nih.gov/pubmed/11347287
http://cinak.com/editions/journals_ger/07_chlorella_in_der_ank_ausleitung.pdf
[49] http://www.kivikslillaraa.se/Dietary_Supplementation_with_Chlorella.pdf
[50] Chlorella, Nutzen und Anwendungsgebiete - INK
[51] https://www.naturundheilen.de/service/tipps-erfahrungen/artikel/koriander_ein_gewuerz_mit_hervorragender_heilwirkung/
[52] http://www.inspiriert-sein.de/schwermetallausleitung-nach-dr-klinghardt
[53] https://www.naturepower.de/vitalstoff-journal/naehrstoffe-von-a-z/glossar-a/ausleitung-von-quecksilber-mit-baerlauch-koriander-und-chlorella/

Verweise 15. Kapitel

[1] https://www.bund.net/umweltgifte/pestizide/bienen-und-pestizide/
[2] http://www.zitate-online.de/sprueche/wissenschaftler/18467/wenn-die-biene-einmal-von-der-erde-verschwindet.html
[3] http://www.sueddeutsche.de/wirtschaft/medikamente-stadtwerke-warnen-vor-medikamenten-im-wasser-1.3649266
[4] https://enveurope.springeropen.com/articles/10.1186/s12302-014-0014-5
http://www.umweltinstitut.org/images/gen/aktionen/Roundup/Studien-Glyphosat.pdf

[5] https://www.ncbi.nlm.nih.gov/pubmed/23224412
[6] http://www.mdpi.com/1099-4300/15/4/1416/htm
[7] http://www.sciencedirect.com/science/article/pii/S1161030109000665?via%3Dihub
[8] Stephen R. Covey – Die 12 Gründe des Gelingens oder das Geheimnis wahrer Größe
[9] http://www.rundschau-online.de/ratgeber/gesundheit/-risiko-resistenz-die-nebenwirkungen-von-antibiotika-5586824

Verweise 16. Kapitel

[1] https://www.zentrum-der-gesundheit.de/pilzinfektion.html
[2] https://www.ncbi.nlm.nih.gov/pubmed/28377387
https://www.ncbi.nlm.nih.gov/pubmed/18704945
[3] https://www.ncbi.nlm.nih.gov/pmc/articles/PMC4663115/
[4] Marc Sirkus – Natriumbicarbonat 3. Auflage, S. 63
[5] http://www.antibiotikamonitor.at/6_99/6_99_4.htm
[6] https://www.ncbi.nlm.nih.gov/pmc/articles/PMC4596043/
[7] https://www.ncbi.nlm.nih.gov/pubmed/27782139
[8] http://www.rp-online.de/leben/gesundheit/medizin/koennen-antibiotika-fett-machen-aid-1.6555763
[9] http://www.cell.com/cell/fulltext/S0092-8674(14)00821-6
[10] https://www.nature.com/articles/ijo2012132
[11] https://www.ncbi.nlm.nih.gov/pubmed/25265089
[12] https://www.researchgate.net/publication/8212454_The_gut_microbiota_as_an_environmental_factor_that_regulates_fat_storage
[13] http://www.kardiologie-saalkreis.de/wp-content/uploads/2013/10/QTSyndrome_medikamenteninduziert1.pdf
[14] https://www.zentrum-der-gesundheit.de/antibiotika-und-ihre-nebenwirkungen-810710.html
[15] http://www.netdoktor.at/therapie/antibiotika-8732
[16] Dr. Joachim Mutter – Lass Dich nicht vergiften
[17] https://www.sodbrennen-wissen.de/sodbrennen/stark/ursachen/antibiotika
[18] http://www.mrsa-melden.de/blog/item/bekaempfung-von-krankenhauskeimen.html
[19] https://de.wikipedia.org/wiki/Intestinale_Fruktoseintoleranz
[20] http://www.gesundheits-lexikon.com/Ernaehrung-Diaeten/-Fruktoseintoleranz-/
[21] https://www.akdae.de/Arzneimitteltherapie/AVP/Ausgaben/Langfassungen/Fluorchinolone.pdf

[22] https://www.akdae.de/Arzneimittelsicherheit/Bekanntgaben/Archiv/2004/20040528.html

[23] http://www.akberlin.de/fileadmin/akb/fortbildung/Unterlagen_für_Veranstaltungen/Das_Mikrobiom-Konzept.pdf

[24] https://www.deutschesgesundheitsportal.de/2018/07/04/antibiotika-scheinen-die-entstehung-von-morbus-crohn-und-colitis-ulcerosa-zu-foerdern/

[25] https://autoimmunportal.de/morbus-crohn/

[26] www.bmj.com/content/349/bmj.g4930